Cirurgia de
Pequenos Animais

H254c   Harari, Joseph
          Cirurgia de pequenos animais / Joseph Harari; trad. Augusto Langeloh e João Roberto Braga de Mello – Porto Alegre: Editora Artes Médicas Sul Ltda., 1999.

          1. Veterinária – Cirurgia – Pequenos animais.
        I. Título.

                    CDU 619:617.5

Catalogação na publicação: Mônica Ballejo Canto - CRB 10/1023
ISBN 85-7307-522-8

Joseph Harari, M.S., D.V.M
Diplomate ACVS
Associate Professor
Department of Veterinary Clinical Sciences
College of Veterinary Medicine
Washington State University

Cirurgia de Pequenos Animais

Tradução:
Augusto Langeloh
*Médico-veterinário. Mestre e Doutor em Farmacologia.
Professor Adjunto de Farmacologia, Instituto
de Ciências Básicas da Saúde, UFRGS.
Professor Titular de Farmacologia,
Centro de Ciências da Saúde, UFSM.*

João Roberto Braga de Mello
*Médico-veterinário. Mestre em Ciências Biológicas.
Doutor em Veterinária. Professor Adjunto de
Farmacologia, Instituto de Ciências
Básicas da Saúde, UFRGS.*

Consultoria, Coordenação e Apresentação à Edição Brasileira desta Edição:
Augusto Langeloh

Porto Alegre, 1999

Obra originalmente publicada sob o título
Small animal surgery

© Williams & Wilkins, 1996

Capa: *Joaquim da Fonseca*

Preparação do original: *Zita Souza, Alda Rejane Barcelos*

Supervisão editorial: *Letícia Bispo de Lima*

Editoração eletrônica: *Laser House - m.q.o.f.*

Reservados todos os direitos de publicação em língua portuguesa à
EDITORA ARTES MÉDICAS SUL LTDA.
Av. Jerônimo de Ornellas, 670 — Fone 330-3444 Fax (051) 330-2378
90040-340 Porto Alegre, RS, Brasil

SÃO PAULO
Rua Francisco Leitão, 146 - Pinheiros
Fone (011) 883-6160
05414-020 - São Paulo, SP, Brasil

IMPRESSO NO BRASIL
PRINTED IN BRAZIL

Para Denise e as estrelas mais brilhantes do nosso universo, Hannah e Eve.

Colaboradores

Rodney S. Bagley, D.V.M.
Diplomate
American College of Veterinary Internal
 Medicine (Neurology, Internal Medicine)
Assistant Professor
Clinical Neurology and Neurosurgery
Department of Clinical Sciences
Washington State University
Pullman, Washington

Giselle L. Hosgood, B.V.Sc., M.S., F.A.C.V.Sc.
Diplomate
American College of Veterinary Surgeons
Associate Professor
Department of Veterinary Clinical Sciences
Baton Rouge, Louisiana

Spencer A. Johnston, D.V.M., M.S.
Assistant Professor
Department of Small Animal Clinical
Sciences
Virginia-Maryland Regional College of
 Veterinary Medicine
Blacksburg, Virginia

Robert D. Keegan, D.V.M.
Diplomate
American College of Veterinary
 Anesthesiologists
Associate Professor
College of Veterinary Medicine
Washington State University
Pullman, Washington

Elizabeth J. Laing, D.V.M., D.V.Sc.
Diplomate
American College of Veterinary Surgeons
Surgical Referral Service
Stoughton, Wisconsin

Candace E. Layton, D.V.M., M.S.
Former Associate Professor
Department of Clinical Sciences
College of Veterinary Medicine
Kansas State University
Manhattan, Kansas

James K. Roush, D.V.M., M.S.
Diplomate
American College of Veterinary Surgeons
Associate Professor
Department of Clinical Sciences
College of Veterinary Medicine
Kansas State University
Manhattan, Kansas

Alan J. Schulman, D.V.M.
Diplomate
American College of Veterinary Surgeons
Veterinary Surgical Referral Service
Los Angeles, California

Karen M. Swalec Tobias, D.V.M., M.S.
Diplomate
American College of Veterinary Surgeons
Assistant Professor
College of Veterinary Medicine
Washington State University
Pullman, Washington

Apresentação à Edição Brasileira

Ao publicar em língua portuguesa esta obra, a Artmed coloca à disposição de estudantes, estagiários, residentes, médico-veterinários e técnicos um novo título de sua coleção "Campo Veterinário". À semelhança dos demais livros da coleção, o autor valeu-se da colaboração de destacados profissionais anestesistas e cirurgiões para prover uma revisão atualizada e sintética das principais técnicas disponíveis para o tratamento cirúrgico das afecções que podem acometer os pequenos animais. A intervenção cirúrgica e as técnicas operatórias constituem uma área sensível do ensino profissional. Muitos estudantes e profissionais procuram atuar nesta área fascinados com as possibilidades que ela apresenta. Entretanto, os limites do que se pode oferecer ao paciente estão condicionados não só pelo conhecimento, habilidade e treinamento profissional, mas também pelos recursos técnicos à disposição do cirurgião e pelos custos, recursos e disponibilidade de dispêndio do proprietário ou responsável. Ao eleger o livro de Joseph Harari para traduzir, a Artmed e os tradutores acreditam estar contribuindo na resolução da primeira destas condicionantes. O livro não pretende esgotar o assunto, como admite o autor, mas oferecer uma visão geral ao leitor interessado nos aspectos clínicos da cirurgia de pequenos animais, incluindo breve revisão de anatomia aplicada, considerações perioperatórias, doenças tratadas com cirurgia, procedimentos operatórios, cuidados pós-operatórios e possíveis complicações.

Desejamos que a leitura seja agradável e que alcance seus objetivos.

Augusto Langeloh

Agradecimentos

O organizador agradece a Elizabeth Nieginski, que teve um papel importante na gênese deste projeto, e a Melanie Cann, que contribuiu com sua visão objetiva e clara. Os autores dos capítulos também devem ser reconhecidos por sua excelente contribuição. Connie Freudenberg e Mazie Keller merecem os créditos pela datilografia. Finalmente agradeço aos meus colegas e estudantes da Washington State University, os quais trouxeram sua importante contribuição à esfera acadêmica.

Prefácio

O objetivo deste livro é prover estudantes, veterinários e técnicos com uma fonte de consultas relevante, concisa e de fácil leitura que descreva os princípios gerais e os mais importantes tratamentos da cirurgia de pequenos animais. Os colaboradores foram selecionados com base na sua qualificação profissional e na sua diversidade no treinamento e prática clínica.

Aspectos perioperatórios importantes (p.ex., anestesia, nutrição, cicatrização, infecção, bandagens e fisioterapia) são abordados em primeiro lugar, seguidos de capítulos dedicados ao tratamento cirúrgico de distúrbios dos tecidos moles comuns, ortopédicos e neurológicos. O material é apresentado num formato descritivo e inclui breve revisão de anatomia aplicada, considerações perioperatórias, doenças tratadas com cirurgia, procedimentos operatórios e cuidados pós-operatórios, incluindo complicações. Cada capítulo apresenta ilustrações que visam a esclarecer pontos críticos, bem como são relacionadas bibliografias importantes como referências adicionais. Um exame de auto-avaliação, com perguntas relacionadas a tópicos importantes da área e com respostas abrangentes, é encontrado no final do livro.

Cirurgia de pequenos animais não pretende esgotar o assunto, mas oferecer uma visão geral ao leitor interessado nos aspectos clínicos da cirurgia em pequenos animais. Informações completas com relação a cirurgia, anestesia, radiologia, clínica médica e farmacologia devem ser complementadas pela leitura dos principais textos de referência dedicados especificamente a essas áreas.

Sumário

Apresentação à Edição Brasileira
Augusto Langeloh 9

PARTE I
Introdução

1 Considerações Pré-operatórias 21
  I. Avaliação do paciente 21
  II. Avaliação do risco cirúrgico 22
  III. Comunicação com o cliente 26
  IV. Estabilização pré-operatória do paciente 26

2 Anestesia 29
  I. Considerações pré-anestésicas 29
  II. Indução da anestesia 32
  III. Considerações pós-operatórias 41

3 Controle de Infecção 43
  I. Fatores na infecção das feridas 43
  II. Assepsia cirúrgica 44
  III. Profilaxia antimicrobiana 48
  IV. Tratamento de infecções das feridas 49
  V. Infecções hospitalares 51

4 Cicatrização de Ferimentos 54
    I. Introdução 54
    II. Cicatrização de ferimentos 54
    III. Fases da cicatrização 56
    IV. Fatores que afetam a cicatrização 57
    V. Cicatrização anormal 59

5 Apoio Nutricional para Pacientes Cirúrgicos 61
    I. Introdução 61
    II. Alterações metabólicas associadas com o jejum 63
    III. Exigências de dieta 64
    IV. Alimentação entérica 67
    V. Nutrição parenteral 72

6 Bandagens e Fisioterapia 77
    I. Bandagens 77
    II. Fisioterapia 81

PARTE II
Cirurgia de Tecidos Moles

7 Sistema Respiratório 87
    I. Anatomia 87
    II. Considerações pré-operatórias 89
    III. Condições do trato respiratório superior tratadas com cirurgia 91
    IV. Condições do trato respiratório inferior tratadas com cirurgia 103

8 Sistema Cardiovascular 112
    I. Anatomia 112
    II. Distúrbios cardíacos congênitos 113
    III. Distúrbios cardíacos adquiridos 123
    IV. Distúrbios vasculares 128

9 Parede e Cavidade Torácica 133
    I. Anatomia 133
    II. Considerações pré e pós-operatórias 134
    III. Acessos cirúrgicos à cavidade torácica 134
    IV. Condições da parede torácica tratadas com cirurgia 138
    V. Condições da cavidade torácica tratadas com cirurgia 140

10 Sistema Alimentar 148
    I. Orofaringe 148
    II. Esôfago 155
    III. Estômago 159
    IV. Intestinos 166
    V. Reto e ânus 175

11 Sistema Hepatobiliar 181
    I. Introdução 181
    II. Procedimentos cirúrgicos 183
    III. Condições tratadas com cirurgia 186

12 Sistema Urogenital 196
    I. Rins 196
    II. Ureter 201
    III. Bexiga urinária 204
    IV. Uretra 208
    V. Sistema reprodutor feminino 212
    VI. Sistema reprodutor masculino 217

13 Glândulas Exócrinas e Endócrinas 223
    I. Glândulas adrenais 223
    II. Glândulas tiróide e paratiróide 226
    III. Pâncreas 231

14 Ouvido 236
    I. Anatomia 236
    II. Funções 237
    III. Procedimentos cirúrgicos 238

15 Baço 244
    I. Anatomia 244
    II. Funções 245
    III. Procedimentos cirúrgicos 245
    IV. Condições tratadas com cirurgia 246

PARTE III

Cirurgia Ortopédica

16 Ossos Longos 251
    I. Anatomia 251
    II. Desenvolvimento ósseo 252
    III. Processo de reparação óssea 253
    IV. Auxílio à reparação óssea 254
    V. Condições tratadas com cirurgia 259
    VI. Distúrbios nutricionais e metabólicos 276

17 Pelve 280
    I. Anatomia 280
    II. Fraturas pélvicas 280

18 Articulações 287
    I. Introdução 287
    II. Doenças articulares não-inflamatórias 289

III. Doenças articulares inflamatórias 291
IV. Distúrbios articulares congênitos e de desenvolvimento 294
V. Condições traumáticas 304

19 Cabeça 313
I. Anatomia 313
II. Considerações gerais 314
III. Condições do crânio tratadas com cirurgia 314

Parte IV
Neurocirurgia

20 Introdução à Neurocirurgia 327
I. Visão geral do sistema nervoso 327
II. Diagnóstico de alterações neurológicas 330

21 Cérebro 335
I. Considerações pré-operatórias 335
II. Cirurgia intracraniana 337
III. Alterações intracranianas 342

22 Medula Espinhal e Vértebras 347
I. Procedimentos cirúrgicos 347
II. Alterações da medula espinhal e vértebras 352

23 Nervos Periféricos e Músculos 359
I. Nervos periféricos 359
II. Músculos 363

Parte V
Exame de Auto-avaliação

Questões para Estudo 369

Índice 395

Parte I

Introdução

1

Considerações Pré-operatórias

JAMES K. ROUSH

I. AVALIAÇÃO DO PACIENTE

A. **História.** Deve ser obtida do proprietário a história médica (anamnese) completa a respeito do animal de estimação afetado.
   1. **As características individuais** (p. ex., peso, raça, idade, sexo) e o *estado reprodutivo* devem ser determinados. Com freqüência considerações cuidadosas das características individuais e da anamnese são suficientes para eliminar várias doenças.
   2. As **condições gerais de saúde** e os **hábitos normais** do animal (p. ex., freqüência de vômitos, diarréia, micção e tosse; intolerância ao exercício, ingestão de água) devem ser obtidos do proprietário.
   3. **Problemas médicos passados**, incluindo informações sobre o tratamento e resolução desta condição, devem ser considerados. Se for contemplada cirurgia, é necessário obter informações sobre cirurgias prévias, transfusões de sangue anteriores, complicações cirúrgicas ou anestésicas, reações a drogas e tendência a sangramentos.
   4. Devem ser consideradas a **dieta** animal (p. ex., o tipo de alimento e freqüência da alimentação) e o **apetite**.
   5. **Medicações correntes**, incluindo dose, duração do tratamento e resposta a medicação, devem ser consideradas.
      a. Todas as medicações devem ser avaliadas quanto a possíveis interações farmacológicas adversas ou toxicidade combinada.
      b. Deve ser considerado um retardamento na cirurgia pelo uso de algumas drogas particularmente corticosteróides, anticonvulsivantes e sedativos.
   6. Devem ser consideradas as **características ambientais normais do animal**, incluindo exercícios, tipo de confinamento, cama e a presença e proximidade de outos animais.
   7. **Detalhes do problema atual**, incluindo as circunstâncias associadas com seu início e duração, devem ser pesquisados.

B. **Exame físico.**
  1. **Introdução**
     a. É necessário um exame completo para diagnosticar acuradamente o problema. Se a cirurgia é o tratamento de escolha, as informações do exame físico ajudam a classificar o animal de acordo com o estado físico e identificar os fatores de risco anestésico e cirúrgico (veja II B-C).
     b. Deve ser feita uma avaliação completa e sistemática do animal apesar da tendência natural de concentrar-se na queixa atual. Uma exceção a esta regra é uma situação de emergência que exige coleta de dados para prover o tratamento imediato. Logo que o animal está estabilizado, contudo, deve ser feito um exame físico completo.
  2. **Componentes**
     a. **Avaliação da condição geral do animal.** O grau de hidratação, o estado nutricional, o grau de alerta do animal e grau de cuidado fornecido pelo proprietário ao animal devem ser observados.
     b. **Avaliação dos sistemas nervoso, gastrintestinal, cardiopulmonar, respiratório, urinário e reprodutivo.**
        (1) **Auscultação da cavidade torácica** é imperativa para avaliar a função cardíaca e respiratória e para eliminar ou identificar risco cirúrgico imposto por anormalidades cardíacas congênitas ou adquiridas.
        (2) **Palpação abdominal** é importante para identificar massas, determinar o tamanho relativo dos órgão e avaliar o grau de desconforto abdominal exibido pelo paciente.
        (3) **Os sentidos especiais** (p. ex., visão, audição e propriocepção) devem ser avaliados.
C. **Avaliação da região afetada e sistemas correlacionados.** Por exemplo, um cliente pode trazer o animal atropelado por um carro devido a uma disfunção bilateral dos membros traseiros resultantes de fratura pélvica. Deverão ser avaliadas a função nervosa ciática e a bexiga urinária porque traumatismos aos tecidos moles e nervos podem ocorrer em associação com estas fraturas. *Qualquer animal com possível traumatismo veicular deve ser examinado com eletrocardiografia (ECG) e por radiografias torácicas além dos exames pré-cirúrgicos de rotina.*
C. **Auxílio diagnóstico secundário** (p. ex., imagens de ressonância magnética, tomografia computadorizada) deve ser empregado para ajudar o clínico a alcançar um diagnóstico definitivo.
  1. Um profundo conhecimento dos mecanismos da doença e dos diagnósticos relacionados é essencial na seleção dos testes adicionais. Devido aos custos e necessidade de conhecimentos especializados com vários destes testes, os diagnósticos auxiliares secundários são usados com discrição.
  2. A disponibilidade de equipamento com freqüência limita os testes que poderiam ser empregados.

II. AVALIAÇÃO DO RISCO CIRÚRGICO

A. **Introdução.** A avaliação do risco cirúrgico envolve o cotejamento dos relativos benefícios da cirurgia (p. ex., a mudança na qualidade de vida devido ao procedimento) com o potencial prejuízo (Tabela 1-1). Os fatores a considerar incluem:
  1. Risco anestésico (veja II B), o grau de invasividade do procedimento e o potencial de complicações.

TABELA 1-1
Avaliação de risco cirúrgico

Risco	Descrição
Excelente	Nenhum potencial razoável para conseqüências negativas ao paciente, alta propabilidade de que a cirurgia possa resolver o problema apresentado
Bom	Baixo potencial de complicações resultantes da cirurgia, alta probabilidade de resultado exitoso
Médio	Um ou mais problemas sérios, mas manejáveis, procedimentos associados com moderada possibilidade de complicações
Pobre	Significativas possibilidades de complicações importantes levando a um desfecho sem sucesso

    2. A extensão do procedimento (procedimentos muito longos estão associados com maior traumatismo cirúrgico e maior esgotamento dos recursos físicos do animal).
    3. A idade do animal e suas condições gerais.
    4. O efeito do estado físico atual do animal na recuperação pós-cirúrgica.
B. Risco anestésico. Uma vez que tenham sido identificados os problemas existentes através do exame físico, é definido um *estado físico* que identifica o risco anestésico e provê as normas para avaliação de rotina ou laboratorial recomendadas do paciente (Tabela 1-2). *Peso relativo* se refere à ênfase que deve ser atribuída às anormalidades descobertas durante o exame físico quando da avaliação do estado físico.
    1. Alta ênfase deve ser atribuída a anormalidades no sistema cardiopulmonar, renal ou hepático ou em dois ou mais destes sistemas.

TABELA 1-2
Classificação do estado físico

Classificação*	Resultados do exame físico	Exemplos de achados no exame físico	Prognóstico de sobrevivência
I	Saudável, sem doença subjacente	Sem anormalidades	Excelente
II	Animais geriátricos ou obesos, neonatos, doença local com distúrbio sistêmico leve	Diabete controlada, fratura consolidada	Excelente
III	Doença com sinais sistêmicos moderados	Anemia, caquexia, febre, doença renal, doença cardíaca	Bom
IV	Doença com sinais sistêmicos graves	Choque, uremia, toxemia, torção gástrica, cólica, hemorragia	Reservado
V	Moribundo ou comatoso	Doença avançada, insuficiência orgânica solitária ou multissistêmica	Desfavorável

* Quando o procedimento é feito numa emergência, sem um mínimo de preparação do paciente, a letra "E" é escrita ao lado da classificação numérica.

2. **Ênfase intermediária** deve ser atribuída a anormalidades dos sistemas gastrintestinal, reprodutor ou endócrino.
3. **Ênfase mínima** é atribuída a anormalidades nos sistemas neurológico periférico, musculoesquelético, oftálmico, tegumentar e linfático.

C. **Risco cirúrgico**
   1. **Doenças que envolvem um sistema orgânico principal ou mais de um sistema** aumentam o risco cirúrgico.
      a. **Principais anormalidades cardiopulmonares** com freqüência impedem a cirurgia exceto nas situações de risco de vida. As complicações são mais freqüentes em pacientes com cardiomiopatia, insuficiência cardíaca congestiva, anormalidades de condução e edema pulmonar.
      b. **Insuficiência renal, ruptura traumática da bexiga ou obstrução uretral** tornam o animal um mau candidato para cirurgia. Correção pré-cirúrgica do distúrbio ácido-básico, do desequilíbrio eletrolítico ou do aumento da concentração sérica de uréia ou creatinina podem minimizar o risco cirúrgico nestes pacientes (veja IV).
      c. **Doença hepática** com freqüência bloqueia a capacidade de o animal metabolizar drogas e pode impedir a coagulação ou a capacidade de cicatrização. O risco cirúrgico em animais com doença hepática pode ser reduzido melhorando o estado nutricional através de superalimentação, cuidadosa fluidoterapia e transfusões de sangue.
      d. **Distúrbios endócrinos**, primariamente hiperadrenocorticismo, hipoadrenocorticismo e diabete melito aumentam o risco cirúrgico. Estas doenças devem ser reconhecidas e tratadas adequadamente antes da cirurgia.
         (1) **Hipoadrenocorticismo.** É necessário um aumento das concentrações endógenas de cortisol para atender às demandas exigidas do animal pela cirurgia e hospitalização. Estes estresses podem causar uma crise aguda em animais com hipoadrenocorticismo.
         (2) **Diabete melito.** O manejo pré e pós-operatório adequado de animais com diabete melito é necessário para reduzir o bloqueio da cicatrização.
            (a) Em animais diabéticos, geralmente o alimento é suspenso 12 h antes da cirurgia e administrada insulina em dose normal até a metade da dose normal na manhã da cirurgia.
            (b) A administração de líquidos contendo glicose e a monitorização cuidadosa da glicemia são importantes durante a cirurgia e a recuperação.
         (3) Como a maioria dos animais com distúrbios endócrinos são mais suscetíveis às infecções cirúrgicas, devem ser administrados antibióticos profilaticamente a estes animais.
   2. **Obesidade** aumenta o risco de complicações cirúrgicas. Em animais obesos, a ventilação está deprimida como resultado do acúmulo intratorácico de gordura, a cicatrização de feridas está bloqueada e a incidência de infecções aumentada.

D. **Exames pré-cirúrgicos**
   1. **Testes laboratoriais**
      a. O **banco de dados absolutamente mínimo** para animais jovens e saudáveis inclui o *hematócrito* e o *nível de proteínas plasmáticas totais*.
         (1) Estes dados prevêem informações básicas necessárias para monitorizar hemorragia e balanço hídrico durante a cirurgia.
         (2) A Tabela 1-3 detalha testes adicionais que são necessários de acordo com o estado físico do animal.

TABELA 1-3
Testes pré-cirúrgicos recomendados por estado físico

Classificação do estado físico	Testes laboratoriais	
	Procedimentos pequenos*	Grandes intervenções**
I	HT, TPP, densidade urina	CSC, análise de urina, painel mínimo+
II	HT, TPP, densidade urina	CSC, análise de urina, perfil bioquímico completo
III	CSC, análise de urina, painel mínimo+	CSC, análise de urina, perfil bioquímico completo, ECG
IV	CSC, análise de urina, perfil bioquímico completo, ECG, gasometria sangüínea	CSC, análise de urina, perfil bioquímico completo, ECG, gasometria sangüínea
V	CSC, análise de urina, perfil bioquímico completo, ECG, gasometria sangüínea	CSC, análise de urina, perfil bioquímico completo, ECG, gasometria sangüínea

Análise do HT, TPP, nível de eletrólitos e gasometria sangüínea é recomendável em situações de emergências. Radiografias torácicas e abdominais ou ultra-sonografia podem ser necessárias para pacientes classificados em estados físicos IV ou V ou pacientes traumatizados. CSC = contagem sangüínea completa; ECG = eletrocardiograma; HT = hematócrito; TPP = níveis de proteínas plasmáticas totais.
* = Procedimentos pequenos: < 1 h e trauma cirúrgico mínimo ou paciente < 5 anos de idade.
** = Grandes intervenções: > 1 h de duração ou pacientes > 5 anos de idade.
+ = nitrogênio uréico sangüíneo (NUS), creatinina, alanina aminotransferase, fosfatase alcalina e eletrólitos.

    b. Em áreas onde a incidência de *Dirofilaria immitis* é alta, o **teste de Knott** ou um **teste de dirofilárias ocultas** é recomendado. De modo similar, quando é possível a infestação com vermes intestinais, é recomendado teste de flutuação fecal.
    c. Animais com doença hepática significativa, hipoproteinemia ou outro defeito de coagulação devem ser submetidos a *testes de coagulação* (p. ex., contagem de plaquetas, tempo de coagulação ativado, tempo de protrombina, tempo de trombina, tempo de tromboplastina parcial e tempo de sangramento). Se há um risco significativo de hemorragia, o sangue do animal deve ser testado com o doadores disponíveis antes da cirurgia.
2. **Testes adicionais**
    a. **ECG** e **radiografias torácicas** são indicados, além dos testes pré-cirúrgicos rotineiros, para qualquer animal suspeito de traumatismo veicular ou coanormalidade cardíaca pré-existente.
    b. Um **ecocardiograma** é indicado para animais com anormalidades cardíacas.
    c. **Testes adicionais** podem ser solicitados com base no procedimento a ser executado. Por exemplo, vistas radiográficas oblíquas e flexionadas da articulação do cotovelo são úteis antes de efetuar uma artrotomia devido a fragmentos articulares em cães.

III. COMUNICAÇÃO COM O CLIENTE. As discussões com o cliente sempre devem ocorrer de modo cândido. Os elementos importantes destas discussões incluem:

A. Uma explicação da doença ou problema.

B. Opções de tratamento.

C. Prognóstico para o animal se não for feito nenhum tratamento e com o tratamento recomendado.

D. Se é indicada cirurgia, uma explicação dos procedimentos, incluindo as possíveis complicações e manejo pós-operatório do animal.

E. Uma estimativa dos custos imediatos e futuros da cirurgia.

IV. ESTABILIZAÇÃO PRÉ-OPERATÓRIA DO PACIENTE é imperativa para diminuir os riscos anestésicos e cirúrgicos.

A. Fluidoterapia. Os pacientes cirúrgicos necessitam de um equilíbrio hídrico normal antes da cirurgia para prevenir hipotensão causada por vasodilatação periférica durante a cirurgia e para proteger contra a perda excessiva de líquidos durante a cirurgia através de hemorragia ou secamento de tecidos.

 1. **O volume de líquido administrado** é a soma das **necessidades de reposição, necessidades de manutenção e estimativa de perdas futuras**. Os líquidos (e eletrólitos) utilizados para estabilizar o paciente são melhor **administrados por via intravenosa**.

 a. **Necessidades de reposição**

 (1) **Avaliação do déficit líquido**

 (a) Desidratação. Os sinais clínicos de desidratação incluem a prega cutânea, membranas mucosas secas e olhos fundos.

 (b) Resultados de testes laboratoriais. O HT e o **nível de proteínas sangüíneas totais** podem ser usados para avaliar o equilíbrio líquido, mas estes parâmetros podem ser imprecisos na presença de perda de líquidos não-compensada recente.

 (c) Estimativa grosseira. A perda de líquidos extravasculares pode ser estimada grosseiramente pelo número de gazes cirúrgicas embebidas de líquidos ou sangue (cada esponja absorve aproximadamente 10ml de líquido) ou medindo o volume de líquido obtido por esmagamento da esponja.

 (2) **As necessidades de reposição** podem ser calculadas como seguem:

 Necessidade (l) = % de desidratação x peso corporal (kg) x 1 l
 + perdas devidas a vômito, diarréia

 b. **Necessidades de manutenção.** As necessidades de manutenção para cães e gatos normais são aproximadamente 50 a 70ml/kg/dia. Este valor aumenta proporcionalmente com as exigências metabólicas (p. ex., durante cirurgia ou doença sistêmica).

 2. **A velocidade de administração do líquido** varia com a condição do animal. Em geral, antes de acontecer a cirurgia, todo o déficit líquido deve ser corrigido e o líquido de manutenção deve ser administrado.

 a. Os líquidos podem ser administrados em até 100ml/kg/h a pacientes hipovolêmicos que não apresentam doença cardiovascular.

b. A reposição durante 12-24h é preferível quando as condições do animal o permitem.
3. **A escolha dos líquidos** depende da concentração dos líquidos perdidos e do estado eletrolítico do animal.
   a. **Solução de lactato de Ringer** é uma ótima escolha em situações desconhecidas ou de emergência, porque sua composição eletrolítica se aproxima do plasma, e ajuda a manter o equilíbrio ácido básico.
   b. **Soluções salinas isotônicas** administradas por via intravenosa permanecem dentro do compartimento extracelular e são úteis para aumentar o volume de líquido intravascular.
   c. **Soluções salinas hipertônicas** (acima de 0,9% de cloreto de sódio) administradas por via intravenosa causam relocação rápida de líquidos do espaço intersticial para o intravascular. Ainda que estas soluções aumentem rapidamente o volume de líquido intravascular, elas o fazem às expensas de desidratação tissular periférica adicional.
   d. **Dextrose 5% ou outras soluções de carboidratos** são hipotônicas e essencialmente suprem água livre.
      4. **Reavaliação do balanço hídrico**
         a. **Urina.** Com a reposição adequada de líquido, a produção de urina deve alcançar os níveis normais (1-2 ml/kg/h) e a densidade deve se tornar isostenúrica (1,008-1,017).
         b. O **HT** e o **nível de proteínas plasmáticas total** podem alcançar valores normais.
         c. Sinais clínicos de desidratação devem desaparecer.
B. **Restabelecer o equilíbrio ácido básico.**
   1. O tratamento específico só é necessário quando o pH é menor do que 7,2 ou maior do que 7,51. Os distúrbios ácido-básicos devem ser corrigidos antes da anestesia.
   2. Em condições de acidose metabólica, a reposição de bicarbonato deve ser calculada como segue:

   Necessidades de bicarbonato (mEq) = 0,3 x peso corporal (kg) x déficit básico

C. **Terapia eletrolítica**
   1. **Sódio e cloretos.** Na maioria dos animais os déficits de sódio e cloreto são corrigidos durante o tratamento de reposição de líquidos com soluções eletrolíticas isotônicas.
      a. **Sódio** é o principal cátion extracelular e o principal determinante da osmolalidade sérica. Soluções salinas isotônicas podem ser usadas para repor os níveis de sódio.
      b. **Cloro** é o principal ânion extracelular.
      c. Os **déficits** são calculados como seguem:

      Déficit (mEq) = 0,3 x peso corporal (kg) x (desejado - atual)

   2. **Potássio** está contido primariamente no espaço intracelular.
      a. **Avaliação dos níveis de potássio**
         (1) O valores séricos devem ser interpretados com cautela porque podem existir graves déficits orgânicos totais sem alterações na concentração sérica, e várias doenças sistêmicas (p. ex., hipoadrenocorticismo, diabete melito) também afetam a concentração sérica de potássio.
         (2) A concentração de potássio aumenta em 0,3mEq/l com cada redução de 0,1 unidade de pH sangüíneo.
      b. **Suplementação de potássio**
         (1) O potássio deve ser suplementado na velocidade de 20-30mEq/l em pacientes anoréticos ou animais com ingestão restrita de alimentos para repor as perdas normais através da urina e do trato gastrintestinal.

(2) Velocidades de administração rápida (p. ex., maiores do que 0,5mEq/kg/h) devem ser evitadas. Se for absolutamente necessário administrar potássio em velocidades maiores de 0,5mEq/l/h, é imperiosa a monitorização eletrocardiográfica.

D. Componentes e tratamento com sangue fresco total
  1. **Indicações para transfusão**
      a. **HT menor que 25%**. A capacidade transportadora de oxigênio do sangue deve ser suficiente se o HT é maior do que 25%. Após perda aguda de sangue ocorrem alterações significativas e lentas no HT (p. ex., dentro de 8-12h) devido ao tempo necessário para o equilíbrio compartimental de líquidos.
      b. **Potencial significativo para perdas de sangue na cirurgia**. Os pacientes devem ser transfundidos pré-operatoriamente se a possibilidade de perda de sangue na cirurgia é significativa.
      c. **Coagulopatias**. O tratamento com componentes ou com sangue fresco total é indicado se são detectadas coagulopatias clínicas ou durante a avaliação pré-cirúrgica.
      d. **Níveis plasmáticos de proteínas abaixo de 4,5g/dl ou concentração de albumina abaixo de 1,5g/dl**. Transfusões de plasma devem ser administradas antes de operar animais com níveis proteicos plasmáticos ou de albuminas baixas para evitar complicações associadas com baixa pressão oncoticaplasmática (p. ex., retardo na cicatrização, baixa ligação dos anestésicos às proteínas).
  2. **Cálculo das necessidades de sangue ou dos componentes**
      a. Para animais com um HT menor do que 25%, o volume de sangue necessário pode ser calculado como segue:

$$\text{Necessidades (ml)} = \frac{[\text{peso corporal (kg)} \times HT_{desejado}] - [HT_{paciente} \times K]}{HT_{doador}}, \text{onde}$$

K = 70ml/kg (gato) ou 90ml/kg (cão).

  b. Alternativamente, 2,2ml de sangue total/kg de peso corporal pode ser administrado para cada aumento de 1% de HT desejado, admitindo um HT do doador de 40%.
  3. **Testes de compatibilidade** do paciente com o doador são recomendados para todas as transfusões, particularmente quando são necessárias transfusões múltiplas.

E. Apoio nutricional de candidatos a cirurgias é discutido no Capítulo 5 III.

LEITURAS SELECIONADAS

BIRCHARD, S. J. : Patient management. In *Saunders Manual of Small Animal Practice*. ED. by Birchard, S. J. & Sherding, R. G. Philadelphia, W. B. Saunders, 1994, pp 1-12.

CHEW, D. J. : Fluid therapy for dogs and cats. In *Saunders Manual of Small Animal Practice*. ED. by Birchard, S. J. & Sherding, R. G. Philadelphia, W. B. Saunders, 1994, pp 64-76.

FRIES, C. L. : Assessment and preparation of the surgical patient. In *Textbook of Small Animal Surgery*, 2nd ed. Ed. By SLATTER, D. H. Philadelphia, W. B. Saunders, 1993, pp 137-147.

HENDRIX, P. K. & RAFFE, M. R. : Fluid, electrolyte, and acid-base disorders. In *Disease Mechanisms in Small Animal Surgery*, 2nd ed. Ed. by Bojrab, M. J. Philadelphia, Lea & Febiger, 1993, pp 21-31.

RENTKO, V. T. & COTTER, S. M. : Transfusion therapy in dogs and cats. In *Disease Mechanism In Small Animal Surgery*, 2nd ed. Ed. by Bojrab, M. J. Philadelphia, Lea & Febiger, 1993, pp 44-48. .

2

Anestesia

Robert D. Keegan

I. CONSIDERAÇÕES PRÉ-ANESTÉSICAS

- A. **Avaliação do paciente.** A avaliação do candidato à cirurgia inclui anamnese, exame físico e avaliações citológicas e bioquímicas do sangue (veja o Capítulo 1 I-II).
- B. **Restrições.** O alimento deve ser suspenso 12h antes das cirurgias eletivas e da anestesia. Água deve ficar disponível todo o tempo para prevenir hipovolemia.
- C. **Agentes pré-anestésicos** (Tabela 2-1). O uso de agentes pré-anestésicos pode facilitar a cirurgia e a anestesia, melhorando a indução e a recuperação, reduzindo a ansiedade e promovendo a analgesia.
    1. **Anticolinérgicos** (p. ex., *atropina*, *glicopirrolato*) bloqueiam os receptores colinérgicos muscarínicos e reduzem o tônus parassimpático através do organismo. São úteis como agentes pré-anestésicos quando se deseja a redução da secreção salivar, a broncodilatação ou midríase ou para antagonizar a bradicardia induzida pelo parassimpático.
    2. **Tranqüilizantes** (p. ex., *fenotiazinas, butirofenonas, benzodiazepinas*) são administrados para diminuir a hiperatividade, reduzir as doses de anestésicos intravenosos e de manutenção e melhorar a qualidade da indução e recuperação. Os tranqüilizantes não têm atividade analgésica intrínseca mas podem potencializar o efeito analgésico dos opióides.
        a. **Acepromazina** é um fenotiazínico tranqüilizante. Seu baixo custo e previsibilidade tornaram-no popular como pré-anestésico na clínica de pequenos animais.
        b. **Droperidol**, um tranqüilizante butirofenônico, está disponível como droga veterinária somente em combinação com fentanila, um opióide. Esta preparação é conhecida comercialmente como Innovar-Vet. (N. T.: nos EUA)

TABELA 2-1
Dosagens de agentes pré-anestésicos

Agente	Ação	Dosagem Cães	Dosagem Gatos	Comentários
Atropina	Anticolinérgico	0,04mg/kg, IV, IM, SC	0,04mg/kg, IV, IM, SC	
Glicopirrolato	Anticolinérgico	0,01mg/kg, IV, IM, SC	0,01mg/kg, IV, IM, SC	
Acepromazina	Tranqüilizante	0,025 – 0,1 mg/kg, IV, IM, SQ	0,025 – 0,1 mg/kg, IV, IM, SQ	Dose máxima total = 3,0 mg
Innovar-Vet (fentanila + droperidol)	Sedativo + analgésico	0,1 – 0,3 ml/cão, IV 0,25 – 1,5 ml/cão, IM, SC	não recomendado para gatos	Administrar com um anticolinérgico
Oximorfona	Sedativo + analgésico	0,025 – 0,1 mg/kg, IV, IM, SQ	0,025 – 0,05 mg/kg, IM, SQ	Administrar com um anticolinérgico
Meperidina	Sedativo + analgésico	2 – 6mg/kg, IM, SC	2 –6 mg/kg, IM, SC	Administração IV pode causar depressão cardíaca
Morfina	Sedativo + analgésico	0,25 – 0,5 mg/kg IM, SC	0,05 – 0,1 mg/kg IM, SC	Grandes doses IV podem produzir liberação de histamina; administrar com um anticolinérgico
Butorfanol	Sedativo + analgésico	0,1 – 0,2mg/kg, IV, IM, SC	0,1 – 0,2 mg/kg, IV, IM, SC	Administrar com um anticolinérgico
Xilazina	Sedativo + analgésico	0,2 – 1,0mg/kg, IV, IM, SC	0,2 – 1,0 mg/kg, IV, IM, SC	Administrar com um anticolinérgico
Diazepam	Tranqüilizante	0,2mg/kg, IV	0,2mg/kg, IV	Usualmente usado em combinação com opióides ou agentes anestésicos
Midazolam	Tranqüilizante	0,2 mg/kg, IV	0,2 mg/kg, IV	Usualmente usado em combinação com opióides ou agentes anestésicos

IM = intramuscular; IV = intravenoso; SC = subcutâneo.

3. **Opióides** (p. ex., *morfina, oximorfona, meperidina, butorfanol*)
   a. **Indicações.** Os opióides são excelentes analgésicos e provêem sedação pré-anestésica leve à moderada. Cães agressivos podem receber um opióide em combinação com acepromazina para possibilitar o manuseio do animal e a indução da anestesia.
   b. **Efeitos colaterais** incluem depressão respiratória, estimulação parassimpática, excitação, disforia e liberação de histamina.
4. **Agonistas adrenérgicos-α_2** (p. ex., *xilazina, medetomidina*)
   a. **Indicações.** Estes agentes têm potente atividade sedativa e analgésica em cães e gatos. A medetomidina está aprovada para uso na Europa, Austrália e Japão, mas não está aprovada para uso nos EUA atualmente. A medetomidina produz analgesia profunda e sedação e por isso se aproxima à definição de um anestésico completo.
   b. **Efeitos colaterais.** *Alterações cardiovasculares* são profundas e incluem vasoconstrição, bradicardia e acentuada redução do débito cardíaco.
      (1) A administração concomitante de um anticolinérgico corrige a bradicardia.
      (2) Agentes antagonistas específicos (p. ex., ioimbina, atipamezol) são disponíveis.
5. **Benzodiazepínicos** (p. ex., *diazepam, midazolam*) com freqüência são referidos como tranqüilizantes "menores". Em humanos eles produzem tranqüilização moderada à profunda e têm efeito antiansiedade, mas na maioria dos animais eles não são sedativos potentes.
   a. **Indicações**
      (1) Os benzodiazepínicos podem ser usados para aumentar a sedação e o relaxamento muscular em combinação com outros anestésicos (p. ex., cetamina) ou analgésicos (p. ex., opióides).
      (2) Eles podem prover sedação adequada como agentes únicos quando administrados a animais debilitados ou neonatos.
      (3) O midazolam é um excelente sedativo em aves quando administrado por via intramuscular.
   b. **Precauções.** A administração a cães sadios, despertos, pode resultar em excitação e agressão.
D. **Analgesia preemptiva** é a administração de analgésicos em antecipação à resposta à dor cirúrgica. Idealmente os animais que, provavelmente, experimentarão dor após a cirurgia devem receber analgésicos antes, durante e depois da anestesia.
   1. **As bases da dor cirúrgica.** Em resposta ao estímulo doloroso ocorre sensibilização nervosa periférica e central.
      a. **Sensibilização periférica** é baseada em numerosos mediadores (p. ex., prostaglandinas, bradicininas) que são liberadas em resposta ao traumatismo tissular e produzem um aumento nos mecanismos de transdução mecânica de nociceptores de limiar alto. O aumento da sensibilização periférica resulta em *alodinia* (p. ex., dor resultante de estímulos normalmente não-dolorosos).
      b. **Sensibilização central** resulta do aumento da excitabilidade de neurônios da medula espinhal. Impulsos nociceptivos aferentes disparam o aumento da excitabilidade da medula espinhal e a excitabilidade persiste mesmo após o impulso nociceptivo cessar.
      c. O **efeito líquido** é duplo:
         (1) Os impulsos aferentes dos mecanorreceptores, que normalmente não são dolorosos, começam a produzir dor.
         (2) O campo receptivo dos neurônios do corno dorsal da medula espinhal está aumentado de forma que impulsos aferentes previamente subliminares são

convertidos a respostas supraliminares, e a amplitude e duração da resposta ao estímulo limiar aumenta.
2. **Efeitos da analgesia preemptiva.** Se a dor cirúrgica pode ser prevenida ou reduzida, não ocorre a sensibilização central e periférica.
   a. Animais necessitam de uma **dose total menor de opióide pós-cirurgicamente** quando foi administrada a analgesia preemptiva.
   b. Muito da **resposta ao estresse** que ocorre pós-cirurgicamente também é eliminada.
3. **Métodos de prover analgesia preemptiva**
   a. Infiltração pré-operatória do local cirúrgico com um anestésico local bloqueia a transmissão de impulsos nociceptivos ao longo dos nervos periféricos.
   b. Administração epidural pré-operatória de anestésico local, opióide, agonista adrenérgico-α_2, sós ou em combinação, bloqueiam a transmissão dos impulsos nociceptivos ao cérebro.
   c. Administração pré-operatória de drogas antiprostaglandinas sistêmicas.
   d. Administração pré-operatória de opióides sistêmicos, agonistas adrenérgicos-α_2 ou ambos.

II. INDUÇÃO DA ANESTESIA

A. **Anestesia intravenosa** (Tabela 2-2)
   1. **Barbituratos de ação ultracurta**
      a. **Tiobarbituratos.** Os dois tiobarbituratos mais comumente usados são *tiamilal* e *tiopental*.
         (1) **Indicações**
            (a) Indução de anestesia intravenosa de curta duração
            (b) Indução de anestesia geral prévia à anestesia por inalação
         (2) **Administração.** Doses repetidas de tiobarbituratos saturam os depósitos de redistribuição e resultam em duração de ação mais longa.
         (3) **Precauções**
            (a) Os tiobarbituratos são fornecidos em soluções hidrossolúveis alcalinas que podem **causar necrose tissular se injetados perivascular.**
            (b) Os barbituratos são altamente ligados às proteínas e **um efeito mais intenso é evidente em animais hipoproteinêmicos e acidóticos.**
            (c) A duração da ação dos tiobarbituratos é significativamente mais longa em cães de raças puras do que em raças mistas e a **recuperação da indução dos tiobarbituratos com freqüência é prolongada e agitada nestas raças.** Drogas alternativas (p. ex., metoexital ou diazepam e cetamina) devem ser consideradas para a indução da anestesia em raças puras.
            (d) **Efeitos cardiopulmonares** incluem depressão respiratória, um curto período de apnéia seguindo a indução da anestesia e uma depressão dose-dependente da função cardiovascular, todos os quais podem levar à arritmia ventricular.
      b. **Oxibarbituratos.** O único oxibarbiturato comumente usado em anestesia veterinária é o *metoexital*.
         (1) **Indicações**
            (a) O metoexital é usado com freqüência para induzir anestesia em cães de raças puras.

TABELA 2-2
Dosagens de agentes anestésicos intravenosos

Agente	Classe	Dosagens Cães	Dosagens Gatos	Comentários
Tiopental	Tiobarbiturato	10-20mg/kg	10-20mg/kg	
Tiamilal	Tiobarbiturato	10-20mg/kg	10-20mg/kg	
Metoexital	Oxibarbiturato	8-10mg/kg	8-10mg/kg	
Propofol	Fenol	5-8mg/kg	5-8mg/kg	
Etomidato	Imidazol	1-4mg/kg	1-4mg/kg	
Cetamina + Diazepam	Cicloexilamina + Benzodiazepina	2-10mg/kg 0,2mg/kg	2-10mg/kg 0,2mg/kg	
Cetamina + Midazolam	Cicloexilamina + Benzodiazepina	2-10mg/kg 0,2mg/kg	2-10mg/kg 0,2mg/kg	
Telazol (tiletamina + zolazepam)	Cicloexilamina + Benzodiazepina	2-10mg/kg	2-10mg/kg	
Oximorfona	Opióide	0,2mg/kg	Não recomendado para uso em gatos	Administrar com um anticolinérgico
Fentanila	Opióide	0,02mg/kg	Não recomendado para uso em gatos	Administrar com um anticolinérgico
Innovar-Vet (fentanila + droperidol)	Opióide + Butirofenona	1ml / 25 kg	Não recomendado para uso em gatos	Administrar com um anticolinérgico

   (b) Como os oxibarbituratos têm um período de ação mais curto que os tiobarbituratos, eles são indicados quando se deseja uma rápida recuperação.
  (2) **Precauções.**
   (a) **A indução** geralmente é tranqüila, mas podem ocorrer apnéia e excitação após indução da anestesia.
   (b) **Recuperação** pode ser agitada (p. ex., pedalar ou vocalizar são comuns). As recuperações ruins são menores se o paciente foi pré-medicado com um tranqüilizante e a anestesia geral é mantida com um inalante por mais de 30 minutos.
 2. **Fenóis.** *Propofol* é um agente de indução não barbitúrico de curta duração.
  a. **Indicações**
   (1) O propofol é usado para **anestesia intravenosa de curta duração quando se deseja rápida recuperação.**
   (2) É usado como um **agente indutor intravenoso** prévio à indução da anestesia com um inalante.
   (3) A infusão do propofol é útil para **manter anestesia geral.**

b. **Indução e recuperação**
      (1) Indução. A administração do propofol por via intravenosa produz inconsciência rapidamente.
      (2) A recuperação, mesmo da infusão de doses múltiplas, é rápida devido à rápida biotransformação hepática.
   c. **Precauções**
      (1) Depressão respiratória. É comum apnéia após administração de *bolus*. A depressão respiratória pode ser minimizada com a administração lenta da droga até alcançar o efeito.
      (2) Depressão cardiovascular é similar à produzida pelos tiobarbituratos.
3. **Imidazóis.** *Etomidato* é um composto contendo imidazol, não-barbiturato, para indução da anestesia.
   a. **Indicações.** O etomidato é virtualmente destituído de efeitos cardiovasculares prejudiciais e é uma boa escolha para indução intravenosa em pacientes com cardiomiopatia hipertrófica.
   b. **Indução e recuperação.** O etomidato é hidrossolúvel: produz rápida perda de consciência e rápida recuperação da anestesia.
   c. **Precauções**
      (1) Dor na injeção e movimentos musculares involuntários (mioclônus) são observados durante a indução da anestesia,
      (2) Depressão respiratória e apnéia após administração em *bolus* intravenoso foram registradas. A incidência e a gravidade destes efeitos são reduzidas pela administração lenta da droga até alcançar o efeito.
4. **Cicloexilaminas** (*cetamina, tiletamina*). Estes agentes produzem *anestesia dissociativa*, um estado cataleptóide caracterizado por relaxamento muscular escasso, olhos abertos, salivação profusa e intensa analgesia somática, mas escassa analgesia visceral.
   a. **Cetamina**
      (1) Administração. O escasso relaxamento muscular e a estimulação do sistema nervoso central (SNC) e do sistema cardiovascular necessitam da administração *concomitante de sedativos ou tranqüilizantes* (p. ex., acepromazina, diazepam, xilazina).
      (2) Precauções
         (a) Efeitos cardiovasculares incluem:
            (i) Aumento da freqüência cardíaca, freqüentemente maiores de que 160 batimentos por minuto.
            (ii) Aumento da presão arterial
            (iii) Aumento do débito cardíaco
            (iv) Aumento da demanda miocárdica de oxigênio
         (b) Animais com **insuficiência renal** podem ter tempos de *recuperação prolongados* devido a sua incapacidade de excretar os metabólitos ativos de cetamina. O uso de cetamina nestes pacientes deve ser limitada a pequenas doses intravenosas.
   b. **Telazol** contém quantidades iguais da cicloexilamina *tiletamina* e do benzodiazepínico *zolazepam*.
      (1) A adição de zolazepam aumenta o relaxamento muscular e reduz a incidência de excitação do SNC.
      (2) A biotransformação da tiletamina e do zolazepam varia entre os animais.
         (a) Cães biotransformam o zolazepam mais rapidamente do que a tiletamina, por isso a recuperação pode ser agitada.

(b) Gatos biotransformam a tiletamina mais rapidamente do que o zolazepam, por isso a recuperação pode ser prolongada. A reversão do componente zolazepam com o antagonista benzodiazepínico flumazenila pode acelerar a recuperação.
c. **Administração.** Cetamina e telazol podem ser administrados por via intravenosa ou intramuscular.
(1) A administração intravenosa produz rápida perda de consciência e rápida recuperação.
(2) A administração intramuscular produz perda de consciência dentro de 5 a 10 minutos e um tempo de recuperação prolongado.
5. **Opióides**
   a. **Indicações**
   (1) Doses altas de opióides são úteis para a indução da anestesia em pacientes que têm um débito cardíaco baixo e fixo.
   (2) Os opióides podem ser usados para facilitar a intubação endotraqueal (veja II B 2); contudo são necessárias doses altas, e cães jovens e saudáveis podem não ser deprimidos o suficiente pelos opióides para permitir a intubação.
   (a) Vinte por cento da dose calculada de opióide é administrada e tentada à intubação.
   (b) Se a tentativa é infrutífera, administra-se opióide adicional até conseguir intubação.
   (c) Se for necessário mais do que a dose de opióide calculada para facilitar a intubação, pequenas doses de diazepam, midazolam ou acepromazina são preferíveis mais do que a administração adicional de opióides.
   b. **Agentes.** *Oximorfona, fentanila e Innovar-Vet* são usados comumente quando são necessárias altas doses de opióides, porque eles não causam a liberação de histamina nem deprimem a contratilidade cardíaca após a administração da dose necessária.
   c. **Precauções.** Os opióides podem deixar o animal muito acordado para intubar, mas muito deprimido para proteger as vias aéreas através dos reflexos faríngeo e laríngeo, por isso, os animais que comeram antes da cirurgia não são bons candidatos para a indução com opióides.
   d. **Efeitos adversos**
   (1) Doses altas de opióides produzem bradicardia. A administração de anticolinérgicos antes da administração de opióides previne a bradicardia induzida por opióides.
   (2) Doses altas de opióides causam excitação e delírio em gatos e, por isso, não são recomendadas para esta espécie.
   (3) Os opióides produzem depressão respiratória dose-dependente. A pré-oxigenação com oxigênio 100% por 5 minutos antes da indução com opióide é recomendável.
B. **Anestesia de Inalação**
   1. **Indução com Máscara**
      a. **Vantagens**
      (1) A indução com máscara permite a administração de oxigênio 100%.
      (2) Há uma dependência mínima do metabolismo hepático e da redistribuição para a recuperação da anestesia.
      (3) A indução com máscara, geralmente, provê uma indução suave em pacientes geriátricos e debilitados não pré-medicados; contudo a pré-medicação em geral resulta numa indução mais tranqüila em pacientes jovens e saudáveis.

b. Precauções. A intensa excitação e debate do paciente durante a indução com máscara pode resultar em estimulação simpática intensa, produzindo taquicardia e disritmias e aumento da demanda cardíaca de oxigênio.

c. Facilitação da indução com máscara

(1) **Combinações neuroleptanalgésicas** (p. ex., Innovar-Vet, acepromazina mais oximorfona) são usadas para prover sedação antes da indução via máscara. A administração de um fármaco anticolinérgico prévio à sedação com um neuroleptanalgésico é indicada.

(2) Induções com máscara são facilmente obtidas em **ambientes escuros e quietos** usando anestésico inalante de baixa solubilidade (p. ex., halotano, isoflurano).

2. Intubação endotraqueal é necessária para manter patentes as vias aéreas durante a anestesia.

a. Tubos endotraqueais

(1) **Composição.** Tubos endotraqueais podem ser feitos de silicone de grau médico, polivilcloreto (PVC) ou borracha.

(2) **Modelos**

(a) Os tubos endotraqueais podem ser **com ou sem manguito**.

(i) **Os tubos com manguito** têm um manguito inflável próximo da extremidade que é inserida no paciente. O manguito permite selar o espaço entre o tubo e a traquéia de modo a prevenir o vazamento de gases ou líquidos ao redor do tubo.

(ii) **Tubos sem manguito**. Quando se usa tubos endotraqueais sem manguito, deve-se usar um diâmetro apropriado para a via aérea do animal de forma a proporcionar um fechamento adequado da via.

(b) **O tubo Murphy** tem um orifício (o olho de Murphy) localizado próximo da terminação voltada para o paciente e que permite o fluxo de gases caso o lúmen do tubo venha se ocluir.

(c) **Tubos protegidos** têm um núcleo metálico ou de náilon embutido nas paredes de forma a impedir a quebra e a obliteração.

(3) **Comprimento.** O tubo endotraqueal deve-se estender do interior da traquéia até os incisivos.

(4) **Diâmetro.** Os tubos endotraqueais que têm diâmetros que variam de 3,5 a 14mm são adequados para cães e gatos.

(a) Um tubo endotraqueal que tenha diâmetro muito pequeno aumenta o trabalho de respiração porque o diâmetro interno do tubo endotraqueal é o determinante primário da resistência ao fluxo de ar.

(b) Um tubo endotraqueal que seja muito calibroso pode lesar a laringe.

b. Técnicas de intubação. A intubação endotraqueal é facilmente alcançada em cães e gatos.

(1) **Pré-oxigenação.** Em pacientes onde se prevê dificuldade de intubação, a pré-oxigenação por 5 minutos usando máscara facial e oxigênio 100% é recomendável. A pré-oxigenação com oxigênio a 100% retarda o início da hipoxemia caso ocorra apnéia após indução da anestesia.

(2) **Visualização da via aérea.**

(a) Um **laringoscópio** que combine uma fonte de luz com uma lâmina plana é útil para baixar a língua, não é essencial, mas facilita a intubação endotraqueal em pacientes braquicefálicos ou animais que apresentem massas cervicais.

(i) A lâmina do laringoscópio é colocada na base da língua, ventral à epiglote.

(ii) A depressão da língua com a ponta da lâmina do laringoscópio puxa a epiglote para frente e expõe a glote.
   (b) Em pacientes em que a visualização é difícil, em geral é indicada a colocação de um **tubo guia** antes da inserção do tubo endotraqueal.
(3) **A passagem do tubo endotraqueal.** Depois que a via aérea é visualizada, o tubo endotraqueal é passado *entre as cartilagens aritenóides e para o interior da traquéia.* Gatos com freqüência experimentam laringoespasmo durante a intubação, levando à adução das cartilagens aritenóides.
   (a) O laringoespasmo torna a intubação mais difícil e pode resultar em hipoxemia.
   (b) A aplicação tópica de lidocaína antes da intubação reduz a incidência de laringoespasmo.
3. **Máquinas anestésicas e circuitos.** As máquinas anestésicas entregam gases e agente anestésico ao circuito respiratório.
   a. **Componentes da máquina anestésica**
      (1) **Cilindros de gases** são usados para estocar grande quantidade dos gases transportadores (p. ex., oxigênio e óxido nitroso).
      (2) **O manômetro** é uma válvula que reduz a pressão dos gases que vêm do depósito para aproximadamente 50 a 60 *pounds per square inch* (psi).*
      (3) **O fluxômetro** recebe o gás do manômetro, a pressão reduzida, e controla o fluxo de gás.
      (4) **A válvula de fluxo rápido** admite O_2 100% para o interior do circuito respiratório
      (5) **O vaporizador** converte o agente anestésico líquido em vapor e acrescenta uma quantidade controlada do vapor à mistura gasosa inspirada.
         (a) **Vaporizadores de precisão** entregam uma concentração precisa do vapor anestésico ao longo de um período de tempo.
         (b) **Vaporizadores não-precisos** entregam uma concentração de vapor anestésico que varia com a temperatura ambiente e com a ventilação/minuto do animal.
   b. **Circuitos anestésicos**
      (1) **Funções**
         (a) Administração de oxigênio ao paciente
         (b) Administração da mistura anestésica em concentração controlada ao paciente
         (c) Ventilação assistida ou controlada
         (d) Remoção do dióxido de carbono do gás inspirado
      (2) **Tipos** (Tabela 2-3)
         (a) **Circuitos abertos** incluindo a máscara gasosa, que consiste de uma peça de gaze saturada com anestésico, a qual é colocada próxima à boca e nariz do animal.
         (b) **Circuito semi-aberto** inclui o circuito de Bain, o circuito cotovelo de Norman, a peça de circuito T de Ayres e o circuito de Magill. Circuitos semi-abertos são usados com freqüência para animais que pesam menos de 10kg.
            (i) Estes circuitos têm um balão reservatório (respirador) que permite a reinspiração mínima dos gases exalados.

---

* N. T. = libras por polegada quadrada.

TABELA 2-3
Comparação de circuitos respiradores

Tipo	Vantagens	Desvantagens
Aberto	Equipamento mínimo	Administração imprecisa de anestésico; impossibilidade de auxiliar a ventilação
Semi-aberto	Muito leve, poucas partes móveis, fácil de limpar, impõe pouca resistência ao fluxo de ar	Uso de maior quantidade de anestésico e oxigênio, promove o secamento das vias aéreas e perda de calor corporal
Semifechado	Não é necessário cálculo preciso da demanda metabólica de oxigênio pelo animal	Equipamento volumoso; maior fluxo de gás fresco consumindo, maior quantidade de gases e anestésico (comparado com o circuito fechado)
Fechado	Mais econômico	Equipamento volumoso; é necessário cálculo preciso da demanda metabólica de oxigênio pelo animal

      (ii) A eliminação do dióxido de carbono é alcançada com o ajuste do fluxo de gás fresco de tal forma que ele é maior ou praticamente igual à ventilação minuto do animal.

  (c) **Circuitos semifechados** são *sistemas em círculo* com um fluxo de gás fresco que é 3-5 vezes maior do que a demanda metabólica de oxigênio do paciente.

      (i) Circuitos semifechados têm um reservatório que permite a reinspiração significativa dos gases exalados.

      (ii) A eliminação do dióxido de carbono é alcançada através do uso de absorvente químico (p. ex., cal sodada).

  (d) **Circuitos fechados** são *sistemas circulares* com um fluxo de gás fresco que iguala a demanda metabólica de oxigênio do paciente (aproximadamente 10ml/kg/min).

      (i) Circuitos fechados são idênticos a circuitos semi-abertos, exceto pelas diferenças no fluxo de gás fresco que é necessário.

      (ii) Durante os primeiros 5 minutos após a indução da anestesia, o fluxo de gás fresco no circuito fechado precisa ser 3 a 5 vezes maior do que as demandas metabólicas de oxigênio do paciente para remover o nitrogênio do paciente e do circuito.

4. **Agentes** (Tabela 2-4)
  a. **Introdução**
    (1) Fatores que afetam a oferta do anestésico ao pulmão incluem a ventilação alveolar e a concentração do anestésico inspirado.
    (2) Fatores que afetam a captação do anestésico pelo sangue pulmonar incluem a solubilidade do anestésico e o débito cardíaco do paciente.
  b. **Metoxifluorano**
    (1) **Vantagens.** O metoxifluorano produz bom relaxamento muscular e pode prover analgesia no período de recuperação.
    (2) **Desvantagens.** A indução, recuperação e alterações na profundidade anestésica são lentas devido à alta solubilidade do metoxifluorano.

TABELA 2-4
Propriedades dos anestésicos de inalação

Parâmetro	Halotano	Isofluorano	Metoxifluorano	Óxido nitroso
Débito cardíaco	↓↓↓	↓	↓↓	—
Disritmias	↑↑↑↑	↑	↑↑	—
Depressão respiratória	↓	↓↓↓	↓↓↓	—
Resistência periférica total	↓↓	↓↓↓	↓↓↓	↑
Pressão arterial *	↓↓	↓↓↓	↓↓↓	↑
Fluxo sangüíneo hepático	↓↓↓	↓↓	↓↓↓↓	—
Fluxo sangüíneo renal	↓↓	↓↓↓	↓↓↓	—
Fluxo sangüíneo cerebral+	↑↑↑↑	↑↑	↑↑	↑
Relaxamento muscular	↑	↑↑	↑↑↑	—
CAM**	0,87	1,3	0,23	188
Coeficiente de partição	2,36	1,41	13	0,47
Pressão de vapor	243	240	24	39.500
Custo	¢	$$$$	¢	¢

↑ = aumento; ↓ = diminuição; — = sem alteração;
MAC = concentração alveolar mínima.
* A redução da pressão arterial observada com o halotano resulta da depressão da contratilidade cardíaca, enquanto a diminuição na pressão sangüínea observada com isofluorano resulta de vasoldilatação.
+ Os efeitos dos anestésicos de inalação no fluxo sangüíneo cerebral são muito modificados pela tensão arterial de dióxido de carbono.
** CAM é a concentração alveolar mínima de anestésico que previne movimentos propositais em resposta a estímulos dolorosos, expresso como percentagem. Os valores apresentados na tabela são para um cão de tamanho médio. Quanto menor o CAM, mais potente é o agente anestésico.
O coeficiente de partição é um indicador de solubilidade.
Pressão de vapor é uma medida de volatilidade. Anestésicos com maiores pressões de vapor são convertidos mais facilmente de líquidos a vapores. Os valores apresentados na tabela valem para a temperatura de 20°C.

   c. **Halotano**
      (1) **Vantagens.** O halotano usualmente produz relaxamento muscular adequado para a maioria dos procedimentos cirúrgicos. É acentuadamente menos solúvel do que o metoxifluorano e produz indução, recuperação e alteração da profundidade anestésica mais rápidas.
      (2) **Desvantagens.** O halotano é um potente vasodilatador cerebral e aumenta muito o fluxo sangüíneo cerebral, por isso é inapropriado para uso em animais com patologias intracraniais (p. ex., neoplasia).
   d. **Isofluorano**
      (1) **Vantagens**
         (a) O isofluorano usualmente produz bom relaxamento muscular, que facilita a maioria dos procedimentos cirúrgicos.
         (b) O isofluorano é preconizado para uso em animais com doenças intracraniais ou que sofrerão cirurgia intracraniana.
         (c) O isofluorano mantém fluxo sangüíneo hepático melhor do que outros anestésicos inalatórios potentes, por isso é preconizado para uso em pacientes com insuficiência hepática.
         (d) O isofluorano é o melhor dos inalantes potentes na manutenção da função cardiovascular.
         (e) A indução, recuperação e alteração de profundidade anestésica é mais rápida com o isofluorano do que com halotano ou metoxifluorano.

(2) Desvantagens
  (a) A rápida recuperação pode causar emergência de delírio, necessitando de ressedação.
  (b) O isofluorano é mais caro do que os outros anestésicos de inalação.
 e. Óxido nitroso
  (1) Vantagens
   (a) Ainda que o óxido nitroso não produza relaxamento muscular, ele é analgésico. A administração de óxido nitroso em combinação com um inalante potente tem sido proposta para melhorar a analgesia durante a cirurgia.
   (b) A entrega ao cérebro e a remoção do cérebro são rápidas porque a solubilidade do óxido nitroso é baixa.
  (2) Desvantagens. Devido à sua baixa potência, é necessária a administração de grandes volumes de óxido nitroso para obter efeitos benéficos. Concentrações de 50-66% são usadas em combinação com inalantes potentes.
C. Monitorização do paciente durante o ato cirúrgico é essencial, porque a maioria dos anestésicos gerais produz depressão do sistema cardiovascular.
 1. Pressão arterial. A maioria dos órgãos é capaz de regular o seu fluxo de sangue para atender sua demanda de oxigênio desde que a pressão arterial seja mantida dentro de limites auto-regulatórios.
  a. Monitorizando a pressão do sangue
   (1) Medida direta da pressão arterial envolve a colocação de um cateter arterial conectado a um aparelho mensurador calibrado (p. ex., um transdutor de pressão ou um manômetro aneróide).
    (a) A monitorização direta é **acurada em todas as faixas de pressão**, mas é um *procedimento invasivo*.
    (b) As artérias disponíveis para canulação incluem as artérias pedal dorsal, lingual e femural.
   (2) Métodos indiretos de mensuração da pressão arterial incluem o ultra-som Doppler e o oscilométrico.
  b. Tratamento da hipotensão durante a intervenção cirúrgica pode necessitar de uma administração de líquidos cristalóides por via intravenosa, uma redução da profundidade anestésica e a administração de uma catecolamina.
   (1) Reduzir o nível do vaporizador e a administração de um opióide (p. ex., fentanila, oximorfona) ou óxido nitroso podem prover profundidade anestésica adequada com menor depressão cardiovascular.
   (2) As catecolaminas empregadas incluem efedrina, dobutamina e dopamina.
 2. Freqüência cardíaca. A freqüência cardíaca varia muito durante a anestesia geral, dependendo do anestésico administrado e do procedimento cirúrgico realizado.
  a. Monitores de onda-R medem a freqüência cardíaca pelo registro do número de ondas que excedem uma milivoltagem preestabelecida. Os monitores de onda-R não mostram uma representação gráfica da atividade elétrica do coração.
  b. Osciloscópios mostram um gráfico em tempo real da atividade elétrica no coração em milivolts em função do tempo.
   (1) Os osciloscópios permitem a diferenciação das disritmias cardíacas.
   (2) Alguns osciloscópios contêm um canal de pressão e permitem a conexão de um transdutor de pressão.
 3. Sons pulmonares e cardíacos. *Estetoscópios pré-cordiais e esofageanos* são usados para auscultar o coração e os pulmões durante o procedimento cirúrgico.

a. Estetoscópios esofageanos são inseridos no esôfago no nível da base do coração.
b. Alguns tipos de estetoscópios esofageanos incorporam eletrodos ou microfone para eletrocardiograma (ECG), que permitem projetar o ECG ou amplificar os sons cardíacos.

III. CONSIDERAÇÕES PÓS-OPERATÓRIAS

A. **A recuperação da anestesia** ocorre quando as concentrações de anestésico no cérebro reduzem-se abaixo de um certo nível.
   1. **Anestésicos inalantes** são eliminados predominantemente via exalação.
   2. **Anestésicos injetáveis lipossolúveis** são eliminados através de redistribuição a outros tecidos e biotransformação.
   3. **Hipotermia** é uma causa comum de recuperação prolongada da anestesia. O aquecimento pode ser obtido com o uso de cobertores com circulação de água morna, garrafas ou bolsas de água morna e a administração de líquidos intravenosos aquecidos.
B. **Extubação e manejo das vias aéreas.** Os animais geralmente são extubados quando retorna o reflexo laringeano. Pacientes braquicefálicos podem exigir que o tubo endotraqueal permaneça mesmo após o retorno do reflexo laríngeo para manter a patência da via aérea.
   1. **Antes da extubação,** o manguito do tubo endotraqueal deve ser desinflado. Animais que podem ter regurgitado durante a anestesia podem precisar evacuação da área laringeana antes da extubação. O succionamento ou a secagem da área laringeana com gaze remove material estranho e reduz a possibilidade de aspiração após a extubação.
   2. **Após a extubação,** o paciente deve ser monitorizado cuidadosamente para detectar laringoespasmo e subseqüente hipoxemia.
      a. Se for reconhecido laringoespasmo precocemente, o paciente deve ser reanestesiado usando um tiobarbiturato ou outro anestésico intravenoso de ação rápida, intubado e ventilado com oxigênio 100%.
      b. A administração de corticosteróides e furosemida pode diminuir o edema e a recorrência de espasmo.
      c. Pode ser necessária traqueostomia se o laringoespasmo persiste.
C. **Analgesia pós-cirúrgica.** A recuperação do procedimento cirúrgico com freqüência inclui a administração de um analgésico opióide (Tabela 2-5).
   1. **Momento.** A administração pós-cirúrgica de um opióide deve ser ajustada para coincidir com a extubação, antes de o animal tornar-se totalmente consciente. A administração de um opióide antes da extubação pode diminuir o reflexo da tosse e retardar a extubação.
   2. **Administração** de opióides pós-cirúrgica pode ser por via intravenosa, intramuscular ou epidural.
      a. **Intravenosa.** Pequenas doses crescentes de oximorfona podem ser administradas por via intravenosa à medida que o animal recupera a consciência.
      b. **Intramuscular.** A dose calculada de opióide é administrada por via intramuscular no momento da extubação. Os opióides administrados por via intramuscular podem ter um tempo para início de ação de 15-30 min.
      c. **Epidural.** Morfina (0,1mg/kg diluída com 0,25ml de salina/kg) administrada no espaço epidural lombossacral é útil para prover analgesia em direção cranial até os membros torácicos por 12-24 h em cães.

TABELA 2-5
Dosagem de opióides usados para analgesia pós-cirúrgica

Agente	Dosagem cães	Dosagem gatos
Morfina	0,25-0,5 mg/kg, IM, SC 0,1 mg/kg em 0,25 ml salina 0,9%, EP	0,05-0,1 mg/kg, IM, SC
Oximorfona	0,025-0,05 mg/kg, IV, IM, SC 0,05-0,1mg/kg em 0,25ml salina 0,9%/kg, EP	0,025-0,05 mg/kg, IM, SC
Meperidina	2-6 mg/kg, IM, SC	2-6 mg/kg, IM, SC
Fentanila	2-6 µg/kg, IV	Não-recomendado para uso em gatos
Butorfanol	0,1-0,2 mg/kg, IM, SC	0,1-0,2 mg/kg, IM, SC
Buprenorfina	5-20 µg/kg, IM, SC	5-20 µg/kg, IM, SC

Um tranqüilizante como a acepromazina (0,025-0,05 mg/kg) pode ser administrado concomitantemente com o analgésico. Combinações de neuroleptanalgésicos podem ser úteis se a hiperatividade do paciente é indesejável. EP = epidural; IM = intramuscular; IV = intravenoso; SC = subcutâneo.

3. **Doses adicionais.** A administração adicional de opióides deve ser de acordo com o necessário. A duração de ação é de 4-6 h para morfina, oximorfona e butorfanol administrado por via intramuscular; 1-2 h para meperidina administrada por via intramuscular e 20-30 min para a fentanila administrada por via intravenosa.
4. **Complicações** da administração sistêmica de opióide pós-cirúrgico inclui depressão cardiorrespiratória, aumento da pressão intracraniana e liberação de histamina.

LEITURAS SELECIONADAS

HALL, L. W. & CLARKE, K. W. : *Veterinary Anaesthesia*, 9th. ed. London, Baillière Tindall, 1991.

HANSEN, B. D. : Analgesis therapy. *Compendium on Continuing Education for the Practicing Veterinarian* 16: 868-874; 1994.

LEMKE, K. A. & TRANQUILLI, W. J. : Anesthetics, arrythmias and myocardial sensitization to epinephrine. *J. Am. Vet. Med. Assoc.* 205: 1679-1684; 1994.

MUIR, W. W., HUBBELL, J. A. E., SKARDA, R. & BEDNARSKI, R. M. : *Handbook of Veterinary Anesthesia*. St. Louis, CV Mosby, 1995.

MUIR, W. W. & HUBBELL, J. A. E. : *Equine Anesthesia: Monitoring and Emergency Therapy*. St. Louis, Mosby Year Book, 1991.

SHORT, C. E. : *Principles and Practice of Veterinary Anesthesia*. Baltimore. Williams & Wilkins, 1987.

3

Controle de Infecção

James K. Roush

I. FATORES NA INFECÇÃO DAS FERIDAS

A. Contaminação
  1. **Nível crítico de contaminação bacteriana.** Todas as feridas são contaminadas quando a barreira da pele rompe-se (p. ex., quando é feita a incisão); contudo é necessário alcançar o nível crítico de contaminação bacteriana (aproximadamente 10^5 bactérias/g de tecido) antes que ocorra a infecção da ferida. Quando estão presentes sangue coagulado, tecido necrótico ou material estranho no interior da ferida, o nível de contaminação bacteriana que resulta numa infecção é menor, porque as defesas corporais normais estão diminuídas.
  2. **A classificação das feridas é baseada no grau de contaminação** (Tabela 3-1).
     a. À medida que o nível de contaminação aumenta, a taxa de infecção pós-cirúrgica aumenta. Feridas limpas usualmente têm taxas de infecção menor do que 2%.
     b. O tratamento da ferida, a limpeza, o uso de antibióticos e o fechamento cirúrgico ou não são melhor determinados quando baseados na classificação do ferimento.

B. Minimização e prevenção da contaminação
  1. **Sala de exames.** A prevenção das infecções começa na sala de exames, onde se deve ter cuidado para prevenir a contaminação de ferimentos abertos ou tratos corporais com organismos hospitalares.
     a. Ferimentos abertos de tecidos moles que estão cobertos por bandagens na admissão, devem permanecer cobertos, a menos que a atadura possa ser removida de modo asséptico, o ferimento limpo e reaplicada uma bandagem estéril.
     b. Termômetros, oftalmoscópios, estetoscópios e otoscópios usados na sala de exames gerais devem ser limpos regularmente com desinfetantes adequados.
  2. **Sala cirúrgica.** Estratégias que minimizam a incidência de infecções de feridas cirúrgicas incluem:

TABELA 3-1
Classificação das Feridas

Classificação	Descrição
Limpa	Não traumática, ferida cirúrgica; sem quebra da técnica asséptica; sem envolvimento dos tratos respiratório, alimentar ou genitourinário
Limpa-contaminada	Pequena quebra na técnica asséptica OU envolvimento mínimo dos tratos respiratório, alimentar ou genitourinário sem transbordamento ou infecção
Contaminado	Quebra maior na técnica asséptica OU grande transbordamento do interior do órgão OU trato infectado Ou ferida traumática aberta menos de 6 horas antes
Suja	Ferida traumática com mais de 6 horas OU transecções de tecidos "limpos" para alcançar um abscesso; infecção bacteriana aguda normalmente encontrada.

   a. **Preparação apropriada do paciente e manutenção de uma sala cirúrgica estéril.**
   b. **Técnicas cirúrgicas eficientes.** Cirurgias prolongadas aumentam o risco de infecção da ferida.
   c. **Aposição anatômica dos tecidos** minimiza espaços disponíveis para coleção de líquidos.
   d. **Hemostasia acurada e completa** reduz a incidência de coágulos sangüíneos e minimiza o crescimento bacteriano.
      (1) **Uso criterioso do eletrocautério e de ligaduras** é importante para reduzir a incidência de tecido isquêmico dentro da ferida.
      (2) **Seleção cuidadosa da sutura** é necessária para deixar a menor quantidade possível de material estranho no interior do ferimento e para minimizar a reação tissular à sutura material.
         (a) **Sutura multifilamentar**, particularmente não-absorvível, em geral, aumenta a taxa de infecção e deve ser evitada.
         (b) **Suturas sintéticas monofilamentares** (p. ex., *náilon* ou *polipropileno*) são preferidos quando é necessário deixar suturas na intimidade do tecido, porque estes materiais são inertes e de força consistente.
         (c) **Suturas absorvíveis monofilamentares** (p. ex., *poligliconato* ou *polidioxanona*) são suturas aceitáveis para todos os tecidos exceto derme.

II. ASSEPSIA CIRÚRGICA

   A. **Definições**
      1. **Assepsia** se refere à manutenção de um ambiente livre de patógenos sobre ou no interior do tecido vivo.
      2. **Esterilização** é a eliminação de todos os organismos de superfícies animadas ou inanimadas.
   B. **Preparação do local cirúrgico.** A preparação do local cirúrgico envolve a remoção dos pêlos, antissepsia de pele e colocação apropriada de campo cirúrgico.
      1. **Remoção dos pêlos** no local cirúrgico é necessária para aumentar a remoção dos patógenos, aumentar a visibilidade durante a incisão da pele, melhorar a posição dos

bordos durante a sutura e diminuir a posição de corpos estranhos no interior do ferimento cirúrgico.
- **a. Momento.** Os pêlos devem ser removidos imediatamente antes da cirurgia, porque a incidência de infecção de ferimento cirúrgico aumenta com o aumento do intervalo entre a remoção dos pêlos e a cirurgia. A remoção inicial dos pêlos é feita fora da sala de cirurgia.
- **b. Métodos.** Todos os métodos correntes de remoção dos pêlos causam pequenos traumatismos à pele e inflamação, seguidas de colonização bacteriana.
  - **(1) Tricotomia,** que causa os menores traumatismos cutâneos, é a técnica recomendada atualmente para a remoção dos pêlos. Os traumas cutâneos podem ser minimizados usando lâminas limpas, afiadas e intactas.
  - **(2) Barbear** não é recomendado, porque resulta em pequenas e múltiplas lacerações e tem sido associada com um aumento das taxas de infecção pós-cirúrgica dos ferimentos.
  - **(3) Depiladores** não são usados rotineiramente em medicina veterinária devido aos custos e escassa eficácia na densa cobertura pilosa animal.
- **c. Técnica**
  - **(1) A área cirúrgica deve ser tricotomizada liberalmente para permitir toda a extensão da incisão durante a cirurgia.** A extensão da incisão é necessária, ocasionalmente, para facilitar o procedimento cirúrgico ou para melhorar o fechamento cosmético da pele.
  - **(2)** Na preparação para um procedimento ortopédico maior em um dos membros, **todo o membro deve ser tricotomizado até a linha média dorsal** e locais potenciais de obtenção de enxertos também devem ser preparados simultaneamente.
  - **(3) As áreas ao redor do ferimento aberto devem ser cobertas** com gazes esponjosas umedecidas em salina ou géis hidrossolúveis *para minimizar a contaminação do ferimento com pêlos soltos ou restos de tecidos.*
2. **Anti-sepsia da pele**
  - **a. Definições**
    - **(1) Anti-sépticos** são agentes químicos que matam ou inibem o crescimento de microorganismos nos tecidos vivos. São usados durante a preparação pré-cirúrgica do paciente para diminuir a carga de bactérias na pele e eliminar patógenos potenciais.
    - **(2) Desinfetantes** são agentes químicos que matam microorganismos sobre objetos inanimados.
  - **b. Agentes anti-sépticos** (Tabela 3-2). O anti-séptico de pele ideal é um agente bactericida de amplo espectro que também é eficaz contra esporos, vírus e fungos. *Staphylococcus, Micrococcus, Streptococcus, Acinetobacter, Clostridium* e bastonetes gram-negativos residem comumente no pêlo e superfície cutânea, no interior da derme e nas glândulas subcutâneas de gatos e cães.
    - **(1) Compostos de iodoforpovidona** (p. ex., *iodopovidona*) são complexos hidrossolúveis de polivinilpirrolidona e iodo que permitem a liberação lenta de componente ativo iodo. O iodo atua pela ligação à parede celular bacteriana formando complexos de proteínas e íons reativos.
    - **(2) Clorexidina** é um composto bisdiguanida que altera a permeabilidade da parede celular bacteriana e causa precipitação do conteúdo intracelular.
    - **(3) Álcoois alifáticos.** *Álcool isopropílico* é mais eficaz do que o *álcool etílico*, mas o álcool isopropílico é mais irritante à pele. Usado só, os álcoois são um pouco

TABELA 3-2
Agentes anti-sépticos

Agente	Atividade	Atividade residual	Efeitos adversos
Iodopovidona	Bactericida (mata 99% das bactérias dentro de 30s da aplicação) Esporocida (com tempos de contato acima de 15min) Fungicida Eficaz contra vírus e protozoários	Mínima; eficácia reduzida pela presença de material orgânico (p. ex., sangue, tecido necrosado, restos necróticos); inativado pelo álcool	Dermatite de contato; hipertireoidismo; manchas residuais
Clorexidina	Bactericida (mata 99% das bactérias dentro de 30s da aplicação) Não é eficaz contra espécies de *Pseudomonas* Atividade mínima contra vírus e esporos	Excelente; mantém eficácia na presença de material orgânico, álcool e sabões	O uso prolongado pode causar fotossensibilidade ou dermatite (raro)
Álcoois alifáticos	Bactericida Atividade variável contra fungos e vírus Sem atividade contra esporos	Mínimo	Uso repetido causa irritação cutânea; aplicação a ferimentos abertos causa necrose
Compostos de amônio quaternário	Ação bactericida lenta	Inativado na presença de material orgânico	Neurotoxicidade
Hexaclorofeno	Bacteriostático para bactérias gram-positivas Sem atividade contra bactéria gram-negativa e esporos; o uso repetido pode favorecer supercrescimento de bactérias gram-negativas	Inativado por material orgânico e álcool	Ulcerações cutâneas

menos eficazes do que a clorexidina ou a iodopovidona, mas em combinações ambos aumentam a eficácia do álcool. O álcool destrói a membrana celular bacteriana e precipita proteínas intracelulares.

(4) **Compostos de amônio quaternário** (p. ex., *cloreto de benzalcônio*) são agentes catiônicos de superfície, usados no passado como soluções anti-sépticas e desinfetantes.

   (a) Surtos de infecções hospitalares têm sido registradas com o uso exclusivo de compostos de amônio quaternário.

   (b) O uso destes agentes é **limitado à limpeza de áreas não-estéreis**.

   (c) Estes compostos alteram a permeabilidade da membrana celular bacteriana.

(5) **Hexaclorofeno** é um derivado fenol clorado. Os outros anti-sépticos são mais eficazes; o hexaclorofeno *não é recomendado para uso como anti-séptico de pele pré-operatório*. Ele inibe sistemas enzimáticos de membranas bacterianas.

c. **Técnica**
   (1) **Detergentes antibacterianos** são aplicados usando esponjas de gaze úmidas.
      (a) **Escovação** é feita em movimentos circulares, começando no local da incisão e dirigindo-se externamente em círculos concêntricos que se alargam terminando na margem externa das áreas tricotomizadas. A esponja é substituída por uma nova e limpa, sendo o processo repetido até que não se visualize mais sujeira na esponja descartada.
         (i) Se está sendo preparado um membro, ele deve ser suspenso (**preparação do membro suspenso**) para acessar toda a circunferência sem contactar com a área não-tricotomizada.
         (ii) **Na escovação é preferível uma pressão leve do que vigorosa.** Esfregar com vigor desloca bactérias dos folículos pilosos e as carrega para a superfície da pele, onde podem colonizar abrasões causadas pelo esfregar vigoroso.
   (2) Deve-se evitar a contaminação da área preparada enquanto o paciente está sendo movimentado para a sala cirúrgica. Se ocorrer contaminação durante o transporte ou posicionamento, a preparação de toda a área deve ser repetida.
   (3) A escovação cirúrgica é repetida na sala de cirurgia. O local cirúrgico é limpo com uma **solução anti-séptica não-detergente** para completar a preparação.
3. **Os campos cirúrgicos** isolam e protegem o local cirúrgico das bactérias e dos restos durante a cirurgia.
   a. **Materiais.** O material do campo precisa permanecer impermeável e seguramente preso à pele apesar da umidade e manipulação.
      (1) Tanto **campos cirúrgicos reutilizáveis como descartáveis** são usados em cirurgia veterinária. Se reutilizáveis são utilizados, eles devem ser bem mantidos e cuidadosamente limpos para evitar o aumento dos poros e aumento da permeabilidade.
      (2) **Campos incisivos adesivos de polietileno** podem ser usados para procedimentos cirúrgicos onde lavagem ou drenagem extensivas umedecem o material com freqüência. Ao contrário de registros anteriores, não acontece crescimento bacteriano nas vizinhanças do campo durante a cirurgia.
      (3) **Estoquinetes ortopédicas.** A pata dos animais tem uma elevada população bacteriana permanente, por isso, se não é necessário o acesso à pata, ela deve ser coberta com um material impermeável.
         (a) A estoquinete ortopédica é útil para prevenir a contaminação grosseira do local cirúrgico, mas sua propriedade protetora com freqüência é comprometida pela umidade e manipulação.
         (b) Não usar a estoquinete cirúrgica não parece estar acompanhado de risco de infecção cirúrgica aumentado.
   b. **Técnica.** A contaminação durante a cirurgia diminui com o aumento de camadas de campos cirúrgicos; no mínimo 2 camadas devem ser usadas.
      (1) A **primeira camada** isola a área central contendo o local da incisão. Os campos devem ser colocados na pele entre a área tricotomizada e não-tricotomizada.
      (2) A **segunda camada** com freqüência é somente uma segunda folha que cobre completamente o animal e a mesa. Deve ser feita uma abertura na folha ligeiramente maior do que a incisão cirúrgica prevista para permitir acesso diretamente ao local da cirurgia.

C. **Equipamento para preparação**
   1. **Esterilização.** Todo o equipamento e materiais que entram em contato com o tecido devem ser esterilizados de modo adequado, seja esterilização por vapor, sejam substâncias químicas (p. ex., óxido de etileno).
   2. **Estocagem**
      a. Os pacotes contendo o material cirúrgico esterilizado devem ser guardados em armários fechados ou estantes para aumentar sua vida.
         (1) **Pacotes de muslina** (tecido fino de algodão ou seda)
            (a) **Pacotes de muslina de dobra simples** (p. ex., duas camadas de muslina) podem ser conservados por 2 dias em estantes abertas ou 1 semana em gabinetes fechados.
            (b) **Pacotes de muslina de dobra dupla** (p. ex., 4 camadas de muslina) podem ser mantidos por 3 semanas em estantes abertas ou 7 semanas em gabinetes fechados.
         (2) **Pacotes embrulhados em papel crepe** podem ser mantidos por 3 semanas em prateleiras ou 8 semanas em gabinetes fechados.
      b. Os pacotes esterilizados devem receber a data e ser reesterilizados periodicamente se não foram usados no período.

III. **PROFILAXIA ANTIMICROBIANA.** O uso profilático de antibióticos durante o procedimento cirúrgico na ausência de infecção é amplamente aceito como uma medida importante de redução na incidência de infecção cirúrgica.

A. **Indicações** (Tabela 3-3)
   1. **Procedimentos que envolvem um alto risco de infecção (p. ex., maior do que 5%).** Os riscos de infecção praticamente duplicam a cada hora que a incisão permanece aberta, assim a maioria dos procedimentos que duram mais de 2h cai nesta categoria.
   2. **Procedimentos em que a infecção ameaça seriamente o paciente ou torna a cirurgia um fracasso.**
B. **Seleção dos antibióticos.** Como ocorre com todo o tratamento antimicrobiano, a escolha do antibiótico é determinada pelo microrganismo causador mais provável. *Staphylococcus* coagulase positivos e *Escherichia coli* são as bactérias cultivadas com mais freqüência dos ferimentos de pequenos animais pacientes cirúrgicos; portanto, cefazolina com 99% de atividade contra *Staphylococcus* e 90% de atividade contra *E. coli* é o antibiótico de escolha para a profilaxia antimicrobiana em pequenos animais.

TABELA 3-3
Procedimentos cirúrgicos que exigem a profilaxia antimicrobiana

Alto risco de infecção	*Potencial de evolução desastrosa*
Reparação de fraturas cominutivas	Próstese total de quadril
Redução de hérnia perineal	Implantação de marcapasso
Ressecção esofageana	Procedimentos neurocirúrgicos
Cirurgia biliar	Redução de hérnias com malha não-reabsorvível
Cirurgia retal ou anal	Transplantes ósseos corticais
Ressecção do cólon	

C. **Administração de antibióticos**
   1. Os antibióticos profiláticos devem ser administrados em **dose simples** para minimizar os efeitos colaterais, toxicidade e o desenvolvimento de resistência microbiana e para maximizar os benefícios econômicos.
   2. Os antibióticos profiláticos **devem alcançar concentrações eficazes no local cirúrgico**.
      a. Esta exigência necessita de seleção cuidadosa do agente para prover níveis adequados de antibióticos no líquido cerebroespinhal, glândula prostática ou bexiga urinária.
      b. A administração por via intravenosa provê concentrações rápidas da droga no plasma e líquidos tissulares, enquanto a injeção por via subcutânea ou intramuscular produz níveis sustentados da droga.
   3. **Momento.** Os antibióticos devem estar presentes no ferimento cirúrgico quando o risco de contaminação é maior.
      a. Os antibióticos não afetam as bactérias presentes no tecido além de 3h antes da sua administração.
      b. Não há evidências de que a continuação do tratamento com antibiótico por períodos mais longos após a cirurgia diminua a incidência da infecção.
      c. Mais freqüentemente é administrada cefazolina (22mg/kg), por via intravenosa, no início da cirurgia e repetida por via intravenosa cada 2h durante a cirurgia. Alternativamente a oxacilina (22mg/kg) é usada para a profilaxia.

IV. TRATAMENTO DE INFECÇÕES DAS FERIDAS

A. **Detecção da infecção.** Deve-se suspeitar de infecção em feridas se é observado algum dos seguintes sinais:
   1. **Vermelhidão, edema, calor, dor** ou **supuração** no momento da incisão cirúrgica ou durante a palpação.
   2. **Diminuição do apetite, grau de alerta ou atividade**
   3. **Aumento da temperatura sistêmica** (mais de 24h após a cirúrgia)
   4. **Aumento da contagem de leucócitos**
   5. **Aumento do nível de fibrinogênio sérico**
B. **Tratamento**
   1. **Desbridamento.** Durante e após o desbridamento a incisão cirúrgica infectada deve ser aberta para permitir acesso a toda a extensão e profundidade da ferida.
      a. Todo material estranho e restos necróticos devem ser removidos da ferida até que se alcance tecido marginal saudável e limpo.
      b. Ferimentos infectados não devem ser fechados para cicatrização de primeira intenção, mas devem permanecer abertos para cicatrizar por segunda intenção ou preparados para sutura retardada e cicatrização de segunda intenção (veja o Capítulo 4).
   2. **Lavagem.** Após a remoção dos restos necróticos, o ferimento deve ser lavado copiosamente com líquido estéril isotônico (p. ex., solução de lactato de Ringer ou salina normal).
      a. **Adição de anti-séptico ou antibiótico** é desnecessária quando se usa um volume adequado de líquido. Concentrações incorretas de anti-sépticos ou antibióticos podem ser prejudiciais ao processo de cicatrização do ferimento.
      b. **Volume.** O volume de líquido para lavagem depende do grau de contaminação e do tamanho do ferimento.

(1) Volumes que variam de 0,5-1 l usualmente são apropriados.
(2) Deve-se evitar a descoloração intensa e edemas dos tecidos.
3. **Drenos cirúrgicos** devem ser colocados em ferimentos que não podem permanecer abertos devido à posição ou temperamento do animal. Os drenos cirúrgicos devem ser usados para reduzir espaços mortos, hematomas, seromas ou purulência, mas deve ser usado o menor dreno possível.
   a. **Seleção.** O aumento do número de drenos aumenta o volume do efluente.
   b. **Colocação.** Os drenos devem ser colocados *longe de sítios anastomósicos e de vasos principais*.
   c. **Local de saída.** A saída do dreno deve ser por uma *incisão separada, distante da incisão cirúrgica original*.
      (1) O local de saída do dreno deve ser **preparado de modo asséptico**.
      (2) A saída do dreno deve ser **coberta com bandagens estéreis** para prevenir a *perda ou remoção prematura* do dreno e para prover um meio de avaliar a natureza do efluente.
   d. **Remoção.** O dreno deve ser removido *logo que a drenagem diminui* ou *a característica do efluente altera-se* de purulento para seroso.
4. **Tratamento antimicrobiano**
   a. **Seleção do agente antimicrobiano**
      (1) **Cultura.** Cultura aeróbica e anaeróbica do ferimento é o meio preferido de selecionar o agente antimicrobiano apropriado. Do ponto de vista ideal, deve-se fazer cultura do ferimento antes e após o desbridamento e lavagem.
         (a) Se são suspeitos fungos ou organismos incomuns, como nas infecções hospitalares, são necessários procedimentos especiais de cultura (p. ex., incubação em caldos, diluição em meio de cultura com sangue).
         (b) Biópsias tissulares podem ser necessárias para isolar os organismos responsáveis. Cultura de articulações, por exemplo, são melhor executadas por inoculação em meios de caldo com tecido sinovial homogeneizado.
      (2) **Seleção empírica de antimicrobiano** (Tabela 3-4) é indicada em *infecções que representam ameaça à vida, existentes* ou que se desenvolvem enquanto se espera cultura e testes de sensibilidade, ou em infecções menores que não justificam economicamente os testes de cultura e sensibilidade.

TABELA 3-4
Tratamento antibiótico empírico

Fonte da infecção	Organismo provável	Antibiótico eficaz
Trato urogenital, cavidade oral	*Streptococcus*	Penicilinas
Pele, trato urogenital, osteomielite, discoespondilite	*Staphylococcus*	Amoxicilina-clavulanato; cefalosporinas; gentamicina; clindamicina; oxacilina; trimetoprima-sulfametoxazol
Ferimentos traumáticos, tratos alimentar ou urogenital	*Escherichia coli*	Amoxicilina-clavulanato; cefazolina; gentamicina; enrofloxacina; amicacina
Infecção de tecidos moles em gatos, trato respiratório	*Pasteurella*	Amoxicilina; ampicilina; cefazolina; cloranfenicol
Trato urinário, queimaduras	*Pseudomonas*	Ticarcilina; ciprofloxacina
Abcessos, trato respiratório	*Bacterioides fragilis*	Amoxicilina-clavulanato
Trato genitourinário	*Proteus*	Amicacina; amoxicilina-clavulanato, cefazolina
Hospitalar, trato respiratório ou alimentar	*Klebsiella*	Amicacina, enrofloxacina, cefazolina

b. Na maioria dos casos, animais com infecções existentes são tratados inicialmente com medicação por via intravenosa e hospitalização.
c. **A duração do tratamento** é baseada em parâmetros clínicos e laboratoriais.
    (1) Uma temperatura normal por 72h, contagem de leucócitos normais e ausência de drenagem no local infectado são indicações de que o tratamento pode ser terminado.
    (2) A maioria dos pacientes cirúrgicos veterinários com infecções em ferimentos é tratada por 10-14 dias.
5. **Pensos.** Os ferimentos infectados devem ser mantidos, durante o processo de cicatrização, sob *pensos estéreis* para prevenir a colonização do ferimento por microorganismos oportunistas ou hospitalares e resistentes. O ferimento deve permanecer protegido pela bandagem até que esteja completamente coberto pelo epitélio.

V. INFECÇÕES HOSPITALARES

V. INFECÇÕES HOSPITALARES são infecções que não estavam presentes e nem em incubação no momento da admissão, que se desenvolvem durante a hospitalização (p. ex., todas as infecções primárias de ferimentos cirúrgicos, infecções secundárias remotas causadas pelo mesmo organismo presente na infecção do ferimento cirúrgico).

A. **Epidemiologia**
   1. **Patógenos.** Os patógenos hospitalares comumente são da microflora endógena do paciente que causam doença por adentrar tecido estéril através de defeitos anatômicos, fisiológicos ou bioquímicos nas defesas do hospedeiro. Bactérias (p. ex., *Chlamydia, Mycoplasma, Salmonella, Klebsiella, Serratia marcescens, Clostridium perfringens, Pseudomonas aeruginosa, Pasteurella multocida, E. coli, Enterobacter cloacae, Staphylococcus, Streptococcus*) são os patógenos hospitalares mais comuns, mas outros patógenos comuns incluem fungos e vírus.
   2. **Infecções hospitalares veterinárias comuns** incluem infecções do trato urinário, infecções respiratórias, infecções do ferimento cirúrgico e bacteremia associada com cateteres intravenosos.
   3. **A transmissão** dos patógenos hospitalares ocorre através de contacto entre animais, entre a equipe hospitalar e os animais ou através de veículos contaminados.
      a. Veículos contaminados são fontes improváveis de transmissão de patógenos hospitalares a menos que haja uma falha das técnicas assépticas, dos procedimentos de desinfecção ou esterilização.
      b. O ambiente geral de um animal hospitalizado provavelmente é a fonte menos provável de infecção hospitalar caso se mantenha um ambiente limpo. Limpeza rotineira das superfícies da sala de cirurgia reduz a contaminação bacteriana em 60%.
B. **Fatores que levam a um aumento do risco de infecção hospitalar**
   1. **Fatores hospitalares** incluem a duração da estada no hospital e o número de pessoas em contato com o animal.
   2. **Fatores individuais** incluem idades extremas (p. ex., animais neonatos ou geriátricos), doenças crônicas graves, tratamento antimicrobiano ou imunossupressivo e a presença de infecções remotas.
   3. **Procedimentos invasivos e instrumentos** (p. ex., *drenos, cateteres e tubos*) aumentam a suscetibilidade à infecção pela transposição das defesas orgânicas naturais.
C. O **controle** das infecções hospitalares consiste em eliminar a fonte de infecção, interrompendo a difusão por contato e modificando os fatores de risco.

1. **Lavagem adequada das mãos antes e após o contato com cada animal** é considerada a principal medida para prevenir as infecções hospitalares.
2. **Animais com infecções nosocomiais, animais imunocomprometidos ou animais que são reservatórios de microorganismos hospitalares potenciais** devem ser isolados.
3. **Rotinas de vigilância** devem ser estabelecidas em cada instalação do hospital para reconhecer a infecção e identificar o agente e o reservatório infectante. Um programa de vigilância completo deve incluir o reconhecimento de doenças infecciosas atípicas, identificação rápida do agente, comunicação imediata das infecções hospitalares e determinação do nível endêmico nos animais hospitalizados.
    a. **Amostragem microbiana**
        (1) **Coletas microbiológicas periódicas** do ambiente hospitalar para monitorizar o nível de contaminação *não são economicamente viáveis* e *não são recomendadas*.
        (2) **Amostragem microbiana ao acaso** deve ser limitada a investigações de epidemias causadas por um microorganismo simples.
    b. **Equipamento hospitalar.** Para o objetivo de vigilância o equipamento hospitalar é classificado em crítico, semicrítico e não-crítico para determinação dos níveis necessários de desinfecção.
        (1) **Itens críticos** (p. ex., aqueles que são introduzidos diretamente no organismo) devem ser esterilizados. Sistemas de drenagem fechados devem ser usados para drenagem cirúrgica e cateteres urinários para prevenir a contaminação luminal pelos organismos ambientais.
        (2) **Itens semicríticos** contatam com as membranas mucosas e incluem termômetros, espéculos vaginais e orais, tubos endotraqueais e estetoscópios.
            (a) Os itens semicríticos devem ser desinfetados de modo a matar todos os microorganismos vivos.
            (b) Glutaraldeído, iodopovidona e clorexidina são desinfetantes aceitáveis para equipamentos semicríticos se forem usadas soluções frescas para desinfetar e imediatamente descartadas.
        (3) **Itens não-críticos** (p. ex., superfícies ambientais e depiladores) só requerem limpeza de rotina.
4. **Técnica cirúrgica apropriada.** Os seguintes itens ajudam no controle das infecções cirúrgicas hospitalares: desvitalização mínima de tecidos, tempo de cirurgia mínimo e evitar sempre que possível os implantes cirúrgicos e corpos estranhos.

LEITURAS SELECIONADAS

BERG, J. : Sterilization. In *Textbook of Small Animal Surgery*, 2nd ed. Ed. SLATTER, D., Philadelphia, W. B. Saunders, 1993, pp 124-9.

FRIES, C. L. : Assessment and preparation of the surgical patient. In *Textbook of Small Animal Surgery*, 2nd ed. Ed. SLATTER, D., Philadelphia, W. B. Saunders, 1993, pp 137-47.

HARARI, J. : Perioperative antibiotic therapy. In *Surgical Complications and Wound Healing in the Small Animal Practice*. Ed. HARARI, J. Philadelphia, W. B. Saunders, 1993, pp 279-305.

HIRSH, D. C. & JANG, S. S. : Antimicrobial susceptibility of selected infectious bacterial agents obtained from dogs. *J. An. Anim. Hosp. 30:* 487-94; 1994.

KNECHT, C. D., ALLEN, A. R., WILLIAMS, D. J. & JOHNSON, J. H. P. : Fundamental techniques in Veterinary Surgery. Philadelphia, W. B. Saunders, 1981, pp 74-103.

McCURNIN, D. M. & JONES, R. L. : Principles of surgical asepsis. In *Textbook of Small Animal Surgery*, 2nd ed. Ed. SLATTER, D., Philadelphia, W. B. Saunders, 1993, pp 114-23.

RIVIERE, J. E. & VADEN, S. L. : Antimicrobial prophylaxis. In *Disease Mechanisms in Small Animal Surgery*, 2nd ed. Ed. BOJRAB, J. M., BLOOMBERG, M. S. & SMEAK, D. D. Philadelphia, Lea & Febiger, 1993, pp 66-69.

ROSIN, E., DOW, S. W., DALY, W. R., PETERSEN, S. W. & PENWICK, R. C. : Surgical wound infection and use of antibiotics. In *Textbook of Small Animal Surgery*, 2nd ed. Ed. SLATTER, D., Philadelphia, W. B. Saunders, 1993, pp 84-95.

ROUSH, J. K. : Use and misuse of drians in surgical practice. In *Problems in Veterinary Medicine: Reconstructive Surgery*. Ed. LINDSAY, W. A. Philadelphia, J. B. Lippincott, 1990, pp 482-93.

ROUSH, J. K. : Nosocomial infections. In *Surgical Complications and Wound Healing in the Small Animal Practice*. Ed. HARARI, J. Philadelphia, W. B. Saunders, 1993, pp 279-92.

WALDRON, D. R. : Detection of sepsis in the postoperative patient. In *Surgical Complications and Wound Healing in the Small Animal Practice*. Ed. HARARI, J. Philadelphia, W. B. Saunders, 1993, pp 307-318.

WENDELBURG, K. : Surgical wound infection. In *Disease Mechanisms in Small Animal Surgery*, 2nd ed. Ed. BOJRAB, J. M., BLOOMBERG, M. S. & SMEAK, D. D. Philadelphia, Lea & Febiger, 1993, pp 54-65.

4

Cicatrização de Ferimentos

Joseph Harari

I. **INTRODUÇÃO.** O ferimento é uma ruptura da continuidade anatômica normal de um órgão.

A. **O ferimento é a fase imediata** da lesão, antes da estimulação dos processos de cicatrização.
B. **As causas do ferimento** incluem:
   1. **Traumatismo** (p. ex., por veículos, armas de fogo, brigas entre animais)
   2. **Cirurgia**
   3. **Agentes físicos nocivos,** incluindo:
      a. Calor ou frio excessivo
      b. Substâncias químicas
      c. Irradiação
      d. Infecção
      e. Neoplasia

II. **CICATRIZAÇÃO DE FERIMENTOS** é a restauração biológica da estrutura e função do órgão. É caracterizada pelos processos metabólicos e celulares que ocorrem numa seqüência que é relativamente constante. O processo de cicatrização pode ocorrer por diferentes vias.

A. **Primeira intenção** ou **cicatrização primária** é o fechamento da ferida por suturas, agrafos ou fitas adesivas.
   1. **Fechamento primário retardado** é o fechamendo de um ferimento aberto previamente contaminado, 3 a 5 dias após a lesão (antes que tenha se formado tecido de granulação).

CIRURGIA DE PEQUENOS ANIMAIS 55

2. Durante o intervalo de tempo do fechamento retardado, o ferimento é mantido limpo. Soluções de lavagem e curativos são usados para reduzir a infecção e a deiscência do ferimento.

B. Cicatrização de **segunda intenção** ocorre quando uma grande solução de continuidade cutânea granula e permite-se seu fechamento pela epitelização e contração sem aproximação de tecidos por suturas (Figura 4-1).

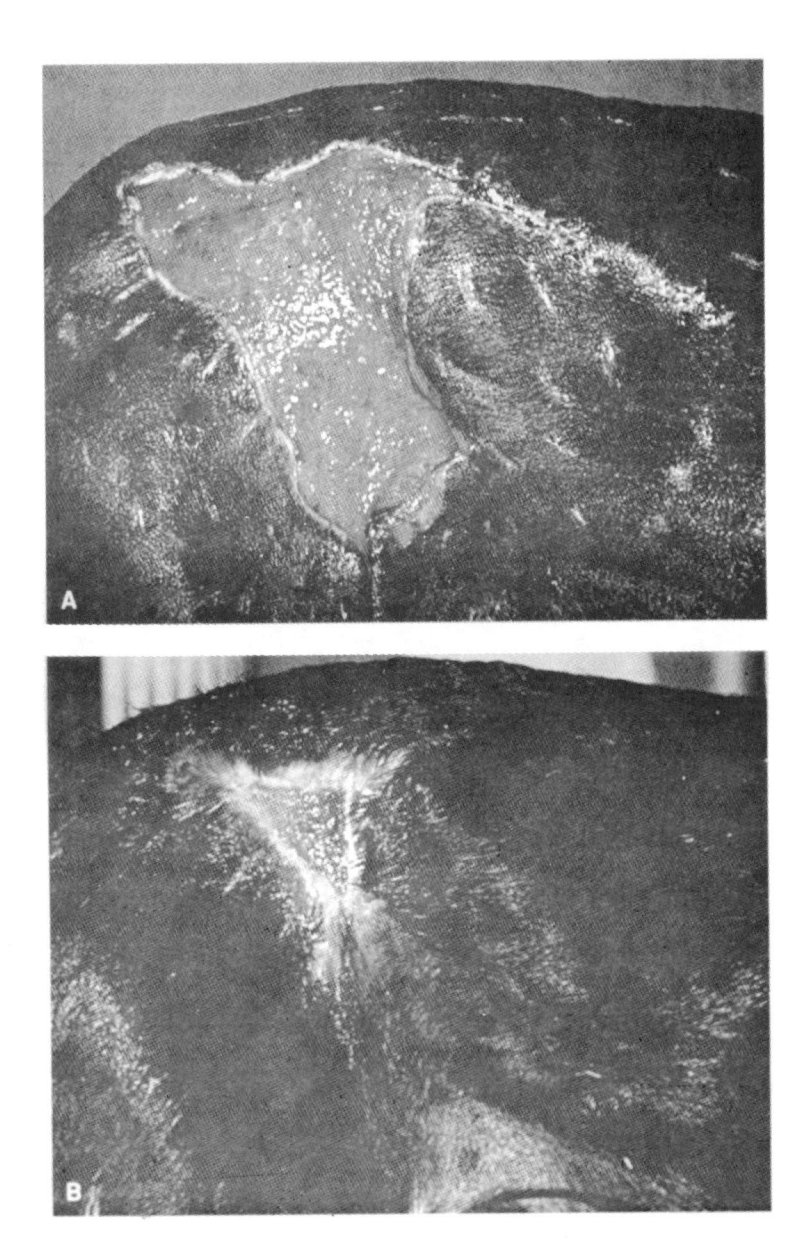

FIGURA 4-1 (A) Ferimento aberto com um leito de tecido de granulação e reepitelização periférica saudável. **(B)** Contração do ferimento 1 mês após com reduzida exposição de tecido de granulação. (Reproduzido com permissão de HARARI, J. (ed.) : *Surgical Complications and Wound Healing in the Small Animal Practice*, Philadelphia, W. B. Saunders, 1993, p5.)

1. **Granulação**
    a. O tecido de granulação desenvolve-se entre 4 a 6 dias após a lesão. Ele é de coloração vermelha brilhante e granular, composto de capilares, vasos linfáticos, fibroblastos e macrófagos (veja III B).
    b. O tecido de granulação serve como uma barreira contra a infecção, um substrato para a epitelização e a fonte de tecido para a contração e apoio do ferimento.
2. **Epitelização** é a proliferação e migração de células epidérmicas através de um leito de granulação em desenvolvimento.
    a. A epitelização inicia 4 a 5 dias após o ferimento e pode ser incompleta ou fraca (fina) em grandes ferimentos.
    b. Células epiteliais invasoras se movem sob uma escara e secretam colagenase, causando a descamação da escara.
    c. A epitelização provê uma barreira contra a infecção do ferimento e a perda de líquidos.
3. **Contração** é a diminuição do ferimento pela movimentação centrípeta da pele em toda espessura.
    a. A contração começa 5 a 10 dias após o ferimento e ocorre ao longo das linhas de tensão da pele.
    b. **Miofibrilas** intermedeiam a contração. Estas células têm extensas conexões intercelulares e ligam-se umas às outras e ao tecido circunvizinho.
    c. Defeitos grandes podem cicatrizar com contração excessiva, produzindo uma pele curta que limita os movimentos corporais ou dos membros.

C. Cicatrização de **terceira intenção** é fechamento secundário do ferimento, usando suturas ou agrafos, de um ferimento já granulado sadio que tem 5 a 6 dias de idade.
    1. Neste procedimento o tecido de granulação é excisado e feito o fechamento; alternativamente as margens epiteliais podem ser reavivadas e suturadas sobre o tecido de granulação.
    2. Estes ferimentos podem curar mais rapidamente e ganhar força tensional mais rapidamente que os ferimentos de primeira intenção devido à imediata resposta reparadora, caracterizada pelo tecido de proliferação e síntese de colágeno (veja III B). Os estágios de inflamação já ocorreram antes de iniciar a cicatrização de terceira intenção.

III. FASES DA CICATRIZAÇÃO

A. Ocorre **inflamação** dentro de minutos após o ferimento, fase denominada de *fase de intervalo* ou *fase substrato*. Esta fase dura de 1 a 3 dias em ferimentos não-infectados.
    1. **Sinais clássicos** incluem os seguintes:
        a. Vermelhidão (*rubor*)
        b. Edema (*tumor*)
        c. *Dor*
        d. *Calor*
        e. Perda da função (*functio laesa*)
    2. **Processo**
        a. A vasoconstricão inicial é seguida de vasodilatação e subseqüente vazamento de líquido vascular. Estes efeitos são iniciados pela liberação de mediadores químicos (histamina, serotonina e prostaglandinas) pelos mastócitos e plaquetas.

b. Neutrófilos e monócitos migram ao ferimento para fagocitose e destruição enzimática dos restos tissulares.
c. Os macrófagos liberam substâncias quimiotáticas responsáveis por fibroplasia, angiogênese e síntese de colágeno.
3. A resistência do ferimento durante a inflamação é mínima e a deiscência é prevenida por suturas ou agrafos.

B. A **fase de reparação** ou **fase proliferativa** começa no terceiro ou quarto dia após o ferimento e dura por 1 a 3 semanas. Caracteriza-se pela proliferação de fibroblastos, infiltração de capilares e reepitelização.
   1. **Fibroblastos** se originam de células mesenquimais indiferenciadas do tecido conjuntivo circunvizinho e migram para o ferimento ao longo de fibras de fibrina coagulada e dos capilares invasores.
      a. Os fibroblastos produzem a substância básica amorfa do ferimento e colágeno que são responsáveis pela resistência do ferimento à tensão.
      b. A atividade celular e a síntese de colágeno diminuem no final da fase de reparação, quando começa a maturação e a remodelação do ferimento.
   2. **Infiltração capilar** e ramificação ocorrem secundariamente para reduzir a tensão de oxigênio no ferimento e são necessárias para a atividade fibroblástica.
   3. A **proliferação epitelial** e migração começam nas margens do ferimento. Estes processos são afetados pela inibição resultante do contato célula-célula, oxigenação, temperatura e contato com o curativo.

C. A **fase de maturação** ou **fase de remodelamento** desenvolve-se 3 semanas após a lesão e dura de meses a anos.
   1. Esta fase se caracteriza pelo conteúdo estável de colágeno. A resistência do ferimento aumenta devido às ligações cruzadas entre as fibras de colágeno e a mudança nas ondas físicas das fibras. Elas se tornam menos densas à medida que o ferimento matura e forma um arranjo de cesta frouxa com fibras depositadas ao longo das linhas de tensão.
   2. O tecido da cicatriz que se desenvolve não tem a resistência do tecido normal circunvizinho. Ele consiste de menos células do que as que estavam presentes nos estágios iniciais da reparação, vasos e fibras elásticas e uma densa rede de colágeno.

IV. FATORES QUE AFETAM A CICATRIZAÇÃO

A. **Fatores locais**
   1. A **vascularização** provê oxigenação tissular e nutrientes que aumentam a cicatrização promovendo o metabolismo celular local e as ligações cruzadas do colágeno.
   2. **Materiais estranhos**, tais como terra, restos de tecidos ou material de sutura não-absorvível, retardam a cicatrização por exacerbar a resposta inflamatória e incitar a infecção.
   3. **Espaço morto e acúmulo de líquido** retardam a cicatrização, limitando a migração de células reparadoras e aumentando o risco de infecção.
   4. Exposição às **radiações ioinizantes** dentro de 2 semanas da cirurgia retarda a cicatrização por diminuir a produção de fibroblastos, síntese de colágeno e regeneração capilar.
   5. **Infecção bacteriana no ferimento** pode impedir a cicatrização devido à persistência da inflamação, necrose tissular e acúmulo de líquido. A infecção bacteriana também retarda os processos regenerativos, especialmente a fibroplasia e a síntese de colágeno (veja o Capítulo 3).

6. **Medicação tópica e curativos** podem promover a cicatrização pela redução da infecção bacteriana e proteção dos tecidos.
   a. A lavagem com soluções isotônicas estéreis (salina, lactato de Ringer) ajuda na cicatrização pela redução mecânica da contaminação e infecção bacteriana.
   b. A lavagem com soluções antimicrobianas diluídas (clorexidina 0,05% e iodopovidona 0,1%) promove a cicatrização pela redução da contaminação bacteriana.
   c. Curativos úmidos e não-aderentes promovem a epitelização. Curativos de gaze aderente são úteis para a desbridação mecânica de ferimentos contaminados.
   d. Ungüentos antibacterianos (p. ex., bacitracina-neomicina-polimixina, sulfadiazina de prata, clorexidina, nitrofurazona) podem ser úteis na redução do conteúdo bacteriano de ferimentos contaminados.
7. **Técnicas cirúrgicas** podem promover a cicatrização diretamente se forem seguidos os princípios de Halsted:
   a. Manipulação tecidual delicada.
   b. Hemostasia acurada e preservação do suprimento sangüíneo aos tecidos.
   c. Técnica cirúrgica asséptica.
   d. Aproximação cuidadosa dos tecidos, sem tensão e obliterando os espaços mortos.
   e. Remoção do tecido necrótico.

B. **Fatores sistêmicos**
   1. **Hipoproteinemia** causada pela perda de proteínas, má-nutrição ou sobrecarga líquida dificulta a cicatrização retardando a fibroplasia, diminuindo a força de tensão do ferimento e produzindo edema.
   2. A **uremia** diminui a formação de tecido de granulação, a proliferação epitelial e a resistência do ferimento.
   3. O **uso prolongado de altas doses de corticosteróides** inibe a fase inflamatória e diminui a síntese de colágeno.
   4. Os **agentes quimioterapêuticos** podem retardar a cicatrização.
      a. Podem atuar diretamente, inibindo a divisão celular (fase reparativa) e a síntese de colágeno (fase de maturação).
      b. Eles podem retardar a cicatrização indiretamente, deprimindo a função imune, a epitelização e a contração, e por causar anorexia.
   5. Os **desequilíbrios minerais e vitamínicos** afetam a cicatrização.
      a. Altas doses de **vitamina A** revertem a inibição da cicatrização pelos corticosteróides e estimulam a fibroplasia e síntese de colágeno.
      b. Doses excessivas de **vitamina E impedem a cicatrização e produção de colágeno.**
      c. A **vitamina C** é necessária para a hidroxilação das moléculas de prolina e lisina do colágeno; a deficiência retarda a cicatrização e reduz a resistência do ferimento.
      d. Deficiência de **zinco** pode impedir a formação de tecido de granulação e retardar a cicatrização, inibindo a proliferação celular epitelial e fibroblástica.
   6. A **idade avançada** retarda a cicatrização. Em casos experimentais a velocidade de epitelização e a resistência do ferimento diminuem nos animais velhos em relação aos novos.
   7. Um **tumor**, em qualquer localização no organismo, impede a cicatrização por produzir caquexia, alterar o metabolismo e reduzir a função celular inflamatória.
   8. Em humanos a **diabete não-controlada** retarda a cicatrização. A hiperglicemia impede a síntese de colágeno, o crescimento vascular e a função dos granulócitos. Estes efeitos também podem ocorrer nos animais.

V. CICATRIZAÇÃO ANORMAL

A. **Deiscência do ferimento** é a ruptura e separação dos bordos de ferimentos previamente fechados. **Evisceração** é a protusão de vísceras através do ferimento. **Eventração** é a protusão do intestino do abdômen.
   1. As **causas** incluem técnica cirúrgica imprópria e os fatores locais e sistêmicos descritos em IV A-B.
   2. Os **sinais** incluem edema incisional, descoloração, necrose e uma descarga serosanguinolenta. A deiscência em geral ocorre de 3 a 5 dias após a cirurgia, antes que a deposição de colágeno aumente a resistência tensional do ferimento.
   3. O **tratamento** depende da gravidade e causa da lesão.
      a. **Fechamento do ferimento**
         (1) O fechamento do ferimento pode ser primário se a infecção foi controlada.
         (2) Cicatrização de segunda intenção deve ocorrer em deiscências pequenas que podem fechar por si sem complicações.
         (3) A cicatrização de terceira intenção é necessária para grandes defeitos que necessitam de cobertura de pele em pontos sujeitos à pressão ou para evitar a contração excessiva.
         (4) Em ferimentos contaminados (abertos), não-reativos, devem ser usadas suturas com monofilamentos absorvíveis ou não-absorvíveis para manter a tensão do ferimento e reduzir infecções.
      b. **O manejo do ferimento** inclui a lavagem para reduzir a contaminação e curativos estéreis ou bandagens para proteger e servir de apoio.
      c. **Drenagem de ferimentos** deve ser executada usando drenos de Penrose, tubos plásticos ou de borracha, ou drenagens abertas com apoio de bandagens. O objetivo é reduzir o acúmulo de líquidos e o espaço morto.

B. **O tratamento de ferimentos que não cicatrizam ou retardados** requer a identificação precisa das causas predisponentes e o tratamento sistêmico ou local apropriado.
   1. Estes ferimentos podem precisar de **incisões de alívio de tensão** e, em lesões com um leito adequado de tecido de granulação, de **cicatrização de segunda ou terceira intenção**.
   2. **A promoção de um leito de granulação viável** é alcançado com redução da infecção, remoção de tecido necrótico, drenagem do líquido tecidual excessivo e proteção do tecido de cicatrização.
   3. **Transplantes de pele** são úteis na promoção da cicatrização de ferimentos retardados ou que não cicatrizam.
      a. **Transplantes pediculados** são enxertos de pele com tecido subcutâneo e um suprimento vascular intacto que é transferido seja para uma região vizinha, seja para uma extremidade distante do sítio doador.
      b. **Transplantes de pele livre** são pedaços de pele completos e isolados que são transferidos para outra região do organismo. Estes transplantes podem ser puntiformes, tiras, malhas ou fatias, dependendo do formato do tecido doador.
   4. **Estimuladores de cicatrização** como o fator transformador de crescimento-β (FTC-β), fator de crescimento derivado de plaquetas (FCDP) e fator de crescimento epidermal (FCE), têm sido usados com sucesso em tentativas experimentais. Eles poderão ser úteis aos pacientes clínicos no futuro.

LEITURAS SELECIONADAS

COHEN, I. K., DIEGELMANN, R. F. & LINDBLAD, W. J. (eds) : *Wound Healing. Biochemical and Clinical Aspects*. Philadelphia, W.B. Saunders, 1992.

DERNELL, W. S. & WHEATON, L. G. : Surgical management of radiation injury. *Comp. Cont. Educ. Pract. Vet.* 17: 181-7; 1995.

FITCH, R. B. & SWAIM, S. F. : The role of epithelization in wound healing. *Comp. Cont. Educ. Pract. Vet.* 17: 167-77; 1995.

HARARI, J. (ed.) : *Surgical Complications and Wound Healing en the Small Animal Practice*. Philadelphia. W. B. Saunders, 1993, pp 1-32, 125-142.

HOSGOOD, G. : Wound healing. The role of platelet-derived growth factor and transforming growth factor beta. *Vet. Surg.* 22: 490-5; 1993.

PAVLETIC, M. M. : *Atlas of Small Animal Reconstructive Surgery*. Philadelphia, J. B. Lippincott, 1993.

POPE, R. E. (ed.) : Wound Healing. *Semin. Vet. Med.* 4: 255-320; 1989.

PROBST, C. W. : Wound healing and specific tissue regeneration. In *Textbook of Small Animal Surgery*, 2nd ed. Ed. SLATTER, D. Philadelphia, W.B. Saunders, 1993, pp 53-62.

SWAIM, S. F. & HENDERSON, R. A. : *Small Animal Wound Management*. Philadelphia, Lea & Febiger, 1990.

5

Apoio Nutricional para Pacientes Cirúrgicos

Candace E. Layton

I. INTRODUÇÃO. A má nutrição é um problema significativo em pacientes cirúrgicos. Ainda que a exata prevalência de má nutrição em pacientes veterinários não seja conhecida, em humanos foi registrado que a má nutrição alcança 50% dos pacientes hospitalizados.

A. Avaliação do paciente
  1. **Objetivos da avaliação**
     a. Identificação dos animais que são mal nutridos ou que estão predispostos a tornarem-se mal nutridos.
     b. Avaliação da resposta ao apoio nutricional.
  2. **Métodos de avaliação.** Devido à complexa relação entre o estado nutricional e a doença, não há um parâmetro ou teste único para avaliar com confiança o estado nutricional do paciente ou a resposta ao apoio nutricional.
     a. A **anamnese e o exame físico** são os meios mais válidos para avaliar o estado nutricional (Tabela 5-1).
     b. A **atitude do animal, o apetite e a normalização dos sinais sistêmicos** são bons indicadores da resposta a um protocolo nutricional. O ganho de peso corporal é um indicador insensível.

B. Conseqüências da má nutrição
  1. **Efeitos sistêmicos gerais**
     a. **Função cardíaca.** A má nutrição protéica e calórica diminui a contratilidade. Com adaptação à privação alimentar há uma redução no uso de ácido lático como fonte de energia.
     b. **Função pulmonar.** A resposta à hipoxia diminui e ocorrem alterações no estado ácido básico, diminuindo a função pulmonar.

TABELA 5-1
Normas para avaliação nutricional

Evidências históricas
  Vômitos
  Diarréia
  Ferimentos drenantes crônicos
  Drogas catabólicas (p. ex., esteróides, drogas quimioterápicas)
  Anorexia
    > 1-2 dias em animais jovens
    > 4-5 dias em animais adultos
  Causas previsíveis (p. ex., ressecção cirúrgica, problemas neurológicos, infecções pós-cirúrgicas ou íleo)
Exame físico
  Depressão
  Ausência de gordura corporal
  Degeneração muscular
  Pêlos secos e ásperos
  Impedimentos estruturais (p. ex. fratura de mandíbula)
  Perda de peso
    > 10% em animais adultos
    > 5% em animais jovens
Parâmetros laboratoriais
  Linfopenia
    < 1000 µl em cães
    < 1500 µl em gatos
  Hipoalbuminemia < 2,5 mg/dl

Reproduzido com permissão de LAYTON, C. E. : Nutritional support of the surgical patient. In.
Surgical Complications and Wound Healing in the Small Animal Practice. Ed. HARARI, J. Philadelphia, W. B. Saunders, 1993, p. 96.

    c. **Função gastrintestinal.** Depressão das vilosidades intestinais reduz a massa gastrintestinal levando à má-absorção, diarréia e translocação bacteriana.
    d. **Função renal.** A massa renal usualmente não diminui, mas as respostas às anormalidades ácido-básicas estão bloqueadas.
    e. A **força muscular** diminui rapidamente devido ao catabolismo muscular aumentado e à reduzida síntese de proteína muscular.
  2. **Efeitos da má nutrição nos pacientes cirúrgicos**
    a. A **cicatrização do ferimento** está bloqueada. Em animais mal nutridos diminui a resistência tensional do ferimento e aumentam as infecções pós-cirúrgicas e as taxas de deiscência do ferimento.
      (1) A **proteína necessária para a resposta inflamatória e a cicatricação do ferimento** é utilizada para energia. *A produção de calo e a cicatrização de fraturas* reduz-se com a ingestão limitada de calorias protéicas.
      (2) É necessário **energia** para migração dos fibroblastos e células epiteliais até o ferimento e para a síntese de ácido ribonucleico (ARN), desoxirribonucleico (ADN) e síntese de proteínas.
      (3) São necessários **aminoácidos e carboidratos** para a produção de colágeno e substância básica.
    b. **Imunidade.** As relações entre nutrição e imunidade são complexas. Como o sistema imune é formado por uma grande população de células metabolicamente ativas

com um aumento na velocidade de divisão celular e síntese, é comum uma demanda contínua de energia e proteínas.
- **(1) Efeitos dos nutrientes na imunidade.** O comprometimento do sistema imune persiste por um longo período de tempo após o desequilíbrio nutricional ter sido corrigido.
  - **(a) Deficiências de proteínas** produzem imunodeficiências.
    - **(i) Imunoglobulinas, linfocinas e enzimas bacterianas** são compostas de proteínas.
    - **(ii) As respostas imunes humorais e mediadas por células** são deprimidas. Os desequilíbrios de amino-ácidos podem deprimir as respostas imunes humorais e celulares.
  - **(b) O desequilíbrio de ácidos graxos** afeta o sistema imune.
    - **(i) Ácidos graxos 6-ômega** (ácidos graxos de cadeia longa) foram demonstrados como imunossupressivos.
    - **(ii) Ácidos graxos 3-ômega** (ácidos graxos encontrados em óleo de peixes ou derivados do ácido linoleico) são menos imunossupressivos.
- **(2) Efeitos da massa corporal na imunidade**
  - **(a) Restrição calórica** tem efeitos variáveis na imunidade.
    - **(i) Restrição calórica leve** pode ser benéfica na prevenção da doença. Contudo, em pacientes que sofrerão estresse significativo (p. ex., doença, traumatismo ou cirurgia) o apoio nutricional é necessário para melhorar o estado imune.
    - **(ii) Restrição calórica moderada** pode melhorar o prazo de vida e retardar o envelhecimento do sistema imune.
    - **(iii) Restrição calórica extrema.** A resposta imune se mantém preservada até que o peso do animal diminui aquém de 60% do peso ideal. Diminuição das proteínas do complemento, diminuição de imunoglobulinas e resposta retardada à hipersensibilidade ocorrem em animais com peso extremamente abaixo do normal.
  - **(b) Animais obesos** têm menos reações de hipersensibilidade cutânea retardada, diminuição da capacidade bactericida dos neutrófilos e bloqueio da imunidade mediada por células.

II. ALTERAÇÕES METABÓLICAS ASSOCIADAS COM O JEJUM

- **A. Jejum "simples".** O efeito geral de um jejum simples (p. ex., jejum sem o estresse de doença ou cirurgia) é uma redução na taxa metabólica basal, conservação da capacidade reprodutora e utilização de gorduras e proteínas como fonte energética.
  1. **Proteínas viscerais** (p. ex., albumina, transtiretina, proteína ligadora de retinol) *são conservadas* e ocorre lipólise; a maioria dos tecidos converte-se para usar cetonas como fonte de energia.
  2. **Diminui a insulina plasmática.**
- **B. Jejum complicado por estresse de doença ou cirurgia** contribui para um estado **hipermetabólico**.
  1. **Alterações metabólicas gerais**
     a. **Estoques de glicogênio são esgotados em** 24-48h.
     b. Desenvolve-se **resistência à insulina e intolerância à glicose.**
     c. Aumentam **os níveis plasmáticos** de insulina, hormônio do crescimento, catecola-

minas, glicocorticóides, glucagônio, hormônio antidiurético e aldosterona. Estes hormônios contribuem para um aumento da taxa metabólica, agravam o diabete melito e tornam negativo o balanço nitrogenado.

    d. As necessidades energéticas, perdas de proteínas (p. ex., via exsudatos, enteropatias ou nefropatias), diminuição da produção de proteínas e exigências para a cicatrização de ferimentos e as reações inflamatórias **aumentam as demandas orgânicas de proteínas.**

      (1) **As proteínas viscerais são rapidamente depletadas.**

      (2) **O catabolismo musculoesquelético e as proteínas da pele** aumentam para suprir aminoácidos para a gliconeogênese.

        (a) Os estoques de gorduras não são mobilizados e usados eficazmente para energia na sépsis e outros estados hipermetabólicos.

        (b) A gliconeogênese derivada de músculo continua em animais ou humanos com sépsis ou traumatismo grave, mesmo com suplementação de proteínas exógenas e calorias.

2. **Alterações metabólicas associadas com câncer.** O câncer causa desarranjos metabólicos de gorduras, carboidratos e proteínas.

    a. **Metabolismo de carboidratos.** As células tumorais metabolizam carboidratos (em vez de gorduras ou proteínas) através de vias anaeróbicas que são ineficientes, produzem ácido lático e operam com deficiência de energia para o paciente.

      (1) O lactato é transportado ao fígado e convertido em glicose através do ciclo de Cori.

      (2) Em vez de produzir aproximadamente 38mmol de trifosfato de adenosina (ATP) como na glicólise normal, o ciclo de Cori somente produz 2mmol de ATP. A conversão de ácido lático à glicose exige energia adicional do hospedeiro.

      (3) No câncer e na caquexia, os testes de tolerância à glicose revelam resistência à insulina, que afetam o metabolismo de carboidratos.

    b. **O metabolismo protéico** pode estar bloqueado, levando a alterações de síntese e catabolismo protéico e mudanças nas taxas de trocas (*turnover*) de proteínas, aminoácidos plasmáticos e metabolismo protéico hepático de todo o organismo.

    c. O apoio nutricional em pacientes com câncer levanta a questão sobre o aumento da velocidade de crescimento do tumor ou das metástases ainda que **não existam evidências claras de que o apoio nutricional realmente estimule o crescimento do tumor.** Em geral o apoio nutricional beneficia o paciente com câncer melhorando a qualidade de vida, permitindo completar o protocolo terapêutico e diminuindo a duração da hospitalização.

III. EXIGÊNCIAS DE DIETA

  A. **Exigências energéticas** não estão diretamente relacionadas com o peso corporal – elas podem ser afetadas pela temperatura corporal, estado de reprodução e crescimento, estado de saúde ou mesmo raça. É importante monitorizar a resposta do animal ao protocolo e fazer ajustes baseados na avaliação clínica.

    1. A **necessidade energética de repouso (NER)** é a energia necessária por um cão ou gato, numa fase pós-absortiva, quieto em repouso num ambiente termoneutro. O termo com freqüência é usado alternadamente com "necessidade energética basal e taxa metabólica basal" contudo, há diferenças sutis. A NER de um animal saudável é aproximadamente de 60 a 80kcal/kg/dia. Existem controvérsias sobre qual a fórmula,

linear ou alométrica, que prediz mais precisamente a exigência energética de cães e gatos.
  a. **Fórmula alométrica:** NER = 70 x (MC^{0,75}) onde
       NER = necessidade energética de repouso (em kcal/dia)
       MC = massa corporal (em kg)
  b. **Fórmula linear:** NER = 30 x MC + 70. Esta fórmula só pode ser usada para cães com pesos entre 2-45 kg.
2. A **necessidade energética de manutenção (NEM)** é a energia exigida por um cão ou gato realizando um nível normal de atividade em um ambiente termoneutro. A NEM está aumentada em animais em crescimento ou lactantes.
  a. **Cães.** Em cães o *NEM = 2 x NER.* Cães de trabalho, ativos, podem ter necessidades de 2 a 3 vezes maiores do que a média.
  b. **Gatos.** Em gatos a *NEM = 1,4 x NER.* Devido à uniformidade de tamanho da maioria dos gatos também pode-se usar uma fórmula padrão de 80kcal/kg de massa corporal (para um gato ativo) ou 70kcal/kg (para um gato inativo).
3. A **necessidade energética em doença (NED)** é a energia necessária por um animal com uma doença ou lesão. A NED é igual à NER multiplicada por um fator matemático que representa um avaliação subjetiva para a gravidade da doença ou lesão.
  a. Estes fatores variam, geralmente, de 1,25 a 2 (Tabela 5-2).
  b. Devido ao grau de inatividade imposto pela hospitalização e doença é raro o NED exceder o NEM. Somente em problemas como queimaduras graves, sépsis ou traumatismo na cabeça aumentam as exigências energéticas para aproximadamente o dobro da NER.
4. **Dose de alimento**
  a. A dose de alimento é calculada dividindo a necessidade calórica do paciente (em kcal/dia) pela densidade energética do alimento (em kcal/ml). O volume de alimento é dividido então pelo número de refeições para obter o volume por refeição.
  b. Com animais que estão anoréticos, a alimentação é iniciada com um quarto até um terço das calorias totais e aumentado gradualmente ao longo de 3-5 dias até a quantidade total.

B. **Necessidades de água** com freqüência são supridas, pois os alimentos contêm alta porcentagem de água. Líquidos adicionais podem ser administrados por via intravenosa se necessário.

TABELA 5-2
Fatores de necessidade energética de cães e gatos doentes

Estado	Fator matemático
Repouso em baia	1,25
Pós-cirurgia	1,25 - 1,35
Traumatismo	1,35 - 1,5
Câncer	1,35 - 1,5
Sépsis	1, 5 - 1,7
Queimadura extensa	1,7 - 2

Adaptado com permissão de LAYTON, C. E.: Nutritional support of the surgical patient. In: *Surgical Complications and Wound Healing in the Small Animal Practice.* Ed. HARARI, J. Philadelphia, W.B.Saunders, 1993, p 114.

C. **Necessidades de proteínas.** A necessidade exata de proteínas em cães ou gatos criticamente doentes não é conhecida, mas é influenciada pela doença, traumatismo, tipo de condição (crônica ou aguda) e situações de perda aumentada (p. ex., queimaduras, sépsis, febre) ou uso aumentado (p. ex., ferimentos em cicatrização, reparação de fraturas). A maioria das dietas para cuidados críticos tem altos níveis de proteínas.
  1. **Necessidades protéicas mínimas**
     a. **Cães.** A necessidade mínima de proteínas para cães é de 4g/100kcal de energia metabolizável (p. ex., aproximadamente 16% da necessidade energética).
        (1) A ingesta de proteínas deve ser aumentada em **cães criticamente doentes** para 6-8g/100kcal de energia metabolizável.
        (2) A ingesta de proteínas deve ser diminuída em **cães com insuficiência renal ou hepática** para 2-3g/100kcal de energia metabolizável.
     b. **Gatos.** A exigência mínima de proteína em gatos é de 6g/100kcal de energia metabolizável (p. ex., aproximadamente 24% da necessidade energética). Os gatos requerem mais proteínas que os cães porque eles usam proteína como uma fonte de energia.
        (1) As proteínas devem ser aumentadas em **gatos criticamente doentes** para 9g/100kcal de energia metabolizável.
        (2) As proteínas devem ser reduzidas em **gatos com insuficiência hepática ou renal** para 4g/100kcal de energia metabolizável.
  2. Pode ser necessária **suplementação de proteínas** em alguns cães ou gatos com perda acentuada ou excessiva de proteínas, especialmente se estiver sendo usada uma dieta baseada em produto humano.
  3. **Suplementação de aminoácidos.** Pacientes sob cuidados críticos podem necessitar de aminoácidos específicos.
     a. **Glutamina**
        (1) Glutamina é o combustível preferido para enterócitos e colonócitos durante doenças catabólicas.
        (2) Ela é uma fonte de energia para células imunologicamente ativas e outros tecidos que estão proliferando rapidamente como os fibroblastos.
        (3) Ela é importante na homeostasia ácido-básica renal, porque atua como uma doadora de amônia para a excreção de íons hidrogênio.
     b. **Arginina** é um amino ácido essencial para cães e gatos.
        (1) A sua suplementação pode aumentar a cicatrização de ferimentos, aumentar a função imune e aumentar a retenção de nitrogênio.
        (2) A arginina é um secretagogo para o hormônio do crescimento, prolactina, insulina e glucagônio.
        (3) A arginina é a principal fonte de óxidos nítrico e nitroso que têm um papel no transporte de elétrons na mitocôndria hepática, síntese protéica hepática e dilatação vascular.
     c. **Leucina, isoleucina e valina** (aminoácidos de cadeia lateral) são usados, preferencialmente, por pacientes criticamente doentes; a suplementação pode melhorar a retenção de nitrogênio.
     d. **Taurina** é um aminoácido essencial para gatos e a suplementação é necessária, especialmente se são usadas dietas formuladas para humanos por longos períodos (p. ex., mais de uma semana).
D. **Necessidades de lipídios.** Pacientes criticamente doentes têm um aumento da necessidade de gordura. O conteúdo recomendado de gordura na dieta para animais criticamente doentes varia de 35-50% das necessidades de energia.

1. **Composição.** A gordura da dieta (lipídios) é composta de subunidades de triglicerídeos com esteróis e fosfolipídios. *Triglicerídeos de cadeia média* são os mais facilmente digeridos. Além disso, eles são absorvidos relativamente independentes da influência da lipase pancreática, sais biliares e transformação de enterócitos.
2. **Funções**
    a. As **gorduras provêm energia concentrada** (2,25 vezes mais quilocalorias em matéria seca do que proteínas ou carboidratos). Aumentando o conteúdo de gordura de uma dieta aumenta a sua densidade calórica.
    b. Gorduras são a **fonte essencial de ácidos graxos** (ácido linoleico em cães e ácido linoleico e araquidônico em gatos). Estes ácidos graxos são precursores das prostaglandinas e leucotrienos e preservam a integridade funcional das membranas celulares.
E. **Necessidades de fibras dietéticas.** As fibras desempenham um papel importante no manejo do paciente de cuidados críticos.
    1. **Fonte**
        a. **Fibras insolúveis** (p. ex., celulose, hemicelulose, pectina e lignina) em geral vêm de paredes celulares de plantas.
        b. **Fibras solúveis** (p. ex., gomas e mucilagens) vêm de polissacarídeos intracelulares.
    2. **Funções.** As fibras ajudam a normalizar a motilidade intestinal e podem melhorar a colonização bacteriana normal do cólon.
F. **Necessidades de carboidratos.** Os níveis de carboidratos para cães e gatos criticamente doentes são mínimos; a maioria das calorias é suprida como proteínas e gorduras.
    1. **Fonte**
        a. Os carboidratos são **polissacarídeos** (amido e celulose), **dissacarídeos** (lactose e sacarose) e **monossacarídeos** (glicose e frutose).
        b. **Gliconeogênese** acontece no fígado utilizando lactato e alanina como substratos.
    2. **Funções.** A glicose é uma fonte energética essencial para o sistema nervoso central, eritrócitos e leucócitos e para a medula renal. Durante o jejum, ocorre alguma adaptação para utilizar cetonas como fonte de energia.

IV. ALIMENTAÇÃO ENTÉRICA

A. **Introdução.** Geralmente a técnica ou via mais simples e menos invasiva é tentada primeiro. Se possível o trato digestivo deve ser usado, porque é fisiológico para o paciente. Mesmo pacientes com vômitos e diarréia podem se beneficiar de alimentos entéricos apropriadamente administrados.
    1. **Vantagens**
        a. A alimentação **entérica** é mais segura, fácil, barata e fisiológica do que as alimentação parenteral (veja V).
        b. Experimentalmente, a alimentação enteral tem **acelerado a cicatrização de ferimentos e a resistência à tensão de anastomoses intestinais.**
    2. **Contra-indicações** para a alimentação enteral são *vômitos intratáveis e obstrução intestinal*. Diarréia, mesmo se resultante de má-absorção, não é necessariamente uma contra-indicação.
        a. **Infusão contínua ou alimentação por** *bolus* **pequenos e freqüentes** podem permitir a alimentação enteral mesmo em animais com vômito e diarréia.
        b. **Nutrição parenteral parcial** pode ser usada como um suplemento se a alimentação enteral não supre todas as necessidades nutricionais do animal.

B. **Métodos**
1. **Estimulação do apetite.** Simplesmente conseguir que o animal inicie a se alimentar pode ser tudo o que se precisa para superar sua anorexia.
   a. **Alimentação forçada** ou **intubação orogástrica** exige um animal dócil. Estas técnicas só podem ser usadas efetivamente por poucas refeições.
   b. **Drogas** usadas para estimular o apetite em cães e gatos incluem as seguintes:
      (1) Derivados benzodiazepínicos (p. ex., diazepam e oxazepam) afetam o centro do apetite no hipotálamo por aumentar os níveis do neurotransmissor ácido γ-aminobutírico (AGAB), que bloqueia a serotonina.
         (a) A administração por via intravenosa é mais eficaz do que a administração por via intramuscular ou oral. Esta eficácia tende a diminuir com a repetição das administrações.
         (b) A estimulação do apetite após a administração por via intravenosa ocorre dentro de minutos e dura um período de tempo variável, por isso é importante oferecer uma dieta rica em proteínas e calorias, pois somente pequeno volume de alimento é ingerido.
      (2) Corticosteróides são prescritos com freqüência para estimular o apetite, ainda que sua ação seja variável. Efeitos adversos dos corticosteróides incluem aumento do catabolismo e quebra de proteínas, gorduras e depressão das respostas imune e inflamatória.
      (3) Esteróides anabólicos (p. ex., estanozolol) pode ser benéfico em reverter alguns dos efeitos catabólicos de doença, cirurgia ou traumatismo. A melhora no balanço nitrogenado resulta de um aumento no apetite em vez de uma alteração no metabolismo.
      (4) Vitaminas B têm sido administradas empiricamente para melhorar o apetite especialmente em gatos.
2. **Tubo de alimentação nasoesofágico.** Este método de alimentação envolve a colocação de um tubo de pequeno diâmetro através da passagem nasal terminando no aspecto caudal do esôfago para prevenir o refluxo gastroesofágico e esofagite.
   a. **Vantagens**
      (1) A colocação do tubo não requer a anestesia geral do paciente.
      (2) Os tubos de alimentação nasoesofágicos geralmente são bem tolerados e podem ser usados em pacientes externos, porque a intubação não é um procedimento cirúrgico invasivo.
   b. **Desvantagens**
      (1) A técnica limita o animal à dieta líquida e só é apropriada para apoio nutricional de curta duração (p. ex., o apoio dura menos de 1 semana).
      (2) As **complicações** associadas com o tubo nasoesofágico incluem rinites, regurgitação, vômito e pneumonia pelo alimento causados pela aspiração ou colocação incorreta do tubo.
   c. **Contra-indicações.** O tubo de alimentação nasoesofágico não pode ser usado em pacientes comatosos ou animais com reflexo de deglutição deprimido.
   d. **Técnica**
      (1) O tamanho do tubo varia de 3½ a 8 French; tubos flexíveis pequenos são melhor tolerados.
      (2) A distância da extremidade do focinho até a décima primeira costela (em cães) ou a sétima costela (em gatos) deve ser medida para determinar o comprimento do tubo.

(3) Várias gotas de anestésico local (p. ex., lidocaína 2%) são instiladas na narina do animal.
(4) Com a cabeça do animal em posição neutra, o tubo lubrificado é direcionado pelo nariz de modo caudoventral e medial.
  (a) Alguns animais podem salivar, espirrar ou sacudir com violência suas cabeças durante a inserção do tubo. **Avançar lenta e delicadamente** pode ajudar a eliminar estes problemas.
  (b) Os tubos são disponíveis com mandril, que facilita a colocação. Alternativamente pode-se usar arame-guia de angiografia. O uso de um mandril ou arame-guia pode aumentar a possibilidade de trauma nasal ou colocação inadvertida na traquéia.
(5) O tubo é fixado no fuço do animal usando sutura ou cola e é colocado um colar elizabetano no paciente para evitar autotraumatismos.
(6) A verificação da localização do tubo (usando radiografia ou injeção de salina) é imperativa, porque é relativamente fácil inserir tubos de pequeno diâmetro na traquéia, com pouca objeção de alguns animais.
   e. **Alimentação.** Devido aos pequenos poros do tubo, são usadas dietas líquidas comerciais em vez de alimentos peletizados para animais de estimação.
     (1) A preparação é administrada em pequenos *bolus* várias vezes por dia ou por infusão contínua.
     (2) É necessário lavar o tubo antes e depois de cada uso para evitar a obstrução com restos de alimento que ressecam.
3. **Tubo de alimentação por faringostomia.** Este método de alimentação caracteriza-se pela colocação percutânea de um tubo alimentar através da parede faringeana. O tubo então é orientado através da glote para o esôfago.
   a. **Vantagens**
     (1) Pode ser usado um tubo largo de forma que se pode administrar misturas alimentares para animais de estimação ou mingaus ao animal.
     (2) O tubo pode permanecer colocado por 2-3 semanas e manejado em condições de paciente externo.
   b. **Desvantagens**
     (1) É necessária anestesia geral e colocação cirúrgica do tubo.
     (2) Podem ocorrer **complicações** tais como **celulite ou pneumonia por aspiração** resultante da colocação imprópria do tubo; por esta razão, alguns cirurgiões preferem outras técnicas, como gastrostomia ou esofagostomia. Outras complicações incluem *esofagites e regurgitação*.
4. **Tubo de alimentação por esofagostomia.** Este método de alimentação envolve a colocação percutânea do tubo alimentar (cirúrgico ou com cateter com agulha) através da área cervical cranial diretamente no esôfago. O tubo, como o tubo nasogástrico, termina no esôfago caudal.
   a. **Vantagens**
     (1) Se for usada a colocação cirúrgica, podem ser empregados tubos com diâmetros relativamente maiores do que os usados para alimentação nasogástrica.
     (2) Esta técnica ultrapassa a faringe e a glote, por isso ela reduz o risco de aspiração e obstrução das vias aéreas.
     (3) Um tubo de alimentação esofageano pode ser usado de 1-4 semanas em base de paciente não hospitalizado.
   b. **Desvantagens**
     (1) A colocação do tubo requer forte sedação ou anestesia geral.

(2) O cateter com agulha é menos traumático do que a técnica cirúrgica, mas o menor diâmetro do cateter limita a alimentação às dietas líquidas; dobras e obstruções do cateter são comuns.

(3) **Complicações** incluem as estenoses esofágicas, esofagite e infecção local.

c. **Técnica**

(1) A área cervical cranial é tricotomizada e preparada para cirurgia. Uma agulha de largo calibre (10-14) é usada como guia para os cateteres de alimentação mais finos. Alternativamente pode ser feita uma incisão cirúrgica diretamente sobre a ponta de uma pinça curva pequena, permitindo a colocação de um tubo alimentar mais calibroso.

(2) Após passar a agulha através da pele cervical, do tecido subcutâneo e para o interior do esôfago cranial, o cateter pré-medido é inserido no aspecto caudal do esôfago.

(3) O tubo é tampado e envolto em bandagem, enquanto o estoma é limpo para prevenir infecções.

(4) Quando o tubo não é mais necessário deve ser removido e o estoma deixado cicatrizar por segunda intenção.

5. **Tubos de alimentação por gastrostomia** são colocados no estômago por cirurgia, endoscópica ou cegamente. Os tubos de gastrostomia podem ser usados em animais com doença esofágica, regurgitação, reflexo de deglutição diminuído ou vômitos ocasionais, contudo eles apresentam maior potencial para aspiração nestes animais.

a. **Vantagens**

(1) Os tubos de alimentação por gastrostomia permitem tratamentos de longa duração (p. ex., durante vários meses).

(2) O tubo largo é bem tolerado pelos pacientes.

b. As **desvantagens** incluem a necessidade de anestesia geral, o risco de vazamento ao redor do tubo e conseqüente peritonite e, se for usada uma flange para fixar o tubo ao estômago e parede abdominal, necrose ao redor do tubo com subseqüente deslocamento do tubo.

c. **Técnicas**

(1) **Gastrostomia cirúrgica** é feita durante uma cirurgia abdominal exploratória ou como um procedimento cirúrgico separado.

(a) Uma sutura tipo boca-de-bolsa é colocada no *fundus* (corpo do estômago).

(i) O tubo alimentar (um cateter urológico Pezzer ou Foley) é introduzido no estômago através da parede abdominal e através de uma incisão feita centralmente na sutura em boca-de-bolsa.

(ii) Apertando a sutura boca-de-bolsa se everte a camada de tecido ao redor do tubo formando um túnel que minimiza os vazamentos.

(b) O sítio da gastrostomia é fixado à parede corporal com suturas. Vazamentos ao redor do tubo podem ser restringidos adicionalmente colocando omento ao redor do tubo.

(c) O tubo alimentar é fixado à pele e o local de saída é envolvido em bandagens.

(2) **Gastrostomia percutânea endoscópica** usa um endoscópio e uma pinça de biópsia para posicionar um cateter alimentar, cuja extremidade tem formato de cogumelo.

(a) O endoscópio é introduzido no estômago e o estômago inflado com gás. Uma sutura-guia é passada através de um cateter colocado percutaneamente no interior do estômago e uma pinça de biópsia é usada para prender a ponta da linha de sutura e trazê-la através da boca.

(b) A seguir, a linha é fixada à extremidade distal de um cateter com formato de cogumelo. A extremidade livre do fio de sutura é puxado de volta para tracionar o tubo alimentar através da boca para o interior do estômago e para fora da parede abdominal.

(3) **Gastrostomia percutânea cega** envolve a passagem de um tubo orogástrico até o nível em que uma extremidade pode ser palpada através da parede abdominal.

(a) Uma agulha ou guia de cateter é usada para puncionar a parede abdominal e entrar no lúmen do tubo orogástrico. O arame-guia (com a sutura presa) é passado pelo interior do tubo orogástrico até que o arame saia pela boca.

(b) O arame-guia é retirado até que o fio de sutura seja visível. O terminal de um cateter com formato de cogumelo é ligado ao fio de sutura (como na técnica com endoscópio) e a sutura é retraída, puxando o cateter para o estômago e através da parede abdominal.

6. **Tubos de alimentação por enterostomia** são tubos alimentares de pequeno diâmetro colocados cirurgicamente no interior do duodeno ou jejuno. Uma variedade de tubos pode ser usada incluindo tubos de enterostomia comerciais humanos, cateteres urinários de borracha, tubos urinários ou alimentares de poliuretano e cateteres intravenosos jugulares.

a. **Vantagens.** A enterostomia é indicada para animais com obstrução ou disfunção em algum ponto ao longo do trato gastrintestinal até o estômago inclusive.

(1) Tubos alimentares por enterostomia são bem tolerados pelos animais com reflexo de deglutição deprimido, distúrbios de motilidade esofágica ou os que estão comatosos ou em decúbito.

(2) O intestino delgado geralmente retém o peristaltismo normal após a cirurgia, enquanto o estômago está hipoperistáltico.

(3) A alimentação por enterostomia pode ser iniciada imediatamente após a cirurgia, o que ajuda a manter a motilidade intestinal normal e manter um balanço nitrogenado positivo.

b. **Desvantagens**

(1) O pequeno diâmetro dos tubos exige dieta líquida.

(2) É comum dobrar ou obstruir o tubo, especialmente se foi usado um cateter jugular.

(3) É necessária infusão constante usando gravidade ou bomba de infusão porque este método é mais fisiológico e menos problemático do que a administração de *bolus* a cada hora. A infusão constante ajuda a minimizar a diarréia que também pode ser causada pela osmolaridade da dieta.

(4) **Complicações** incluem peritonite secundária ao deslocamento do cateter e perfuração do intestino.

(a) O cateter deve ser introduzido a uma distância aboral suficiente (20-30 cm) para limitar o deslocamento quando o animal se move.

(b) Deve ser usado um cateter flexível para evitar erosão do intestino.

C. **Formulação de dietas entéricas**

1. **Dietas de reposição de alimento (poliméricas)** contêm nutrientes que requerem digestão (polissacarídeos e polipeptídeos).

a. **Preparações.** Estas dietas podem ser baseadas em carne, leite ou vegetais e caseína e tendem a ser isotônicas ou ligeiramente hiperosmolares. Geralmente *dietas baseadas em carne são preferidas* para animais.

(1) **Formulações comerciais, alimento misturado para animais de estimação e dietas feitas em casa** (p. ex., comida de bebês, ovos e xarope de milho) podem

ser usados. Algumas dietas comerciais são formuladas especificamente para o tratamento de animais catabólicos com má nutrição (p. ex., elas contêm altos níveis de proteínas e gorduras numa fórmula rica de energia).

(2) **Dietas humanas** com freqüência contêm mais carboidratos do que o exigido para cães e gatos, o que pode causar diarréia. A diluição do alimento pode ajudar, mas o alimento resultante é menos denso em energia.

b. **Indicações.** Dietas poliméricas podem ser usadas com tubos alimentares nasoesofágicos, esofágicos, gastrostomia e jejunostomia ainda que dietas líquidas funcionem melhor do que dietas misturadas em tubos de pequeno calibre.

2. **Dietas elementares (monoméricas)** contêm nutrientes que não requerem digestão adicional, tais como monossacarídeos, aminoácidos, dipeptídeos e tripeptídeos.

   a. Dietas monoméricas usualmente são hiperosmolares e podem ser diluídas, inicialmente, para dar tempo de o intestino se adaptar.

   b. Dietas elementares podem ser preferidas para pacientes com hipoproteinemia, porque elas são absorvidas mais efetivamente. Além disso, elas são indicadas com jejunostomia ou para animais com doença inflamatória do intestino, linfangiectasia ou outras doenças que interferem com a função digestiva.

   c. **Dietas modulares** são formas concentradas de nutrientes simples (p. ex., proteínas, carboidratos e gorduras). Estas dietas são usadas tanto como suplemento ou combinadas com outras formas de dietas específicas.

V. NUTRIÇÃO PARENTERAL

A. **Introdução**

1. **Nutrição parenteral total (NPT)** é a administração de todos os nutrientes essenciais (proteínas, carboidratos, gorduras, vitaminas, minerais e água) diretamente no sistema vascular sistêmico. A *nutrição parenteral parcial* envolve a administração de nutrientes por infusão em adição à alimentação enteral.

   a. Os **componentes nutricionais são dados em sua forma básica.** Por exemplo, as gorduras são dadas como cadeias de ácidos graxos longas ou médias; glicose supre carboidratos para energia e aminoácidos são usados como fonte energética ou de proteínas.

   b. **A infusão parenteral tende a ser hiperosmolar e extremamente irritante para as veias.** O aumento do conteúdo de lipídios tende a diminuir a osmolaridade da solução.

   (1) Na NPT a solução em geral é administrada diretamente em uma grande veia central (p. ex., a veia cava cranial) através de cateter permanente.

   (2) Na nutrição parenteral parcial com uma solução isosmolar, às vezes pode ser administrada através de cateteres colocados nas veias periféricas. Devido ao volume e hiperosmolaridade da solução nutriente, é difícil administrar as exigências calóricas e protéicas totais através de cateteres periféricos.

2. **Indicações para a NPT**

   a. **Animais anoréticos e mal nutridos** que não podem absorver nutrientes administrados por via enteral são candidatos para a NPT.

   b. **Pancreatite** também pode ser uma indicação para a NPT. Pela infusão intravenosa de nutrientes, a estimulação adversa das enzimas digestivas pancreáticas pode ser evitada.

3. **Vantagens da NPT**
   a. **Não é necessária anestesia geral** para colocar o cateter intravenoso como o é para colocar alguns dos tubos de nutrição enteral.
   b. **Animais com vômitos ou diarréia recebem toda a necessidade calórica.**
4. **Desvantagens da NPT**
   a. **Sépsis e bacteremia** são comuns e possíveis complicadores que ameaçam a vida, especialmente em animais mal nutridos (veja V D 2).
   b. **Complicações metabólicas** (p. ex., hiperglicemia, hiperlipidemia, eletrólitos e anormalidades sangue-gás) são comuns (veja V D 1).
   c. **Problemas relacionados com o cateter** podem variar de complicações leves (p. ex., oclusão e flebite) a complicações graves (p. ex., tromboembolismo).
   d. **Atrofia gastrintestinal** ocorre e pode ser associada com a translocação de bactérias do intestino para a circulação sistêmica.
   e. **Pode ser bloqueada a produção ou função da imunoglobulina secretora A (IgA-S)** com a NPT; IgA-S tem um papel importante na vigilância imunológica associada com o trato intestinal.

B. **Solução NPT**
   1. **Cálculo das necessidades de proteínas e energia**
      a. Foram desenvolvidas planilhas úteis na formulação básica da NPT (Figura 5-1). Em geral o cálculo das exigências individuais de proteínas e energia é baseado nos mesmos pressupostos descritos para cálculo das exigências de nutrição enteral (veja III).
      b. Existem algumas controvérsias se as calorias necessárias devem ser supridas como proteínas.
         (1) Isto pode ser a consideração mais importante para gatos, porque a alimentação excessiva pode resultar em complicações como intolerância à glicose e armazenamento hepático excessivo de glicogênio.
         (2) Considerando que as proteínas continuam sendo usadas como fonte de energia, as recomendações atuais são de fornecer proteínas suficientes e incluir as proteínas fornecidas para calorias no total de calorias necessárias (4kcal/g de proteína).
   2. **Solução de NPT básica é composta de dextrose, aminoácidos e lipídios.**
      a. **Soluções de dextrose** são disponíveis numa ampla faixa de concentrações; a concentração de 50% é usada com maior freqüência. Hiperglicemia e hiperosmolaridade são problemas associados com a solução de dextrose. Diluição da formulação ou uma velocidade de administração mais lenta para permitir a adaptação podem minimizar estes problemas.
      b. **Soluções de aminoácidos cristalinos,** que contêm eletrólitos, suprem proteínas. Estas soluções contêm todos os aminoácidos essenciais para cães e gatos, exceto quanto à taurina. Taurina deve ser adicionada aos gatos que recebem NPT por mais de uma semana.
      c. **Soluções de lipídios** que servem de fonte de ácidos graxos essenciais e energia, contêm óleo de soja ou açafrão, fosfolipídios de gema de ovos e glicerol.
   3. **Suplementos para a solução de NPT básica**
      a. **Eletrólitos.** Alguns pacientes com perda excessiva podem necessitar de suplementação eletrolítica específica.
      b. **Vitaminas,** com exceção da vitamina lipossolúvel K (que é administrada por via subcutânea), são adicionadas na solução NPT.
      c. **Oligoelementos e minerais** usualmente não são adicionados a menos que a administração da NPT seja mais longa do que 1 semana.

PLANILHA DE NUTRIÇÃO PARENTERAL

1. Cálculo das necessidades energéticas de repouso (NER)

Animais entre 2-45 kg de massa corporal: 30 x [Peso corporal (kg)] + 70 = [NER (kcal/dia)]

ou

Animais < 2 kg ou > 45 kg de massa corporal: 70 x [Peso corporal (kg)] ^{0,75} = [NER (kcal/dia)]

2. Cálculo das necessidades energéticas de doença (NED)

Fator = 1,25 – 1,50   [Fator] × [Fator NER (kcal/dia)] = [NED (kcal/dia)]

3. Cálculo das necessidades protéicas

	Cães	Gatos
Necessidades básicas	4,0-8,0 g/100 kcal	6,0-9,0 g/100 kcal
Diminuídas (insuficiência hepática ou renal)	< 4,0 g/100 kcal	< 6,0 g/100 kcal
Aumentada (condições espoliadoras de proteínas)	> 8,0 g/100 kcal	> 9,0 g/100 kcal

[Necessidades (g/100 kcal)] × [NED (100 kcal/dia)] = [Necessidade de proteínas (g/dia)] ÷ 0,085 = [ml aminoácidos 8,5% com eletrólitos] cães

[Necessidades (g/100 kcal)] × [NED (100 kcal/dia)] = [Necessidade de proteínas (g/dia)] ÷ 0,150 = [ml aminoácidos 15% com eletrólitos] gatos

4. Cálculo da quantidade de líquido para fornecer a NED

[NED (kcal/dia)] − [Necessidade de proteínas (g/dia)] x 4 kcal/g = [Necessidade calórica remanescente (kcal/dia)]

Calorias supridas como proteínas

Geralmente 40-60% das necessidades calóricas remanescentes são administradas como dextrose e 40-60% são dadas como lipídios

Densidades calóricas
Soluções de dextrose: 10% = 0,34kcal/ml
20% = 0,68kcal/ml
50% = 1,70kcal/ml
Soluções de lipídios: 10% = 1,1kcal/ml
20% = 2,0kcal/ml

[Necessidades calóricas remanescentes] x 40%-60% = [kcal/dia da dextrose] ÷ [Densidade calórica] = [ml de dextrose]

[Necessidades calóricas remanescentes] x 40%-60% = [kcal/dia dos lipídios] ÷ [Densidade calórica] = [ml de lipídios]

Figura 5-1 Exemplo da planilha de apoio nutricional parenteral proposto por *Mark Morris Associates* e que é usada correntemente na Universidade Estadual do Kansas. (Mark Morris Associates, Science and Technology Center, P. O. Box 1493, Topeka, KS 66601).

PLANILHA DE NUTRIÇÃO PARENTERAL (Continuação)

5. Cálculo do volume diário total e velocidade de administração

Volume de dextrose = ⬜ ml

Volume de lipídio = ⬜ ml

Volume de aminoácidos com eletrólitos = ⬜ ml

Volume de solução multieletrólitos balanceado* = ⬜ ml

Complexo de vitamina B = | 1 – 2 | ml

Volume diário total = ⬜ ml ÷ 24h = ⬜
ml/h

* Calculado com base nas necessidades eletrolíticas e líquidas do animal

Figura 5-1. Continuação

    4. Mistura de ingredientes parenterais deve ser feita sob condições assépticas estritas.
        a. Bolsas compostas tipo três-em-um simplificam a mistura e manutenção da esterilidade.
        b. Para evitar a ruptura da emulsão dos lipídios, a composição sempre deve ser feita na seguinte ordem: dextrose, aminoácidos e lipídios.
C. Cateterização
    1. A colocação do cateter precisa ser feita sob condições assépticas estritas, porque o cateter fica no local por vários dias e a solução NPT permite o crescimento bacteriano.
    2. Cateteres percutâneos são preferidos, mas pode ser necessária a incisão cirúrgica em alguns animais.
    3. Os cateteres exigem bandagem estéril, que deve ser trocada diariamente. O local do cateter deve ser inspecionado quanto à vermelhidão, edema ou supuração.
D. Monitorização de complicações
    1. Anormalidades metabólicas podem ser reduzidas pela monitorização cuidadosa do paciente.
        a. Hiperglicemia é observada com mais freqüência em gatos.
            (1) Se ocorrer hiperglicemia significativa (> 500mg/dl), a quantidade de calorias contribuída pela glicose deve ser reduzida à metade.
            (2) Se a hiperglicemia continua significativa deve ser adicionada insulina à solução NPT ou deve ser administrada por via subcutânea.
        b. Hipocalemia é uma das anormalidades eletrolíticas mais comuns e pode, usualmente, ser corrigida pela adição de potássio à solução NPT.
        c. Lipemia pode ser observada, especialmente, nos primeiros dias após o início da NPT. Se o nível sérico de triglicerídeos é maior do que 300mg/dl após 3-4 dias, as calorias fornecidas pelos lipídios devem ser reduzidas e a concentração de glicose aumentada.
        d. Colestase também pode ser associada com a NPT.
            (1) A colestase pode ocorrer em gatos, porque eles requerem taurina para conjugar os ácidos biliares. A falta de taurina pode resultar em secreção de ácidos biliares anormais.

(2) A colestase também pode resultar da alteração da flora intestinal causada pela falta de nutrientes enterais ou uso de antibióticos de amplo espectro. As alterações da flora intestinal causam absorção de endotoxinas hepáticas e ácidos biliares.
(3) O metronidazol pode aliviar os sinais de colestase.
2. **Sépsis** pode ocorrer da contaminação do cateter ou da solução.
  a. Os **sinais de sépsis** incluem febre, hipoglicemia, depressão, leucocitose com desvio para esquerda, desvio para a esquerda degenerativo e hipotensão. Leucocitose ou febre que não pode ser atribuída a outro processo séptico indica que deve ser feita uma cultura de sangue.
     (1) Idealmente o cateter é removido quando a cultura do sangue coletado na ponta do cateter é positiva.
     (2) Em vários animais a NPT pode ser reiniciada 24-36h após a remoção do cateter e depois de a febre ter diminuído.
  b. Os **sinais de infecção** no local do cateter que podem levar à sépsis incluem edema, vermelhidão, calor e supuração. O cateter deve ser removido, deve ser feita cultura da ponta do cateter e usado o antibiótico apropriado.

LEITURAS SELECIONADAS

ARMSTRONG, P. J. : Enteral feeding of critically ill pets: The choice and techniques. *Vet. Med.* 87: 900-9; 1992.

BRIGHT, R. M., OKRASINSKI, E. B., PARDO, A. D. et al: Percutaneous tube gastrostomy for enteral alimentation in small animals. *Comp. Cont. Educ. Pract. Vet.* 13: 15-23; 1991.

BURKHOLDER, W. J. & SWECKER, W. S., Jr. : Nutritional influences on immunity. *Semin. Vet. Med. and Surg.* 5: 154-66; 1990.

CROWE, D. T. : Clinical use of an indwelling nasogastric tube for enteral nutrition and fluid therapy in the dog and cat. *J. Am. Anim. Hosp. Assoc.* 22: 677-82; 1986.

CROWE, D. T. : Nutritional support for the hospitalized patient: An introduction to tube feeding. *Comp. Cont. Educ. Pract. Vet.* 12: 1711-21; 1990.

LABATO, M. A. : Nutritional management of the critical care patient. In:*Current Veterinary Therapy XI*. Ed. by KIRK, R. W. & BONAGURA, J. D. Philadelphia, W. B. Saunders, 1992, pp 117-25.

LAYTON, C. E. : Nutritional support of the surgical patient. In *Surgical Complications and Wound Healing in the Small Animal Practice*. Ed. HARARI, J. Philadelphia, W. B. Saunders, 1993, pp 89-124.

MAUTERER, J. V., ABOOD, S. K., BUFFINGTON, C. A. et al: New technique and management guidelines for percutaneous nonendoscopic tube gastrostomy. *J. Am. Vet. Med. Assoc.* 205: 574-9; 1994.

McCRACKIN, M. A., DeNOVO, R. C., BRIGHT, R. M. et al: Endoscopic placement of a percutaneous gastrstomy feeding tube in dogs. *J. Am. Vet. Med. Assoc.* 203: 792-7; 1993.

OGILVIE, G. K. & VAIL, D. M. : Nutrition and cancer: recent developments. *Vet. Clin. North Am.* 20: 969-85; 1990.

RAWLINGS, C. A. : Percutaneous placement of a midcervical esophagostomy tube: new technique and representative cases. *J. Am. Anim. Hosp. Assoc.* 29: 526-30; 1993.

RAY, P. A., THATCHER, C. D. & SWECKER, W. S. : Nutritional management of dogs and cats with cancer. *Vet. Med.* 87: 1185-94; 1992.

REMILLARD, R. L. & MARTIN, R. A. : Nutritional support in the surgical patient. *Semin. Vet. Med. and Surg.* 5: 197-207; 1990.

6

Bandagens e Fisioterapia

Joseph Harari

I. BANDAGENS

A. **Aplicações.** As bandagens ou ataduras servem para *proteger ferimentos abertos e incisões,* bem como para *apoiar partes do organismo.*
   1. **Cicatrização de ferimentos.** As bandagens melhoram a cicatrização por:
      a. Promover da desbridação de ferimentos.
      b. Preservar a homeostasia do ferimento para assegurar a cicatrização.
      c. Prover a aplicação tópica de medicamentos (especialmente agentes antimicrobianos).
      d. Reduzir a dor secundária ao ferimento.
      e. Prover pressão para reduzir hemorragia, edema ou espaço morto (p. ex., o espaço anormal entre os tecidos criado pelo traumatismo onde pode acumular sangue ou soro).
   2. **Imobilização de membros.** As bandagens imobilizam membros e provêem um apoio após lesões ou cirurgias ortopédicas ou de tecidos moles.
B. **Camadas.** As bandagens são compostas de *três camadas funcionais.*
   1. A **camada primária (de contato)** está em contato direto com o ferimento ou a incisão e pode ser aderente ou não-aderente. Previamente à colocação da bandagem os ferimentos abertos devem ser desbridados do tecido necrótico, removidos os restos estranhos e lavados com líquidos isotônicos ou solução de clorexidina 0,05%. A irrigação deve ser feita com uma seringa de 60ml e agulha de calibre 18 com um volume que depende da natureza e característica do ferimento.
      a. **Curativos aderentes** utilizam gaze (seja úmida ou seca) para desbridar, mecanicamente, o tecido necrótico nas fases iniciais da cicatrização.
         (1) **Um curativo úmido-a-seco** [p. ex., uma camada de contato úmida coberta por uma camada secundária (intermediária) absorvente] ajuda a diluir e evacuar exsudato viscoso do ferimento. Salina estéril ou solução de clorexidina diluída a 0,05% podem ser usadas como agentes umidificantes.

(2) Um **curativo seco-a-seco** absorve líquidos e restos de tecido do ferimento.
  b. **Curativos não-aderentes** são usados nos estágios iniciais reparativos da cicatrização (p. ex., os estágios de tecido de granulação, descarga serosanguinolenta e epitelização). Os curativos não-aderentes podem ser oclusivos ou semi-oclusivos.
  (1) Curativos semi-oclusivos utilizam gaze impregnada de petrolatos ou produtos adquiríveis comercialmente, (p. ex., tampões Telfa) para prevenir a desidratação do tecido e proteger a reepitelização. Ungüentos antimicrobianos tópicos (p. ex., gentamicina, bacitracina-polimixina B-neomicina, sulfadiazina de prata, nitrofurazona e clorexidina) podem ser usados com estes curativos para reduzir a infecção.
  (2) Curativos oclusivos que aumentam a epitelização e a síntese de colágeno mais do que os curativos semi-oclusivos são impermeáveis aos líquidos do ferimento.
    (a) Os materiais usados para os curativos oclusivos incluem filmes, espumas, hidroclóides e hidrogéis.
    (b) Curativos oclusivos necessitam de trocas menos freqüentes e permitem mais visualização do ferimento do que curativos semi-oclusivos; contudo eles são mais caros e mais difíceis de fixar.
2. A **camada secundária (intermediária)** absorve o exsudato do ferimento, segura a camada primária sobre o ferimento e provê apoio. Os materiais usados para esta camada incluem ataduras gessadas, ataduras elásticas, rolos de algodão ou guardanapos descartáveis.
3. A **terceira camada (externa)** provê apoio, pressão e proteção para as outras camadas. Esta camada é composta de fita cirúrgica, que pode ser porosa ou impermeável, adesiva, não-adesiva elástica ou inelástica.
  a. **Fita porosa** permite evaporação, contudo a natureza porosa da fita necessita de troca diária do curativo para evitar a contaminação externa de ferimentos muito exsudativos.
  b. **Fita adesiva elástica** provê pressão contínua para controlar hemorragias e edema e, como é auto-aderente, necessita de menos fita do que se fosse material não-aderente.
C. **Técnicas de bandagens.** As bandagens são aplicadas a várias regiões do organismo para facilitar a recuperação após lesões ou cirurgias. Em geral as bandagens devem ser *aplicadas delicadamente sem aperto excessivo* para evitar bloqueio da circulação e edema distal à bandagem.
  1. **Bandagens na cabeça** são úteis para proteger incisões e tecidos após cirurgias no pavilhão auricular. Uma camada de algodão coberta de gaze elástica e fita adesiva elástica são usadas para cobrir o crânio e, com freqüência, a própria orelha.
  2. **Bandagens nas patas** são usadas rotineiramente durante um tempo limitado (p. ex., por 24h) após a remoção das unhas (garras) para controlar a hemorragia e prover apoio. Curativos não-aderentes cobertos com gaze e fita adesiva também previnem autotraumatismo.
  3. **Bandagens nos membros**
    a. A **bandagem almofadada de Schanz para membros** (às vezes também denominada de bandagem modificada de Robert-Jones) é a usada com maior freqüência para apoio e proteção dos tecidos das patas dos animais.
      (1) Descrição. Anéis ou alças de fita adesiva são usadas para fixar camada de algodão, gaze elástica e fita elástica à perna. A bandagem pode se estender desde os dígitos até a região axilar ou inguinal, deixando exposto o dedo médio para poder avaliar o membro quanto ao comprometimento circulatório.

(2) Modificações e aplicações
   (a) A bandagem almofadada de membro pode ser coberta circunferencialmente por **gesso** para aumentar o apoio a estruturas ósseas lesadas (p. ex., fraturas incompletas ou de deslocamento mínimo de rádio ou tíbia em animais jovens e artrodese carpal), se a articulação acima e abaixo do tecido afetado são incluídas no gesso.
   (b) A aplicação de **talas com tiras de plástico ou de alumínio** à face palmar ou plantar da bandagem é útil para o tratamento de fraturas ou luxações distais à articulação carpal ou tarsal (Figura 6-1)

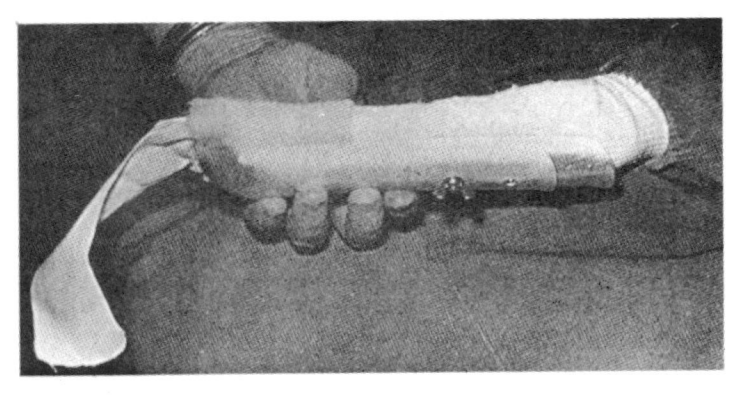

FIGURA 6-1 Uma tira de alumínio aplicada sobre a almofada de uma bandagem de membro fornecendo apoio para lesões metacarpal ou carpal.

   (c) A aplicação de reforços laterais (p. ex., gesso e uma tala de alumínio ao longo da face lateral do membro) sobre uma bandagem almofadada é útil para apoio externo após cirurgia reconstrutiva envolvendo ligamentos ou tendões.
   (d) A aplicação de **gesso de Spica** (p. ex., uma tala lateral que alcança dos dígitos até por cima do ombro ou da articulação do sacro e vértebras adjacentes) é útil para o apoio temporário de fraturas umerais ou femurais.
   (e) A aplicação de bandagens almofadadas de membros a um membro anterior, flexionado fixo em aposição íntima ao tórax (p. ex., **atadura Velpeau**) é usada para o tratamento de luxação do ombro ou fratura escapular.
   (f) A aplicação de uma bandagem almofadada ao aspecto distal do membro anterior enquanto o carpo está flexionado (p. ex., **bandagem de flexão do carpo**) é usada para prevenir o apoio do peso após reparos do tendão flexor ou lesões ortopédicas do membro anterior.
b. Uma **bandagem de Robert-Jones** é um envoltório volumoso compressivo de apoio que provê excelente estabilização temporária para lesões ortopédicas e de tecidos moles, graves, localizadas abaixo do cotovelo ou do joelho. Após a colocação de tiras adesivas, rolo de algodão (500g de algodão para 10kg de peso corporal) é aplicado e coberto seguramente com gaze e fita adesiva elástica (Figura 6-2).
c. Uma **funda de Ehmer** é aplicada com freqüência ao membro pélvico para rotar internamente e abduzir o membro após reparação de luxação coxofemural ou fratura de cabeça ou pescoço de fêmur. A aplicação de fita adesiva ao redor das articulações do joelho e do calcanhar e do aspecto caudal do abdômen previne o apoio de peso sobre o membro.

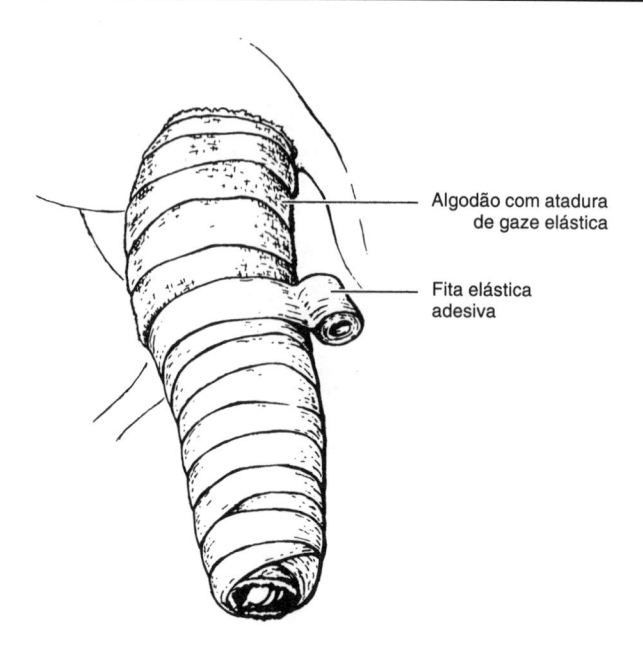

FIGURA 6-2 Uma bandagem de Robert-Jones aplicada ao membro posterior para estabilização de uma fratura tibial cominutiva.

Legendas da figura: Algodão com atadura de gaze elástica; Fita elástica adesiva.

    d. A funda ou tipóia de membro pélvico (Robinson) evita o apoio de peso no membro posterior após a reparação de lesão articular ou óssea, enquanto permite o movimento articular prevenindo a contratura muscular e fibrose. Gaze elástica e fita adesiva são aplicadas ao redor do tronco para formar uma barrigueira. Tiras de fita do redor da tíbia e ossos metatarsianos são fixadas à barrigueira para formar a funda ou tipóia.

    e. A tala de Schroeder-Thomas, que é utilizada em fraturas abaixo do cotovelo ou do joelho, com deslocamentos mínimos, é um aparelho de tração composto de bastões de alumínio seguro com chumaço de algodão ou rolo combinado.

        (1) A tipóia ou funda requer cuidado meticuloso na aplicação e manutenção para evitar complicações nos tecidos moles (p. ex., necrose e edema) e complicações ortopédicas (p. ex., má união, contratura muscular e fibrose).

        (2) O mau uso do aparelho para fraturas femurais ou umerais submete o membro à tração levando à fibrose ou contratura dos músculos, tendões, ligamentos e tecido articular. O membro se torna afuncional e, de fato, torna-se um *peg leg*.

  4. Bandagens no tronco podem ser aplicadas para proteger e estabilizar lesões vertebrais toracolombares, fraturas de costelas, lesões em tecidos moles da parede toráxica ou abdominal e drenos dirigidos externamente. Estas bandagens macias e almofadadas usam curativos não-aderentes para proteger incisões. Além disso, atadura gessada, gaze elástica e fita adesiva com freqüência são aplicadas de forma circunferencial. Para a estabilização de fraturas ou luxações de costelas ou vertebrais, barras de alumínio, gesso ou madeira podem ser incorporados nas bandagens.

II. FISIOTERAPIA é o tratamento de tecidos lesados por agentes físicos ou mecânicos para reduzir a morbidade e promover um retorno rápido à função normal.

A. Aplicações
1. **Aplicações gerais.** A terapia por agentes físicos é útil para reduzir inflamação, estimular o fluxo sangüíneo e linfático, melhorar a função muscular e articular e promover o bem-estar psicológico do animal e do cliente.
2. As **lesões comuns** nas quais a fisioterapia é útil incluem:
   a. Fraturas femurais associadas com fibrose de quadríceps em cães jovens.
   b. Fraturas intra-articulares da articulação do cotovelo e luxações associadas com rigidez articular.
   c. Fratura de ossos tarsais em cães galgos de corrida.
   d. Doença de disco ou traumatismo à medula.
   e. Formação de pseudo-artrose após ostectomia da cabeça do fêmur

B. Regimes. A seleção de um regime de fisioterapia apropriado é baseada na avaliação do tipo de paciente (tamanho, comportamento e saúde geral), tipo de lesão ou cirurgia (musculoesquelética, neurológica ou de tecidos moles), colaboração do proprietário e equipamentos e instalações disponíveis (almofadas, cobertores, hidromassagem e unidades de ultra-som).
1. **Agentes físicos** usados para o tratamento incluem a aplicação de frio, calor, som e eletricidade.
   a. **Hipotermia.** A hipotermia local é útil no período imediato após a lesão. Ela causa vasoconstrição (o que reduz a inflamação) e diminui a condução nos nervos cutâneos (o que produz analgesia e relaxamento muscular).
      (1) A hipotermia local é obtida pela aplicação de bolsas de gelo em sessões curtas durando, aproximadamente, 10min, 3-4 vezes por dia.
      (2) É aplicada uma atadura com leve pressão após o tratamento para evitar a vasodilatação reflexa e edema.
   b. **Hipertermia** é útil 48-72h após a lesão para produzir vasodilatação e reabsorção de líquido intersticial, reduzir o espasmo muscular, prover alívio da dor e aumentar o metabolismo local.
      (1) **Hipertermia local** (40 – 45°C) é obtida com aplicação de bolsa de água morna, toalhas ou cobertas de água circulante na área afetada. O uso de fontes de calor isoladas e a monitorização contínua protege o animal de queimaduras.
      (2) **Hipertermia superficial** é aplicada em sessões que duram de 10-20min. Se usada antes de massagem ou exercício, a hipertermia superficial aumenta o efeito destes tratamentos.
      (3) **Hipertermia profunda.** Ultra-sonografia e diatermia de ondas curtas produzem hipertermia profunda usando ondas sonoras e correntes elétricas.
         (a) A **ultra-sonografia** produz calor nos músculos, interface osso-tecido, ligamentos e tendões para reduzir o espasmo e a contratura. Equipamento e experiência apropriada e extensa são necessários para evitar complicações associadas com ultra-sonografia (p. ex., queimaduras de tecidos, lesão nervosa e cavitação gasosa dos tecidos).
         (b) A **diatermia de ondas curtas** usa correntes de alta freqüência para criar energia no tecido e calor. A aplicação de diatermia exige conhecimentos técnicos e a remoção de todos os metais no paciente ou ao seu redor para evitar queimaduras.

2. **Agentes mecânicos** usados no tratamento físico incluem massagem e exercício.
   a. As **massagens** melhoram a circulação local, promovem a oferta de nutrientes e a remoção de catabólitos, reduzem as adesões por estimular a função muscular e relaxam animais desconfortáveis. As massagem com freqüência são só uma parte integrante de um programa de tratamento combinado (veja II B 3).
      (1) Tipos de massagens
         (a) Massagens com pancadas (*effleurage*) são superficiais e leves e vão em direção ao coração.
         (b) Massagens por amassamento (*petrissage*) envolvem aprisionar e manipular a pele e músculos para produzir movimento tissular.
      (2) As **sessões de massagens** devem durar 10-20min a cada 24-48h e não devem ser feitas se houver infecção nos tecidos.
   b. O **exercício** envolve movimentos ativos ou passivos e é usado para melhorar a circulação, promove a consciência sensorial e movimentos voluntários, aumenta a força muscular e coordenação e previne a atrofia muscular e rigidez das articulações.
      (1) Exercícios passivos são feitos pelo movimento direto de articulações e membros numa velocidade de 10-20 ciclos por minuto por 5min; 2-3 vezes por dia, pelo proprietário ou pelo massagista.
      (2) Exercícios ativos são feitos voluntariamente pelo animal em sessões assistidas ou com resistência de curta duração várias vezes ao dia.
         (a) Exercícios assistidos envolvem a sustentação do peso usando toalhas, fundas, correias ou água.
         (b) Exercícios com resistência melhoram a força muscular aplicando resistência manual externa durante o movimento do membro ou articulação.
3. **Programas de tratamento combinado** usam hipertermia superficial, massagem e exercícios passivos ou ativos para prover benefícios múltiplos em pacientes gravemente afetados. **Banheiras de hidromassagem** são extremamente úteis para estas terapias em uma unidade. Além disso, elas contribuem para a manutenção da limpeza do animal.
   a. O tratamento manual durante a imersão do animal na água aumenta a ação da massagem da água circulante.
   b. Considerações importantes envolvidas com a hidroterapia incluem a colaboração do paciente e o estado de feridas e incisões. A desinfecção da água é crítica.
C. **Adjuvantes do tratamento físico**
   1. **Drogas analgésicas ou sedativas** podem ser úteis para permitir a manipulação de membros lesados e doloridos.
      a. Compostos injetáveis como o *maleato de acepromazina*, só ou em combinação com *butorfanol, oximorfona ou buprenorfina*, devem ser considerados.
      b. A medicação oral do paciente com **ácido acetilsalicílico** também pode ajudar no alívio de desconforto pós-operatório e ajudar na reabilitação física.
   2. **Protocolos dos tratamentos instituídos** e **documentação adequada** (p. ex., análise do andar, mensurações da circunferência muscular, mensurações de ângulos articulares) devem ser usados para produzir resultados desejáveis e reprodutíveis. Além disso, o encorajamento do proprietário pelo veterinário é um ponto crítico para o sucesso do tratamento doméstico.

LEITURAS SELECIONADAS

BARTELS, K. E. : Orthopedic bandaging: principles and application. In: *Current techniques in Small Animal Surgery*, 3rd ed. Ed. by BOJRAB, J. M. Philadelphia, Lea & Febiger, 1990, pp 911-929.

DeCAMP, C. E. : External coaptation. In: *Textbook of Small Animal Surgery*, 2nd ed. Ed. by SLATTER, D. Philadelphia, W. B. Saunders, 1993, pp 1661-1667.

HODGES, C. C. & PALMER, R. H. : Postoperative physical therapy. In: *Surgical Complications and Wound Healing in the Small Animal Practice*. Ed. by HARARI, J. Philadelphia, W. B. Saunders, 1993, pp 389-405.

KNECHT, C. D. : *Fundamental Techniques in Veterinary Surgery*, 3rd ed. Philadelphia, W. B. Saunders, 1987, pp 106-149.

LOZIER, S. L. : Topical wound therapy. In: *Surgical Complications and Wound Healing in the Small Animal Practice*. Ed. by HARARI, J. Philadelphia, W. B. Saunders, 1993, pp 63-88.

SWAIM, S. F. & HENDERSON, R. A. : *Small Animal Wound Management*. Philadelphia, Lea & Febiger, 1990, pp 34-51.

TANGNER, C. H. : Physical therapy in small animal patients: basic principles and applications. *Compend. Contin. Educ. Pract. Vet.* 6: 933-936; 1984.

TAYLOR, R. L. : Postsurgical physical therapy; the missing link. *Compend. Contin. Educ. Pract. Vet.* 14: 1583-1583; 1992.

Parte II
Cirurgia de Tecidos Moles

7

Sistema Respiratório

Giselle Hosgood

I. **ANATOMIA.** O trato respiratório é dividido na junção cricotraqueal em trato superior e trato inferior.

A. **Trato respiratório superior**
   1. **Nariz.** O nariz compreende o plano nasal e as câmaras nasais. Os *ductos nasolacrimais* se abrem no assoalho do *vestíbulo nasal*, logo acima da abertura das narinas.
   2. **Narinas.** As narinas são aberturas em formato de vírgula no plano nasal que possibilitam o fluxo de ar para as câmaras nasais.
   3. **Cavidade nasal**
      a. O **septo nasal** divide a cavidade nasal em fossa *esquerda* e *direita*.
      b. **Cornetos** são as estruturas em formato de caracol, de óssos moles ou cartilagens, que preenchem a cavidade nasal.
         (1) Os cornetos são cobertos por **mucosa glandular e vascular.**
         (2) Os **cornetos da cavidade nasal caudal** são referidos como *turbinados*.
      c. **Suprimento sangüíneo.** As *artérias esfenopalatina e palatina principal e suas ramificações* vascularizam a cavidade nasal e o nariz. Tanto a artéria esfenopalatina como a palatina maior são ramos da *artéria maxilar*, um ramo da artéria carótida.
   4. **Seios paranasais**
      a. **Seio frontal** (Figura 7-1) **e recesso maxilar.** Os seios frontais são os maiores seios. O seio frontal direito e esquerdo, separados por um septo mediano, contém compartimentos laterais, mediais e rostrais no cão, mas não no gato.
      b. **Seio esfenoidal.** Os gatos têm um seio esfenoidal além do seio frontal e do recesso maxilar.

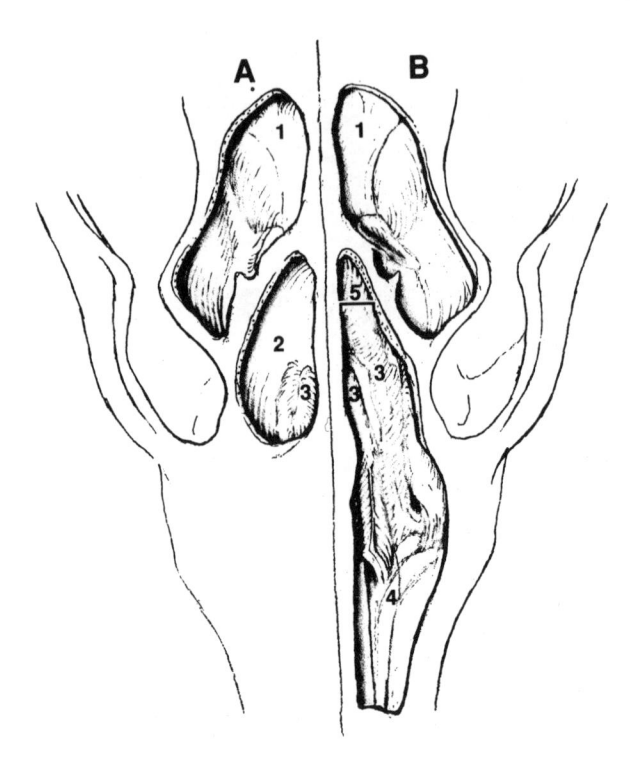

FIGURA 7-1 Vista dorsal dos seios do cão. No lado direito, o assoalho do compartimento rostral foi removido para expor o compartimento medial. Compartimento lateral *(1)* e rostral *(2)* do seio frontal. *(3)* Cornetos turbinados. *(4)* Concha nasal. *(5)* Compartimento medial do seio frontal.

5. **Faringe.** A faringe compreende a *nasofaringe* e o *palato mole*.
    a. **Nasofaringe.** As paredes laterais da nasofaringe contêm as aberturas, em forma de fenda, dos tubos auditivos. Uma membrana faringeana achatada está presente em ambos os lados da abóbada nasofaringeana.
    b. **Palato mole.** O palato mole forma o assoalho da nasofaringe. Os nervos do plexo nasofaringeano (*nervos craniais IX e X*) suprem o palato mole.
6. **Laringe**
    a. **Cartilagem**
        (1) **Principais.** A laringe é composta de 5 cartilagens principais: *o par de cartilagens aritenóides e as cartilagens não-pareadas tiróide, cricóide e epiglotis.*
        (2) **Secundárias.** Duas cartilagens muito pequenas, as cartilagens *sesamóide e interaritenóide* também estão presentes.
    b. **Ligamentos vocais e músculos** se originam do *processo vocal* (p. ex., a porção ventral) de ambas as cartilagens aritenóides e alcançam a linha média na cartilagem tiróide.
    c. **Músculos**
        (1) **Extrínseco.** Os *músculos hiofaríngeo, tirofaríngeo e cricofaríngeo* elevam, deprimem e retraem a laringe.
        (2) **Intrínseco**
            (a) Os **músculos cricoaritenóide lateral e tiroaritenóide** aduzem as cartilagens aritenóides.

- (b) O músculo **dorsal cricoaritenóide** é o único músculo que abduz as cartilagens aritenóides.
- (c) O **músculo cricotiróide** constrita o lúmen laringeano.
    d. **Inervação**
      (1) O **nervo laringeano caudal,** uma extensão do laringeano recorrente, ramo do nervo vago, *supre todos os músculos intrínsecos da laringe exceto o cricotiróide*.
      (2) O **nervo laringeano cranial,** também um ramo do nervo vago, *inerva o músculo cricotiróide*.
    e. **Suprimento de sangue.** A laringe recebe sangue primariamente da *artéria laringeana cranial*, um ramo da artéria carótida externa.
B. **Trato respiratório inferior**
  1. **Traquéia.** A traquéia é composta de 35-40 cartilagens em forma de "c" que tem, aproximadamente, 4mm de largura.
    a. Os **terminais das cartilagens** são unidos dorsalmente pelo *músculo traquealis*. Os *anéis cartilaginosos* são unidos ventral e lateralmente por *ligamentos anulares fibroelásticos* que dão flexibilidade à traquéia.
    b. **Suprimento de sangue**
      (1) **Arterial.** Ramos das *artérias tiróide cranial, tiróide caudal e broncoesofageana* penetram o ligamento anular da traquéia.
      (2) **Venoso.** A drenagem é através das *veias tiróide, jugular interna e broncoesofageana*.
    c. **Inervação.** A inervação da traquéia é *autonômica*.
      (1) **Estimulação simpática** (do *gânglio cervical médio e tronco simpático*) *inibe* a contração muscular e secreção glandular da traquéia.
      (2) **Estimulação parassimpática** (dos *nervos vagal ou laríngeo recorrente*) *induzem* contração muscular e secreção glandular da traquéia.
  2. **Brônquios.** A traquéia bifurca em *dois brônquios principais* ao nível da quarta ou quinta vértebra torácica.
    a. Os dois brônquios principais, direito e esquerdo, se dividem em *brônquios lobar* e *segmentar*, que se dividem em várias gerações de brônquios menores.
    b. Os ramos bronquiais menores se dividem em **bronquíolos,** que têm menos que 1mm de diâmetro e não têm apoio cartilaginoso.
    c. Os **bronquíolos terminais** se ramificam em *bronquíolos respiratórios*, que são cercados de alveólos.
  3. **Pulmões.** O pulmão direito é maior do que o pulmão esquerdo no cão e no gato.
    a. **Lobos.** Ambos os pulmões são divididos em lobos pulmonares caudais e craniais; o pulmão direito também tem um lobo médio e acessório.
    b. **Suprimento sangüíneo**
      (1) **Artérias e veias pulmonares** acompanham os brônquios para formar feixes broncovasculares. Radiograficamente as artérias pulmonares cursam lateralmente e as veias pulmonares cursam medialmente à maioria das vias aéreas.
      (2) **Linfáticos pulmonares** drenam nos nódulos linfáticos traqueobronquiais localizados na bifurcação da traquéia.

II. CONSIDERAÇÕES PRÉ-OPERATÓRIAS

A. **Avaliação do animal com doença respiratória**
  1. **Exame físico**

a. **Avaliação do padrão respiratório** pode ajudar o clínico a distinguir entre distúrbio restritivo ou obstrutivo.
   b. A **auscultação** é útil para detectar sons pulmonares anormais.
   c. **Percussão do tórax**
      (1) Macicez na percussão sugere massas torácicas, líquido pleural ou atelectasia.
      (2) Aumento da ressonância sugere pneumotórax.
2. **Avaliação radiográfica** é adequada para o trato respiratório superior e inferior.
   a. **Cavidade nasal.** O exame radiográfico da cavidade nasal requer anestesia geral para facilitar o posicionamento.
      (1) A **vista ventrodorsal de boca aberta** usando uma tela intensificadora de detalhes de terra rara é recomendada para evitar a sobreposição de estruturas na cavidade nasal.
      (2) Alternativamente, uma **vista dorsoventral oclusal** usando filme, não tela, pode ser executada.
   b. **Faringe, laringe e traquéia.** Radiografias laterais destas estruturas são úteis, ainda que a tomografia computadorizada possa prover visualização mais precisa de massas na região da laringe e faringe.
   c. **Tórax.** Radiografias do tórax devem ser feitas durante a inspiração.
      (1) **Visualização das lesões.** A detecção de pequenas massas ou lesões focais deve ser feita com projeções radiográficas laterais esquerda e direita bem como na projeção ventrodorsal. Os líquidos pleurais devem ser removidos para facilitar a observação.
      (2) **Visualização das artérias pulmonares** nos lobos pulmonares caudais requer a projeção *dorsoventral* em vez da ventrodorsal.
3. **Tomografia computadorizada** é superior às radiografias para avaliar a cavidade nasal caudal, particularmente para determinar a extensão do tumor.
      (4) **Análise dos gases no sangue arterial** provém da informação com relação à ventilação, trocas gasosas e dissociação de perfusão.
      (5) **Endoscopia** das passagens nasais (*rinoscopia*), laringe (*laringoscopia*) e traquéia e brônquios (*traqueobroncoscopia*) realizada com o animal anestesiado.
   B. Considerações anestésicas
1. **Todos os animais com condições respiratórias**
   a. Previamente à anestesia o animal precisa ser mantido calmo para evitar distresse respiratório agravante. Hiperoxigenar o animal durante o período pré-anestésico é benéfico.
   b. É essencial um protocolo de indução que propicie rápida indução da anestesia e intubação endotraqueal. Se não se consegue controlar as vias aéreas pela intubação endotraqueal, deve ser feita traqueostomia de emergência.
   c. A administração sistêmica de corticosteróides pré-operatória pode minimizar a obstrução das vias aéreas em conseqüência de edema.
2. **Raças braquiocefálicas**
   a. **Todos os cães braquicefálicos são pacientes anestésicos de alto risco.** A pré-oxigenação, a indução rápida da anestesia, a intubação imediata, a ventilação intra-operatória assistida e a administração de oxigênio pós-cirúrgica são necessárias.
   b. Em raças braquiocefálicas com doença das vias aéreas superiores o tônus vagal com freqüência é alto, por isso a medicação pré-anestésica de uma droga anticolinérgica (p. ex., atropina ou glicopirrolato) é indicada.

III. CONDIÇÕES DO TRATO RESPIRATÓRIO SUPERIOR TRATADAS COM CIRURGIA

A. **Síndrome braquicefálica** afeta as raças de cães braquicefálicas e outras raças de cães e gatos de focinho curto, incluindo *Cocker Spaniels, Sharpeis* e gatos das raças Persa e Himalaia. Alterações anatômicas no crânio destes animais distorcem a nasofaringe.
  1. **Patogenia.** *Narinas estenosadas* e um *palato mole alongado* aumentam a resistência ao fluxo aéreo. O esforço inspiratório aumentado resultante gera uma pressão negativa aumentada durante cada ciclo respiratório, o que leva à *eversão dos sáculos laringeanos*, edema, espessamento da mucosa laríngea e faringeana e colapso dos processos cuneiforme e corniculado das cartilagens aritenóides.
    a. Também pode se desenvolver edema pulmonar não-cardiogênico.
    b. Hipoplasia traqueal com freqüência está presente concomitantemente.
  2. **Sinais clínicos** incluem distresse respiratório, estertores, respiração pela boca, deglutições, cianose e colapso; os sinais são agravados pelo exercício, excitação e temperatura ambiental elevada.
  3. O **diagnóstico** é baseado na anamnese, sinais clínicos, sinalizações, exame físico, endoscopia e radiografias.
  4. **Tratamento.** As narinas estenosadas são corrigidas cirurgicamente, usualmente em conjunção com a ressecção do palato alongado e dos sáculos laríngeos evertidos. Para evitar grave edema pós-cirúrgico devem ser administrados corticosteróides antes da cirurgia.
    a. **Correção cirúrgica das narinas estenosadas** requer a ressecção de uma cunha da aba de uma das narinas e a sutura dos bordos do tecido cortado.
    b. **Ressecção do palato mole alongado (estafilectomia).** O comprimento excessivo é ressecado e a mucosa oral e nasal são suturadas no bordo cortado.
      (1) Estão disponíveis **ressecções eletrocirúrgicas ou por laser.**
      (2) As **complicações pós-cirúrgicas** incluem edema, hemorragia e regurgitação nasal se for removido tecido excessivo do palato.
    c. **Ressecção dos sáculos laríngeos evertidos.** O tecido evertido é fixado com pinças e cortado com tesoura ou pinça de biópsia. Os sítios ressectados cicatrizam por segunda intenção. As *complicações pós-cirúrgicas* incluem hemorragia e edema.
    d. Se ocorre colapso da laringe, pode ser necessário *lateralizar a cartilagem aritenóide* (veja III F 4 a).
    e. Em casos graves, pode ser indicada **traqueostomia permanente.**
  5. O **prognóstico** depende da idade do animal e da gravidade da doença.
B. **Traumatismos e neoplasias**
  1. **Traumas ao plano nasal** resultam em hemorragia. As lacerações, geralmente, curam sem complicações se *limpas, debridadas e deixadas cicatrizar por primeira, segunda ou terceira intenção,* dependendo da gravidade da lesão.
  2. **Carcinoma de células escamosas** é o tumor mais comum no plano nasal de cães e gatos. Gatos com focinhos brancos são particularmente suscetíveis.
    a. **Etiologia**
      (1) Em **cães** o carcinoma de células escamosas do plano nasal usualmente se origina dentro da parede medial do vestíbulo nasal.
      (2) Em **gatos,** o carcinoma de células escamosas inicia tipicamente como uma úlcera sangrante na superfície externa. O crescimento do tumor pode ser estimulado

pela exposição à luz ultravioleta; carcinoma do pavilhão auricular também pode ser visto no mesmo gato [veja o Capítulo 14 III A 2 c (1)].
  b. Tratamento. *Radiação, excisão cirúrgica* com ressecção completa do plano nasal e *criocirurgia* são os tratamentos alternativos.

C. **Rinite crônica**
  1. **Etiologia.** A rinite crônica pode resultar da inalação de corpos estranhos, doença periodontal, infecções micóticas ou bacterianas ou neoplasias.
      a. Corpos estranhos (p. ex., pragana de grama) são inalados através das narinas para a cavidade nasal anterior. Os corpos estranhos podem ter acesso à cavidade nasal também através de defeitos palatinos. Ocasionalmente ossos ou lascas têm acesso à cavidade nasal posterior pela nasofaringe.
         (1) Os **sinais clínicos incluem** espirros violentos (possivelmente associados com epistaxe), balancear da cabeça e cutucar o nariz com as patas.
             (a) Os espirros podem deslocar o corpo estranho, contudo pode permanecer uma rinite leve por 2-3 dias.
             (b) Um corpo estranho retido pode causar espirros persistentes e descarga nasal mucopurulenta resultante de infecção bacteriana e fúngica secundárias.
         (2) Diagnóstico. Radiografia do crânio pode revelar somente corpos estranhos inorgânicos, enquanto a rinoscopia pode identificar corpos estranhos no meato ventral e dorsal.
         (3) Tratamento. *Rinotomia exploratória* (veja II C 2) pode ser necessária para remover corpos estranhos e tratar a rinite bacteriana ou fúngica secundária.
         (4) Prognóstico. O prognóstico é bom se o corpo estranho pode ser removido e há alterações inflamatórias mínimas nos seios.
      b. Doença periodontal, especialmente a que envolve os dentes caninos, é uma causa comum de rinite crônica. O tratamento exige a remoção do dente, curetagem do alvéolo e a criação de um enxerto bucal ou mucoperiosteal para fechar a fístula oronasal que permanece (veja III E 4 b).
      c. Infecção
         (1) Rinite bacteriana crônica ocorre como resultado de alterações inflamatórias ou de lesão à cavidade nasal.
             (a) Etiologia. *Bordetella bronchiseptica, Pasteurella multocida, Staphylococcos aureus* e bactérias gram-negativas (p. ex., *Pseudomonas aeruginosa, Escherichia coli*) são encontradas com freqüência.
             (b) Tratamento. A rinite bacteriana crônica, inicialmente não-tratada, responde bem à *antibioticoterapia*, mas a recorrência é provável e *pode ser necessária a turbinectomia através da rinotomia.*
         (2) Rinite fúngica crônica é muito mais comum em cães do que em gatos.
             (a) Etiologia
                 (i) Cães. *Aspergillus fumigatus* é a causa mais comum de rinomicoses canina; espécies de *Penicillium* e *Cryptococcus neoformans* são implicadas menos freqüentemente. *Rhinosporidium seeberi*, que causa o crescimento de massas granulomatosas na cavidade nasal anterior, ocasionalmente causa doença em cães.
                 (ii) Gatos. *Cryptococcus neoformans* é o patógeno fúngico mais comum em gatos; *Aspergillus* e *Penicillium* são isolados raramente.
             (b) O **tratamento** é com *antifúngicos sistêmicos ou tópicos*. Atualmente, enilconazol aplicado topicamente é considerado o tratamento mais eficaz para cães. Em gatos, a administração oral de cetoconazol é o tratamento de escolha.

(i) **Rinotomia** *só é indicada quando* o diagnóstico não pode ser obtido pela avaliação da descarga nasal e título de anticorpos ou quando é necessário estabelecer uma drenagem.
(ii) A **turbinectomia não é indicada.**
d. **Neoplasia**
  (1) **Etiologia**
    (a) **Cães.** O *adenocarcinoma* é a forma mais comum de neoplasia da cavidade nasal de cães, mas também tem sido registrado *fibrossarcoma, osteossarcoma e carcinoma de célula escamosa.*
    (b) **Gatos.** *Linfossarcoma* é a neoplasia mais comum da cavidade nasal de gatos.
  (2) **Sinais clínicos** dos tumores nasais em cães e gatos incluem:
    (a) **Descarga (secreção) nasal mucopurulenta** que inicialmente é unilateral, mas torna-se bilateral com a difusão transeptal.
    (b) **Epistaxe** (seja espontâneo ou associado com *espirros violentos*).
    (c) **Esforço para vomitar** ou **tosse** são associados com a drenagem da cavidade nasal para trás.
    (d) **Descarga ocular** resultante de erosão do ducto nasolacrimal.
    (e) **Deformidade facial** que demonstra invasão local mas não afeta o prognóstico.
  (3) **Diagnóstico**
    (a) O diagnóstico definitivo é baseado na **citologia ou histopatologia de aspirados ou tecidos** obtidos por biópsia da cavidade nasal.
    (b) **Radiografias** das cavidades nasais são avaliadas quanto a evidências de aumento da densidade do tecido mole, distorção ou perda da estrutura turbinada e assimetria entre as cavidades direita e esquerda. A proliferação óssea também pode ocorrer.
    (c) **Tomografia computadorizada** é necessária para determinar a extensão da doença e avaliar a integridade da placa cribriforme.
  (4) **Tratamento**
    (a) **Somente cirurgia** não é eficaz, mas pode aliviar os sintomas temporariamente.
    (b) **Radiação** – somente megavoltagem, ortovoltagem em combinação com diminuição cirúrgica do volume ou braquiterapia – *é o tratamento de escolha para tumores nasais.*
      (i) **Tratamento por megavoltagem.** Cirurgia em combinação com o tratamento com radiação por megavoltagem não tem vantagens sobre o tratamento só com megavoltagem.
        • O tempo médio de sobrevida somente com megavoltagem varia entre 8,1-12 meses.
        • São registradas taxas de sobrevida de 1 ano acima de 50% e taxas de sobrevida de 2 anos caindo para 28%.
      (ii) **Tratamento por ortovoltagem.** Como a ortovoltagem tem penetração mínima (p. ex., 3-4cm), é necessária a cirurgia para reduzir o volume tumoral. O tratamento por ortovoltagem é mais eficaz do que a megavoltagem.
        • O tempo médio de sobrevida com ortovoltagem e cirurgia de citorredução varia entre 8,1-23 meses.
        • São registradas taxas de sobrevida de 1 ano acima de 50% e de 2 anos caindo para 10%.

(iii) **Braquiterapia** envolve a colocação de implantes radioativos no interior da cavidade nasal depois da remoção cirúrgica do neoplasma primário. *Iridium*[192] é usado comumente. Têm sido registrados resultados variáveis. As complicações incluem necrose óssea e de tecidos moles locais.

(c) **Somente a quimioterapia não é suficiente** no tratamento de neoplasias nasais.

2. **Diagnóstico e tratamento.** *Rinotomia*, para o diagnóstico e tratamento de vários distúrbios nos seios, pode ser executada com acesso dorsal, ventral ou lateral.

   a. **Rinotomia dorsal** (Figura 7-2) expõe a cavidade nasal rostral.

   (1) **Técnica**

   (a) **Exposição da cavidade nasal.** Cria-se uma aba óssea (que depois é fixada no local com suturas de grande calibre) ou o osso nasal dorsal é removido. A remoção do osso está associada com mínimas deformidades pós-operatórias.

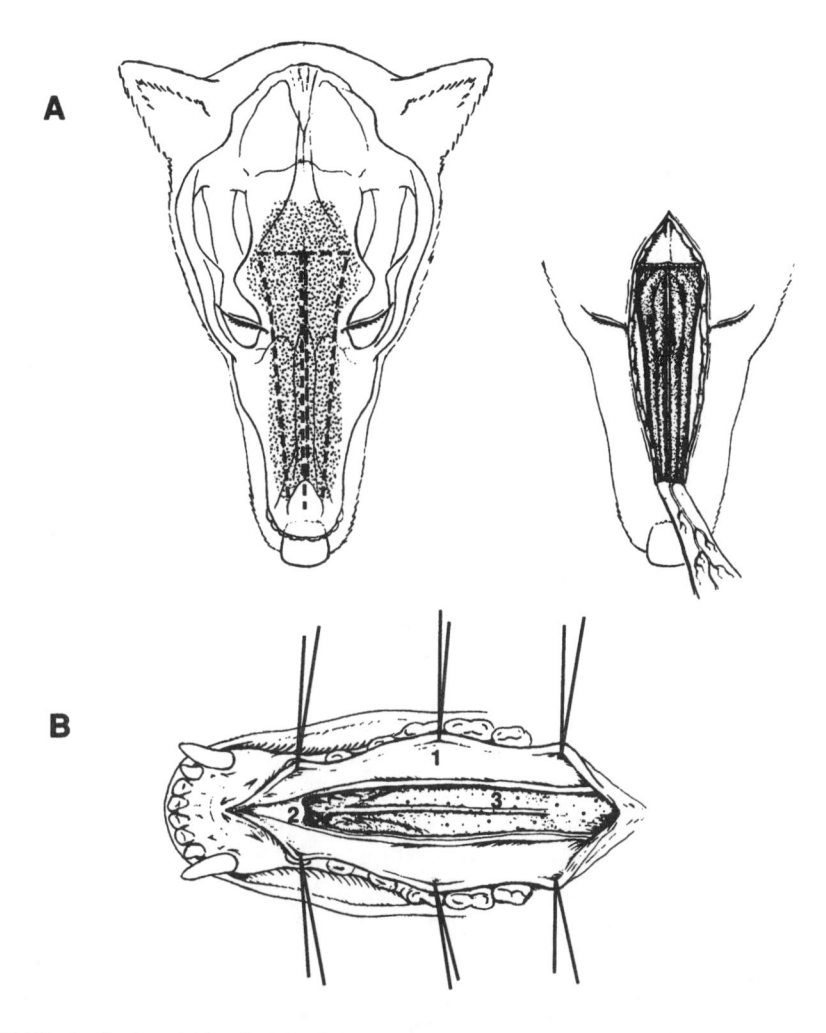

FIGURA 7-2 (A) Rinotomia dorsal. Uma incisão dorsal na linha média é feita, e pele, tecido subcutâneo e periósteo são refletidos para expor a cavidade nasal e seios frontais (sombreado). A incisão no osso é indicada pela *linha interrompida*. O osso é curvado na junção cartilaginosa. (B) Rinotomia ventral. É feita uma incisão na linha média, e o periósteo (1) é refletido. A porção central do palato duro (2) é removida e a passagem nasal ventral (3) é exposta.

(b) **Curetagem e lavagem.** A cavidade nasal é curetada e lavada.
(c) **Controle da hemorragia**
  (i) **Ligação temporária de ambas as carótidas** pode ser usada para reduzir a hemorragia durante a cirurgia intranasal.
  (ii) **Uso de líquido de lavagem gelado** pode ajudar a diminuir a hemorragia.
  (iii) **Encher a cavidade nasal com gaze,** que deve ser removida no curso de 2-3 dias, ajuda a diminuir a hemorragia.
(d) **Drenagem e cuidados pós-operatórios.** Um rinostoma temporário pode ser criado no final do seio durante a rinostomia para permitir a lavagem pós-cirúrgica e medicação do seio frontal e das passagens nasais e para prevenir o enfisema subcutâneo pós-operatório. Alternativamente podem ser colocados drenos fenestrados em cada cavidade nasal, entrando dorsalmente e saindo pela narina.
(2) **Complicações pós-operatórias** incluem hemorragia, espirros e enfisema subcutâneo, que se resolve com o tempo.
(a) Cobrir a incisão pode ajudar a reduzir o enfisema subcutâneo.
(b) A sedação reduz os espirros e a hemorragia.
b. **Rinotomia ventral** (veja Figura 7-2). O acesso ventral à cavidade nasal provê acesso à região rostral ao forâmen da artéria palatina principal (através do palato duro) ou a região caudal (através do palato duro e mole).
(1) **Técnica.** Após a reflexão do mucoperiósteo, uma secção do palato duro é retirada e descartada.
(a) Este acesso pode lesar o osso vômer em cães em crescimento, resultando em encurtamento do focinho.
(b) É feita uma sutura em duas camadas do mucoperiósteo sobre o osso defeituoso.
(2) **Complicações pós-operatórias** são similares às da rinotomia dorsal. Além disso, pode ocorrer formação de fístulas oronasais.
c. **Rinotomia lateral.** A rinotomia lateral expõe o vestíbulo nasal.
(1) É feita uma excisão que se estende caudalmente da borda da narina até a junção cutânea.
(2) A borda da narina e a cartilagem alar são refletidas dorsalmente para expor o vestíbulo.
(3) As camadas tissulares são fechadas em três camadas.

D. **Sinusite crônica**
1. **Etiologia e fisiopatogenia.** Sinusite crônica ocorre infreqüentemente em cães mas *é comum em gatos, mais freqüentemente secundária à rinotraqueíte viral felina* ou *calicivírus*.
   a. **Lesão grave ao turbinado** ocorre *secundária à infecção bacteriana* (p. ex., por Streptococci, Staphylococci, Pasteurella ou coliformes).
   b. **A drenagem normal do seio frontal é bloqueada** como resultado do espessamento da mucosa ao redor do óstio do seio.
2. **Sinais clínicos** são similares aos da rinite porque a sinusite em geral é uma extensão da rinite. Erosão do osso frontal e formação de mucocele subcutâneo causam deformidade facial.
3. **Diagnóstico**
   a. **Radiografia.** Uma radiografia de projeção anteroposterior do crânio expõe o seio frontal, revelando a densidade de tecidos moles do seio, assimetria e erosão do osso frontal consistente com sinusite.

b. A citologia do aspirado obtida do seio frontal através do osso frontal pode ser útil para detectar microorganismos, células inflamatórias e, possivelmente, células neoplásicas.

c. Exploração cirúrgica dos seios pode ser necessária se os aspirados não são diagnósticos.

4. O **tratamento** compõe-se de terapias médicas e cirúrgicas.

   a. Lavagens. O seio pode ser lavado com solução anti-séptica diluida (p. ex., 0,1% iodopovidona ou 0,5% clorexidina) e drenado através de um orifício trepanado na região frontal.

   b. Exploração cirúrgica e drenagem

   (1) O osso que cobre o seio é removido com furadeira ou broca de dentista.

   (2) O seio é curetado, o septo entre os seios é ressectado para estabelecer drenagem e o óstio naso-seio é alargado.

   (3) Drenos, passados pelo seio e através do óstio para a cavidade nasal, são suturados no local para permitir a irrigação pós-cirúrgica dos seios.

   c. Obliteração do seio é indicada em gatos com sinusite que não responde ao tratamento médico.

   (1) Um transplante facial temporário é colocado sobre cada óstio e as cavidades são preenchidas com gordura autógena (do abdômen) ou lascas ósseas. O seio cura e se oclui dentro de 6-12 meses.

   (2) A recidiva pode ser um problema, a menos que toda a mucosa do seio seja removida.

   d. Antibioticoterapia sistêmica, baseada em culturas bacterianas e testes de sensibilidade, é usada em conjunto com procedimentos cirúrgicos.

5. **Prognóstico.** O prognóstico da sinusite crônica, sem tratamento cirúrgico, é reservada. A intervensão cirúrgica pode melhorar o prognóstico.

E. **Fendas de palato e fístulas oronasais** são comunicações anormais entre as cavidades oral e nasal.

1. **Etiologia**

   a. Fendas no palato usualmente são **congênitas.** *Fendas congênitas no palato são raras em gatos.*

   (1) Palato aberto primário (lábio leporino) é anterior ao forâmen incisivo e envolve o lábio.

   (a) Fendas isoladas da lâmina primária são raras. Animais machos e de raças braquicefálicas estão sob maior risco.

   (b) O lado esquerdo parece ser afetado mais freqüentemente do que o direito.

   (2) Fendas do palato secundárias são posteriores ao forâmen incisivo e envolvem o palato duro e o mole. Fendas do palato secundário, só ou em combinação com fendas primárias do palato, ocorrem mais freqüentemente do que lesões primárias isoladas.

   b. Fístulas oronasais são **adquiridas.**

   (1) Elas podem ser **secundárias a traumatismos, ressecção cirúrgica de lesões maxilares** ou **lesões dentais.** Fístulas oronasais adquiridas secundárias a *traumatismos na cabeça* e *fratura maxilar* são pouco comuns em gatos.

   (2) Em cães, fístulas oronasais ocorrem comumente **secundárias à doença periodontal grave com reabsorção óssea maxilar.**

   (3) Insuficiência de reparação cirúrgica prévia de fendas palatais congênitas também podem resultar em fístulas oronasais secundárias.

2. **Sinais clínicos**
   a. **Secreção nasal**, que pode ser *purulenta ou hemorrágica*, é o sinal clínico predominante de fenda de palato e fístula oronasal. A secreção pode ser *unilateral* ou *bilateral*.
   b. **Regurgitação nasal de líquido ou alimento** pode ser evidente em animais com fendas de palato.
3. O **diagnóstico** é por *exame visual da cavidade oral*. O exame completo pode exigir sedação ou anestesia, especialmente para detectar pequenas fístulas secundárias à doença periodontal.
4. **Tratamento.** *A correção cirúrgica* é o tratamento de escolha para todos os tipos de fístulas oronasais e fendas de palato. A correção da fenda de palato é possível logo que o animal tenha alcançado um tamanho adequado para a anestesia e a cirurgia, usualmente, entre 6-8 semanas de idade.
   a. **Considerações pré-cirúrgicas**
      (1) **Radiografias pré-cirúrgicas da maxila** são recomendadas para animais com fendas de palato e fístulas secundárias a neoplasias, infecções ou traumatismos, de forma que a extensão da deformidade ou destruição óssea possa ser avaliada.
      (2) **Radiografias pré-cirúrgicas do tórax** também são indicadas para excluir a presença de pneumonia por aspiração.
   b. **Técnica geral.** A reparação da fenda de palato ou fístula oronasal é baseada na criação de uma aba (enxerto) mucosal mucoperiosteal ou gengival/bucal ou ambas para cobrir o defeito.
      (1) **Princípios**
         (a) O enxerto precisa ser maior do que o defeito.
         (b) Os bordos apostos devem ser incisados limpos porque um enxerto suturado a uma superfície epitelial intacta não vai cicatrizar.
         (c) As linhas de sutura devem ser colocadas sobre tecido conjuntivo e não sobre o defeito, sempre que possível.
         (d) A tensão nas linhas de sutura deve ser minimizada pela mobilização adequada das abas e usando largos bordos de tecido para colocar as suturas.
         (e) Deve-se cuidar de preservar a artéria palatina principal quando elevar as abas mucoperiosteais próximo ao ponto de sua emergência do osso palatino (aproximadamente 1cm medial ao último pré-molar superior carniceiro).
      (2) **Fechamento da ferida**
         (a) **Suturas absorvíveis ou não-absorvíveis** (exceto aço inoxidável) são usadas num padrão *de sutura aposicional* (p. ex., interrompida simples).
            (i) Se possível **usar um fechamento em duas camadas** para minimizar a tensão na linha de sutura epitelial.
            (ii) Suturas não-absorvíveis precisam ser removidas, com freqüência necessitando de sedação ou anestesia do animal, contudo isto assegura uma oportunidade de examinar a linha de sutura.
         (b) **Eletrocautério deve ser evitado** para prevenir lesão aos tecidos, evitar o retardo na cicatrização e diminuir a possibilidade de deiscência da ferida.
         (c) **Uso de antibióticos perioperatórios.** Em ferimentos sadios, o uso de antibióticos perioperatórios é desnecessário. Se há doença periodontal grave ou moderada, deve-se usar antibióticos perioperatórios.
   c. **Reparação da fenda do palato primária.** O assoalho do orifício nasal é fechado de forma que seja confluente com o lado mucosal do fechamento labial e então as fendas labiais nasais e cutânea são fechadas.

d. **Reparação da fenda do palato secundária.** Os dois procedimentos usados com maior freqüência para tratamento da fenda de palato secundária envolve a criação de enxertos deslizantes bipediculadas e enxertos sobrepostos.
  (1) **Enxertos deslizantes bipediculados** são criados em ambos os lados da fenda ao longo de todo o defeito, fazendo incisões bilaterais no mucoperiósteo ao longo da arcada dentária.
    (a) A camada mucoperióstea é elevada das incisões para o defeito em ambos os lados e os bordos do defeito são incisados e suturados em duas camadas (p. ex., mucosas nasal e oral).
    (b) Este procedimento coloca a linha de sutura sobre o defeito.
  (2) **Enxertos sobrepostos** são criados quando um pedículo mucoperiósteo na margem do defeito é refletido e sobreposto pelo bordo do defeito oposto incisado. Este procedimento evita colocar a linha de sutura sobre o defeito e usualmente é associado com menos tensão na linha de sutura do que o procedimento bipediculado.
  (3) **Combinações ou modificações destes dois procedimentos** são possíveis. Defeitos que se estendem até o palato mole podem ser fechados pela incisão das margens do defeito, enfraquecendo a mucosa nasal e oral e apondo a mucosa nasal e oral em camadas separadas.
e. **Reparação de fístulas oronasais** secundárias a traumatismos ou doenças periodontais graves exigem debridamento cuidadoso e excisão do tecido desvitalizado e infectado.
  (1) Para **fístulas oronasais periodontais leves**, o dente pode ser removido e o osso alveolar debridado com furadeira.
  (2) Para **fístulas oronasais periodontais graves** pode ser necessária a remoção *em bloco* do dente e do osso circunvizinho por maxilectomia parcial. O fechamendo de uma fístula oronasal pode ser feita com um enxerto mucosal gengival/bucal, um enxerto mucoperiósteo elevado do palato duro ou uma combinação de ambos num procedimento de enxerto de reposição dupla (Figura 7-3).
    (a) O **enxerto mucosal gengival/bucal** é uma aba avançada criada na mucosa bucal no bordo da fístula. A aba é elevada e avançada até cobrir o defeito sem tensão. A aba é posicionada sobre o defeito e suturada (em duas camadas se possível) aos bordos do defeito.
      (i) Este procedimento é adequado para fístulas oronasais posicionadas próximo da margem da gengiva.
      (ii) O epitélio nasal cobre o tecido submucosal exposto fazendo face para a cavidade nasal dentro de 30 dias.
    (b) **Enxertos mucoperiósteos elevados do palato duro** podem ser articulados, avançados ou girados sobre o defeito dependendo da localização da fístula e da disponibilidade de tecido vizinho.
      (i) Enxertos mucoperiósteos são usados em geral para fístulas oronasais localizadas em direção ao centro do palato duro, ou em combinação com enxertos mucosais gengivais/bucais.
      (ii) Com freqüência é criado um defeito secundário, mas o osso do palato duro exposto é coberto de epitélio dentro de 3-4 semanas.
    (c) **Enxertos de reposição dupla.** Uma aba mucoperióstea articulada, baseada no bordo medial do defeito, é elevada e refletida sobre o defeito. Esta aba e o osso palatino exposto então são cobertos por um enxerto mucosal gengival/bucal avançado.

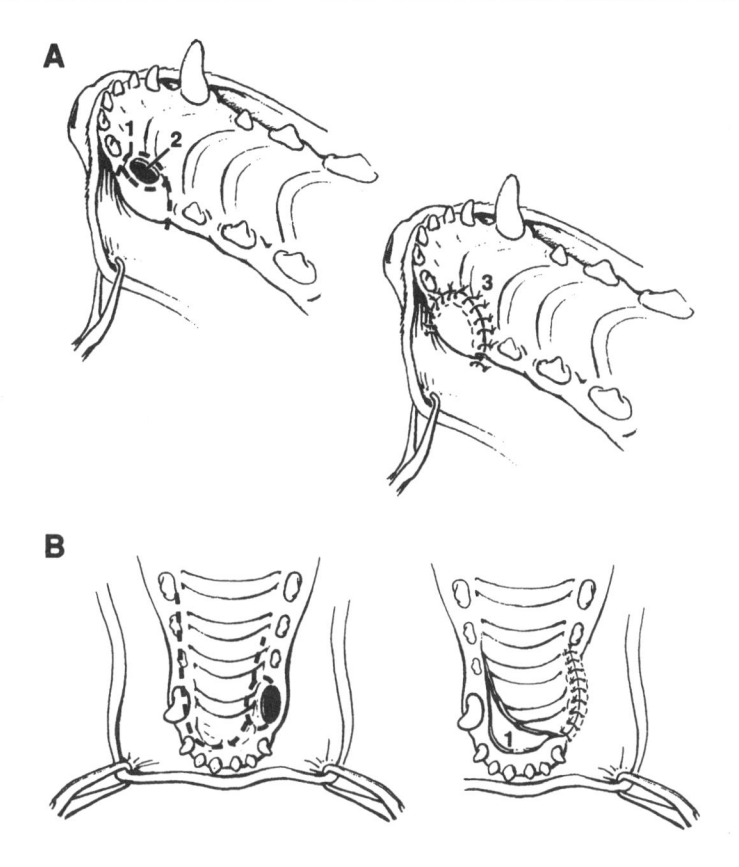

FIGURA 7-3 (A) Fechamento de uma fístula oronasal com um enxerto mucosal gengival/bucal. A incisão (1) ao redor da fístula (2) estende-se para a gengiva bucal. A aba é avançada sobre o defeito e suturada ao mucoperiósteo do palato duro (3), usando um fechamento em duas camadas. (B) Fechamento de uma fístula oronasal com uma aba de mucoperiósteo. É feita uma incisão (*linha interrompida*) no mucoperiósteo. O enxerto é elevado, avançado sobre o defeito e suturado na margem bucal do defeito. Note o defeito secundário (1) criado com este procedimento.

        (i) Um enxerto de reposição dupla é usado para reparar grandes fístulas oronasais que necessitam de várias abas para cobrir o defeito ou para reparar falhas de fechamentos de fístulas oronasais próximas à margem gengival.

        (ii) As vantagens incluem um fechamento de dupla camada forte e uma superfície epitelial resistente a bactérias em ambas as cavidades nasal e oral.

5. Considerações pós-operatórias

  a. Deiscência, a *complicação mais comum* da reparação de fístula oronasal, com freqüência é o resultado de dificuldades técnicas e pobre integridade tecidual. A *prevenção da automutilação* é extremamente importante; deve ser colocado um colar elizabetano no animal imediatamente após a recuperação da anestesia.

  b. Alimentação enteral. Alguma forma de alimentação enteral que ultrapasse a cavidade oral pode ser necessária para prevenir o acúmulo de alimento e irritação na linha de sutura. Entretanto, faltam evidências diretas que efeitos benéficos na cicatrização resultem desta providência.

    (1) Faringostomia e **gastrostomia** (percutânea, se possível) são métodos adequados (veja o Capítulo 5 IV B 3, 5).

(2) A **duração** da alimentação enteral **é arbitrária,** mas provavelmente deve cobrir pelo menos os primeiros 7 dias.
c. A **inspeção diária do local cirúrgico** é importante para monitorizar a cicatrização.
   (1) Suturas não-absorvíveis podem ser removidas em 14 dias.
   (2) Defeitos palatinos abertos usualmente requerem 3-4 semanas para serem completamente cobertos por epitélio. A menos que a área esteja obviamente infectada (p. ex., estomatite necrótica), são desnecessários antibióticos pós-operatórios.

F. **Paralisia de laringe**
  1. **Etiologia**
     a. **Parilisia laringeana idiopática** é o resultado de *atrofia neurogênica dos músculos laríngeos intrínsecos.* Cães mais velhos, de raças grandes ou gigantes (p. ex., São Bernardo, Labrador, Husky Siberiano e Golden Retriever) são os mais freqüentemente afetados. Uma forma transmissível (herdável) foi descrita em Husky Siberianos e Bouvier des Flandres e pode ocorrer em animais jovens destas raças.
     b. **Outras causas de paralisia de laringe** incluem traumatismos aos nervos vago e laríngeo recorrente, lesões massivas nas regiões cervical ou mediastinal cranial, lesões iatrogênicas aos nervos durante cirurgias cervicais e polineuropatias.
  2. **Sinais clínicos.** Os sinais clínicos iniciais da paralisia de laringe incluem *disfonia, movimentos de deglutição pós-prandial e tosse. Intolerância ao exercício, estertores, dispnéia grave, cianose e colapso* se tornam aparentes à medida que a doença progride.
  3. **Diagnóstico.** O exame visual da laringe enquanto o animal está sedado revela a incapacidade das cartilagens aritenóides e dobras vocais de abduzir durante a inspiração.
     a. **O processo aritenóide se situa numa posição mais medial,** reduzindo o diâmetro do lúmen laríngeo.
     b. Paralisia laríngea idiopática, que é mais comum, resulta de paralisia bilateral. Outras causas usualmente resultam em paralisia **unilateral**.
  4. O **tratamento** é cirúrgico e pode envolver a lateralização da cartilagem aritenóide, somente cordectomia vocal ou associada a aritenoidectomia parcial, laringofissura castelada modificada, reinervação dos músculos laríngeos ou traqueostomia permanente. A traqueostomia temporária pode facilitar a anestesia e a visualização para proceder à laringectomia e à laringofissura castelada.
     a. **Lateralização da cartilagem aritenóide** (Figura 7-4) envolve a colocação de uma sutura não-absorvível monofilamentar do processo muscular da cartilagem aritenóide (a inserção do músculo cricoaritenóide dorsal) até a linha média caudodorsal da cartilagem cricóide.
        (1) **Técnica.** A incisão do ligamento interaritenóide pode ser feita mas não é essencial. A desarticulação da articulação cricoaritenóide permite melhor visualização do proceso muscular da cartilagem aritenóide para a colocação da sutura.
        (2) **Procedimentos uni ou bilaterais** podem ser feitos. A lateralização bilateral aumenta a possibilidade de pneumonia por aspiração pós-operatória, ainda que isto também seja uma complicação potencial da lateralização unilateral.
        (3) Um **acesso lateral ou ventral** pode ser feito.
     b. **Cordectomia vocal e aritenoidectomia parcial**
        (1) **Acesso oral** (Figura 7-5)
           (a) **Cordectomia vocal.** As dobras vocais são ressecadas usando um instrumento de manipulação prolongado ou uma pinça de biópsia uterina eqüina.
              (i) **Ressecção bilateral** é feita se somente são excisadas as cordas vocais.

CIRURGIA DE PEQUENOS ANIMAIS   **101**

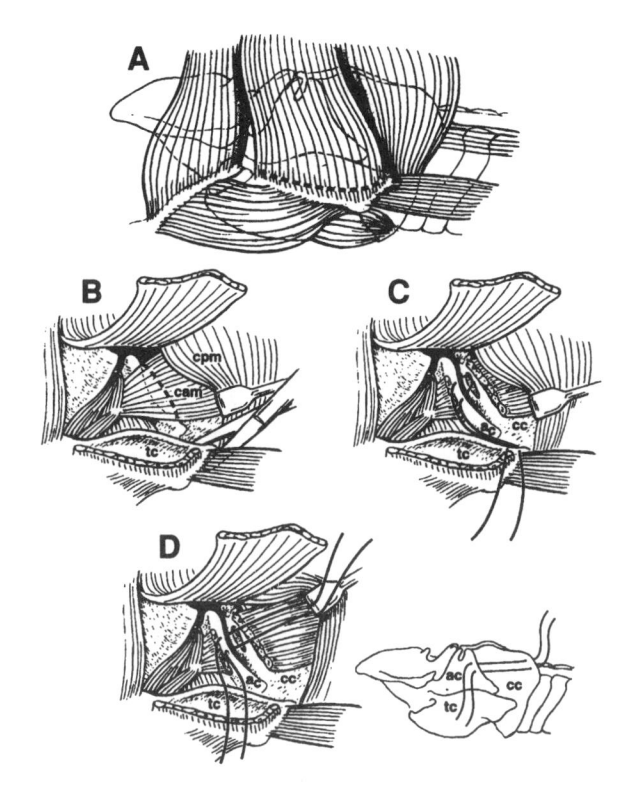

FIGURA 7-4 Lateralização da cartilagem aritenóide. (A) A laringe e musculatura adjacente. O músculo tirofaríngeo é transeccionado (*linha interrompida*) para expor a cartilagem tiróide. (B) A articulação cricotiróide é cortada para permitir a reflexão da cartilagem tiróide (tc) ventralmente. O músculo cricofaríngeo (cpm) é tracionado caudalmente expondo o músculo cricoaritenóide dorsal (cam). O músculo cricoaritenóide dorsal é transeccionado sobre a articulação cricoaritenóide e a articulação cricoaritenóide é cortada. A junção entre o processo corniculado (ramo sesamóide) é seccionada para mobilizar completamente a cartilagem aritenóide. (C) A sutura é colocada entre o processo muscular da cartilagem aritenóide (ac) e o bordo caudodorsal da cartilagem tiróide (tc). A cartilagem cricóide (cc) é visível. (D) Alternativamente, a sutura pode ser colocada entre o processo muscular da cartilagem aritenóide (ac) e a cartilagem cricóide (cc) na região da agora exposta superfície articular cricotiróide (tc).

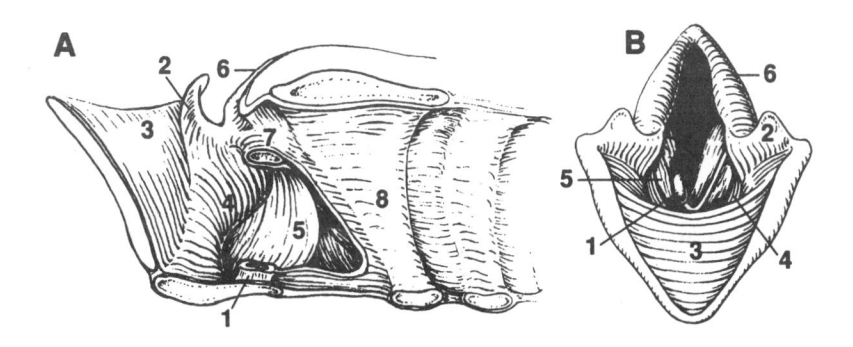

FIGURA 7-5 Cordectomia vocal (acesso oral). (A) Vista medial após cordectomia vocal, mostrando o resto ventral das cordas vocais e músculos (1), o processo cuneiforme (2), a epiglote (3), a corda vocal falsa (4), a mucosa lateral da corda vocal excisada e músculo (5), o processo corniculado (6), a cartilagem aritenóide (7) e a cartilagem cricóide (8). (B) Vista rostral da laringe após a cordectomia vocal.

(ii) **Ressecção unilateral** é feita em conjunto com a aritenoidectomia parcial.
(b) **Aritenoidectomia parcial.** É feita a ressecção unilateral do processo corniculado da cartilagem aritenóide enquanto o sulco interaritenóide, a comissura ventral e o tecido ventral das dobras vocais são preservados.
(c) **Ressecção do processo cuneiforme, processo muscular e dobra ariepiglótica** podem ser feitos se necessário.
(d) **Cicatrização.** O ferimento cirúrgico é deixado aberto para cicatrizar por segunda intenção.
(e) **Complicações pós-cirúrgicas** incluem contração e formação de uma membrana obstrutiva através do lúmen laringeano e o desenvolvimento de tecido de granulação excessivo. Escara excessiva pode necessitar de ressecção de tecido adicional e da criação de enxertos mucosais para obter cicatrização primária.
(2) **Acesso ventral.** A cordectomia vocal e aritenoidectomia parcial podem ser feitas com mais precisão através de laringotomia ventral na cartilagem tiróide. Este acesso permite incisar a mucosa sobre a aritenóide, o que facilita a remoção da cartilagem e das cordas vocais e permite suturar a mucosa para reduzir a formação de tecido de granulação.
c. **Laringofissura castelada modificada** é feita através de laringotomia ventral através da cartilagem tiróide (Figura 7-6).
d. **Reinervação dos músculos laríngeos** pode ser possível usando técnicas de anastomose de nervos ou transplantes de pedículos neuromusculares.
(1) Anastomose do nervo laríngeo recorrente pode ser possível em casos traumáticos.
(2) Alternativamente podem ser usados ramos motores ventrais do primeiro nervo cervical (e o músculo esternotiróideo) ou a porção do nervo frênico.
e. **Traqueostomia permanente** é discutida em IV B 2.
G. **Colapso laríngeo** é caracterizado por colapso medial e rostral da cartilagem aritenóide e dobras ariepigóticas.
1. **Etiologia.** *Traumatismos* ou condições que diminuem o apoio da cartilagem (p. ex., *síndrome braquicefálica*) levam ao colapso laríngeo.
2. **Patogênese.** Colapso laríngeo ocorre em estágios caracterizados por eversão do sáculo laríngeo (estágio 1), colapso medial do processo cuneiforme (estágio 2) e colapso medial do processo corniculado (estágio 3).
3. **Sinais clínicos** são similares aos da paralisia laringeana.
4. **Tratamento.** O tratamento conservador (p. ex., medicação e repouso) pode ajudar alguns animais ainda que a cirurgia possa prover alívio mais eficaz dos sinais clínicos.
a. Em raças braquicefálicas é feita a ressecção das narinas, o alongamento do palato mole e a eversão dos sáculos. Traqueostomia permanente pode ser indicada em doenças graves.
b. Em outras raças, é indicada a traqueostomia permanente.
H. **Neoplasia laringeana** compreende pólipos benignos, tecidos de granulação ou escaras e doenças malignas.
1. **Pólipos inflamatórios** são raros mas podem ser removidos por excisão simples por um acesso oral ou laringostomia ventral.
2. **Tecidos de granulação ou escaras** secundários a procedimentos de laringectomia parcial são removidos após laringotomia ventral. É necessária a aposição da mucosa para prevenir recidiva.

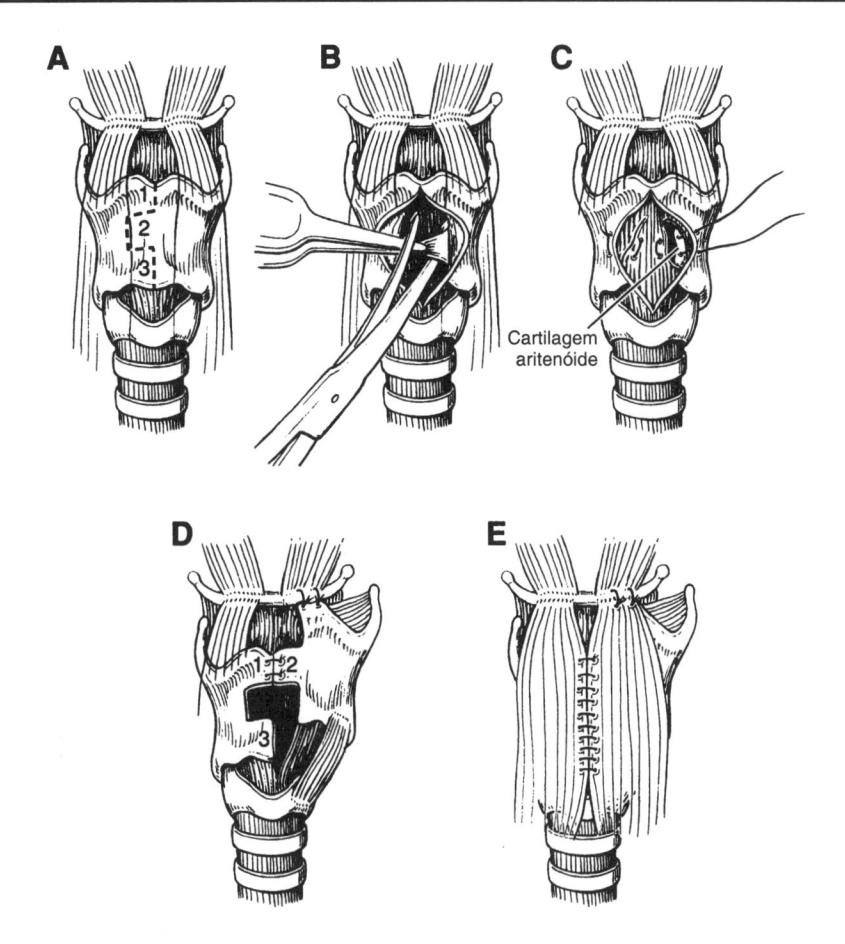

FIGURA 7-6 Laringofissura castelada modificada. (A) Uma incisão castelada ventral é feita na cartilagem tiróide. (B) As dobras vocais são ressecadas. (C) É feita a lateralização aritenóide intraglótica colocando uma sutura horizontal simples através do processo vocal da cartilagem aritenóide e a lâmina da cartilagem tiróide atravessando o recesso do ventrículo lateral. É usado material de sutura monofilamentar e não-absorvível. (D) A incisão castelada é suturada. Um dos lados do degrau da cartilagem tiróide é avançado cranialmente. O bordo aposto da aba e o bordo oposto cortado da cartilagem tiróide são suturados. (E) Os defeitos remanescentes entre os bordos cortados são cobertos por aposição do músculo esternoióideo. (Modificado com permissão de GOURLEY, I. M. & GREGORY, C. R.: *Atlas of Small Animal Surgery*. New York, Gower, 1992, p. 5.7.)

3. **Doença maligna** é rara, mas adenocarcinoma, osteossarcoma, condrosarcoma, tumor de célula mastocítica e leiomiomas foram registrados e causam dispnéia obstrutiva. Excisão local através de laringotomia ventral pode ser paliativa, mas laringectomia total em conjunto com uma traqueostomia permanente pode ser indicada para alcançar margens adequadas e alívio da obstrução.

IV. CONDIÇÕES DO TRATO RESPIRATÓRIO INFERIOR TRATADAS COM CIRURGIA

A. **Colapso traqueal** ocorre tipicamente em cães de meia-idade a velhos das raças miniatura e Toy (p. ex., Pomeranos, Poodles miniatura e Toy, Yorkshire Terrier, Pugs Chihuahuas).
  1. **Etiologia.** A causa específica da condição é desconhecida.

2. **Patogenia.** A cartilagem traqueal afetada degenera progressivamente e não consegue manter sua forma durante a inspiração.
   a. **Colapso de grau I** caracteriza-se por uma redução de 25% do diâmetro do lúmen. O músculo traquealis é ligeiramente penduloso e a cartilagem ainda é algo circular no formato.
   b. **Colapso de grau II** se caracteriza por uma redução de 50% do diâmetro do lúmen. O músculo traquealis está esticado e penduloso e a cartilagem está algo achatada.
   c. **Colapso de grau III** se caracteriza por uma redução de 75% do diâmetro do lúmen. O músculo traquealis está estirado e penduloso e a cartilagem quase completamente achatada.
   d. **Colapso de grau IV.** O lúmen está essencialmente obliterado e o músculo traquealis em contato com a cartilagem.
3. **Sinais clínicos.** A história de *tosse produtiva* leve à moderada e *leve intolerância ao exercício* é comum. A tosse progride até um típico "grasnar de ganso" e a excitação com freqüência provoca tosse e dispnéia.
4. **Diagnóstico** está baseado na anamnese, sinais clínicos, possível palpação de anéis traqueais cervicais achatados e achados endoscópicos e radiográficos.
   a. **Radiografias torácicas** podem revelar cardiomegalia. *Radiografias torácicas inspiratórias e expiratórias* revelam uma *traquéia colapsada* em aproximadamente 60% dos cães com colapso grave (grau II ou mais).
      (1) A traquéia cervical colapsa na inspiração, enquanto a traquéia torácica colapsa na expiração.
      (2) Fluoroscopia pode facilitar o diagnóstico.
   b. **Endoscopia** é feita com o animal sob anestesia superficial para determinar o grau de colapso. Com freqüência estão presentes inflamação e infecção da traquéia; por isso amostras de lavados broncotraqueais devem ser coletados para cultura bacteriana e testes de sensibilidade e estudos citológicos.
      (1) Paresia ou paralisia laringeana foram registradas em aproximadamente 30% dos cães com colapso traqueal.
      (2) Cinqüenta por cento dos cães com colapso traqueal têm algum grau de colapso bronquial, piorando o prognóstico.
5. **Tratamento**
   a. **Redução do peso e tratamento medicamentoso** (p. ex., antitussígenos, broncodilatadores, antibióticos, corticosteróides e sedativos) podem aliviar os sintomas em alguns cães.
   b. **Tratamento cirúrgico** é indicado para cães com 50% ou mais de redução no diâmetro luminar da traquéia. *Prótese com anéis* ou *uma espiral de plástico* (Figura 7-7) é colocada ao redor da traquéia. Ainda que o uso de uma prótese espiralada em

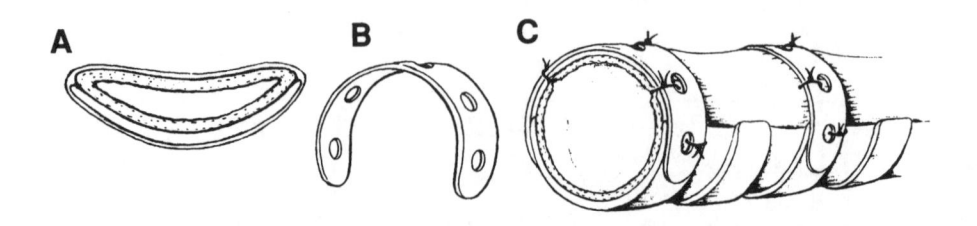

FIGURA 7-7 (A) Colapso traqueal de grau III. (B) Próteses anelares plásticas. (C) Os anéis plásticos são suturados à traquéia e à membrana dorsal (músculo traquealis).

vez de anéis individuais tenha resultados favoráveis, a sua colocação requer uma dissecação extensa, o que pode comprometer o suprimento sangüíneo da traquéia e causar necrose.
- **(1) Preparação dos anéis.** Os anéis são modelados de uma seringa de polipropileno de 3ml, tem 5 ou 6 orifícios pré-perfurados e são autoclavados antes da cirurgia.
- **(2) Apoio da traquéia cervical.** Os anéis são colocados ao redor da traquéia cervical através de acesso cervical ventral e suturados no local. No mínimo uma sutura deve ser através do músculo traquealis.
- **(3) Apoio para a traquéia torácica.** A porção da traquéia na entrada do tórax e a porção da traquéia intratorácica são expostas por tração cranial na traquéia cervical. Cinco ou seis anéis são colocados, usualmente.
  - **(a)** Se for necessária a exposição intratorácica, a traquéia pode ser acessada por extensão da incisão cervical para uma esternotomia média ou através de uma toracotomia lateral direita no terceiro até o quinto espaço intercostal.
  - **(b)** A taxa de morbidade aumenta substancialmente com a exposição intratorácica.
- **(4) Complicações pós-cirúrgicas** incluem distresse respiratório resultante de inflamação e edema da mucosa traqueal. Corticosteróides, suplementação de oxigênio, supressores da tosse e sedativos podem ser indicados. *Resultados pós-cirúrgicos precoces* podem não ser melhores em relação ao estado pré-operatório devido à traqueíte e irritação da sutura. Em cerca de 4 semanas devem melhorar a tosse a dispnéia.

B. **Obstrução das vias aéreas superiores.** A *traqueostomia* é usada para ultrapassar a obstrução das vias aéreas superiores. Ela pode ser *temporária* ou *permanente*. A traqueostomia pode ser um procedimento *eletivo* (traqueostomia pré-operatória temporária de tubo e traqueostomia permanente) ou um procedimento de *emergência.*
1. **Traqueostomia temporária (tubo)** é feita assepticamente através de incisão ventral na linha média sobre a traquéia. Outras incisões (p. ex., vertical, elíptica, "U" ou tipo janela) também foram descritas.
    b. **Tubos de traqueostomia** podem ser de metal ou plástico, com ou sem manguito e com ou sem cânula. Com objetivo de prevenir a obstrução total caso o tubo seja ocluído, o seu diâmetro deve ser, aproximadamente, a metade do diâmetro da traquéia.
    c. **Cuidados pós-cirúrgicos**
       - **(1)** Inicialmente é necessário intenso cuidado pós-operatório. O tubo pode precisar de limpeza tão freqüente como a cada 15min usando cânula de sucção estéril inserida na luz do tubo. Salina estéril pode ser infundida na traquéia imediatamente antes do succionamento para soltar as secreções.
       - **(2)** O tubo de traqueostomia é removido quando é estabelecida uma via aérea adequada. Alternativamente, pequenos tubos podem substituir tubos mais largos até que a ventilação reassuma o normal.
       - **(3)** Após a remoção do tubo a incisão é deixada cicatrizar por segunda intenção.
    d. **Complicações** incluem movimentos de deglutição, vômitos, obstrução do tubo, deslocamento do tubo, enfisema, estenose da traquéia, formação de fístula traqueocutânea ou traqueoesofágica e malácia traqueal.
2. **Traqueostomia permanente** provê alívio de obstrução das vias aéreas superiores que não respondem a outros métodos de tratamento. É feita ao nível do terceiro ao sexto anel traqueal com acesso ventral (Figura 7-8).

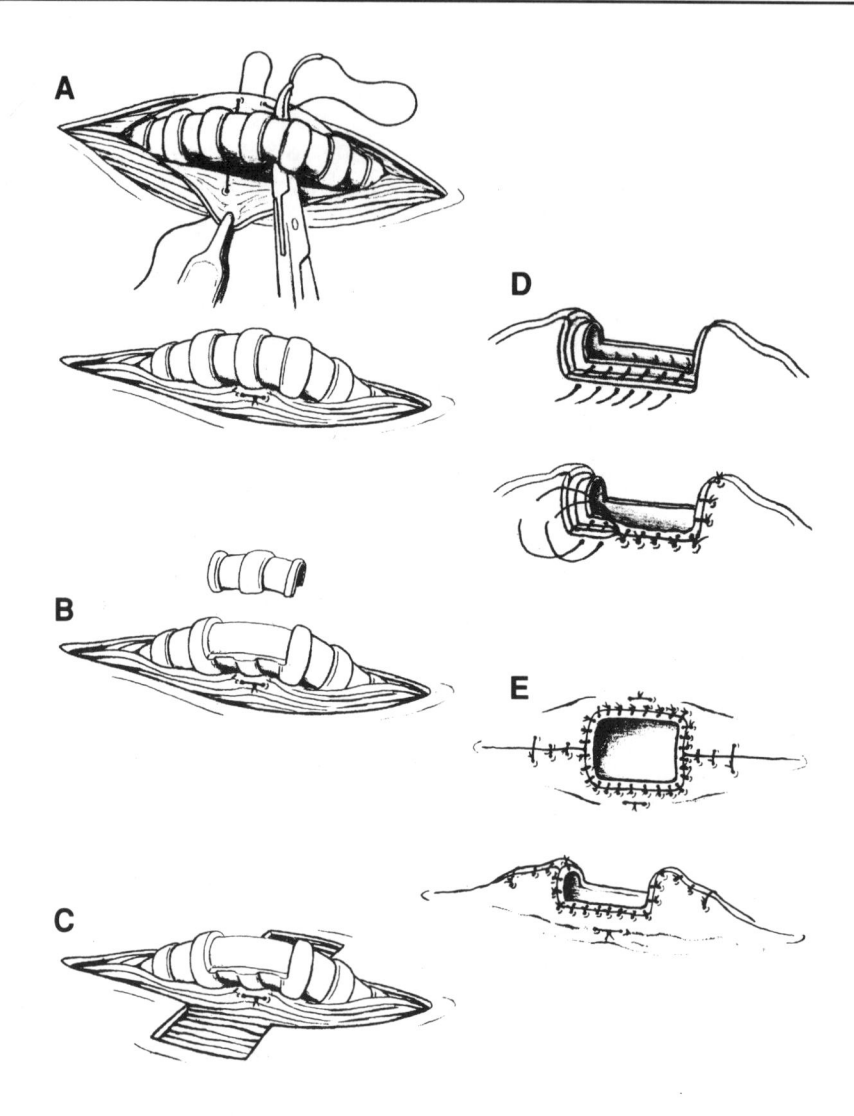

FIGURA 7-8 Traqueostomia permanente (acesso ventral). (A) Uma ou duas suturas são colocadas através dos músculos esternoióideo para elevar a traquéia. (B) A porção da traquéia ventral é ressectada. (C) Uma secção de tamanho similar da pele é excisada. (D) É feita uma incisão com forma de "I" na mucosa e o estoma é fechado com sutura simples interrompida através da mucosa e pele. (E) Observe que quatro grandes suturas são pré-colocadas através da fáscia peritraqueal e pele antes de fazer a sutura mucosal para aliviar a tensão no fechamento do estoma. (Modificado com permissão de HEDLUND, C. S. & TANGNER, C. H.: *Tracheal surgery in the dog, part II. Comp. Cont. Ed.* 5: 738-51, 1983, p 746.)

    a. **Ressecção da parede traqueal.** É ressecado um segmento ventral da parede traqueal com aproximadamente 3-4 anéis traqueais de comprimento e um terço da circunferência traqueal de largura.
    b. **Criação de um traqueostoma.** É feita uma incisão em "I" ou "H" na mucosa e os bordos suturados aos bordos da pele para criar um traqueostoma.
    c. **Manejo pós-operatório** exige a inspeção do traqueostoma cada 1-3h.
        (1) O acúmulo de muco é cuidadosamente removido do estoma. A traquéia distal pode ser succionada usando equipamento estéril. Após uma semana a limpeza

pode ser reduzida para cada 4-6h e, ao fim do primeiro mês, podem ser suficiente duas limpezas diárias.

(2) O pêlo deve ser mantido curto ao redor do estoma para prevenir embaraçamento.

(3) Os exercícios devem ser limitados às áreas limpas e a natação é proibida.

  d. **Complicações pós-cirúrgicas** envolvem a oclusão do estoma resultante de dobras da pele ou estenose (p. ex., devido à contração do estoma, colapso dos anéis cartilaginosos ou formação de tecido granulomatoso excessivo).

C. **Traumatismos, neoplasias ou estenose da traquéia** requerem *reconstrução da traquéia*. Até 20-60% da traquéia (8-23 anéis) podem ser removidos de cães. O método preferido é a *anastomose de cartilagem dividida* porque ele preserva o diâmetro do lúmen e resulta num alinhamento anatômico mais preciso do que de outras técnicas envolvendo a aposição de anéis intactos, sutura de ligamento anular ou sobreposição de anéis.

  1. **Técnica.** O segmento afetado é removido incisando a metade dos anéis cartilaginosos em ambas as extremidades do segmento. Estas cartilagens são repostas e suturadas juntas com suturas simples interrompidas absorvíveis, ou não, colocadas ao redor dos anéis cartilaginosos. A preservação do suprimento de sangue é essencial; somente o segmento afetado precisa ser liberado do tecido peritraqueal circunvizinho.

  2. **Considerações pós-cirúrgicas.** O exercício é restringido e evitada a extensão da cabeça. Podem ser necessários braceletes no pescoço. As complicações incluem deiscência e estenoses.

D. **Doença pulmonar**

  1. **Técnica cirúrgica**

    a. **Toracotomia.** Os pulmões são acessados tipicamente através de toracotomia lateral sobre a área pulmonar afetada (veja o Capítulo 9 III; Tabela 9-1).

    b. **Lobectomia parcial** pode ser usada para obter amostras de biópsia ou para tratar lesões marginais isoladas. A porção a ser removida é isolada e cortada distal a uma linha de suturas horizontal contínua absorvível ou uma linha de grampos.

    c. **Lobectomia** usualmente é feita através de *toracotomia lateral (direita ou esquerda)* no quinto ou sexto espaço intercostal. Uma *esternotomia mediana* provê bom acesso aos ventrículos cardíacos e permite exploração de toda a cavidade torácica; contudo o acesso ao hilo do pulmão é difícil, especialmente em animais com tórax profundo.

      (1) **Ligação de vasos sangüíneos e sutura brônquica** é o acesso tradicional.

        (a) Os brônquios e os vasos sangüíneos são apalpados no hilo numa posição craniodorsal.

        (b) A artéria lobar, localizada dorsolateralmente ao brônquio, é dissecada do brônquio usando pinças de ângulo reto e pontas rombas.

        (c) A artéria é ligada triplamente; duas ligaduras simples de monofilamento 2-0 ou 3-0 absorvíveis são colocadas primeiro, seguidas da colocação de uma sutura de transfixação distal à ligadura mais proximal. A artéria é seccionada entre a sutura de transfixação e a ligadura simples distal.

        (d) A veia lobar, localizada ventromedialmente ao brônquio, é dissecada, ligada e dividida fora da artéria.

        (e) O brônquio é exposto e a dissecção adicional do tecido peribronquial deve ser mínimo.

          (i) O brônquio é pinçado duplamente e transeccionado entre as pinças, permitindo a remoção do pulmão e, conseqüentemente, melhorando a exposição do coto bronquial.

(ii) O brônquio proximal à pinça remanescente é suturado com sutura horizontal, interrompida, simples e sobreposta, usando monofilamento 2-0 ou 3-0 absorvível ou não.
(iii) A pinça é removida e o brônquio esmagado é cortado deixando aproximadamente 2mm de tecido esmagado. O coto é costurado num padrão de sutura contínua simples.

(2) **Lobectomia com agrafes** é rápida, segura e barata. Como o agrafe reduz substancialmente o tempo de cirurgia, a morbidade perioperatória é reduzida.
(a) Mesmo em cães de raças grandes o grampo toracoabdominal 50mm (TA50) em geral é suficiente para estender através do hilo bronquial.
(b) O TA50 é colocado através do hilo e disparado, colocando uma linha dupla de agrafes de 2,5mm. O hilo é transeccionado distal aos agrafes antes de remover o agrafe.

(3) **Combinação.** Alternativamente os vasos sangüíneos podem ser ligados e o agrafe usado somente no brônquio.
(a) Isto é vantajoso quando a exposição do hilo é difícil. A ligação e divisão dos vasos sangüíneos melhora a exposição do hilo.
(b) Também é vantajoso em cães muito grandes onde os grandes agrafes (p. ex., 3,5mm) necessários para comprimir o brônquio não comprimem adequadamente os vasos sangüíneos.

(4) **Fluxo.** Após a remoção do lobo pulmonar, o tórax é preenchido com salina aquecida para constatar a presença de bolhas de ar como evidência de vazamento do brônquio (ou parênquima pulmonar, na lobectomia parcial).

(5) **Colocação de tubo de toracostomia** (veja IV D 1 e). É necessária para remover o ar remanescente no tórax e monitorizar quanto a vazamentos bronquiais ou parenquimais pós-cirúrgicos. Um tubo drena ambos os hemitórax em cães e gatos porque o mediastino é incompleto.

d. **Pneumonectomia.** O pulmão esquerdo completo pode ser removido sem comprometimento significativo, contudo a pneumonectomia direita, que causa obstrução de mais 60% do fluxo sangüíneo pulmonar e diminui a capacidade pulmonar em mais de 50%, pode ser fatal.

e. **Toracostomia** (Figura 7-9). Um tubo de toracostomia é introduzido através da pele ao nível da décima ou décima primeira costela, passado subcutaneamente por 3 ou 4 espaços intercostais em direção cranioventral e é introduzido através dos músculos intercostais e pleura usando um estilete ou uma hemostática grande. O tubo é suturado à pele e fixado por bandagem ao tórax deixando exposta somente a extremidade é aplicada sucção.

(1) Um **sistema de sucção contínua** é usado para situações como pneumotórax espontâneo ou efusão pleural (quilotórax e piotórax) usando um sistema de 2 ou 3 frascos sob a água. Uma válvula de uma via (Heimlich) é usada para tratar pneumotórax em cães de porte médio ou grande (p. ex., os que pesam mais de 15 kg).
(a) Sucção contínua de 8-15 cm de H_2O são eficazes para pneumotórax. Pressões de até 20 cm de H_2O podem ser necessárias para aspirar líquido viscoso.
(b) No sistema de 3 garrafas, o tubo de toracostomia é conectado a um frasco coletor, que é conectado a um selador de água (contendo 2-3 cm de água) que é conectado ao frasco de controle de sucção (contendo 10-20 cm de água). A quantidade de sucção é alterada pela elevação ou rebaixamento do tubo na água no terceiro frasco. Um tubo de ventilação no terceiro frasco permite a aspiração do ar do frasco quando é aplicada sucção.

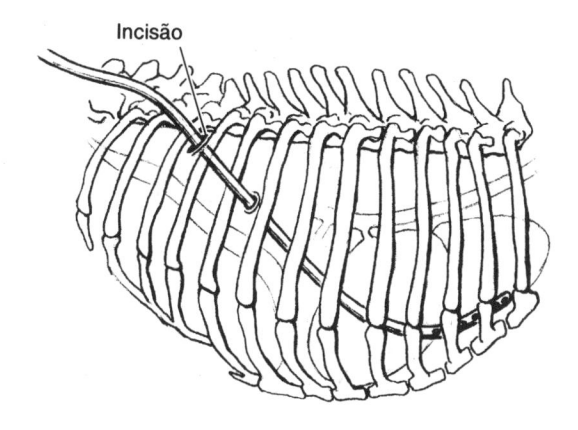

FIGURA 7-9 Colocação de um tubo por torocostomia (vista lateral). O tubo é induzido através da pele entre a décima e décima primeira costela, passando subcutaneamente por 3 ou 4 espaços intercostais, em direção cranioventral. Entre a oitava e a nona costela (*Flecha*), o tubo é introduzido através dos músculos intercostais e pleura, na cavidade torácica. (Redesenhado com permissão de BOJRAB, M.J.: *Current Techniques in Small Animal Sugery*, 2nd ed. Philadelphia, Lea & Febiger, 1990, p.288).

      (2) Sucção intermitente usa uma torneira de 3 vias no final do tubo de toracostomia.
         (a) Uma pinça "C" precisa ser usada para ocluir o tubo entre as aspirações para evitar o desenvolvimento de pneumotórax como resultado de vazamento das conexões na torneira de 3 vias.
         (b) Sucção intermitente é aplicada a cada 15min, prolongando-se os intervalos à medida que a quantidade de ar ou líquidos diminui. É imperioso fechar completamente a torneira de 3 vias e assegurar que todas as conexões estão vedadas.
2. Condições específicas tratadas com cirurgia
  a. Neoplasias
    (1) Neoplasia pulmonar primária é mais comum em cães velhos de raças grandes. *Adenocarcinoma* e *carcinoma alveolar* são diagnosticados mais freqüentemente.
      (a) Sinais clínicos podem resultar de compressão das vias aéreas, anormalidades de perfusão-ventilação regionais ou efusão pleural.
         (i) Tosse persistente, que não responde aos antibióticos, é um sinal clínico comum.
         (ii) Intolerância ao exercício, distresse respiratório e hemoptise podem ocorrer.
         (iii) Anorexia, perda de peso e depressão podem ser vistas.
         (iv) Massas torácicas podem causar **osteopatia hipertrófica,** uma condição caracterizada por membros distais inchados e doloridos que mostram proliferação perióstea em radiografias. A regressão dos sinais clínicos e da proliferação periosteal ocorre com excisão das massas torácicas.
      (b) Diagnóstico
         (i) Radiografias revelam um nódulo simples, mais comumente no lobo pulmonar caudal direito. Pode acontecer *cavitação e calcificação da massa. Linfadenopatia hilar* pode ser evidente.
         (ii) O **diagnóstico definitivo** é baseado na *citologia* ou *histopatologia* do líquido pleural, líquido de lavagem broncoalveolar ou aspirados dos nódulos obtidos com agulhas finas.

(c) O **tratamento** inclui a *lobectomia* ou *pneumonectomia* e *biópsia dos nódulos linfáticos traqueobrônquicos*.
(d) **Prognóstico,** baseado em ampla excisão e ausência de doença metastática nos nódulos linfáticos, é bom com um tempo de sobrevivência médio de no mínimo 1 ano. O espalhamento metastático aos nódulos linfáticos tem prognóstico desfavorável com sobrevivência média de 2-3 meses.
(2) **Neoplasia pulmonar secundária** é comum, porque os pulmões são locais freqüentes de localização de metástases. A eficácia da excisão cirúrgica de lesões metastáticas pulmonares é incerta.
b. **Abcessos pulmonares** são mais comuns em gatos do que em cães.
(1) **Etiologia.** A formação de abcessos pode ser secundária a corpos estranhos, infecção pulmonar crônica, ferimentos penetrantes, obstrução vascular ou doença neoplásica.
(2) **Sinais clínicos** incluem pirexia, tosse, distresse respiratório, intolerância ao exercício, anorexia e letargia.
(3) O **tratamento** é a excisão cirúrgica do lobo pulmonar afetado.
(4) **Prognóstico** para a doença confinada é favorável após a excisão cirúrgica completa. A doença disseminada tem um prognóstico desfavorável.
c. **Torção de lobo pulmonar** é uma condição incomum, vista usualmente em raças de cães grandes e de tórax profundo. Os lobos pulmonares cranial direito e médio direito são os afetados mais freqüentemente.
(1) **Etiologia.** A torção do lobo pulmonar é associada com quilotórax, traumatismo, neoplasia e doença respiratória crônica.
(2) **Patogênese.** A torção do lobo pulmonar causa obstrução venosa e bronquial, mas o fluxo sangüíneo arterial é mantido. O lobo pulmonar consolida e ocorre efusão pleural.
(3) Os **sinais clínicos** são relacionados com a efusão pleural e o lobo pulmonar consolidado ou necrótico. *Tosse*, graus variados de *dispnéia, anorexia* e *perda de peso* são observados. *Sons cardíacos e respiratórios abafados* são observados devido à presença de líquido pleural.
(4) **Diagnóstico** é por *radiografia* e *broncoscopia*. *Toracotomia exploratória* pode ser necessária se estes métodos não permitem o diagnóstico.
(a) O líquido pleural pode ser de natureza serossanguinolenta ou quilosa, contendo eritrócitos e leucócitos, mas raramente bactérias.
(b) As radiografias revelam líquido pleural e consolidação pulmonar. As radiografias obtidas antes da aspiração de líquidos pleurais podem identificar melhor o lobo pulmonar afetado; o lobo pulmonar pode ser identificado definitivamente com broncografia de contraste positivo ou broncoscopia.
(5) O **tratamento** envolve *lobectomia*. Para prevenir a liberação de endotoxina, o lobo pulmonar afetado não é desrotado.
d. **Lacerações pulmonares** podem ser secundárias a fraturas de costelas, lesões penetrantes ou ocasionalmente traumas obtusos.
(1) **Sinais clínicos** podem ser relacionados ao tipo de lesão.
(a) Dor ou crepitação à palpação pode ser associada com fraturas de costelas.
(b) Distresse respiratório pode ser associado com hemotórax ou pneumotórax.
(c) Sons pulmonares úmidos são associados com hemorragia pulmonar ou edema.
(2) **Diagnóstico**
(a) **Radiografias** podem mostrar ar livre e líquidos no interior do tórax.

(b) **Broncoscopia** pode ser útil para localizar rupturas traqueais ou dos ramos principais dos brônquios. Identificação de hemorragia no interior dos brônquios pode ajudar a identificar o lobo pulmonar afetado.

(3) **Tratamento.** Podem ocorrer cicatrizações espontâneas de lacerações pulmonares, mas a intervenção cirúrgica é recomendada se há evidências contínuas de pneumotórax apesar do tratamento ou há evidências de hemorragia significativa associada com a lesão.

(a) **Toracotomia lateral** é feita sobre o lobo pulmonar afetado e a laceração é suturada primeiro usando grandes suturas horizontais.

(b) Os bordos da laceração podem ser apostos com uma sutura contínua simples ou uma sutura contínua de padrão Lembert.

e. **Pneumotórax espontâneo** é ar no interior do tórax causado por alguma condição não-traumática. Esta condição é considerada um *pneumotórax fechado*, porque o ar se origina dentro do tórax (p. ex., a cavidade torácica não foi penetrada).

(1) **Etiologia.** As causas incluem bula enfisematosa, cistos ou outra doença parenquimatosa. A doença subjacente pode ser difícil de distinguir radiograficamente. Em um estudo de 21 animais, somente 4 apresentaram evidências radiográficas de doença subjacente.

(2) **Tratamento**

(a) **Tratamento conservador** com *tubos de toracostomia* com freqüência resulta em recorrência, e a intervenção cirúrgica precoce é indicada.

(b) **O tratamento definitivo** envolve a excisão do lobo pulmonar afetado.

LEITURAS SELECIONADAS

BOJRAB, M. J. (ed) : *Current Techniques in Small Animal Surgery*, 3rd ed. Philadelphia, Lea & Febiger, 1990, pp 321-66.

ETTINGER, S. J. & FELDMAN, E. C. (ed) : *Textbook of Veterinary Internal Medicine*, 4th ed. Philadelphia, W. B. Saunders, 1995, pp 551-566, 754-811.

GOURLEY, I. & GREGORY, C. : *Atlas os Small Animal Surgery*. New York, Gower, 1992, pp 2-2. 10, 4-4. 6, 5-5. 6, 6-6. 5.

HOLT, D. & HARVEY, C. : Idiopathic laryngeal paralysis: results of treatment by bilateral vocal fold reaction in 40 dogs. *J. Am. Anim. Hosp. Assoc.* 30: 389-95; 1994.

HOLTSINGER, R. H., BEALE, B. S., BELLAH, J. R. et al: Spontaneous pneumothorax in the dog: a retrospective analysis of 21 cases. *J. Am. Anim. Hosp. Assoc.* 29: 195-210; 1993.

MORRIS, J. S., DUNN, K. J., DOBSON, J. M. et al: Effects os radiotherapy alone and surgery and radiotherapy on survival of dogs with nasal tumours. *J. Small Anim. Pract.* 35: 567-73, 1994.

OGILVIE, G. K., WEIGEL, R. M., HASCHEK, W. M. et al: Prognostic factors for tumor remission and survival in dogs after surgery for primary lung tumor: 76 cases (1975-1985). *J. Am. Vet. Med. Assoc.* 195: 109-12, 1989.

SHARP, N. J. H., HARVEY, C. E. & SULLIVAN, M. : Canine nasal aspergillosis and penicilliosis. *Compend. Contin. Educ. Pract. Vet.* 13: 41-48; 1991.

SLATTER, D. H. (ed) : *Textbook of Small Animal Surgery*, 2nd ed. Philadelphia, W. B. Saunders, 1993, pp 692-819.

TROUT, N. J., HARPSTER, N. K. & BERG, J. : Long-term results of unilateral ventriculocordectomy and partial arytenoidectomy for the treatment of laryngeal paralysis in 60 dogs. *J. Am. Anim. Hosp. Assoc.* 30: 401-7; 1994.

WHITE, R. A. S. : Unilateral arytenoid lateralization: an assessment of technique complications and long-term results in 62 dogs with laringeal paralysis. *J. Am. Anim. Pract.* 30: 543-9; 1989.

8

Sistema Cardiovascular

GISELLE HOSGOOD

I. ANATOMIA

A. **Orientação.** O coração e os grandes vasos ocupam a cavidade torácica cranial.
   1. O coração se localiza obliquamente, com a base direcionada craniodorsal e o ápice direcionado caudoventralmente.
   2. O coração se estende da terceira à sexta costela. Os pulmões cobrem a maior parte da sua superfície exceto na área do encaixe cardíaco sobre o ventrículo direito.

B. **Pericárdio.** O coração é coberto pelo pericárdio, que tem uma camada fibrosa externa e uma camada interna serosa.
   1. O **pericárdio seroso** está fundido ao pericárdio fibroso.
      a. A **camada parietal** funde com o pericárdio fibroso.
      b. A **camada visceral** ou **epicárdio** liga-se ao coração.
   2. A **cavidade pericárdica**, que se localiza entre as camadas parietais e viscerais do pericárdio seroso, normalmente contém um pequeno volume de líquido claro.

C. **Vasos.** Os vasos principais incluem a *aorta*, a *veia cava cranial e caudal* e o *tronco pulmonar*.

D. **Nervos.** O sistema nervoso autonômico inerva o sistema cardiovascular.
   1. **Inervação parassimpática** é via nervos vago direito e esquerdo, que passam através da base direita e esquerda do coração respectivamente.
   2. **Inervação simpática** é através de fibras que se originam na medula espinhal torácica.
   3. Outros nervos importantes devido à sua localização dentro da cavidade torácica e sua função crítica em vários lugares do organismo, são o nervo recorrente laringeano esquerdo e os nervos frênicos.
      a. O **nervo laringeano recorrente esquerdo** deixa o vago no arco aórtico e gira em torno do arco aórtico caudal para o ligamento arterioso.
      b. Os **nervos frênicos** cursam através do aspecto lateral do coração, ventral aos nervos vago.

II. DISTÚRBIOS CARDÍACOS CONGÊNITOS

A. Epidemiologia
1. Certas raças de cães são predispostas a defeitos cardíacos congênitos (Tabela 8-1).
2. Os gatos têm maior incidência de defeitos cardíacos congênitos múltiplos do que os cães, mas não foi observada predisposição de raças.

TABELA 8-1
Raças de cães predispostos a defeitos cardíacos congênitos.

Defeito	Raça	
Defeito atrial septal	Boxer Old English Sheepdog	
Ducto arterioso patente (DAP)	Brittany Saniel Cocker Spaniel Collie Pastor alemão	Keeshond Pomerano Poodle miniatura Pastor Shetland
Arco aórtico direito persistente (AADP)	Doberman Pastor Alemão Dinamarquês Irish Setter Weimaraner	
Estenose pulmonar	Beagle Chihuahua Bulldog Inglês Pastor Alemão Schnauzer Gigante	Keeshond Schnauzer miniatura Samoyed Terriers
Estenose subaórtica	Boxer Pastor Alemão Pointer de pêlo curto alemão Golden Retriever Newfoundland	
Tetralogia de Fallot	Keeshond Poodle miniatura Schnauzer miniatura Terriers Fox Terrier pêlo de arame	
Displasia valvular	Chihuahua Bulldog Inglês Dinamarquês Weimaraner	
Defeito ventricular septal	Beagle Bulldog Inglês Pastor Alemão Keeshound Mastiff Poodle miniatura Husqui Siberiano	

B. **Defeitos cardíacos congênitos comuns** que são passíveis de tratamento cirúrgico incluem ducto arterioso patente (DAP), estenose pulmonar, estenose subaórtica e arco aórtico direito persistente (AADP).
  1. **DAP** é o defeito cardíaco congênito mais comum em cães. DAP é visto ocasionalmente em gatos.
     a. **Patogênese**
        (1) O ducto arterioso é a comunicação fetal normal entre a aorta e a artéria pulmonar. Ele deve fechar dentro de 2-3 dias após o nascimento tanto em cães como em gatos.
        (2) A insuficiência de fechamento do ducto arterioso resulta em **anastomose esquerda-direita do sangue** da aorta para as artérias pulmonares.
        (3) Um pequeno número de animais com DAP desenvolve anastomose direita-esquerda do sangue resultante de hipertensão pulmonar. O prognóstico para estes animais é desfavorável.
     b. **Diagnóstico** é por exame físico, eletrocardiografia, radiografia e, se necessário, ecocardiografia e angiografia seletiva.
        (1) **Exame físico.** Os sinais clínicos podem não ser detectados até que a patologia progrediu e o animal desenvolveu insuficiência cardíaca congestiva do lado esquerdo e edema pulmonar.
           (a) Os achados característicos encontrados em animais com anastomose esquerda para direita com ou sem sinais clínicos incluem os seguintes:
              (i) Pode ser percebido um murmúrio contínuo sobre a base cardíaca esquerda, com freqüência associado com um estremecimento cardíaco palpável.
              (ii) O pulso femural é hipercinético ("martelo d'água") devido ao rápido transbordar diastólico do sangue através do ducto arterioso.
              (iii) A coloração da membrana mucosa é normal.
           (b) Em animais com anastomose direita para esquerda, as membranas mucosas caudais (p. ex., vulva e prepúcio) são cianóticas e o animal é policitêmico. Não se distingue um múrmurio cardíaco e o pulso femural é normal.
        (2) **Eletrocardiografia** mostra ondas R altas (maiores do que 2,5 mV) nas derivações II e aVF. Nas derivações I e aVF, podem estar presentes ondas Q profundas.
        (3) **Radiografias torácicas** mostram alargamento atrial e ventricular esquerdos, alargamento dos vasos pulmonares (com freqüência descrito como "sobrecirculação" dos pulmões) e dilatação da aorta descendente. Na vista dorsoventral estas alterações representam as 4 saliências no lado esquerdo do coração características do DAP.
        (4) A **ecocardiografia** pode confirmar as alterações cardíacas, mas raramente identifica realmente a anastomose.
        (5) **Angiografia seletiva** usando meio de contraste injetado na aorta ascendente pode ser usada para determinar definitivamente a presença de DAP.
     c. **Tratamento.** A cirurgia deve ser feita logo que possível após o diagnóstico. Contudo, animais jovens com menos de 6 semanas ou os que pesam menos de 500g estão sob maior risco anestésico. Se o animal é clinicamente assintomático (excetuando o murmúrio), é desejável atrasar a cirurgia até que a idade ou tamanho mínimo sejam alcançados.
        (1) **Ligação do DAP esquerdo-direita** é feita através de uma toracotomia lateral esquerda no quarto espaço intercostal (Figura 8-1).
           (a) Cães com edema pulmonar devem ser tratados com furosemida antes da cirurgia.

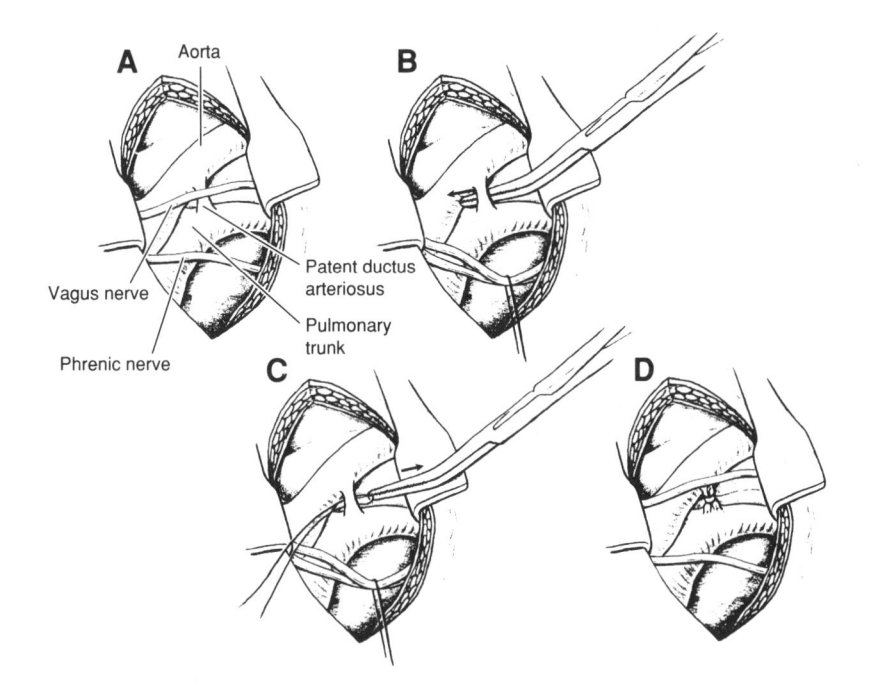

FIGURA 8-1 Ligação do ducto arterioso patente (DAP). (A) Uma teracotomia lateral esquerda é realizada através do quarto espaço intercostal, expondo o ducto arterioso patente. Observe a localização dos nervos vagos e frênico. O pericárdio é incisado sobre o ducto arterioso e tracionado, retraindo ventralmente o nervo vago. (B) O ducto arterioso é dissecado do aspecto caudal. (C) Uma dupla ligadura não-absorvível é passada ao redor do ducto arterioso. (D) Cada ligadura é amarrada isoladamente. A ligadura realizada junto à aorta é feita primeiro. (Redesenhado com permissão de GOURLEY, I.M.; GREGORY, C.K.: *Atlas of Small Animal Sugery*. New York, Gower Medical Publishing, 1992, p. 11:4.)

      (b) O DAP é dissecado por divulsão com um fórceps de ângulo reto e ligado duplamente com sutura não-absorvível.
        (i) Devido ao seu comprimento limitado, o DAP não é seccionado.
        (ii) É necessário cuidado para isolar e retrair o nervo vago esquerdo do DAP previamente à dissecção.
      (c) O DAP é ligado lentamente com a ligatura arterial apertada primeiro. A freqüência cardíaca pode diminuir (sinal de Branham's) durante a ligação devido ao súbito aumento da pressão arterial.
      (d) O murmúrio contínuo não deve mais ser auscultado depois da ligação do DAP, contudo um murmúrio sistólico pode estar presente se a dilatação ventricular esquerda causou insuficiência mitral.
    (2) Ligação da anastomose direita-esquerda é contra-indicada, porque as alterações cardíacas e pulmonares são irreversíveis e pode ocorrer insuficiência cardíaca fatal e edema pulmonar.
   d. Prognóstico. O prognóstico para a sobrevivência de longa duração é excelente para os animais com DAP esquerda-direita, se não chegou a ocorrer insuficiência cardíaca. As alterações cardíacas se revertem após a ligadura do DAP.
2. Estenose pulmônica pode ser supravalvular, valvular ou subvalvular; a estenose valvular é a mais comum. A estenose pulmônica é o defeito cardíaco congênito mais comum em cães. É rara em gatos.

a. **Patogênese.** O aumento de pressão necessário para o efluxo pulmonar causa hipetrofia ventricular direita. Isto pode agravar a estenose por estreitar o efluxo do trato ventricular direito ao nível do infundíbulo.
b. **Diagnóstico.**
   (1) **Exame físico.** A maioria dos cães são assintomáticos no momento do diagnóstico, contudo alguns cães têm sinais clínicos consistentes com insuficiência cardíaca sediada do lado direito. Ausculta-se um murmúrio sistólico sobre a região da válvula pulmonar (lado esquerdo sobre a base do coração).
   (2) **Achados eltrocardiográficos** indicam alargamento ventricular direito e desvio do áxis direito.
   (3) **Radiografias torácicas** revelam alargamento ventricular direito e pulmonar pós-estenóico.
   (4) **Ecocardiografia.** Os gradientes de pressão sangüínea podem ser medidos indiretamente usando ecocardiografia de Doppler para avaliar a velocidade do fluxo sangüíneo na artéria pulmonar.
   (5) **Cateterização cardíaca** pode ser feita para medir diretamente a pressão sangüínea através da válvula pulmonar.
c. **Tratamento**
   (1) **Indicações para cirurgia.** A decisão de executar a cirurgia está baseada na idade do animal, achados clínicos e gradiente de pressão sangüínea através da válvula pulmonar. Geralmente os animais com gradientes de pressão sangüínea pulmonar maior do que 50mmHg e pressão ventricular direita maior do que 70mmHg ou animais com hipertrofia ventricular direita grave são candidatos à cirurgia.
      (a) Animais imaturos ou adultos que são assintomáticos com pressão ventricular direita menor do que 70mmHg podem ser tratados conservadoramente.
      (b) Animais imaturos assintomáticos ou sintomáticos com pressão ventricular direita maior do que 70mmHg devem ser tratados com cirurgia.
      (c) Animais adultos, sintomáticos, com pressão ventricular direita maior do que 70 mmHg podem ser maus candidatos para cirurgia e são melhor tratados conservadoramente.
   (2) **Técnicas** para corrigir estenose pulmonar incluem valvuloplastia com balão, valvuloplastia cega, valvulectomia e *grafting patch*.
      (i) O cateter é introduzido através da veia jugular e passado ao interior do ventrículo direito e através da válvula pulmonar.
      (ii) O cateter é preenchido com meio de contraste para facilitar a monitorização do seu posicionamento fluoroscopicamente.
      (iii) O balão é inflado para dilatar a válvula. A pressão sistólica sangüínea é monitorizada para avaliar a eficácia da dilatação e a alteração do gradiente de pressão sangüínea pulmonar sistólica.
      (b) **Valvuloplastia cega (procedimento de Brock)** é indicado para estenose valvular simples sem estenose infundibular.
         (i) A valvuloplastia cega é feita através de uma toracotomia lateral no quarto espaço intercostal.
         (ii) Uma sutura em "boca de bolsa" é colocada na base do trato efluente pulmonar no coração direito. Um dilatador valvular é colocado através de uma incisão no meio da sutura em "boca de bolsa" e passada através da válvula.
         (iii) A sutura em "boca de bolsa" é apertada ao redor do instrumento para prevenir hemorragia.

(iv) A válvula pulmonar é dilatada várias vezes pela abertura do dilatador valvular. Então o instrumento é retirado e atada a sutura em "boca de bolsa".

(c) Valvulectomia é indicada para a estenose pulmonar valvular.
  (i) É feita a oclusão do influxo venoso, ligaduras temporárias são colocadas ao redor da veia cava cranial e caudal e da veia azigótica.
  (ii) O influxo venoso é ocluído e permite-se 1 ou 2 batimentos cardíacos para esvaziar os ventrículos. É feita uma arteriotomia pulmonar diretamente sobre a válvula e as aletas valvulares são ressecadas.
  (iii) Uma pinça Satinsky é colocada na incisão arterial para permitir a sutura da arteriotomia sem oclusão da artéria pulmonar e para permitir a liberação da oclusão do influxo venoso.
  (iv) A oclusão do influxo venoso não deve ser mantida por mais de 2min. Contudo o influxo venoso pode ser liberado e reocluído várias vezes.

(d) Transplante de retalhos (*patch grafting*) é indicado para estenoses valvulares graves com hipertrofia infundibular.
  (i) Um retalho de pericárdio ou material sintético (p. ex., politetrafluoretileno) é colocado sobre o trato efluente pulmonar, estendendo do ventrículo até a área supravalvular. Alguma redundância no retalho é necessária, especialmente para animais jovens em crescimento.
  (ii) O transplante do retalho pode ser feito com ou sem oclusão do influxo venoso (p. ex., o transplante pode ser "aberto" ou "fechado", respectivamente).

  Em **transplantes abertos**, a oclusão do influxo venoso é feita para permitir a incisão sobre o trato efluente ventricular direito e valvulectomia. O retalho é suturado ao epicárdio para cobrir a área aberta da incisão.

  Para **transplantes fechados** um arame de pequeno calibre é colocado no trato efluente pulmonar através de um orifício na artéria pulmonar acima da válvula pulmônica, emergindo de um orifício na parede ventricular lateral direita (Figura 8-2). O transplante é suturado sobre o trato efluente pulmonar, deixando as 2 últimas suturas no aspecto distal do retalho abertas para permitir a remoção do arame cortante. O arame é tracionado através da parede lateral do trato efluente pulmonar. As suturas no transplante são atadas rapidamente, logo que o arame é retirado.

d. Prognóstico. O prognóstico para cães com estenose pulmonar varia de acordo com a gravidade.
  (1) Cães com pressão sangüínea ventricular direita menor do que 70mmHg ou gradiente de pressão sangüínea pulmonar menor do que 50mmHg podem ser assintomáticos.
  (2) O prognóstico é bom para cães que são assintomáticos até alcançar o estado adulto e sofrem cirurgia para estenose valvular ou subvalvular.
  (3) O prognóstico é desfavorável para cães jovens sintomáticos e cães com hipertrofia muscular grave.

3. Estenose aórtica é o terceiro defeito congênito mais comum em cães e o defeito cardíaco congênito mais comum em raças grandes de cães. Como a causa mais comum é um anel subvalvular ou rugas de tecido fibrocartilaginoso, a doença é referida, com freqüência, como *estenose subaórtica*.

a. Patogênese

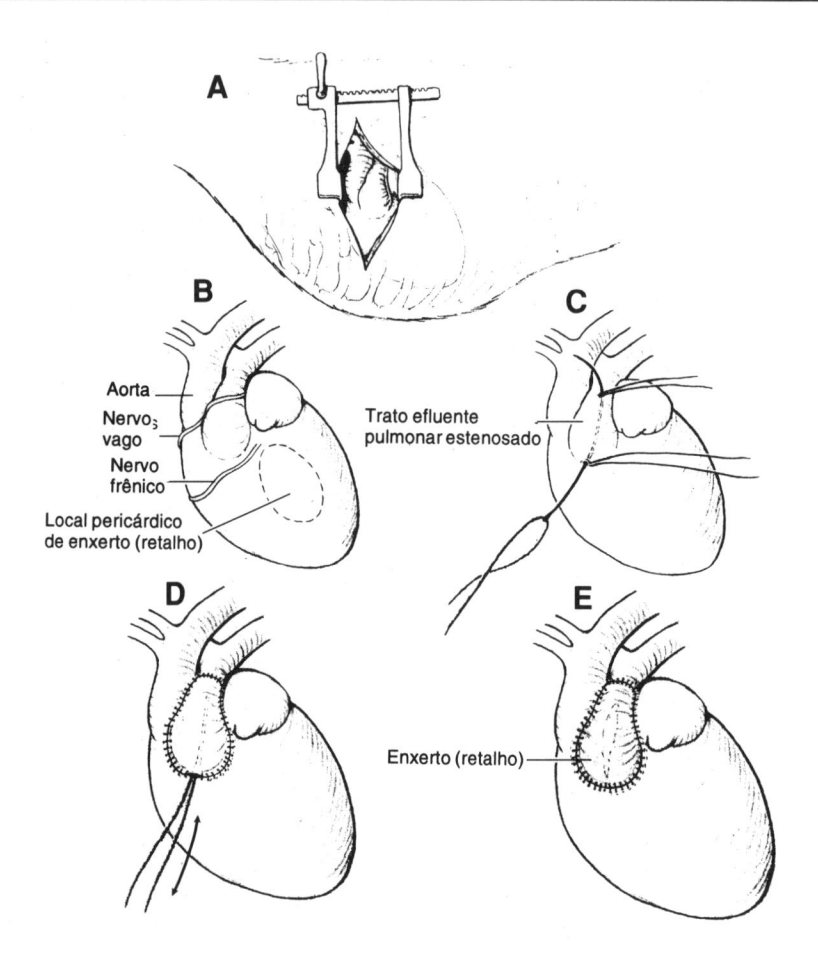

FIGURA 8-2 Colocação de transplantes de retalho fechado para estenose pulmonar. (A) É feita uma toracotomia lateral esquerda através do quarto espaço intercostal (em cães) ou no sexto espaço intercostal (em gatos). (B) É criado um retalho de pericárdio. (C) O arame cortante é pré-colocado na artéria pulmonar. (D) O retalho pericárdico é suturado sobre o trato efluente pulmonar, deixando aberta uma pequena secção para permitir a saída do arame cortante (seta). (E) O arame é removido e o transplante retalho completamente fechado. (Redesenhado com permissão de CAYWOOD, D. O. & LIPOWITZ, A. : *Atlas of General Small Animal Surgery*. St. Louis, C. V. Mosby, 1989, p. 125.)

      (1) A estenose subaórtica resulta em sobrecarga de pressão ao ventrículo esquerdo, causando hipertrofia sem dilatação.
      (2) Podem ocorrer taquiarritmias e morte súbita em animais gravemente afetados.
  b. Diagnóstico é feito pelo exame físico, eletrocardiografia, radiografia, ecocardiografia e avaliação indireta da pressão. Angiografia de contraste e avaliação direta da pressão também podem ser necessárias.
  c. Tratamento
      (1) Indicação para cirurgia. A correção cirúrgica é indicada em animais com *gradientes de pressão sangüínea aórtica sistólica maior do que 70mmHg*. Animais com gradientes menor que este devem ser reavaliados. Os que desenvolvem sinais

clínicos, hipertrofia ventricular esquerda progressiva ou aumentos no gradiente podem necessitar de cirurgia.
 (2) **Técnicas** para corrigir estenose aórtica incluem valvuloplastia cega, arteriotomia e valvulectomia aberta e colocação de conduíte.
   (a) **Valvuloplastia cega** é feita através de esternotomia mediana. A técnica é similar ao procedimento de Brock usado para estenose pulmonar.
     (i) Um dilatador valvular é passado através de um guia no ventrículo esquerdo para o interior do trato efluente aórtico. O instrumento é passado através da válvula aórtica, aberto para dilatar a válvula e retirado. A sutura é atada sobre a incisão guia.
     (ii) Resultados de longo prazo desta cirurgia são desencorajadores e não são obtidas reduções permanentes nos gradientes de pressão sangüínea aórtica sistólica.
   (b) **Arteriotomia aberta** feita durante cirurgia com circulação cardiopulmonar extracorpórea parece mais útil para lesões subvalvulares discretas. Durante a cirurgia com circulação cardiopulmonar, a aorta é aberta e a lesão subvalvular excisada.
   (c) Alternativamente, um **conduíte prostético** pode ser colocado para ultrapassar a válvula aórtica. O conduíte passa do ventrículo esquerdo para a aorta descendente.
 d. **Prognóstico.** O prognóstico para cães com estenose subaórtica grave, sem cirurgia, é desfavorável e é possível morte súbita. O prognóstico após cirurgia eficaz é favorável, contudo, cães tratados têm risco de desenvolver cardiomiopatia dentro de 5 a 7 anos como resultado da doença muscular subjacente.
4. **AADP** é a anomalia anelar vascular mais comum (e o quarto defeito cardíaco congênito mais comum em cães). É observada mais comumente em Pastor alemão e *Setter* irlandês. Gatos são menos comumente afetados.
 a. **Patogênese.**
   (1) AADP é o resultado do desenvolvimento da aorta a partir do quarto arco aórtico direito ao invés do esquerdo. A persistência do ligamento arterioso esquerdo conectando a artéria pulmonar esquerda à aorta desdendente forma um anel ao redor do esôfago. O anel é completado pela base do coração (Figura 8-3).
   (2) Veia cava esquerda persistente ocorre com AADP aproximadamente 40% das vezes.
   (3) O AADP causa problemas cardíacos devido ao posicionamento anormal das estruturas vasculares. Por exemplo, ocorre dilatação esofágica proximal ao anel vascular. Os animais com freqüência aspiram alimento durante a regurgitação, aumentando o risco de pneumonia.
 b. **Diagnóstico** é fundamentado na anamnese e sinalização, sinais clínicos e radiografia.
   (1) **Sinais clínicos** (p. ex., regurgitação pós-prandial) torna-se evidente após o desmame quando o animal começa a comer alimentos sólidos. O exame físico pode revelar um animal em más condições físicas. Múmurios não estão presentes.
   (2) **Radiografias torácicas** revelam um esôfago dilatado cranial ao coração que usualmente contém grandes quantidades de alimento ou ar (veja a Figura 8-3B).
     (a) Evidências de pneumonia podem estar presentes, especialmente no lobo pulmonar direito médio.

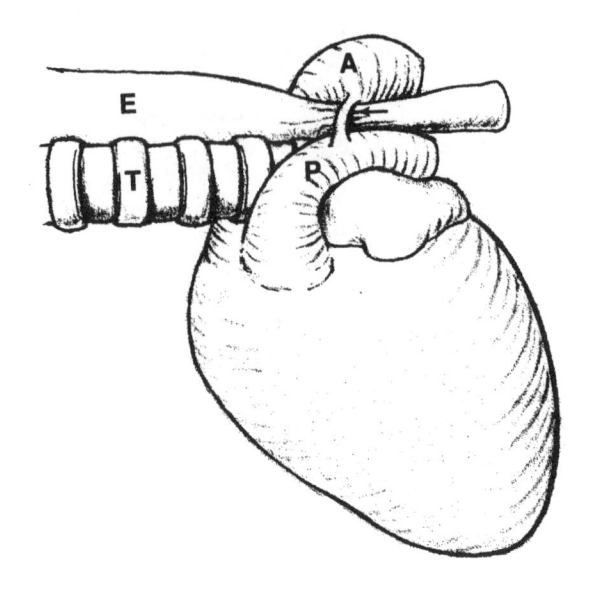

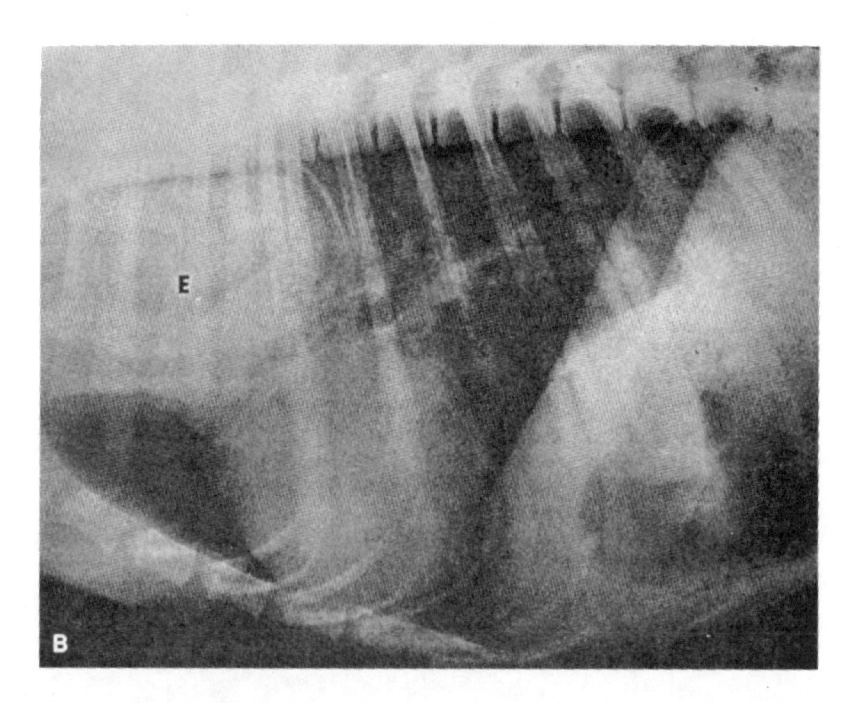

FIGURA 8-3 (A) Arco aórtico direito persistente (AADP). O esôfago dilatado (E) é visto à frente do coração. O esôfago e traquéia (T) estão constritos pelo ligamento arterioso (*seta*), aorta direita (A), artéria pulmonar (P) e a base do coração. (B) Projeção radiográfica lateral de um cão com arco aórtico direito persistente (AADP). Observe a grande dilatação esofágica (E) cranial ao coração preenchida com alimento, com a constrição na base do coração.

(b) Radiografias de contraste positivo usando uma suspensão oral de bário demonstram uma **constrição esofageana na base do coração** com graus variados de dilatação esofágica cranial à constrição. *A constrição deve estar nesta localização para o diagnóstico da AADP.* Esofagite e megaesôfago idiopático podem causar graus variados de dilatação esofágica, mas não é evidente uma estenose definida na região da base do coração.

(3) Fluoroscopia pode confirmar a constrição e avaliar a motilidade esofágica que, com freqüência, é anormal.

c. Tratamento. Cirurgia é indicada para liberar a constrição do ligamento arterioso ao redor do esôfago. O procedimento é feito através de toracotomia lateral esquerda no quarto espaço intercostal.

(1) O ligamento arterioso é dissecado, liberado, ligado duplamente e seccionado entre as ligaduras. Fibras periesofágicas constritoras devem ser dissecadas. Um cateter em balão é passado pelo esôfago durante a cirurgia e dilatado no local da constrição ajudando a identificar as fibras constritoras.

(2) Não é recomendada a imbricação do esôfago dilatado porque isto não reduz a regurgitação pós-cirúrgica e pode aumentar o risco de complicação pós-operatória, como mediastinites, piotórax e fístulas broncoesofágicas.

d. Prognóstico. O prognóstico pós-operatório é reservado.

(1) A motilidade esofágica com freqüência é anormal, e alimentação em posição elevada de longa duração e manipulação de dietas podem ser necessárias. Fornecer alimentos macios também pode ser necessário.

(2) Pode ser necessário o manejo médico de pneumonia de aspiração.

(3) A cirurgia feita em animais muito jovens tem um prognóstico mais favorável.

C. Defeitos cardíacos congênitos raros. Tetralogia de Fallot, defeito septal atrial e defeito septal ventricular são menos comuns do que os distúrbios descritos anteriormente e exigem conhecimentos cirúrgicos consideráveis para correção.

1. Tetralogia de Fallot é o defeito cardíaco congênito mais comum que causa cianose.

a. Patogênese

(1) Esta síndrome envolve quatro defeitos cardíacos: **defeito septal ventricular, estenose pulmônica, hipertrofia ventricular direita** e **dextroposicionamento ou excesso da aorta,** permitindo que a aorta aceite sangue de ambos os ventrículos (Figura 8-4).

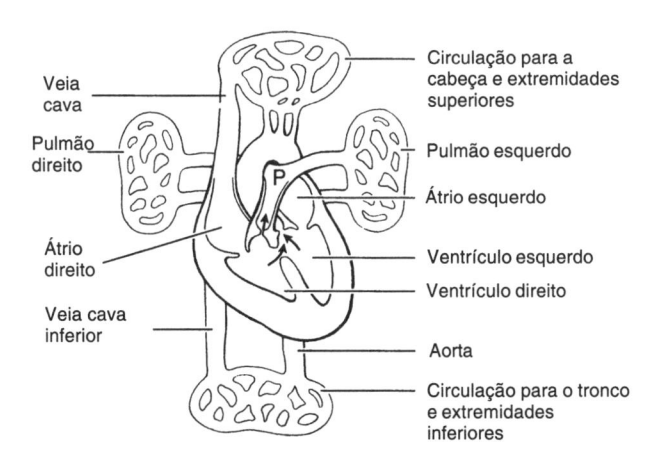

FIGURA 8-4 Tetralogia de Fallot. A obstrução da artéria pulmonar (P) causa aumento de pressão no ventrículo direito e hipertrofia muscular secundária. O defeito do septo ventricular permite ao sangue sair do ventrículo direito com alta pressão e sobrecarregar a aorta permitindo dispersão do sangue com baixa tensão de oxigênio para a circulação sistêmica.

(2) Hipertrofia ventricular direita é secundária à estenose pulmonar. À medida que aumenta a pressão sangüínea no ventrículo direito, a anastomose direita-esquerda do sangue causa mistura de sangue na aorta. A hipoxia crônica causa policitemia.

b. O **tratamento médico** inclui flebotomia para manter o hematócrito entre 62-68%. O volume sangüíneo deve ser reposto com líquidos cristalóides. O tratamento com propranolol pode reduzir a contratilidade e constrição muscular. O uso de drogas que causam vasodilatação sistêmica deve ser evitado.

c. **Tratamento cirúrgico**
   (1) **Reparação definitiva** da tetralogia de Fallot exige o fechamento do septo ventricular defeituoso (veja II C 3) e a correção da estenose pulmonar durante a ultrapassagem cardiopulmonar.
   (2) **Procedimentos paliativos** são realizados para o fluxo sangüíneo pulmonar por anastomosar o sangue da aorta ao da artéria pulmonar.
      (a) O **procedimento de Blalock-Taussig** modificado usa a coleta de uma artéria subclávia como transplante condutor livre entre a aorta e a artéria pulmonar.
      (b) Pode ser feita uma **anastomose de Pott** criando uma comunicação direta entre a aorta e a artéria pulmonar. Contudo, este procedimento pode sobrecarregar a circulação pulmonar.

d. **Prognóstico.** O prognóstico para a tetralogia de Fallot não-tratada é reservado. Vários animais podem morrer subitamente. O paliativo cirúrgico pode resultar em sobrevivência pós-cirúrgica de mais de 4 anos.

2. **Defeito septal atrial** é o defeito cardíaco congênito mais raro.
   a. **Patogênese.**
      (1) O defeito septal atrial causa anastomose esquerda-direita com sobrecarga do ventrículo direito e eventual insuficiência cardíaca congestiva sediada do lado direito.
      (2) Pode ocorrer hipertensão pulmonar. Se a pressão atrial direita se torna elevada durante a insuficiência cardíaca, pode ocorrer anastomose direita-esquerda.
   b. O **tratamento** envolve um procedimento cardíaco aberto para suturar ou recobrir o defeito com circulação cardiopulmonar extracorpórea.

3. **Defeito septal ventricular** é mais comum do que o defeito septal atrial e é o defeito cardíaco congênito mais comum em gatos.
   a. **Patogênese**
      (1) O defeito septal ventricular causa anastomose esquerda-direita que sobrecarrega ambos os ventrículos, direito e esquerdo.
      (2) Um grande defeito septal ventricular cria essencialmente um ventrículo comum e causa dilatação ventricular direita significativa e hipertrofia. Caso se desenvolva a hipertensão pulmonar, pode ocorrer anastomose direita-esquerda (Síndrome de Eisenmenger's).
   b. **Tratamento**
      (1) A correção definitiva do defeito septal ventricular exige cirurgia de coração aberto para suturar ou remendar o defeito com circulação cardiopulmonar extracorpórea.
      (2) Procedimento paliativo inclui a bandagem pulmonar arterial para diminuir o fluxo sangüíneo pulmonar. É desejável reduzir o diâmetro arterial pulmonar em dois terços ou duplicar a pressão ventricular direita.
      (3) A correção cirúrgica do defeito septal ventricular num animal com anastomose direita-esquerda é contra-indicada devido às alterações cardíacas irreversíveis.

c. **Prognóstico.** O prognóstico para defeitos septais ventriculares grandes e não-tratados é desfavorável.

III. DISTÚRBIOS CARDÍACOS ADQUIRIDOS

A. **Efusão pericárdica** pode ser transudativa, exsudativa, inflamatória ou, mais comumente, sangüínea ou serossangüínea.
   1. **Etiologia**
      a. A causa mais comum de efusão pericárdica é **neoplasia**, incluindo tumores da base do coração, hemangioma atrial direito e mesotelioma.
         (1) A efusão pericárdica associada com neoplasia em geral é **sangüínea ou serossangüínea.**
         (2) Efusão pericárdica associada com hemangiossarcoma é mais comum em cães de raças grandes, especialmente, Pastor Alemão.
      b. **Efusão pericárdica idiopática** é o segundo tipo mais comum de efusão pericárdica em cães e é mais comum em cães de jovens à meia-idade e de raças médias a grandes. É sangüínea ou serossangüínea.
      c. Outras causas de efusão pericárdica sangüínea ou serossangüínea incluem **discrasias sangüíneas** ou **coagulopatias.**
      d. **Transudato pericárdico** pode ocorrer secundário à *insuficiência cardíaca congestiva, hipoproteinemia* ou encarceramento de lobo hepático associado com uma *hérnia peritoniopericárdica.*
      e. **Exsudato pericárdico inflamatório** é incomum mas pode ser o resultado de *infecção bacteriana* tanto de fontes hematógenas como penetrantes. *Em gatos, peritonite infecciosa e toxoplasmose* podem causar efusão pericárdica.
   2. **Sinais clínicos** de efusão pericárdica refletem o tamponamento cardíaco e insuficiência cardíaca de lado direito.
      a. Os **sinais clínicos** incluem *letargia, taquipnéia, tosse, dilatação abdominal e ascite, fraqueza e síncope.*
      b. Os sinais clínicos em geral **iniciam gradualmente**, ainda que o tamponamento cardíaco agudo possa causar fraqueza súbita, dispnéia, colapso ou morte.
   3. **Diagnóstico**
      a. Os achados dos **exames físicos** dependem da quantidade de efusão.
         (1) Pequenos volumes causam sinais clínicos mínimos.
         (2) Volumes maiores causam abafamento dos batimentos cardíacos em ambos os lados do tórax, taquicardia de repouso, distensão jugular e diminuição de força de pulso.
            (a) Podem estar presentes disritmias.
            (b) Podem ser detectados sinais de insuficiência cardíaca de lado direito.
      b. **Eletrocardiografia** mostra complexos QRS de amplitude diminuída (menos de 0,1 mV).
         (1) Taquicardia sinusal usualmente está presente ainda que possam estar presentes arritmias supraventriculares e ventriculares.
         (2) Alternância elétrica, uma alteração regular na atividade elétrica do coração em presença de ritmo normal, está presente em aproximadamente 50% dos casos. No eletrocardiograma (ECG) isto se manifesta como variação na altura do complexo QRS.

- c. **Radiografias** mostram dilatação esférica da silhueta cardíaca com perda do contorno normal das câmaras individuais. Dilatação da veia cava caudal e efusão pericárdica podem estar presentes.
- d. **Ecocardiografia** é muito sensível e específica para identificar a presença de líquido pericárdico. Também pode auxiliar na identificação e localização de massas cardíacas e pericardíacas.
- e. **Pneumopericardiografia** pode ser usada para identificar, positivamente, massas cardíacas se a ecocardiografia não está disponível.
    - (1) Dióxido de carbono ou ar ambiental é injetado no pericárdio após aspiração da efusão.
    - (2) Projeções laterais direita e esquerda e dorsoventral e ventrodorsal são obtidas para avaliar completamente o espaço pericárdico.
- f. **Pericardiocentese** (aspiração do líquido do espaço pericárdico) provê o diagnóstico definitivo da efusão pericárdica.
    - (1) Pericardiocentese é feita usando um cateter sobre agulha, com diâmetro de 14 ou 15, de 1 a 3 orifícios extras próximos da ponta.
    - (2) Com o animal sob sedação e usando anestesia local, o cateter é colocado através do quarto ao sexto espaço intercostal direito.
    - (3) Efusões hemorrágicas usualmente não coagulam e têm um hematócrito menor do que o do sangue periférico.
4. **Tratamento**
    - a. **Pericardiocentese** provê alívio paliativo para a efusão pericárdica.
    - b. **Pericardiectomia** é necessária com freqüência para tratar definitivamente a efusão idiopática ou neoplásica. A pericardiectomia é feita através de esternotomia mediana ou, caso se suspeite de hemangiossarcoma atrial direito, através de toracotomia lateral direita no quinto espaço intercostal (veja Capítulo 9 III A, C). Um tubo de toracostomia colocado no tórax em geral é removido 5-7 dias após a cirurgia, logo que a efusão tenha cessado.
        - (1) **Pericardiectomia total** requer a dissecção dos nervos frênicos do pericárdio parietal antes da excisão completa do pericárdio parietal ao nível da base do coração.
        - (2) **Pericardiectomia subtotal** é feita pela excisão do pericárdio abaixo do nível dos nervos frênicos.
5. **Prognóstico.** O prognóstico após pericardiectomia é reservado dependendo da causa.

B. **Pericardite constritiva** é associada com efusão pericárdica mínima.
1. **Etiologia.** A pericardite constritiva é o resultado da *fibrose pericárdica*, que pode ser causada por pericardite hemorrágica idiopática recorrente, corpos estranhos, infecções fúngicas ou bacterianas, neoplasia ou um distúrbio idiopático.
2. Os **sinais clínicos** são similares aos dos animais com efusão pericárdica. O sinal mais comum é a dilatação abdominal resultante de ascite.
3. O **diagnóstico** é alcançado primariamente pela exclusão das outras causas de insuficiência cardíaca de lado direito. A ecocardiografia pode detectar efusão pericárdica e ajuda a excluir outras causas de insuficiência cardíaca de lado direito. Confirmação de espessamento pericárdico em geral não é possível.
4. O **tratamento** é por pericardiectomia parietal.
    - a. Geralmente é necessária pericardiectomia total ainda que a pericardiectomia subtotal possa ser bem-sucedida se a fibrose epicárdica é mínima.
    - b. A epicardiectomia é difícil e arriscada e é comum a recorrência da constrição epicárdica.

5. O **prognóstico** após a pericardiectomia parietal para animais com pouco envolvimento epicárdico é favorável, com resposta favorável em aproximadamente 75% dos animais.

C. **Neoplasias cardíacas** acessíveis à excisão cirúrgica incluem hemangiossarcoma atrial direito, sarcoma de parede atrial, quimodectomas e outras massas intrapericárdicas, incluindo cistos, granulomas e abcessos.
  1. **Tipos de neoplasias**
     a. **Sarcomas.** Sarcomas cardíacos primários ocorrem infreqüentemente em cães. Sarcomas e carcinomas ocorrem mais comumente como doenças metastáticas.
        (1) **Hemangiossarcoma** é um tumor altamente maligno de origem endotelial. Ele é muito mais comum em cães do que em gatos.
           (a) Hemangioma cardíaco primário do átrio direito é o tumor cardíaco primário mais comum no cão.
           (b) O hemangioma cardíaco primário com freqüência se origina na crista terminal, uma elevação de músculo na junção do átrio direito e aurícula direita.
           (c) Metastases hematógenas aos pulmões, fígado, baço, rins, cérebro e tecido cutâneo são comuns.
        (2) **Linfossarcoma** é o tumor cardíaco metastático mais comum em gatos. Ele pode estar presente como nódulos discretos ou como uma forma difusa, infiltrativa no interior do miocárdio. O pericárdio, grandes vasos e câmaras cardíacas também podem ser envolvidos.
     b. **Quemodectomas** (p. ex., tumor de corpo aórtico e tumor de base do coração) são tumores dos paragânglios não-cromafins dos corpos aórticos.
        (1) Quemodectomas ocorrem com maior freqüência em cães velhos e são raros em gatos.
        (2) Eles não secretam hormônios e os sinais clínicos são relacionados com sua presença física.
     c. **Tumores cardíacos primários benignos** incluem mixomas, fibromas, rabdomiomas (com freqüência intraluminais) e mesoteliomas pericárdicos.
        (1) Mixomas, fibromas e rabdomiomas com freqüência são intraluminais e interferem com o fluxo de sangue.
        (2) Mesoteliomas vêm da superfície pericárdica mas podem invadir o miocárdio adjacente.
  2. **Diagnóstico**
     a. Os **sinais clínicos** associados com a maioria das neoplasias cardíacas são os devidos à insuficiência cardíaca de lado direito secundários ao desenvolvimento de efusão pericárdica hemorrágica. Os sinais clínicos de sarcoma cardíaco variam de acordo com sua localização e a extensão de envolvimento tissular.
        (1) O **exame físico** revela taquicardia, disritmia, ruídos cardíacos abafados, dispnéia e possível dilatação do fígado e baço.
        (2) **Estudos hematológicos** de animais com hemangiossarcoma revelam uma anemia hemolítica microcítica com esquitócitos, poiquilócitos, anisócitos e policromasia. Estes animais podem desenvolver coagulação intravascular disseminada caracterizada por trombocitopenia, elevação dos produtos de degradação da fibrina e tempos de coagulação prolongados.
     b. **Radiografias** podem mostrar dilatação da silhueta cardíaca, elevação da traquéia, distensão da veia cava caudal, efusão pleural e edema pulmonar.
     c. **Eletrocardiografia** pode revelar anormalidades consistentes com efusão pericárdica, tais como diminuição de amplitude dos complexos QRS e alternância elétrica. Pode estar presente disritmia.

d. **Ecocardiografia** é a técnica diagnóstica mais útil para identificar a presença, localização e tamanho das massas cardíacas.
   (1) Hemangiossarcoma é encontrado tipicamente no átrio direito.
   (2) Tumores de corpo aórtico originam-se na base da aorta entre a aorta e a artéria pulmonar.
   (3) Mixomas e outros tumores benignos (fibromas, condromas e rabdomiomas) são encontrados no interior das câmaras cardíacas.
   (4) Sarcomas e tumores metastáticos são encontrados com freqüência nas paredes dos ventrículos direito e esquerdo e no septo interventricular.
e. **Pericardiocentese** é indicada se há líquido pericárdico. O diagnóstico citológico de neoplasia pode ser difícil, contudo, e usualmente se necessita de biópsia.
f. **Angiografia de contraste positivo** pode ser útil na definição da extensão do envolvimento cardíaco e da possibilidade de ressecção. Mensuração direta da pressão intracardíaca pode ser feita ao mesmo tempo para avaliar o efeito da massa na hemodinâmica.
g. **Biópsia** efetuada durante toracotomia exploratória usualmente é necessária para diagnosticar definitivamente a neoplasia cardíaca. Uma toracotomia lateral ou uma esternotomia mediana podem ser feitas dependendo da localização da massa.

3. **Tratamento**
   a. **Sarcomas** envolvendo a parede atrial direita são suscetíveis à ressecção cirúrgica. Hemangiossarcomas da parede atrial direita ou da parede do apêndice auricular podem ser ressectados por pinçamento transverso da estrutura com pinça vascular, excisando o tecido afetado e suturando o bordo cortado usando um padrão de sutura contínuo.
      (1) A excisão pode ser facilitada pelo uso de equipamento aplicador automático de agrafes (clipadores).
      (2) Excisão de tumores na parede atrial direita é facilitada pela oclusão do influxo venoso. Um transplante de retalho, prostético, pode ser necessário após a ressecção de tumores grandes.
   b. **Massas intracardíacas do coração direito** podem ser removidas durante a oclusão do influxo venoso. Outras massas podem necessitar de circulação extracorpórea durante a ressecção.
   c. **Tumores de corpo aórtico** raramente são ressectáveis, mas a pericardiectomia pode aliviar os sinais clínicos se houver efusão pericárdica.

4. O **prognóstico** para sobrevivência de longa duração de animais com tumores cardíacos é reservado porque a maioria dos tumores cardíacos são extensos no momento da apresentação e, com freqüência, produziram metástases.
   a. O prognóstico para a sobrevivência de longa duração após a ressecção de hemangiossarcoma atrial direito é desfavorável, com um tempo médio de sobrevivência de 4 meses.
   b. Tumores benignos ressectáveis podem ser associados com períodos de sobrevivência pós-operatória de até 2 anos.

D. **Bradicardia**
   1. **Etiologia**
      a. **Síndrome do seio doente** é vista mais completamente em Schnauzers miniatura e é o resultado de doença intrínseca do nódulo sinusal, caracterizada por bradicardia sinusal, intermitente, grave, parada sinusal ou bloqueio sinusal, ritmo de escape supravascular e ocasionalmente taquicardia supraventricular paroxística.

b. **Parada atrial persistente** é uma doença herdável de Springer Spaniels e é o resultado da distrofia do músculo atrial cardíaco.
   (1) É caracterizada por bradicardia, ausência de onda P e ritmo de escape supraventricular ou ventricular.
   (2) Concentrações potássicas séricas normais diferenciam-no de parada atrial transitória.
c. **Bloqueio atrioventricular (AV)** é o resultado de um atraso ou bloqueio do impulso cardíaco através do nódulo AV.
   (1) **Bloqueio AV de primeiro grau (primário)** com freqüência é o resultado de um tônus vagal exagerado ou toxicidade por digital e causa prolongamento do intervalo P-R.
   (2) **Bloqueio AV de segundo grau (secundário)** é caracterizado por falha intermitente de transmissão do impulso através do nódulo AV.
   (3) **Bloqueio AV de terceiro grau** é a insuficiência completa de condução através do nódulo AV e é caracterizado pela dissociação AV completa no ECG.
2. **Tratamento cirúrgico.** A bradicardia que causa sinais clínicos (p. ex., fraqueza, intolerância ao exercício, colapso e síncope) pode ser tratada com a *implantação de marcapasso*.
   a. **Operação marcapasso.** O marcapasso regula o coração por um eletrodo epicárdico ou endocárdico colocado no ventrículo. Os geradores de pulso podem ser programados de acordo com a freqüência e limiar de estímulo e podem ser reprogramados de fora do organismo. Geralmente eles são programados em 80-100 batimentos por minuto em cães e 100 batimentos por minuto em gatos.
   b. **Indicações**
      (1) **Cães.** A implantação de marcapasso é indicada em geral para bradicardias resultantes de causas intrínsecas.
         (a) Bloqueio AV de terceiro grau é uma indicação para implantação de marcapasso bem como o bloqueio AV de segundo grau se há presença de sinais clínicos.
         (b) Bloqueio AV de primeiro grau não é uma indicação para mascapasso.
      (2) **Gatos.** A implantação de marcapassos para bloqueios AV de segundo e terceiro graus está descrita para gatos.
   c. **Técnica.**
      (1) **Colocação de eletrodicos endocárdicos.** Eletrodos endocárdicos são bipolares e podem ser temporários ou permanentes. Em animais que estão sob risco anestésico, os eletrodos endocárdicas temporários podem ser colocados percutaneamente sem anestesia antes da implantação de um marcapasso permanente.
         (a) **Temporário.** Cabos endocárdicos (transvenosos) são introduzidos na veia jugular e passados até o ventrículo direito. A colocação destes cabos não exige cirurgia torácica ou abdominal invasiva, mas o risco de deslocamento é maior. Os cabos são conectados a um pulso gerador externo.
         (b) **Permanente.** O gerador de pulso usualmente é implantado dentro dos músculos do pescoço. Esta colocação pode ser difícil em cães pequenos.
      (2) **Colocação de eletrodos no epicárdio.** Eletrodos epicárdicos são unipolares e necessitam de cirurgia invasiva para colocação. Cabos epicárdicos atarracháveis são o tipo mais comum.
         (a) Uma celiotomia de linha média e uma incisão no diafragma são feitas para ter acesso ao pericárdio sobre o ventrículo esquerdo.
         (b) O pericárdio é aberto e fixado para estabilizar o coração quando o cabo epicárdico é atarrachado no epicárdio.

(c) O cabo usualmente é suturado ao diafragma para estabilização e o gerador de pulsos é colocado (sem sutura) entre o fígado e o diafragma ou entre os músculos abdominal transversal e o abdominal oblíquo interno.

d. **Complicações** da implantação de marcapasso inclui o deslocamento dos cabos, formação de seroma ao redor do gerador de pulsos, rotação do gerador de pulso ao redor do seu eixo longo (Síndrome de Twiddler), fibrose do cabo e possível formação de tumor no local do gerador de pulsos. Bloqueio de saída pode ser associado com mau funcionamento do gerador de pulso.

3. O **prognóstico** após a implantação do marcapasso em geral é favorável. O prognósticos em cães com bloqueio AV tende a ser melhor do que em cães com síndrome de seio doente ou parada sinoatrial.

E. **Síndrome caval** é uma síndrome aguda que ocorre quando grande número de vermes adultos se aloja na veia cava caudal e átrio direito.
  1. **Sinais clínicos** de síndrome caval incluem um início abrupto de hemoglobinúria, hemoglobinemia, anemia hemolítica, dispnéia e fraqueza.
    a. Ocorre disfunção hepática e renal.
    b. Pode estar presente veia jugular dilatada com pulso jugular. Icterícia pode ser evidente.
    c. Os cães em geral morrem dentro de 48-72h após o início dos sinais clínicos se não recebem tratamento.
  2. **Diagnóstico**
    a. **Radiografias** do tórax revelam alterações associadas com dirofilariose avançada incluindo dilatação de átrio e ventrículo direito, dilatação do tronco pulmonar e ramos tortuosos e dilatados das artérias pulmonares. Radiografias abdominais podem revelar hepato e esplenomegalia.
    b. **Ecocardiografia** confirma a dilatação do coração direito e a presença de vermes no átrio direito e veias cavas.
  3. **Tratamento.** *É indicada remoção cirúrgica imediata dos vermes via venotomia jugular.*
    a. Anestesia geral com freqüência é desnecessária, porque os animais estão moribundos; contudo deve ser providenciada analgesia.
    b. Com o cão em decúbito lateral esquerdo, um anestésico local (xilocaína) é infundido sobre a veia jugular direita. É feita uma incisão na pele e a veia jugular é isolada e ocluída distalmente (afastada do coração, em direção à cabeça).
    c. A veia é aberta, uma pinça tipo jacaré longa ou um instrumento cesta espiral é introduzida pela jugular até o átrio direito e veia cava caudal. Fluoroscopia pode ser usada para marcar a localização exata dos instrumentos. Os vermes são removidos até que não se consiga mais capturá-los.
    d. A veia jugular é fechada com uma sutura contínua simples usando polipropileno 4-0 ou 5-0. Alternativamente, a veia pode ser ligada. A incisão na pele é fechada rotineiramente.
  4. **Prognóstico.** O prognóstico para recuperação é favorável e aproximadamente 85% dos cães respondem.

IV. DISTÚRBIOS VASCULARES

A. **Tromboembolismo aórtico**
  1. **Cães.** Em cães o tromboembolismo aórtico ocorre secundário à endocardite bacteriana, síndrome nefrótica, dirofilariose adulta aberrante, dilatação ou volvo gástrico e traumatismo.

2. **Gatos.** *Tromboembolismo aórtico felino* é o distúrbio vascular mais comum de pequenos animais. Aproximadamente um terço dos gatos com cardiomiopatia felina desenvolve tromboembolismo de artérias periféricas.
   a. O local mais comum é na trifurcação da aorta descendente na artéria ilíaca externa, a artéria ilíaca interna e a artéria sacral mediana.
   b. **Sinais clínicos** de tromboembolismo aórtico felino inclui *paralisia posterior* e *dor*.
      (1) Gatos afetados com freqüência vocalizam continuamente.
      (2) Os membros posteriores são frios e cianóticos e as unhas/garras não sangram ativamente se são cortadas.
      (3) O pulso da artéria femural está ausente.
   c. **Diagnóstico** é feito primariamente pelos sinais clínicos.
      (1) **Termografia** pode prover evidências conclusivas de poiquilotermia dos membros posteriores.
      (2) O uso de **angiografia radionuclear** para diagnosticar o tromboembolismo aórtico em cães foi descrito.
   d. **Tratamento.** É controverso o tratamento médico *versus* o cirúrgico.
      (1) **Tratamento cirúrgico.** A remoção cirúrgica do tromboêmbolo pode ser feita se a apresentação é dentro de 4-6 h. A excisão do apêndice atrial esquerdo é recomendada para remover o nicho de formação de coágulo.
         (a) A remoção cirúrgica do tromboêmbolo (embolectomia) pode ser feita através de uma **arteriotomia aórtica** por meio de uma celiotomia ventral de linha média.
         (b) **Cateteres balonados** passados através de arteriotomias femurais bilaterais (feitas sob sedação e anestesia local) também podem ser usados.
            (i) O cateter balonado é passado além do êmbolo com o balão desinflado.
            (ii) O balão é inflado e o cateter puxado distalmente através da artéria femural, na esperança de deslocar o tromboêmbolo e trazê-lo até o local da arteriotomia.
      (2) **Tratamento médico.** Como é comum a demora na apresentação, o tratamento em geral é jaula ou gaiola de repouso e tratamento de apoio. Melhora pode ser esperada de 2-4 semanas.
         (a) O manejo médico envolve o **tratamento inicial da crise cardiovascular** incluindo o edema pulmonar, hipotermia e choque cardiogênico.
            (i) É necessário identificar e tratar cardiomiopatia pré-existente.
            (ii) É recomendada analgesia para a dor associada com a isquemia.
         (b) A eficácia de **agentes trombolíticos** é incerta. Estreptocinase e urocinase não demonstraram eficácia clínica em gatos, ainda que reduzam o tamanho do coágulo. O anticoagulante heparina não causa lise de coágulo.
         (c) **Agentes vasodilatadores**, tais como bloqueadores de canais de cálcio (p. ex., verapamil), podem ser úteis.
         (d) Para **prevenção** do tromboembolismo, é administrado *ácido acetilsalicílico* na dose de 25mg/kg a cada 3 dias pelo resto da vida do gato.
   e. **Prognóstico.** O prognóstico para o tromboembolismo é reservado.
      (1) Um terço de todos os gatos com tromboembolismo aórtico morre de insuficiência cardíaca aguda resultante de cardiomiopatia pré-existente.
      (2) Os gatos sobreviventes com freqüência têm maior déficit de função dos membros posteriores.
B. **Fístulas arteriovenosas periféricas** são defeitos congênitos ou adquiridos incomuns dos vasos de pequenos animais.

1. **Patogênese.** Uma fístula arteriovenosa é uma comunicação direta, anormal, entre uma artéria e uma veia, resultando em anastomose esquerda-direita do sangue, evitando o leito capilar. Os efeitos hemodinâmicos de uma fístula arteriovenosa dependem do seu tamanho.
2. **Fistulas arteriovenosas congênitas** com freqüência são múltiplas e extensas.
   a. A fístula arteriovenosa mais comum é o **DAP** (veja II B 1).
   b. Outras fístulas arteriovenosas congênitas periféricas mais comuns envolvem as extremidades, ainda que tenham sido observadas na região temporal, olho, flanco, língua e fígado.
3. **Fístulas arteriovenosas adquiridas** usualmente são simples e diretas, ainda que possa desenvolver-se uma extensa circulação colateral.
   a. **Traumatismo** (p. ex., lesão penetrante, venipunctura, injeção extravascular de irritantes, ligação em massa de artérias e veias e ruptura de aneurisma) é a causa mais comum de fístulas arteriovenosas periféricas.
   b. **Neoplasia e isquemia** induzem à formação de circulação colateral, que pode incluir fístulas arteriovenosas.
   c. **Cirurgia.** Fístulas arteriovenosas podem ser criadas cirurgicamente para melhorar o acesso venoso e reduzir o tempo necessário para coleção de sangue.
4. **Diagnóstico**
   a. **Sinais clínicos** de fístulas arteriovenosas periféricas das extremidades incluem inchamento indolor das extremidades, sangramentos daqueles locais, hipertrofia dos membros, claudicações e possível ulceração do membro distal. A história de traumatismo nem sempre está presente.
   b. O **exame físico** revela o inchamento localizado nestes locais e distal à fístula arteriovenosa.
      (1) A área da fístula pode ser hipertérmica com a parte distal do membro hipotérmica.
      (2) Vasos tortuosos dilatados podem ser aparentes no local. Um ruído contínuo (murmúrio) sobre o local pode ser auscultado e um frêmito palpável pode estar presente.
      (3) Oclusão da artéria proximal pode causar uma diminuição súbita da freqüência cardíaca (Sinal de Branham's) devido ao súbito aumento da pressão sangüínea.
   c. **Radiografias de** acompanhamento usualmente não têm anormalidades ainda que proliferação perióstea, discrepância de comprimento dos membros em cães jovens ou rarefação ou espessamento cortical possam ser observados.
   d. **Angiografia de contraste** é o teste diagnóstico mais útil para determinar o tamanho e localização de uma fístula e alterações locais dos vasos. A ultrasonografia também pode demonstrar fístula arteriovenosa.
   e. Como pode se desenvolver insuficiência cardíaca de alto débito, é indicada a avaliação da função cardiovascular por radiografias torácicas, eletrocardiografia e ecocardiografia para grandes fístulas arteriovenosas.
5. **Tratamento**
   a. O tratamento para uma **fístula arteriovenosa simples** mais freqüentemente é cirúrgico para separar a artéria e a veia.
      (1) Se possível, a região da fístula é removida.
      (2) Para fístulas arteriovenosas grandes, o suprimento arterial deve ser ligado lentamente para permitir monitorização da bradicardia.
   b. O tratamento de **fístulas arteriovenosas múltiplas** em geral é paliativo (bandagens em associação com ressecção parcial da fístula) porque a separação ou ressecção completa da fístula é impossível.

(1) Pode ser tentada a embolização arterial.
(2) Fístulas arteriovenosas múltiplas presentes num orgão corporal (p. ex., o fígado) são com freqüência totalmente ressecáveis.
6. **Prognóstico.** O prognóstico para recuperação do animal com uma fístula simples suscetível de cirurgia ou fístulas múltiplas que podem ser totalmente excisadas (p. ex., um lobo hepático) é favorável. O prognóstico de fístulas congênitas e múltiplas é desfavorável se a região inteira não pode ser excisada.

C. **Reparação vascular.** Arteriotomia ou venotomia e anastomose ou reparação vascular raramente são feitas em cirurgia veterinária para o tratamento de problemas vasculares ou traumatismos.
   1. **Arteriotomia ou venotomia** podem ser feitas para remoção de estruturas intravasculares (p. ex., parasitas ou tromboêmbolos).
      a. Se o procedimento é eletivo, o animal deve receber heparina antes da cirurgia.
      b. O vaso é total ou parcialmente ocluído e a excisão é feita paralela ao eixo longo do vaso. A incisão é iniciada com uma lâmina de bisturi e estendida com tesouras afiadas.
      c. A adventícia solta é removida da superfície externa do vaso e fechado com uma sutura contínua simples usando pontos que penetram toda a parede da artéria. Os nós devem ser colocados fora do lúmen.
         (1) A aposição endotelial é essencial.
         (2) Sutura de polipropileno variando de 4-0 a 7-0 é recomendada, dependendo do tamanho do vaso. Polipropileno é recomendado para a maioria das cirurgias vasculares, porque é não-absorvível, inerte, monofilamentar e o menos trombogênico de todos os materiais de sutura.
   2. **Anastomose vascular** pode ser feita como uma anastomose término-terminal ou término-lateral.
      a. Para uma **anastomose término-terminal** os terminais dos vasos são cortados ligeiramente oblíquos para maximizar o diâmetro anastomótico.
         (1) O excesso de adventícia é removido dos terminais dos vasos.
         (2) A anastomose é dividida em metades ou terços (triangulado). A anastomose começa em um dos lados dando um nó e avançando ao redor de uma metade da anastomose usando um padrão de sutura contínua simples. A outra metade da anastomose é iniciada a 180 graus da primeira e avança ao redor da outra metade usando sutura contínua simples. As suturas então são ligadas aos nós opostos.
      b. Uma **anastomose término-lateral** é usada mais freqüentemente para unir um transplante a um vaso.
         (1) A adventícia é removida do vaso do transplante.
         (2) O vaso do transplante é cortado em um ângulo e uma peça triangular é removida do transplante para criar um "cabeça de cobra" que maximiza o diâmetro da anastomose.
         (3) É feita uma arteriotomia no vaso receptor e a anastomose é feita como descrito em IV C 2 a.
         (4) Alternativamente, uma sutura simples de armação dupla pode ser usada, iniciando em uma extremidade e avançando ao longo do lado da frente e de trás da anastomose com cada ponta da sutura. Os fins da sutura são unidos juntos ao lado oposto da anastomose.
      c. O uso de transplantes de pele vasculares livres necessitando de anastomoses vasculares está se tornando uma alternativa popular para a construção de ferimento.

3. **Reparação de vasos traumatizados** é difícil, mas deve ser tentada se vasos muito grandes estão envolvidos.
   a. Uma anastomose direta término-terminal deve ser feita se possível.
   b. As terminações são debridadas e a adventícia é removida do fim do vaso.
   c. Lacerações de grandes vasos podem ser reparadas enquanto o vaso está pinçado transversalmente para evitar a necessidade de oclusão completa durante a reparação. O fechamento com uma sutura contínua simples é recomendada. **A ausência de tensão no reparo é essencial.**

LEITURAS SUGERIDAS

BIRCHARD, S. J., BONAGURA, J. D. & FINGLAND, R. B. : Results of ligation of patent ductus arteriosus in dogs: 201 cases (1969-1988). *J. Am. Vet. Med. Assoc.* 196: 2011-3; 1990.

BONAGURA, J. D. & DARKE, P. G. : Congenital heart disease. In *Textbook of Veterinary Internal Medicine*, 4th ed. Ed. by ETTINGER, S. J. & FELDMAN, E. C. Philadelphia, W. B. Saunders, 1995, pp 892-943.

BRIGHT, J. M., JENNINGS, J., TOAL, R. et al: Percutaneous balloon valvuloplasty for tretment of pulmonic stenosis in a dog. *J. Am. Vet. Med. Assoc.* 191: 995-6; 1987.

EYSTER, G. E., GABER, C. E. & PROBST, M: Cardia disorders. In *Textbook of Small Animal Surgery*, 2nd ed. Ed. by SLATTER, D. Philadelphia, W. B. Saunders, 1993, pp 856-929.

FINGLAND, R. B., BONAGURA, J. D. & MYER, W. : Pulmonic stenosis in the dog: 29 cases (1975-1984). *J. Am. Vet. Med. Assoc.* 189: 218-26; 1986.

FOX, R. R., MOISE, S., WOODFIELD, J. A. et al: Techniques and complications of pacemaker implantation in four cats. *J. Am. Vet. Med. Assoc.* 12: 1742-53; 1991.

GOODWIN, J. K. & LOMBARD, C. W. : Patent ductus arteriosus in adults dogs: clinical features of 14 cases. *J. Am. Anim. Hosp. Assoc.* 28: 350-4; 1992.

KOMTEBEDDE, J., ILKIW, J. E., FOLLETTE, D. M. et al: Resection of subvalvular aortic stenosis: surgical and perioperative management in seven dogs. *Vet. Surg.* 22: 419-30; 1993.

MILLER, M. W. & SISSON, D. : Pericardial disorders. In *Textbook of Veterinary Internal Medicine*, 4th ed. Ed. by ETTINGER, S. J. & FELDMAN, E. C. Philadelphia, W. B. Saunders, 1995, pp 1032-1145.

SISSON, D., THOMAS, W. P., WOODFIELD, J. et al: Permanent transvenous pacemaker implatation in forty dogs. *J. Vet. Int. Med.* 5: 322-31; 1991.

9

Parede e Cavidade Torácica

GISELLE HOSGOOD

I. **ANATOMIA.** A parede torácica é composta de costelas, músculos respiratórios primários e secundários e outros músculos.

A. **Costelas e esternebras.** Treze costelas e 8 esternebras formam a porção óssea da cavidade torácica em cães e gatos.
1. As **primeiras 9 costelas são costelas esternais** (p. ex., com articulação esternal) enquanto as últimas *4 costelas* são *costelas asternais* (*falsas*) (p. ex., sem articulação esternal). A porção distal de cada costela termina na *cartilagem costal*. A cartilagem costal das costelas 10 até 12 juntam-se para formar o *arco costal*.
2. A **primeira esternebra** é o *manúbrio*. A *última esternebra* é o *xifóide*, que dá origem ao processo cartilaginoso *processo xifóide*.

B. **Músculos respiratórios**
1. Os **músculos respiratórios primários** são os *músculos intercostais interno* e *externo* localizados entre cada costela.
2. Os **músculos respiratórios secundários** incluem os músculos *serrato dorsal* e *ventral, escaleno, oblíquo abdominal externo, latissimus dorsi* e *peitoral*.

C. **Vascularização e inervação.** Vasos e nervos intercostais suprem os músculos respiratórios primários.
1. As **artérias e veias intercostais**, que correm caudal à cada costela, são ramos da aorta e da veia ázigo, respectivamente. Elas são contínuas com a artéria e veia torácica interna que corre ao longo da superfície profunda do esterno.
2. Os **nervos intercostais** se originam de ramos ventrais dos nervos torácicos e cursam com os vasos intercostais.

II. CONSIDERAÇÕES PRÉ E PÓS-OPERATÓRIAS

A. **Pressão intratorácica positiva.** A pressão intratorácica, que normalmente é negativa, torna-se positiva durante a toracotomia.
   1. **Efeitos**
      a. O volume tidal diminui, especialmente se os lobos pulmonares estão colapsados.
      b. A pressão intratorácica positiva reduz o efeito do bombeamento torácico no retorno venoso ao coração.
   2. **É necessária ventilação assistida.** A pressão ventilatória deve ser aumentada para 15 - 20 cm de H_2O (a menos que isto seja contra-indicado pela presença de doença pulmonar) e a freqüência respiratória precisa ser elevada para 12 - 15 movimentos por minuto para evitar a atelectasia e manter a ventilação-minuto alveolar adequada.
B. A **dor** impede a ventilação pós-operatória.
   1. O **bloqueio nervoso intercostal** usando *bupivacaína com epinefrina* é feito no momento da cirurgia.
      a. A injeção é feita na região dos nervos intercostais na superfície caudal, proximal da costela.
      b. É recomendado o bloqueio de 2 ou 3 nervos intercostais de ambos os lados da incisão de toracotomia.
   2. **Administração intrapleural** de **bupivacaína** causa efeitos adversos cardiovasculares mínimos e provê analgesia pós-operatória prolongada. A bupivacaína pode ser repetida através do tubo de toracostomia pós-operatoriamente.
   3. A **administração intramuscular ou intravenosa de opióides** provê boa analgesia pós-operatória, mas pode causar depressão cardiorrespiratória e hipotermia pós-operatória prolongada.
   4. **Administração epidural** de **morfina** ou **oximorfona** provê boa analgesia pós-operatória (veja Capítulo 2 III C 2 c).
      a. Oximorfona administrada por via epidural é **eficaz por até 10 horas** (em contraste com as 2 h por administração intramuscular).
      b. Ocorre **depressão cardiorrespiratória**.
C. **Ar ou líquidos na cavidade torácica** impedem a ventilação pós-operatória. O ar ou líquidos devem ser removidos através do tubo de toracostomia que é colocado no momento da cirurgia (veja Capítulo 7 IV D1 d).

III. ACESSOS CIRÚRGICOS À CAVIDADE TORÁCICA.
A conduta adotada depende da estrutura que precisa ser exposta. Uma radiografia lateral pode facilitar a seleção.

A. **Toracotomia lateral (intercostal)** é o acesso padrão quando a região a ser exposta é definida (Tabela 9-1).
   1. **Incisão das camadas superficiais.** A *pele e o músculo troncocutâneo* são incisados e o *músculo latissimus dorsi* é incisado paralelo à incisão da pele. Se for usado um acesso caudal, o *latissimus dorsi* pode ser elevado para expor músculos mais profundos (Figura 9-1).
   2. **Confirmação do local cirúrgico.** O local cirúrgico pode ser confirmado contando os espaços intercostais sob o músculo *latissimus dorsi*. A junção dos músculos escaleno e do oblíquo abdominal externo marcam o quinto espaço intercostal.

TABELA 9-1
Indicações para toracotomia lateral em cães e gatos

	Espaço intercostal	
Estrutura torácica	*esquerdo*	*direito*
Coração		
Pericárdio*	4, 5	4, 5
Ducto (ligamento arterioso)	4, (5)	...
Válvula pulmônica	4	...
Pulmões		
Lobo cranial	4-6	4-6
Lobo médio	(4), 5	(4), 5
Lobo caudal	5, (6)	5, (6)
Veia cava caudal	(6-7)	7-10
Diafragma	7-10	7-10
Ducto torácico		
gato	8-10	(8-10)
cão	(8-10)	8-10
Esôfago		
Intratorácico cranial (base do coração)	...	5
Intratorácico caudal	8-9	8-9
Traquéia		
Segmentos isolados	...	3-5

Os parênteses indicam um procedimento alternativo.
* Esternotomia mediana pode ser usada como alternativa.

    3. **Incisão dos músculos profundos.** O escaleno, o serratus ventral ou o músculo oblíquo abdominal externo são incisados dependendo da área a ser acessada. Os feixes musculares do serratus ventral podem ser separados ao invés de incisados.
    4. **Incisão dos músculos intercostais.** É feita uma incisão na linha média dos músculos intercostais para evitar lesão aos vasos sangüíneos.
    5. **Retração das costelas.** As costelas são separadas com um retrator de costelas Finochietto.
    6. **Fechamento.** A toracotomia é fechada com suturas interrompidas simples resistentes de grande calibre (2-0 a 1).
        a. A sutura é feita circunferencialmente ao redor das costelas imediatamente craniais e caudais à incisão.
        b. Cada camada muscular é fechada separadamente sobre a incisão para assegurar uma vedação impermeável ao ar.
  B. **Ressecção de costelas e toracotomia com giro de costela** *rib pivot* permite a exposição de uma porção maior da cavidade torácica.
    1. **Ressecção de costela**
        a. **Exposição.** Logo que as costelas estão expostas, o periósteo da costela que sofrerá ressecção é incisado na superfície média lateral da costela e elevada circunferencialmente da costela.
        b. **Ressecção.** A costela é removida com costótomos. O periósteo medial intacto então é incisado para entrar na cavidade torácica.

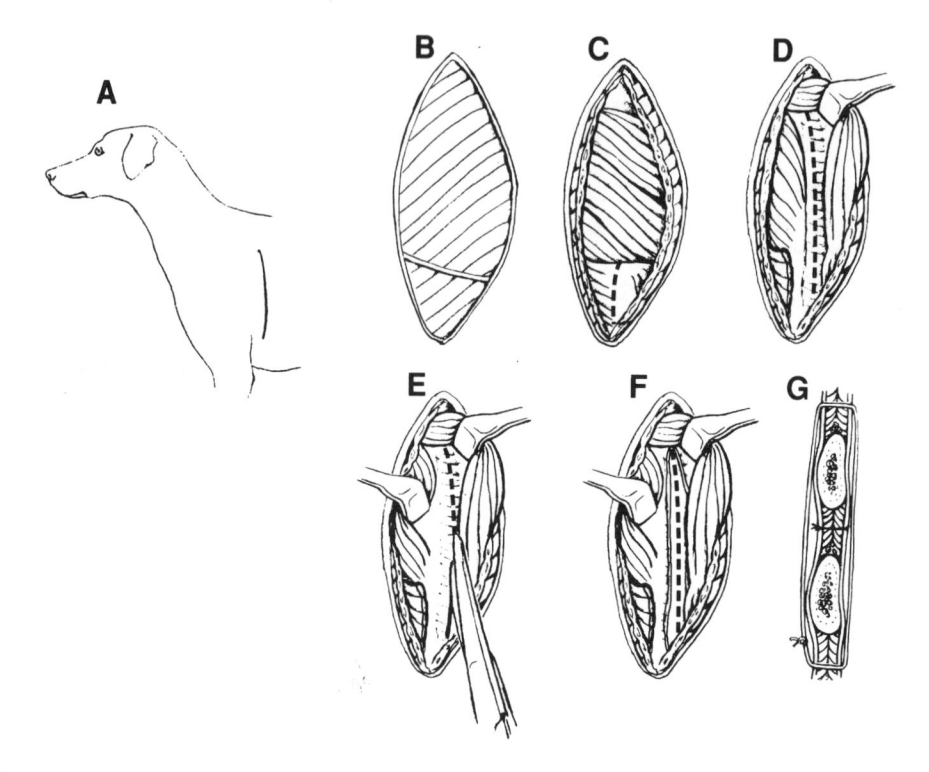

FIGURA 9-1 Toracotomia lateral. (A) Local da incisão. (B) A pele e o músculo troncocutâneo são incisados para expor o músculo *latissimus dorsi* e o nervo torácico lateral. (C) O músculo *latissimus dorsi* é incisado para expor os músculos serratus ventral, escaleno e oblíquo abdominal externo. Em toracotomias caudais, o músculo *latissimus dorsi* pode ser refletido dorsalmente. (D) O músculo escaleno é incisado e o músculo serratus ventral é retraído. (E) São usadas tesouras para fazer uma incisão para expor os músculos intercostais. (F) Os músculos intercostais são incisados para expor a pleura. (G) Secção transversal da parede torácica. É feita uma sutura circuncostal para fechar a incisão intercostal.

      c. Fechamento. A toracotomia é fechada usando uma técnica similar à utilizada para a toracotomia lateral.

    2. Toracotomia com giro de costela

      a. Exposição. A costela é exposta e o periósteo elevado como para ressecção da costela. Enquanto a cavidade torácica é exposta, a costela é cortada com costótomo na junção costocondral e girada na articulação condrovertebral. A cavidade torácica é penetrada como na ressecção da costela.

      b. Fechamento. A costela é reposicionada usando arames de hemicerclagem e é feito o fechamento de toracotomia de rotina.

C. Esternotomia mediana é o único método que provê acesso a toda a cavidade torácica. Ela é indicada primariamente para exploração da cavidade torácica e para procedimentos que envolvem a base do coração (p. ex., pericardiectomia).

    1. Posicionamento do paciente. A esternotomia mediana é feita com o paciente em *decúbito dorsal*. Esta posição faz com o coração se aprofunde dorsalmente, aumentando a pressão venosa e reduzindo o débito cardíaco.

    2. Procedimento (Figura 9-2)

      a. Incisão. A pele e o tecido subcutâneo são incisados ao longo da linha média.

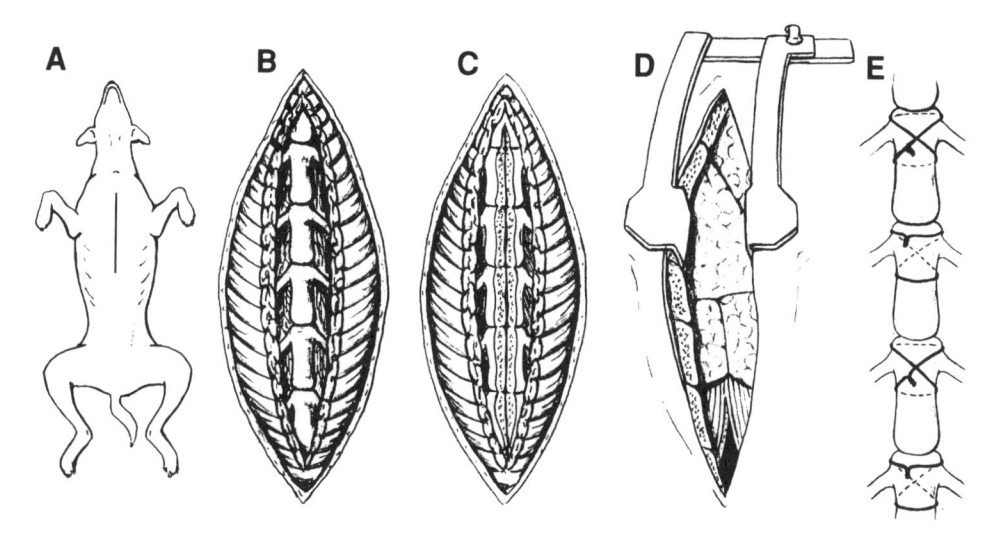

FIGURA 9-2 Esternotomia mediana. (A) Local de incisão. (B) Os músculos peitorais são incisados e retraídos expondo o esterno. (C) Esternotomia. (D) Retração. A incisão esternal mediana pode ser combinada com uma celiotomia ventral de linha média para aumentar a exposição da cavidade torácica ou diafragma. (E) Um padrão cruciato alternado é usado para suturar as esternebras usando arame ortopédico.

  b. **Exposição do esterno.** Os músculos peitorais são elevados da linha média do esterno.
  c. **Esternotomia.** O esterno é serrado com uma lâmina de bisturi e daí cortado com um osteótomo e martelo, serra oscilante ou alicate esternal (faca esternal de Lebske). Para aumentar a estabilidade pós-operatória do esterno e reduzir a dor, tanto o manúbrio quando o xifóide devem ficar intactos.
  d. **Fechamento**
     (1) O **esterno** é fechado com sutura circunferencial cruciata (em forma de "8") passada ao redor de cada junção costoesternal. Deve ser usado material de sutura de grande calibre (2-0 a 1).
     (2) Os **músculos peitorais, tecido subcutâneo** e **pele** são fechados em camadas separadas usando técnica padrão.
 3. **Variações**
   a. A esternotomia mediana pode ser **combinada com incisão abdominal ventral de linha média.** Pode ser necessária a incisão do diafragma para aumentar a exposição.
   b. Esternotomia mediana pode ser **combinada com uma toracotomia lateral** para criar uma aba de parede torácica, permitindo maior exposição da cavidade torácica.
D. **Toracotomia transesternal** aumenta a área exposta por uma toracotomia lateral.
  1. A incisão torácica lateral é estendida através do esterno para incorporar outra toracotomia lateral. As artérias torácicas internas precisam ser ligadas.
  2. A osteotemia esternal é fechada com pequenos pinos intramedulares e arame de cerclagem ou material de sutura calibroso.

IV. CONDIÇÕES DA PAREDE TORÁCICA TRATADAS COM CIRURGIA

A. **Malformações congênitas**
  1. *Pectus excavatum* **(Peito escavado)** ainda que incomum, é a malformação congênita mais freqüentemente observada na parede torácica de cães e gatos. Uma deformação penetrante, côncava do esterno caudal e das cartilagens costais, causa achatamento dorsoventral da cavidade torácica.
     a. **Sinais clínicos** incluem grande deformação do esterno, atraso no crescimento, intolerância ao exercício, dispnéia, cianose e vômito. Murmúrios cardíacos e disritmias também podem ocorrer como resultado da compressão do coração e dos vasos.
     b. O **diagnóstico** pode ser confirmado com *radiografia*. O grau de compressão pode ser avaliado da projeção radiográfica lateral e índices específicos podem ser calculados.
     c. **Tratamento.** Pode-se tentar a reparação cirúrgica se o comprometimento cardiopulmonar é grave e por razões estéticas.
        (1) **Talas esternas** são usadas para animais menores do que 2 - 3 meses de idade. Grandes suturas são feitas percutaneamente ao redor do esterno e fixas a uma estrutura externa.
        (2) **Fixação interna** com pinos intramedulares ou arames de Kirschner *pode ser necessária em animais mais velhos*.
     d. O **prognóstico** é reservado se a correção cirúrgica é feita precocemente e a deformação leve.
  2. **Anormalidades das costelas** são pouco comuns e incluem ausência de costela, costelas fundidas, costelas extraordinárias (supranumerárias) e costelas malformadas. O tratamento cirúrgico em geral é desnecessário.

B. **Traumatismos**
  1. **Tipos**
     a. **Lesão obtusa (esmagante)** com freqüência causa lesão grave aos órgãos intratorácicos (p. ex., *contusão cardíaca e pulmonar*) sem causar lesão óbvia à parede torácica externa.
        (1) **Fratura de costelas** resulta de traumatismo obtuso ao tórax.
        (2) **Ruptura dos músculos intercostais** pode resultar de traumatismo obtuso ou ferimentos de mordidas, possivelmente causando herniação de lobos pulmonares. Se a ruptura intercostal comunica-se com um ferimento na pele pode ocorrer um "ferimento succionante" resultando em pneumotórax.
     b. **Lesão penetrante pode causar hemorragia, hemotórax ou pneumotórax.**
  2. **Etiologia.** **Ferimentos de mordidas** com freqüência causam uma combinação de lesão penetrante e esmagante. Outras causas de lesão traumática na parede torácica incluem *traumatismo veicular, quedas e abusos*.
  3. **Sinais clínicos** associados com traumas da parede torácica dependem da extensão do traumatismo.
     a. **Disritmias cardíacas** podem ser associadas com contusão do miocárdio (miocardite traumática) ou hemotórax.
     b. **Tórax móvel.** Fraturas múltiplas de costelas podem resultar num segmento do tórax que se move paradoxalmente com a respiração, reduzindo a capacidade de ventilação do animal. Músculos intercostais rompidos podem causar movimento paradoxal da pele que pode ser confundido com tórax móvel.
     c. **Sinais de choque hemorrágico** podem ocorrer se a hemorragia é grave e aguda.

d. Distresse respiratório pode ser associado com pneumotórax ou hemotórax, tórax móvel ou contusões pulmonares.

4. Diagnóstico. *Radiografias torácicas* são ferramentas importantes no diagnóstico de pneumotórax, acúmulo de líquido pleural (p. ex., hemotórax) e fraturas de costelas.

5. Tratamento

    a. Ruptura muscular e fraturas múltiplas de costelas. A intervenção cirúrgica deve ser retardada até que o animal esteja estável.

        (1) Ruptura muscular pode ser suturada primariamente, justaposta com sutura circunferencial das costelas ou remendada *patched* usando um pedículo de omento, ou abas do músculo *latissimus dorsi* ou oblíquo abdominal externo.

        (2) Fraturas múltiplas de costelas podem necessitar de fixação primária com pinos intramedulares e arames de hemicerclagem. Alternativamente, podem ser colocadas suturas "encercantes" percutâneas ao redor das costelas e fixadas a uma tala externa.

    b. Fratura de costela isolada pode ser tratada conservadoramente com repouso.

    c. Hemotórax. O tratamento do hemotórax depende do grau de comprometimento respiratório.

        (1) Se o comprometimento é mínimo, o sangue não é retirado da cavidade torácica, porque os cães são capazes de reabsorver 30% do seu volume sangüíneo dentro de 90 horas. Como 70-90% dos eritrócitos são absorvidos intactos, a drenagem pleural só é feita se for absolutamente necessária.

        (2) Se for necessário drenar o hemotórax, é possível fazer a autotransfusão com a fonte de fácil acesso de sangue compatível.

    d. Hemorragia contínua. Pode ser necessária a cirurgia exploratória.

C. Neoplasia

  1. Tumores benignos da parede torácica vêm do tecido subcutâneo e da pele. Com freqüência são encontrados grandes lipomas no tecido conjuntivo entre os músculos e a pele.

  2. Tumores malignos. *Osteossarcoma primário* e *condrossarcoma da costela* são os tumores malignos mais comuns da parede torácica. Outras neoplasias malignas incluem *fibrossarcoma, tumor de célula mastócita* e *hemangiossarcoma*.

    a. Os sinais clínicos com freqüência são mínimos, além de um inchaço firme e não-doloroso palpável sobre a parede torácica. Ainda que a massa usualmente tenha uma porção intratorácica significativa, os sinais clínicos de comprometimento respiratório ou cardiovascular são incomuns.

    b. O diagnóstico é por *radiografias* e *aspiração com agulhas finas* ou *biópsia incisional*. As radiografias podem revelar osteólise da costela associada com massas de tecidos intra e extratorácicas macias.

    c. O tratamento é por *ressecção em bloco* da porção afetada da parede torácica e de tecido marginal sadio. A ressecção em bloco envolve a remoção da pleura, costela, músculos, fáscia e pele. O defeito é reparado e é aplicada uma bandagem torácica leve para cobrir o ferimento e o tubo de toracostomia até que o tubo possa ser removido, usualmente dentro de 24h. A *reconstrução* envolve a recolocação da parede torácica, tecido mole e pele.

        (1) Material prostético (p. ex., malha) pode ser usado para repor a parede torácica. O material prostético é esticado sobre o defeito. Para defeitos de 4 ou mais costelas, movimentos paradoxais da prótese podem causar comprometimento respiratório. Tiras de plástico flexíveis com arame no interior podem ser fixadas às costelas seccionadas para fornecer um apoio para a próstese.

(2) **Enxertos de músculos** podem ser usados sobre a malha para substituir o tecido macio.
   (a) Para **pequenos defeitos de tecido mole torácico** as margens das camadas musculares são elevadas e fechadas num padrão centrípeto de 4 cantos.
   (b) Para **defeitos de tecido mole torácico grandes** pode ser necessário o enxerto muscular ou um pedículo de omento.
      (i) O músculo *latissimus dorsi* é usado para *defeitos ventrais*.
      (ii) O **músculo oblíquo abdominal externo** pode ser elevado e refletido cranialmente sobre seu pedículo para corrigir *defeitos caudais*.
(3) **Omento** pode ser usado como uma alternativa para abas musculares para preencher o defeito de tecido mole.
   (a) Para **defeitos de tecido mole torácico caudal,** o omento pode ser longo o suficiente para ser usado sem precisar criar um pedículo.
   (b) Para **defeitos de tecido mole torácico cranial,** é necessário criar um pedículo no omento através de uma celiotomia. O pedículo omental pode ser avançado do abdômen através do diafragma ou subcutaneamente após passar através da parede abdominal.
(4) **Enxertos de pele.** Rotação ou o avanço de abas de pele podem ser usados para a cobertura final do defeito.
   (a) Como eles incluem o músculo panículo, estas abas são realmente enxertos miocutâneos.
   (b) Abas de pele de padrão axial, baseadas numa artéria cutânea direta específica, também podem ser usadas.
(5) **Avanço diafragmático.** Para lesões caudais à nona costela, a defeito da parede torácica pode ser reconstruído essencialmente pelo avanço cranial do diafragma.
   (a) O diafragma é removido da sua fixação costal normal e suturado aos músculos epaxiais e intercostais na margem cranial da costela do defeito. Isto converte o defeito torácico num defeito abdominal. Material prostético e enxertos musculares transposicionais podem ser necessários para fechar o defeito "abdominal".
   (b) Este procedimento compromete o volume da cavidade torácica em certo grau, mas não parece criar um problema para cães sedentários.

d. **Prognóstico**
   (1) O prognóstico para animais com **osteossarcoma** da costela é *reservado*, porque ocorrem metástases precocemente.
   (2) O prognóstico para animais com *condrossarcoma* é melhor porque as metástases são tardias e sobrevidas de longo prazo (maiores do que 2 anos) foram registradas.

V. CONDIÇÕES DA CAVIDADE TORÁCICA TRATADAS COM CIRURGIA

A. **Quilotórax** é caracterizado pelo acúmulo de quilo no espaço pleural proveniente do sistema ducto quilotorácico. Tanto cães como gatos são afetados. Cães da raça *Afgan* apresentam maior risco do que outros cães para desenvolver quilotórax.
   1. **Etiologia.** A causa do quilotórax com freqüência é desconhecida (idopática), mas o quilotórax tem sido associado com traumatismos, dirofilariose, blastomicose, cardi-

omiopatia, torção de lobo pulmonar, tumores na base do coração, timoma e linfangiectasia. É importante excluir todas as outras causas possíveis de quilotórax antes de fazer um diagnóstico de quilotórax idiopático.
2. **Complicações associadas.** *Pleurite constritiva* é uma seqüela do quilotórax (e de outras efusões pleurais) registrada mais freqüentemente em gatos do que em cães. Adesões pleurais constritivas graves se desenvolvem secundárias à irritação e inflamação associada com quilo na cavidade torácica, causando comprometimento respiratório significativo.
3. **Sinais clínicos** de quilotórax com freqüência manifestam-se gradualmente e incluem dispnéia, taquipnéia, intolerância ao exercício, anorexia, perda de peso e desidratação.
4. **Diagnóstico**
   a. **Sinais radiográficos** são consistentes com a presença de líquido pleural.
   b. **Avaliação do líquido pleural** (Tabela 9-2). A efusão quilosa é caracterizada pela aparência branco leitosa que permanece depois de estacionada. O quilo clareia depois da adição de éter, as efusões pseudoquilosas não clareiam com éter.
5. **Tratamento.** Deve ser feito um esforço para determinar e tratar a causa subjacente ao quilotórax.
   a. **Tratamento médico** envolve a drenagem da cavidade torácica e manipulação da dieta para reduzir o conteúdo de gordura do quilo.
      (1) Pode ser feita drenagem torácica percutânea intermitente ou contínua.
      (2) É recomendado fornecer uma dieta pobre em gordura, rica em carboidratos. É necessário suplementar vitaminas lipossolúveis.
   b. **Tratamento cirúrgico** pode envolver:
      (1) Ligação transtorácica do ducto torácico caudal.
      (2) Implantação de anastomoses pleurovenosas ativas ou anastomoses pleuroparietais (também usadas como paliativo para animais com **quilotórax refratário**).
      (3) Criação de uma anastomose passiva pleitoperitoneal suturando um pedaço de plástico (p. ex., Silastic) com poros num defeito diafragmático criado ou colocando tubos de silicone transdiafragmáticos.
      (4) Embolização do ducto torácico injetando isobutil-2-cianoacrilato-iofendilato através de um vaso linfático mesentérico canulado.
6. **Prognóstico.** Apesar do tratamento médico ou cirúrgico, ou ambos, o prognóstico para um animal com quilotórax é desfavorável.
   a. Aproximadamente 50% dos animais respondem ao tratamento.
   b. Se for possível tratar a causa do quilotórax, o prognóstico pode ser mais favorável.
B. **Piotórax** é o acúmulo de material infectado e líquido no interior do espaço pleural.
   1. **Etiologia.** O piotórax pode ser o resultado de sépsis sistêmica, difusão de infecção de

TABELA 9-2
Características da efusão quilosa

Aparência branco-leitosa que permanece após repouso
Contém quilomícrons
Concentração de triglicerídeos 3 vezes ou mais do que a do soro
Concentração de colesterol menor ou igual à do soro
Predominância de pequenos linfócitos

estruturas adjacentes ou a introdução direta de microorganismos por traumatismo penetrante, corpos estranhos, toracocentese ou cirurgia.
2. **Sinais clínicos** associados com o piotórax incluem febre, anorexia, perda de peso e encurtamento da respiração.
3. **Diagnóstico**
   a. **Achados radiográficos**
      (1) Está presente uma efusão pleural moderada à grande. Caracteristicamente ela é bilateral e obscurece detalhes pulmonares e a silhueta cardíaca.
      (2) As radiografias devem ser repetidas após a toracocentese, porque pode estar presente infiltrado ou consolidação pulmonar. O lobo pulmonar cranial esquerdo é freqüentemente afetado em cães e gatos.
   b. **Análise de líquidos** é essencial para um diagnóstico de piotórax. É recomendada a *toracocentese* através do terço ventral do espaço intercostal 4 a 7.
4. **O tratamento** requer tanto a remoção do líquido como a administração sistêmica de antimicrobianos apropriados. A coloração de gram 2-3 dias após a drenagem e início da medicação deve revelar ausência de bactérias.
   a. **Toracostomia de tubo** (veja o Capítulo 7 IV D 1 d) deve ser feita o mais rápido possível.
      (1) Usualmente é suficiente um tubo simples, ainda que toracostomia de tubo bilateral possa ser necessária se o líquido está floculado.
      (2) É recomendado o uso de sucção contínua com uma vedação de água.
   b. **Toracotomia exploratória.** A não-resposta ao tratamento ou a persistência de um lobo pulmonar consolidado nas radiografias pode ser uma indicação para toracotomia exploratória feita através de uma esternotomia mediana. Lobos pulmonares consolidados podem exigir lobectomia parcial ou completa.
5. **Prognóstico** é reservado a bom, dependendo da cronicidade do problema, da saúde geral e estado imunológico do animal. O tratamento precoce e agressivo num animal imunocompetente contempla um prognóstico favorável.

C. **Massas mediastinais**
   1. **Etiologia.** Massas mediastinais podem ser o resultado de neoplasias, cistos, abcessos e granulomas, linfadenopatia traqueobrônquica ou líquido encapsulado.
      a. Em **gatos** a massa mediastinal mais comum é o *linfossarcoma*. A região cranial do mediastino é afetada mais freqüentemente em gatos.
      b. Em **cães** as causas mais comuns de massas mediastinais são *linfossarcoma, timoma* e *linfadenopatia*.
         (1) Massas hilares ou peri-hilares são mais comuns em cães, usualmente o resultado de crescimento de nodos linfáticos traqueobrônquicos.
         (2) A região cranioventral também é comumente afetada.
   2. **Sinais clínicos**
      a. **Distresse respiratório e tosse** associados com compressão traqueal e brônquica.
      b. **Regurgitação e disfagia** associada com compressão esofágica.
      c. **Edema de membros anteriores, cabeça e pescoço** associado com a compressão de veias e linfáticos intratorácicos.
      d. **Síndrome de Horner** associada com a compressão dos gânglios simpáticos.
   3. **Diagnóstico**
      a. **Radiografias e ultra-sonografia**
         (1) Podem ser observados alargamento mediastinal, densidade de tecido mole, deslocamento da traquéia para a direita e deslocamento aórtico para a esquerda.

(2) Aumento da densidade peri-hilar, compressão traqueal e deslocamento ventral do tronco brônquico principal são vistos em cães.
  b. **Biópsia.** Uma biópsia aspirada com agulha fina pode ser obtida transtoracicamente ou uma biópsia tissular pode ser obtida durante toracotomia exploratória.
 4. **Tratamento.** Animais com massas mediastinais grandes representam um alto risco anestésico e cirúrgico.
  a. O tratamento de escolha do **linfoma** é a *quimioterapia*.
  b. Se for possível a **resseção**, o prognóstico é favorável para animais com *granulomas*, *cistos* ou *timomas*.
D. **Pneumomediastino** é o acúmulo de ar ao redor das estruturas mediastinais. Em casos graves, o mediastino pode romper, causando pneumotórax.
 1. **Etiologia.** O pneumomediastino pode ser causado pela ruptura da traquéia torácica ou esôfago, ou por ferimentos penetrantes no pescoço, onde o ar disseca ao longo dos planos fasciais do pescoço até o mediastino.
 2. Os **sinais clínicos** podem incluir, inicialmente, *inchamento enfisematoso da cabeça e pescoço*. Distúrbio respiratório é incomum. Usualmente é observada cianose só em casos graves que envolvem o vazamento rápido de ar no mediastino.
 3. O **diagnóstico** é por radiografia. Normalmente indistinguíveis na radiografia, as estruturas mediastinais são discerníveis. Ar pode estar presente dentro dos tecidos moles do pescoço com extensa caudal até o espaço retroperitoneal.
 4. O **tratamento** usualmente é desnecessário ainda que a correção da causa seja necessária. O ar é reabsorvido dentro de 2-10 dias.
E. **Mesotelioma** é um tumor incomum, altamente efusivo, que se origina das células mesodermais da pleura, pericárdio ou peritônio.
 1. **Sinais clínicos.** Os sinais de distúrbio respiratório são vistos usualmente devido à presença de grandes volumes de líquido pleural.
 2. O **diagnóstico** é pela biópsia. A avaliação citológica do líquido pleural com freqüência não é diagnóstica, porque as células mesoteliais reativas são difíceis de diferenciar das células neoplásicas.
 3. O **tratamento** é paliativo e se centra na remoção do líquido pleural.
 4. **Prognóstico.** O prognóstico para a sobrevivência de longo prazo é desfavorável, porque a difusão metastática aos órgãos intratorácicos é comum.
F. **Hérnias diafragmáticas**
 1. **Hérnias diafragmáticas traumáticas,** que são *pleuroperitoneais*, são mais comuns. Comumente elas são circunferenciais, ventrais ao esôfago na região costomuscular direita. Rupturas radiais são menos comuns e o tendão central raramente é afetado devido à sua resistência.
  a. Os **sinais clínicos** podem não ser aparentes por dias ou mesmo anos após a lesão e são usualmente referidos aos tratos gastrintestinal e respiratório.
   (1) Comprometimento respiratório exacerbado pelo estresse é o sinal mais comum.
   (2) Podem ser detectadas efusões pleurais, especialmente se está presente herniação do fígado. Sangue, transudato modificado e quilotórax têm sido registrados.
  b. **Diagnóstico**
   (1) **Avaliação radiográfica.** Os achados característicos incluem interrupção do perfil diafragmático, graus variados de efusão pleural e traumatismo torácico, aumento da densidade do tecido mole no tórax e alças intestinais cheias de gás craniais ao diafragma. Se as vísceras se movem livremente através da ruptura, a hérnia pode não ser aparente.

(a) A remoção do líquido pleural e a repetição das radiografias podem ser úteis. Alternativamente, um feixe radiográfico horizontal com o animal em decúbito dorsal pode ser diagnóstico.
(b) Técnicas de radiografias de contraste positivo podem ser usadas.
  (i) Estudos com bário oral são associados com uma alta taxa de resultados falso-negativos.
  (ii) Alternativamente pode ser usada peritoniografia de contraste positivo que envolve a injeção de contraste solúvel em água no abdômen. Os critérios diagnósticos incluem contraste positivo na cavidade torácica, ausência de delineamento do fígado e, mais freqüente, visualização incompleta do delineamento normal da superfície abdominal do diafragma.
(c) Pode ser feita peritoniografia de contraste negativo. Depois de injetar ar assepticamente no abdômen, o animal é seguro em pé sobre os membros posteriores e feita projeção radiográfica ventrodorsal usando feixe horizontal. O ar normalmente se acumula entre o fígado e o diafragma, delineando o diafragma. Se há ruptura diafragmática, o ar acumula na entrada torácica. Se o fígado está encarcerado ou aderido, o delineamento do diafragma é interrompido abruptamente nesta localização.
(2) **Ultra-som** é um método rápido, não-invasivo, de confirmar hérnia diafragmática traumática.
c. O **tratamento** envolve *a reparação cirúrgica do diafragma*.
  (1) **Momentos**
    (a) **Situações de emergência.** *Se o estômago está herniado e distendido com gás*, é necessária a descompressão de emergência do estômago por trocaterização percutânea ou intubação gástrica. Evidências definitivas de *encarceração intestinal*, *obstrução* ou *ruptura*, ou ainda *hemorragia em andamento* também requerem atenção imediata.
    (b) **Situação sem emergência.** Todas as outras hérnias diafragmáticas devem ser reparadas somente depois que a condição do animal foi estabilizada. A taxa de mortalidade em animais que sofrem a cirurgia dentro de 24h de hérnia diafragmática traumática é significativamente maior do que a dos animais que sofrem a cirurgia depois de 24h.
  (2) **Anestesia.** A indução da anestesia em animais com hérnia diafragmática exige o mínimo de estresse e a obtenção de um controle rápido das vias aéreas.
    (a) A tranqüilização pré-anestésica com um agente que não deprime intensamente a função cardiopulmonar e respiratória é preferível.
    (b) A indução rápida com um barbiturato ou propofol permite a intubação do animal.
    (c) A manutenção da anestesia com isoflurano é preferível devido aos seus efeitos depressor cardíaco e disritmogênico mínimo. O óxido nitroso não deve ser usado, porque acumula e distende espaços fechados cheios de gás, como as vísceras abdominais.
    (d) É necessária ventilação controlada imediatamente após indução da anestesia. Os picos de pressão nas vias aéreas não devem exceder 20-30 mmH$_2$O. A inflação exagerada pode causar o desenvolvimento de edema pulmonar.
  (3) A **herniorrafia** é feita através de celiotomia de linha média, com extensão da incisão até o apêndice xifóide e esterno se necessário (Figura 9-3).

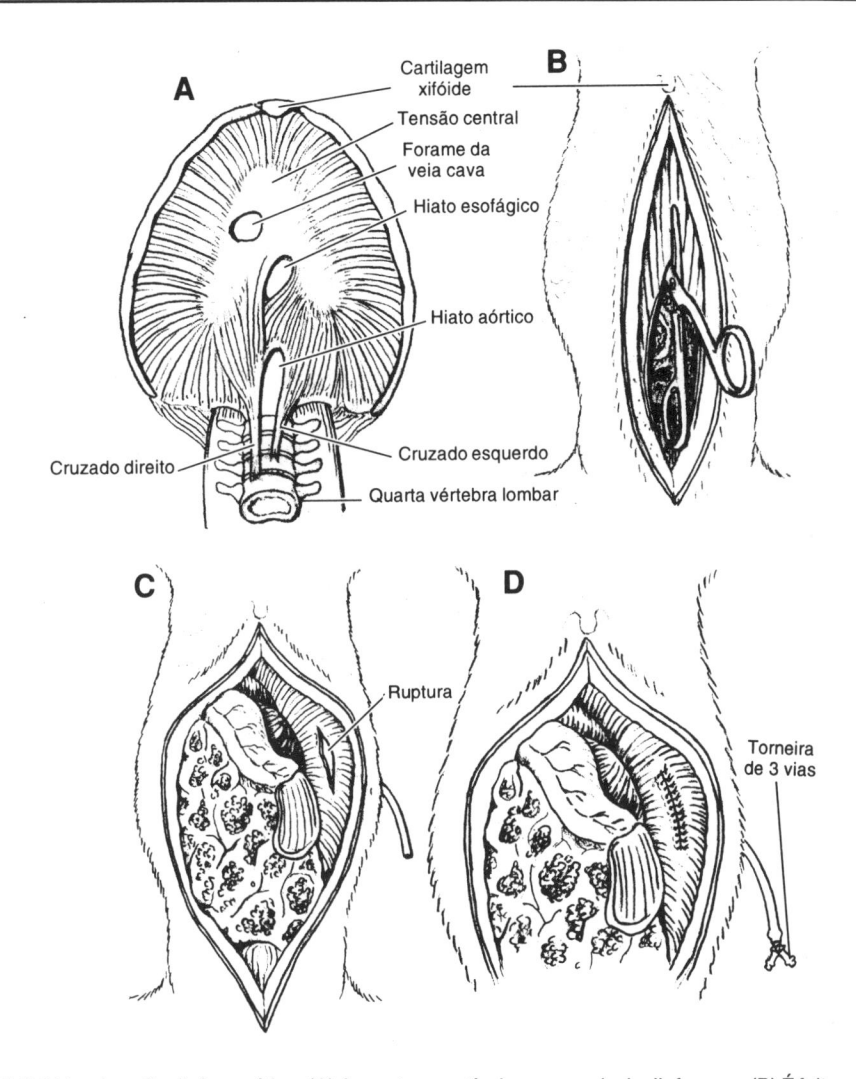

FIGURA 9-3 Herniorrafia diafragmática. (A) Aspectos anatômicos normais do diafragma. (B) É feita celiotomia ventral de linha média para expor a cavidade abdominal cranial e o diafragma. (C) As vísceras foram retraídas através da ruptura diafragmática e colocadas no abdômen. A ruptura pode ser aumentada para facilitar a retração das vísceras. Um tubo de toracostomia padrão sai da parede torácica lateral. (D) O fechamento da ruptura diafragmática. (Redesenhado, com permissão, de GOURLEY, I. M. & GREGORY, C. R. : *Atlas of Small Animal Surgery*. New York, Gower, 1992, p 27:8.)

(a) **Identificação da ruptura.** Logo que a identificação da ruptura diafragmática é realizada, as vísceras herniadas devem ser retornadas para a cavidade abdominal usando tração delicada. A ruptura pode ser aumentada para facilitar a redução das vísceras.

(b) **Exame das vísceras.** As vísceras torácicas e abdominais são examinadas para determinar a integridade. O diafragma é examinado quanto a outras rupturas.

(c) **Fechamento da ruptura diafragmática**
   (i) O bordo livre de uma ruptura crônica deve ser reavivado.
   (ii) As margens do diafragma são aproximadas usando pinças atraumáticas (Babock).

(iii) Vários padrões de sutura e materiais são adequados. É recomendável iniciar o trabalho pelo lado dorsal menos acessível.

(iv) A maioria dos defeitos, mesmo os maiores, pode ser fechada, primariamente, porque o diafragma é excepcionalmente móvel e elástico. Técnicas de reconstrução incluem o uso de um pedículo de omento baseado na artéria gastroepiplóica direita ou esquerda, um transplante de *fascia lata*, materiais prostéticos ou abas transposicionais ou deslizantes de músculo abdominal transverso.

(d) **Colocação de tubo de toracostomia.** O ar precisa ser removido da cavidade torácica antes do fechamento da cavidade abdominal. É possível a aspiração transdiafragmática, contudo o uso de um tubo de toracostomia lateral é preferido e provê acesso para avaliação pós-cirúrgica de pneumotórax ou hemotórax. O tubo de toracostomia usualmente é removido dentro de poucas horas.

(4) **Radiografias torácicas** devem ser tomadas por vários dias depois da herniorrafia para examinar quanto ao pneumotórax e hidrotórax e avaliar a inflação pulmonar.

d. **Prognóstico.** As taxas de mortalidade de animais com hérnia diafragmática traumática após a reparação cirúrgica variam de 10-35%. O prognóstico para a sobrevivência de longo tempo é favorável se o animal sobrevive as primeiras 24h após a cirurgia.

2. **Hérnias diafragmáticas congênitas** podem ser pleuroperitoniais, mas são mais freqüentemente *peritoniopericardiais*. Elas podem ser associadas com outros defeitos congênitos (p. ex., anormalidades cardíacas, ausência de xifóide, esternebras malformadas e hérnias umbelicais).

a. **Predisposição.** Cães Weimaraner e gatos Persas são afetados com mais freqüência que de outras raças.

b. **Etiologia.** Hérnias peritoniopericardiais resultam de desenvolvimento falho do septo transverso em combinação com fusão incompleta das membranas pleuropericardiais caudais.

c. Os **sinais clínicos** podem ser de origem cardíaca, respiratória ou gastrintestinal.

d. O **diagnóstico** é por **radiografia** (Figura 9-4) e *ultra-som*.

(1) Exames radiográficos mostram alargamento da silhueta cardíaca, deslocamento dorsal da traquéia ou interrupção do delineamento diafragmático.

(2) Pequenos padrões gasosos intestinais sobre a silhueta cardíaca são comuns e considerados patognomônicos.

e. **Tratamento.** É feita *herniorrafia* através de celiotomia de linha média com extensão através do xifóide e esterno se necessário.

(1) As vísceras são reduzidas e os bordos do diafragma são reavivados e suturados.

(2) A separação do pericárdio do diafragma e seus fechamentos separados é desnecessária.

f. **Prognóstico.** O prognóstico é bom a excelente para sobrevivência de longa duração.

3. **Hérnias diafragmáticas hiatais** (veja o Capítulo 10 III C 2) podem ser *deslizantes* ou *paraesofageanas* e são consideradas congênitas.

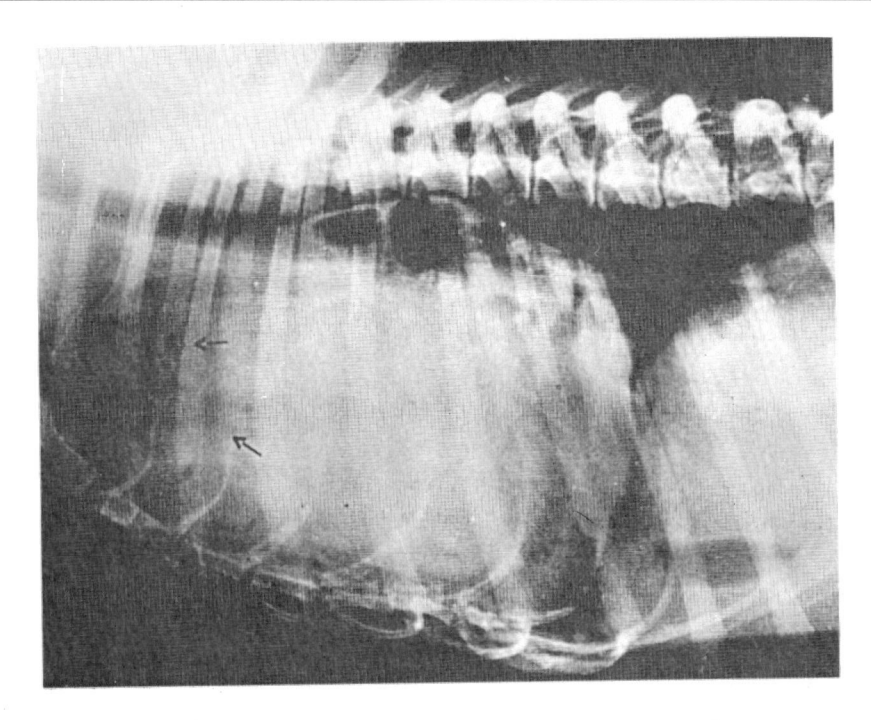

FIGURA 9-4 Projeção radiográfica lateral de um cão com hérnia peritoniopericárdica. É visível dilatação da silhueta cardíaca com alças intestinais cheias de gás (setas) no saco pericárdico.

LEITURAS SELECIONADAS

ANDERSON, M., PAYNE, J. T. & MANN, F. A. : Flail chest: pathophysiology treatment and prognosis. *Comp. Cont. Educ. Pract.* 15: 65-75; 1993.

BAUER, T. & WOODFIELD, J. A. : Mediastinal, pleural and extrapleural disease. In *Textbook of Veterinary Internal Medicine*, 4th ed. Ed. by ETTINGER, S. J. & FELDMAN, E. C. : Philadelphia, W. B. Saunders, 1995, pp 812-43.

BELLENGER, C. : Body cavities and hernias. In *Textbook of Small Animal Surgery*, 2nd ed. Ed. by SLATTER, D. Philadelphia, W. B. Saunders, 1993, pp 370-399.

BIRCHARD, S. J. & SHERDING, R. G. : *Saunder's Manual of Small Animal Practice*. Philadelphia, W.B. Saunders, 1994, pp 580-606.

BOUDRIEAU, R. J., FOSSUM, T. W., HARTSFIELD, S. M. et al: Pectus excavatum in dogs and cats. *Compend. Contin. Educ. Pract. Vet.* 12: 341-355, 1990.

CAYWOOD, D. D. (ed) : Non-cardiac surgical disorders of the thorax. *Vet. Clin. North Am.* 17: (2) 255-503, March, 1987.

GOURLEY, I. M. & GREGORY, C. R. : *Atlas os Small Animal Surgery*. New York, Gower, 1992.

MEADOWS, R. L. & MACWILLIAMS, P. S. : Chylous effusions revisited. *Vet. Clin. Pathol.* 23: 54-62; 1994.

PIRKEY-EHRHART, N., WITHROW, S. J., STRAW, R. C. et al: Primary rib tumors in 54 dogs. *J. Am. Anim. Hosp. Assoc.* 31: 65-9; 1995.

SUESS, R. P., FLANDERS, J. A., BECK, K. A. et al: Constrictive pleuritis in cats with chylothorax: 10 cases (1983-1991). *J. Am. Anim. Hosp. Assoc.* 30: 70-7; 1994.

10

Sistema Alimentar

Karen Swalec Tobias

I. OROFARINGE

A. Anatomia. A *vascularização* e *inervação* da orofaringe estão resumidas na Tabela 10-1.

TABELA 10-1
Vascularização e inervação da orofaringe

Região	Suprimento arterial	Drenagem venosa	Drenagem linfática	Inervação
Lábios e bochechas	Artérias facial e infra-orbital	Veia facial	Nódulo linfático mandibular	Nervo facial (motor)
				Ramos do mandibular e ramos maxilares do nervo trigêmeo (sensitivo)
Palato duro e mole	Artéria palatina principal (duro) Artéria palatina menor (mole)	Veia maxilar	Nódulo linfático mandibular	Nervos glosso-faríngeo e vago
Dentes			Nódulos linfático retrofaríngeo médio e mandibular	
Superiores	Ramos alveolares caudal, médio e rostrodorsal da artéria infra-orbital	Veia infra-orbital para a veia facial		Ramo alveolar superior do nervo infra-orbital

TABELA 10-1 (continuação)

Região	Suprimento arterial	Drenagem venosa	Drenagem linfática	Inervação
Inferiores	Ramos da artéria alveolar mandibular	Veia alveolar mandibular para a veia maxilar		Ramo alveolar inferior do nervo mandibular
Língua	Artérias liguais pareadas Artéria sublingual	Anastomoses arteriovenosas múltiplas	Nódulo linfático mandibular	Nervo hipoglosso (motor) Ramo lingual do nervo trigêmeo (sensitivo)
Faringe	Artéria tiróide cranial, artéria carótida externa	Ramos da veia linguofacial	Nódulo linfático retrofaríngeo médio e mandibular	Nervos glossofaríngeo e vago
Amígdalas	Artérias tonsilares	Plexo palatino	Nódulos linfáticos submandibular e retrofaríngeo médio	Nervo glossofaríngeo
Glândulas salivares			Nódulos linfáticos retrofaríngeos	Nervos facial, glossofaríngeo e vago
Parótida	Artéria parótida	Veia auricular maior e temporal superficial		
Mandibular	Artéria facial, artéria auricular caudal	Veia facial		
Sublingual				
Porção monoestomática	Artéria facial	Veia lingual		
Porção poliestomática	Artéria lingual	Veia lingual		
Zigomática	Artéria infra-orbital	Veia facial profunda		

B. **Considerações cirúrgicas**
   1. **Fechamento de ferimentos.** Suturas absorvíveis, monofilamentares e sintéticas são usadas freqüentemente para o fechamento. Suturas de monofilamentos absorvíveis e não-absorvíveis vão esfacelar em várias semanas se os nós são deixados na cavidade oral.
   2. **Cicatrização.** *A mucosa oral cicatriza rápido* devido ao excelente suprimento sangüíneo e rápida epitelização.
   3. **Considerações pós-operatórias.** *Tubos de faringostomia* ou *esofagostomia* são usados para apoio nutricional quando a alimentação oral é impossível ou contra-indicada (veja o Capítulo 5 IV B 3, 4).
      a. Com a finalidade de manter **a função esfincteriana esofágica inferior** (p. ex., para prevenir o refluxo gástrico), o tubo não deve ser estendido além da porção torácica média do esôfago.
      b. Depois que o tubo é removido, o ferimento do pescoço deve **cicatrizar por segunda intenção.**

C. Condições da língua tratáveis por cirurgia
  1. **Ferimentos traumáticos** são tratados com desbridamento; as áreas lesadas podem permitir a descamação. Os ferimentos são fechados com sutura absorvível num padrão de aposição. O animal pode necessitar de suplementação nutricional através de tubo de faringostomia, nasogástrico ou gastrostomia por curtos períodos depois da cirurgia.
  2. **Granulomas eosinofílicos** são observados primariamente em gatos e ocasionalmente em certas raças de cães (p. ex., Husky Siberianos).
     a. **Aspectos clínicos.** As lesões aparecem como nódulos firmes, elevados, no dorso da língua em gatos e nos lados da língua nos cães. Elas podem parecer ulceradas.
     b. **Tratamento.** O tratamento mais comum é *corticosteróide* local ou sistêmico. Também foram usadas *excisão cirúrgica, radioterapia* e *crioterapia*.
  3. **Neoplasia.** Os tumores na língua são raros. Os tumores registrados com maior freqüência incluem o *carcinoma de célula escamosa* que é mais comum, mioblastoma de célula granular, melanoma maligno, tumor de célula mastocítica e fibrossarcoma.
     a. **Aspectos clínicos.** A lesão pode ser *infiltrativa* ou *ulcerativa*. O *carcinoma de célula escamosa* com maior freqüência ocorre *ventralmente no terço médio* da língua.
     b. O **diagnóstico** é por biópsia incisional.
     c. **Tratamento**
        (1) **Ressecção cirúrgica** é o tratamento de escolha; 40-60% da língua pode ser removida rostralmente ou longitudinalmente.
           (a) **Complicações intra-operatórias** incluem hemorragias, ressecção incompleta e metástases.
           (b) **Complicações pós-cirúrgicas** incluem necrose avascular (se a língua é transeccionada caudal à origem do ramo dorsal da artéria lingual), disfagia e escassa cobertura de pêlos (no gato).
        (2) **Radioterapia** e **mitoxantrona** devem ser usados pós-cirurgicamente nos carcinomas de célula escamosa.
     d. **Prognóstico**
        (1) **Carcinoma de célula escamosa.** Como resultado da alta taxa de recorrência local ou de metástases, somente 25% dos animais sobrevivem 1 ano depois da remoção ou irradiação de carcinoma de célula escamosa lingual. Os tumores rostrais têm um prognóstico melhor.
        (2) **Outras neoplasias linguais.** O prognóstico é melhor para o mioblastoma de célula granular, que é curável em 80% dos casos dos animais tratados.
D. Condições dos dentes tratadas por cirurgia
  1. **Indicações para extração de dentes** incluem má-oclusão, retenção de dentes deciduais, cáries, fraturas complicadas, doenças periodontais graves, dentes supranumerários, abcessos periapicais, tumores odontogênicos e dentes em linha de fratura ou associados com neoplasias orais.
  2. **Extração de dentes com raízes múltiplas** é facilitada pela divisão da coroa com brocas dentais, discos manuais, furadeiras ou lixas.
  3. **Complicações** incluem fraturas mandibulares ou maxilares (especialmente se está presente doença crônica), fratura do dente e retenção da raiz, osteíte ou osteomielite, fístula oronasal (particularmente com caninos superiores ou terceiros incisivos), lacerações gengivais, deslocamento da articulação temporomandibular, bacteremia e hemorragias.
E. Condições dos lábios tratadas com cirurgia
  1. **Dermatite de dobras de lábios**

a. **Etiologia.** A dermatite de dobras de lábios é registrada em animais que *babam excessivamente* (p. ex., São Bernardos, Cocker Spaniels, Setters, Newfoundlands e Pointers). Ela também pode ser secundária à *conformação labial anormal* ou *paralisia do nervo facial*.
b. **O tratamento** é por excisão da dobra do lábio *(queiloplastia)* ou queiloplastia modificada. A pele redundante é fixada e ressecada, tomando cuidado de evitar os músculos subjacentes e a mucosa oral. As camadas de tecido cutâneo e subcutâneo são suturadas no modo rotineiro.
2. A **reparação de traumatismos** requer a aposição cirúrgica cuidadosa das margens dos lábios. As camadas mucosa e pele são suturadas separadamente. Drenagem ou o uso de abas de pele pode ser necessário se ocorrer necrose extensa após a avulsão dos lábios.
3. **Granulomas eosinofílicos.** Estas massas lentamente progressivas ocorrem mais comumente na linha média dos lábios maxilares de gatas de meia-idade.
   a. As opções de **tratamento** incluem corticosteróides locais ou sistêmicos, radioterapia, imunoterapia, criocirurgia e excisão cirúrgica.
   b. O **prognóstico** para cura permanente é desfavorável.
4. **Neoplasia.** O tumor de lábio registrado com maior freqüência inclui melanoma, carcinoma de célula escamosa, fibrossarcoma, carcinoma de célula basal e tumores de célula mastocítica.
   a. O **tratamento** dos tumores malignos é uma ampla excisão.
   b. As **complicações** incluem lesão aos ductos salivares e perda da motilidade oral.

F. **Condições do palato tratadas com cirurgia**
   1. **Palato fendido, fístula oronasal** e **palato mole alongado** são discutidos no Capítulo 7 III A 4 b e E.
   2. **Fraturas palatinas** são discutidas no Capítulo 19 III A 5.

G. **Condições da maxila e mandíbula tratadas com cirurgias**
   1. **Traumatismos** são discutidos no Capítulo 19 III A 3-4.
   2. **Neoplasia.** Os tumores orais (Tabela 10-2) com freqüência invadem o osso.
      a. **Incidência**
         (1) **Cães.** Os tumores orais mais comuns em cães são *melanoma maligno*, epulídeos, carcinomas de célula escamosa e fibrossarcoma.
         (2) **Gatos.** Os tumores orais mais comuns em gatos são *carcinomas de célula escamosa*, fibrossarcoma e epulídeos fibromatosos. Em gatos 89% dos tumores orais são malignos.
      b. **Fatores predisponentes.** As neoplasias orais são mais comuns em cães *machos* do que em fêmeas. Cocker Spaniels, Poodles, Pointer alemão de pêlo curto, Weimaraner, Golden Retrievers e Boxers são afetados comumente.
      c. **Aspectos clínicos.** Oitenta por cento dos tumores maxilares benignos são rostrais, 70% dos tumores maxilares malignos são caudais.
      d. Os **sinais clínicos** incluem massas orais dilatadas ou ulcerativas, deformidade facial, halitose, ptialismo, disfagia, anorexia, perda de dentes e hemorragia oral.
      e. **Diagnóstico** em geral é por biópsia de cunha. Aspiração com agulha fina pode ser útil. Biópsia de nódulo linfático, acompanhada de filmes torácicos, filmes do crânio ou varreduras por tomografia computadorizada devem ser usados para determinar a extensão da doença.
      f. As opções de **tratamento** incluem *maxilectomia* ou *mandibulectomia parcial* ou *completa*, radioterapia, hipertermia, criocirurgia ou tratamento fotodinâmico. Margens de excisão de 1-2 centímetros devem ser baseadas no exame físico e nos resultados de radiografia do crânio ou das varreduras de tomografia computadorizada.

TABELA 10-2
Tumores da orofaringe

Tipo de tumor	Envolvimento ósseo	Localização	Metástases	Tratamento cirúrgico	Prognóstico
Epulídeos (benignos)					
Fibromatoso, ossificante	Não	Cavidade oral	Não	Excisão, radiação	Muito favorável
Acantomatoso	Invasivo localmente	Mandibular primário ou mandibular	Não	Excisão radical, radiação	Muito favorável
Melanoma maligno*	Invasivo localmente	Cavidade oral	Espalha-se precocemente aos pulmões e nódulos linfáticos	Mandibulectomia, excisão cirúrgica radical, quimioterapia intralesional, hipertermia, radiação	Desfavorável
Carcinoma de célula escamosa					
não-amigdaliano	Invasivo localmente	Cavidade oral	Tardias	Excisão radical, radiação ± hipertermia, crioterapia, fototerapia	Reservado (cães) Desfavorável (gatos)
			Precoces	Veja não-amigdaliano	Muito desfavorável
Fibrossarcoma	Invasivo localmente osteolítico	Maxila	Lentas	Excisão, radiação, hipertermia	Reservado, Desfavorável

* Observado mais freqüentemente em cães com mais de 12 anos de idade, cães pequenos, cães machos e cães com mucosa pigmentada.

(1) **Maxilectomia** (Figura 10-1) pode envolver ressecção uni ou bilateral ao longo do aspecto rostral ou caudal da maxila.

(a) **Posicionamento do animal.** O animal é colocado em decúbito dorsal e a boca é mantida aberta com um espéculo oral.

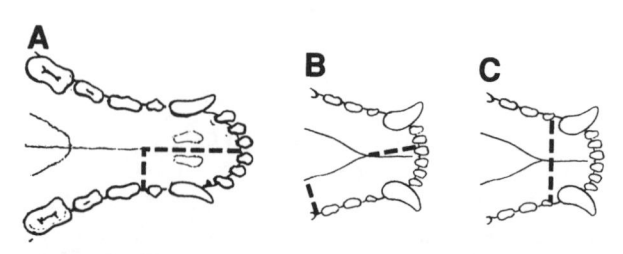

FIGURA 10-1 Maxilectomia e mandibulectomia são úteis no tratamento de tumores orais. Indicações adicionais para estas técnicas incluem osteomielite crônica, fístula nasal e fraturas orais graves, associadas com lesão a ossos e tecido mole. (A) Maxilectomia rostral unilateral é indicada para lesões rostrais ao segundo pré-molar que não cruzam a linha média. (B) Mandibulectomia rostral unilateral é indicada para tumores ou lesões envolvendo os incisivos, caninos ou primeiros dois pré-molares de um lado. (C) Mandibulectomia bilateral rostral é indicada para tumores ou lesões que cruzam a linha média rostral ao segundo pré-molar.

(b) **Incisão gengival**. A mucosa oral é incisada em direção ao osso, deixando 1cm de margem ao redor da lesão, e as ligações com tecidos moles são refletidas do osso. Pressão, ligação ou eletrocoagulação são usadas para controlar a hemorragia.
(c) **Ressecção maxilar**. Uma serra oscilante, máquina de obturar de alta rotação ou osteótomo é usada para ressecar a porção afetada da maxila. O segmento ósseo isolado é removido *em bloco* e os sangramentos são controlados com cera de osso, esponjas hemostáticas absorvíveis (Gelfoam) ou ligação direta dos vasos principais (p. ex., a artéria infra-orbital).
(d) **Sutura**. O defeito cirúrgico é fechado com uma sutura de um ou dois planos, adelgaçando a mucosa labial e gengival palatal e suturando as abas usando sutura sintética absorvível (p. ex., polidioxanona) num padrão simples interrompido.
(e) **Cuidados pós-operatórios**. O animal deve ser alimentado com uma dieta mole durante 10-14 dias para reduzir a tensão e a contaminação do local da incisão e promover a cicatrização.
(f) **Complicações pós-operatórias** incluem a recorrência local, deiscência, formação de fístula oronasal, hemorragia, inchamento, dispnéia secundária à obstrução da cavidade nasal, enfisema subcutâneo, deformidade facial cosmética, ulceração labial, lesão aos dentes e anorexia.
   (i) **Deiscência maxilar** é altamente correlacionada com o uso concomitante de radiação e quimioterapia, localização do tumor e recorrência do tumor. Oitenta por cento das deiscências são associadas com maxilectomias caudais.
   (ii) **Hemorragia** pode ser grave, especialmente com ressecção dos turbinados nasais e do maxilar caudal.
(2) **Mandibulectomia** (veja Figura 10-1). A ressecção da mandíbula pode envolver procedimentos rostrais uni ou bilaterais, procedimentos unilaterais central ou caudal ou remoção completa da hemimandíbula.
   (a) **Mandibulectomia rostral ou unilateral parcial**. Incisão, excisão e sutura do tecido afetado são similares aos procedimentos delineados para a maxilectomia.
   (b) **Hemimandibulectomia**
      (i) **Incisão e elevação**. A comissura dos lábios é incisada e os músculos mandibulares caudais são elevados do osso medialmente e lateralmente. Deve-se ter cuidado para preservar os principais vasos, nervos e ductos salivares.
      (ii) **Desarticulação**. A sínfese mandibular é separada e o osso puxado lateralmente para permitir a desarticulação da articulação temporomandibular.
      (iii) **Fechamento**. Para reduzir o espaço morto, o tecido mole restante, incluindo músculo, é suturado em camadas com material de sutura não-absorvível.
   (c) **Cuidados pós-operatórios** são similares aos da maxilectomia.
   (d) **Complicações pós-cirúrgicas** incluem deiscência e dificuldade de preensão, que são mais comuns quando é feita hemimandibulectomia. Outras complicações incluem salivação excessiva, dor, formação de rânula, má-oclusão e ulceração de lábios.

H. **Condições das amígdalas tratadas com cirurgia.** O crescimento da amígdala pode ser secundário à amigdalite causada por *Streptococcus*, *Staphylococcus* ou bactérias colifor-

mes, neoplasia (p. ex., carcinoma de célula escamosa e linfossarcoma), corpos estranhos e cistos.
  1. O **diagnóstico** é feito por biópsia.
  2. **Tratamento**
      a. **Amigdalectomia** é indicada para a amigdalite crônica irresponsiva aos antibióticos, crescimento agudo da amígdala com obstrução respiratória e crescimento amigdaliano secundário à neoplasia.
          (1) O animal é posicionado em decúbito ventral e a boca é mantida aberta com um espéculo oral.
          (2) As amígdalas crescidas são seguras com pinça de tecido de *Allis* e usadas tesouras para remover a amígdala na base, após ligadura da artéria tonsilar.
          (3) **Complicações** incluem hemorragia e obstrução das vias aéreas como resultado do inchamento do tecido. O tratamento com corticosteróide é útil para reduzir o edema pós-operatório.
      b. **Quimioterapia** pode ser usada para tratar linfossarcoma.
I. **Condições das glândulas salivares tratadas por cirurgia**
  1. **Mucoceles salivares.** Lesão ao ducto salivar ou à glândula leva ao vazamento e à formação de "bolsas" de saliva nos tecidos adjacentes.
      a. **Raças predispostas** incluem os Poodles miniatura e Toy, Dachshund e Terriers Australianos (Australian silky).
      b. O **diagnóstico** é pelo exame, aspiração e ocasionalmente sialografia (particularmente para recorrências pós-operatórias). Muco viscoso cor de ouro ou tingido com sangue pode ser aspirado da mucocele e cora-se positivamente com um corante muco específico (p. ex., ácido periódico de Schiff).
      c. **Tratamento**
          (1) **Sialoadenectomia** (p. ex. ressecção da glândula salivar mandibular e sublingual) é indicada para mucoceles cervicais e mucoceles faringeanas e sublinguais recorrentes (rânula).
              (a) O animal é colocado em decúbito lateral e é feita uma incisão na pele na junção das veias maxilar e linguofacial. A incisão cursa rostralmente sobre o ângulo da mandíbula.
              (b) As glândulas salivares mandibular e sublingual são dissecadas da cápsula de tecido fibroso circunvizinha e os ductos são isolados e ligados tão rostral quanto possível.
              (c) As glândulas e ductos são removidos e as camadas de tecido e músculo remanescentes são apostas para reduzir o espaço morto. Drenos de Penrose são usados com freqüência para prevenir a formação de seroma.
          (2) **Marsupialização** pode ser usada para tratar rânula oral. O cisto salivar é aberto e os bordos são suturados à mucosa oral permitindo drenagem permanente ao interior da boca.
      d. **Prognóstico.** A recorrência é menor do que 5% com a ressecção das glândulas afetadas, a recorrência é mais comum com o uso só de drenos.
  2. **Neoplasia** é *rara* em cães e gatos. É encontrada mais freqüentemente na glândula salivar mandibular em animais com mais de 10 anos de idade. A maioria dos tumores são *adenocarcinomas.*
      a. O **diagnóstico** é por biópsia em cunha.
      b. O **tratamento** é a excisão cirúrgica. Paralisia do nervo facial ocorre rotineiramente após a ressecção *em bloco da glândula paratiróide.*

c. **Recorrência** ocorre usualmente dentro de 1-6 meses da excisão cirúrgica e é comum (devido à natureza agressiva do local do tumor). A radiação pode ser eficaz no tratamento da recorrência após a cirurgia.
d. **Metástases** para os nódulos linfáticos regionais e adjacências são comuns.
3. **Fístula salivar**
   a. **Etiologia.** A lesão da glândula salivar ou ducto pode resultar da formação de fístula e do vazamento de líquido fino e claro.
   b. **O tratamento** inclui desvio do ducto, reconstrução do ducto ou ligação se a glândula parótida é a fonte, ou remoção da glândula se a glândula zigomática está afetada.
4. **Sialólitos** podem ocorrer nos ductos salivares parótidos e resultam em inchamento dolorido.
   a. **Diagnóstico** é feito por palpação e radiografia.
   b. **O tratamento** é a remoção dos cálculos após incisão do ducto sobre a obstrução. A incisão intra-oral não exige sutura.

J. **Condições da faringe que são tratadas com cirurgia.** *Acalasia cricofaríngea* é causada pela insuficiência do músculo cricofaríngeo para relaxar ou por incoordenação do esfínter cricofaringeano e da contração da faringe.
  1. **Sinais clínicos** incluem disfagia que começa no desmame, tosse, movimentos de deglutição e expulsão de alimento da boca.
  2. **Diagnóstico.** A fluoroscopia demonstra insuficiência do esfíncter de abrir ou insuficiência de sincronia da contração faringeana e relaxamento do esfíncter. A acalasia cricofaríngea precisa ser diferenciada dos distúrbios de deglutição na fase afaringeana.
  3. **O tratamento** é a miotomia cricofaringeana.
     a. **O animal é colocado em decúbito dorsal e os músculos extrínsecos da laringe expostos.**
     b. A laringe é rotata $180°$ e o músculo cricofaríngeo é incisado ao longo da rafe média no aspecto dorsal da laringe. A perfuração da mucosa esofágica e faringeana deve ser evitada.

II. ESÔFAGO

A. **Anatomia**
  1. **Vascularização**
     a. **Artérias**
        (1) O **esôfago cervical** é suprido pelas *artérias tiróide e subclávia* e pelos ramos *esofágicos da artéria carótida*.
        (2) O **esôfago torácico** é suprido pela *artéria broncoesofágica e ramos esofágicos da aorta torácica distal*. Próximo ao cárdia, o esôfago é suprido pelos *ramos esofágicos das artérias frênica e gástrica esquerda*.
     b. **Veias.** A *veia jugular externa* drena a porção proximal do esôfago. *Ramos da veia ázigo* drenam o esôfago distal.
     c. **Drenagem linfática** procede para os nódulos linfáticos retrofaríngeo, cervical mediastinal, bronquial, portal, gástrico e esplênico.
  2. **Inervação**
     a. O **músculo estriado** é suprido pelas fibras eferentes viscerais do *nervo faringoesofageano, nervo laríngeo recorrente e troncos vagais dorsal e ventral*.

b. Os **músculos lisos** são inervados por *fibras eferentes viscerais gerais*.
c. O esôfago também recebe **fibras parassimpáticas e simpáticas** do sistema nervoso autônomo.

B. **Procedimentos cirúrgicos**
1. **Considerações gerais.** Vários fatores complicam a cicatrização no esôfago.
   a. O esôfago não tem uma cobertura serosa para prevenir os vazamentos e deiscências.
   b. O suprimento de sangue do esôfago é segmentar.
   c. O esôfago é móvel e tolera pouco estiramento longitudinal e tensão.
2. **Ressecção e anastomose esofageana**
   a. **Miotomia de espessura parcial circular (circunferencial).** É feita uma incisão ao redor do esôfago na camada muscular longitudinal externa e deixada sem suturar. A miotomia de espessura parcial circular reduz a tensão na linha de sutura, melhora a taxa de sobrevivência e permite a ressecção de um comprimento maior do esôfago do que só uma incisão de espessura total.
   b. **Anastomose**
      (1) **Sutura.** Usualmente se utiliza uma sutura *monofilamentar sintética* para o fechamento do esôfago. *Fechamentos interrompidos simples de dupla camada* provêm a melhor cicatrização, aproximação dos tecidos e resistência.
         (a) A mucosa e submucosa são apostas e fechadas num padrão interrompido simples com bordas de 3 mm. As suturas colocadas de 2-3 mm entre si. A submucosa é considerada a camada suporte do esôfago; aposição cuidadosa da mucosa e submucosa é necessária para evitar vazamento e proteger o suprimento sangüíneo.
         (b) A muscularis é fechada usando um padrão interrompido simples. Os nós são feitos no lúmen e no tórax.
         (c) As linhas de sutura podem ser reforçadas com músculo intercostal ou diafragmático, pericárdio ou omento. Estes tecidos também podem ser usados como retalhos de transplantes para preencher defeitos.
      (2) **Grampeamento.** O fechamento com um agrafeador anastomósico términoterminal resulta em menos vazamento do que a anastomose manual.
3. **Reconstrução esofágica** pode ser necessária quando uma grande porção do esôfago precisa ser ressecada (p. ex., devido à lesão, neoplasia, estenoses ou divertículos).
   a. As **técnicas** incluem substituição com tubos de pele, parede gástrica, intestino ou músculo.
   b. **Complicações** são freqüentes e incluem estenoses, deiscência, necrose isquêmica e infecção.
4. **Esofagotomia** é feita, em geral, para remoção de objetos estranhos não facilmente retirados pela endoscopia ou com pinças através de gastrostomia.
   a. **Incisão.** É feita uma incisão longitudinal alcançando toda a parede em tecido esofágico saudável cranial ou caudal à obstrução.
   b. **Fechamento.** Após a remoção do corpo estranho, as camadas mucosa e submucosa são aproximadas com sutura absorvível sintética absorvível ou não-absorvível num padrão contínuo. A camada muscular é fechada com sutura similar no padrão simples interrompido.

C. **Condições tratadas com cirurgia**
1. **Megaesôfago** pode ser classificado em primário (mais comumente idiopático) e secundário.

a. Etiologia. Os distúrbios que levam a *megaesôfago secundário tratável cirurgicamente* incluem:
   (1) Doenças obstrutivas tais como neoplasia, linfadenopatia, anomalias de anel vascular (veja Capítulo 8 II B 4), massas extra-esofágicas, estenoses esofageanas, granulomas e corpos estranhos.
   (2) Timoma
   (3) Esofagite (devido a vômito)
   (4) Mediastinite
   (5) Fístula broncoesofageana
   (6) Estenose pilórica (em gatos)
b. Sinais clínicos. O principal sinal clínico é a regurgitação. Retardo no crescimento, ptialismo, distresse respiratório, tosse e sinais de pneumonia por aspiração também podem ser vistos.
c. Diagnóstico. Radiografias torácicas podem ser usadas para diagnosticar megaesôfago, e estudos com contrastes e fluoroscopia ajudam a determinar a etiologia e podem dar informação sobre o prognóstico, especialmente em relação à motilidade.
d. Tratamento
   (1) O tratamento cirúrgico do **megaesôfago secundário** focaliza-se no tratamento da causa primária.
   (2) O tratamento cirúrgico do **megaesôfago primário** é controverso e pode não ter valor terapêutico.
e. O **prognóstico** para a recuperação do megaesôfago é de reservado a desfavorável, dependendo da etiologia.

2. Anomalias do anel vascular [p. ex., arco aórtico direito persistente (AADP), artéria subclávia direita ou esquerda aberrante, persistência do ligamento direito ou ducto arterioso, arco aórtico duplo, intercostais aberrantes] ocorrem com desenvolvimento anormal dos vasos derivados dos arcos aórticos embrionários, resultando em emaranhado e obstrução do esôfago.
   a. Artéria subclávia aberrante e **arco aórtico duplo** são tratados por ligação e divisão ou divisão e reanastomose do vaso obtrutor, dependendo da extensão do suprimento de sangue colateral.
   b. AADP é discutido no Capítulo 8 II B 4.

3. Obstrução e perfuração esofageana por corpo estranho. As perfurações são observadas em 17% dos cães com corpos estranhos esofágicos.
   a. Fatores predisponentes. Cães de raças pequenas, particularmente Terriers e Chihuahuas, têm risco aumentado para obstrução esofágica por corpo estranho.
   b. Aspectos clínicos
      (1) Objetos. *Ossos* são o tipo de corpo estranho esofágico mais comum.
      (2) Localização. Os corpos estranhos usualmente são aprisionados no esôfago torácico, no hiato esofágico diafragmático ou na base do coração, mas eles também podem se prender na entrada torácica ou ao nível do esfíncter cricofaríngeo.
   c. Sinais clínicos incluem regurgitação (usualmente de alimento não-digerido), ptialismo, anorexia, disfagia, febre, depressão, desidratação, septicemia, tosse, dispnéia, inchamento cervical, enfisema subcutâneo e perda de peso. Megaesôfago e pneumonia por aspiração podem ocorrer secundários à obstrução.
      (1) A regurgitação ocorre rapidamente após a deglutição se a obstrução é alta e pode não ocorrer durante horas se há obstrução parcial crônica.
      (2) Sinais clínicos persistentes e recorrentes podem causar perfuração.

d. **Diagnóstico**
   (1) **Radiografias, fluoroscopias** ou **endoscopias**. Esofagramas ajudam a diagnosticar perfurações, mas elas perdem 56% de todas as perfurações quando feitos antes da remoção do corpo estranho.
      (a) As radiografias demonstram corpos estranhos radiopacos ou distensão esofageana e ajudam a diagnosticar pneumonia por aspiração secundária.
      (b) Densidade líquida extensa ao redor do corpo estranho, perda de detalhes ao redor das margens da massa ou obliteração da veia cava caudal são sugestivas de mediastinite e perfuração.
   (2) **Hemograma.** Está presente neutrofilia; o aumento de neutrófilos imaturos pode ser sugestivo de perfuração.
e. **Tratamento**
   (1) **Remoção de corpos estranhos.** Uma variedade de procedimentos pode ser adotada:
      (a) Recuperação com pinça através de um endoscópio; proctoscópio rígido ou gastrostomia.
      (b) Progressão do corpo estranho para o estômago (com subseqüente remoção por gastrostomia, se o objeto é indigerível).
      (c) Recuperação através de toracotomia e esofagostomia cranial ao objeto.
   (2) As **perfurações** podem ser tratadas conservadoramente se não forem acompanhadas de vazamento. Se ocorrem vazamentos, a perfuração precisa ser desbridada e suturada usando uma técnica de fechamento em dois planos.
   (3) **Considerações pós-operatórias.** Os alimentos devem ser suspensos por 24-72h após a cirurgia; um tubo de gastrostomia ou alimentação parenteral pode ser necessário para animais que se recuperam das perfurações.
   (4) **Complicações pós-operatórias**
      (a) **Remoção de corpo esofageano.** São observadas marcadas ulcerações e esofagite distal em 26% dos cães após a remoção do corpo estranho.
      (b) **Reparação da perfuração** está associada com vazamento levando à mediastinite ou pleurite, pneumotórax e estenoses.
f. **Prognóstico.** A taxa de mortalidade geral dos animais com perfurações esofágicas que são tratados cirurgicamente é 57%.

4. **Estenoses esofágicas**
   a. **Etiologia.** As estenoses adquiridas podem resultar de substâncias químicas corrosivas, traumatismos, corpos estranhos, ressecção cirúrgica e anastomose ou esofagite de refluxo gástrico.
   b. Os **sinais clínicos** incluem regurgitação, disfagia e tosse.
   c. O **diagnóstico** é por radiografia de constrate ou endoscopia.
   d. O **tratamento** é com um *dilatador metálico (bounienage)* ou *dilatação por cateter de balão* sob anestesia.
      (1) Podem ser necessários tratamentos múltiplos.
      (2) Ranitidina e cimetidina são administrados por 2-3 semanas para tratar a esofagite de refluxo. Doses decrescentes de prednisona ou prednisolona são administradas por 10-14 dias para diminuir a fibrose.

5. **Divertículo esofágico**
   a. **Tipos**
      (1) **Divertículo de punção** é uma protrusão da mucosa (invaginação) através de um defeito na camada muscular do esôfago.

(2) **Divertículo de tração** é uma protrusão (invaginação) de todas as camadas do esôfago.
   b. Os **sinais clínicos** incluem regurgitação, disfagia e tosse.
   c. O **diagnóstico** é por radiografia de contraste; a motilidade também deve ser avaliada.
   d. **Tratamento** é por *ressecção do divertículo*. O ferimento é suturado usando técnica de fechamento de duas camadas.
6. **Fístula esofágica** são comunicações anormais entre o esôfago e o trato respiratório; fístulas esofageano-epidérmicas também foram registradas.
   a. **Etiologia.** Fístulas esofágicas do trato respiratório podem ser congênitas ou adquiridas; usualmente elas ocorrem secundárias a traumatismos.
   b. **Sinais clínicos** incluem tosse, febre, anorexia, letargia, perda de peso e crepitação na região cervical.
   c. **Diagnóstico.** É observada a presença de ar no esôfago em radiografias comuns. Estudos de contraste usando óleo de propiliodona ou suspensão de sulfato de bário podem delinear a fístula.
   d. O **tratamento** usualmente é por *lobectomia pulmonar* (veja o Capítulo 7 IV D 1 b). Intubação endobronquial ou ventilação a jato de alta freqüência podem ser necessárias para evitar distenção gástrica intra-operatória e manter anestesia e oxigenação.
7. **Neoplasias** são raras em cães e gatos. *Carcinoma de células escamosas, leiomiomas, leiomiossarcomas, fibrossarcomas, osteossarcomas* e *plasmacitomas* foram registrados. Fibrossarcomas e osteossarcomas do esôfago foram relacionados com parasitismo por *Spirocerca lupi* no sudoeste dos EUA.
   a. Os **sinais clínicos** incluem regurgitação, disfagia e perda de massa corporal.
   b. O **diagnóstico** é por radiografias de contraste e esofagoscopia.
   c. O **tratamento** é por *excisão* ou *ressecção e anastomose*.
   d. O **prognóstico** é desfavorável, especialmente com ressecção esofágica. A falência da anastomose é mais provável se for ressecada em uma porção superior a 2 cm de comprimento.

III. ESTÔMAGO

A. **Anatomia**
  1. **Vascularização**
     a. **Artérias.** As *artérias esplênica, gástrica esquerda* e *ramos hepáticos da celíaca* suprem o estômago.
     b. As **veias** são pareadas com as artérias correspondentes.
     c. Os **linfáticos** drenam para os nódulos *esplênico, gástrico e hepático*.
  2. A **inervação** é por fibras parassimpáticas do vago e fibras simpáticas do plexo celíaco.
B. **Procedimentos cirúrgicos**
  1. **Considerações gerais**
     a. **Contaminação.** O conteúdo bacteriano do estômago é baixo exceto quando estão presentes alimentos ou obstrução.
       (1) O uso profilático de antibióticos pode ser empregado na indução anestésica caso se suspeite de contaminação.
       (2) O estômago deve ser isolado do resto do conteúdo abdominal com chumaços de laparotomia úmidos antes da incisão; deve-se ter disponível sucção para remo-

ver o conteúdo gástrico. Instrumentos e luvas devem ser trocados quando contaminados.

(3) Se ocorre contaminação da cavidade abdominal, deve ser feita uma vigorosa lavagem e administrados antibióticos após a cirurgia (p. ex., cefalosporina de primeira geração).

b. **Fechamento da ferida**

(1) **Suturas**. Um padrão de sutura contínua, inversora, de duas camadas é empregado com freqüência, usando monofilamento sintético absorvível 2-0 ou 3-0.

(2) **Grampos**. Agrafes torácicos ou gastrintestinais também podem ser usados para fechamento. A vantagem inclui menor tempo de cirurgia e menor risco de vazamento gástrico.

c. **Cicatrização**. O estômago cicatriza rapidamente devido à sua extensa vascularização, rápida regeneração mucosa, extensa submucosa, serosa bem desenvolvida e proximidade com o omento. O omento é útil para selar as vísceras e, devido à sua rica vascularização, ajuda na cicatrização em ferimentos com suprimento sangüíneo comprometido.

d. **Cuidados pós-operatórios**. Os animais devem receber pequenas quantidades de água no dia posterior ao da cirurgia; se não ocorrer vômito, pequenas quantidades de uma dieta branda, altamente digestível, podem ser introduzidas.

2. **Gastrotomia** é feita mais freqüentemente para remoção de objetos estranhos não-recuperáveis por endoscopia.

a. **Acesso**. É feita uma *celiotomia ventral cranial de linha média* e o estômago é isolado para reduzir a contaminação intra-abdominal.

b. Sutura auxiliar ou pinças de Babcock são usadas para manter tração, enquanto se faz uma **incisão por punção** para ter acesso ao lúmen.

c. **Fechamento**. Após a remoção do objeto estranho, o estômago é fechado com uma técnica de duas camadas usando material de sutura sintético absorvível.

(1) As **camadas mucosa e submucosa** são fechadas num padrão contínuo inversor.

(2) A **muscular** e a **serosa** são fechadas num padrão contínuo inversor.

d. **Cobertura com omento/transplante de retalho com serosa**. O omento ou uma alça intestinal adjacente podem ser suturados sobre a incisão no estômago para promover a cicatrização e prevenir a deiscência.

3. **Billroth I (pilorectomia e gastroduodenostomia)**. Neste procedimento a porção doente do piloro é removida e o duodeno é conectado diretamente ao corpo do estômago.

a. **Acesso**. O acesso é similar ao usado para a gastrotomia.

b. **Ressecção**. Suturas auxiliares são colocadas proximais e distais ao tecido doente e a área a ser ressecada é isolada e removida. Pinças intestinais não-esmagantes podem ser usadas para reduzir o refluxo do conteúdo gastrintestinal após a ressecção do tecido afetado.

c. **Anastomose**. Uma sutura de padrão aposicional interrompida, de camada simples, usando material de sutura absorvível sintético (polidioxanona) ou não-absorvível, é usada para a anastomose. Alternativamente pode ser usado agrafeador (aplicador de agrafes) torácico ou gastrintestinal.

4. **Billroth II (gastrojejunostomia)** pode ser necessário quando é preciso fazer uma extensa ressecção do duodeno e de aspectos distais do estômago.

a. O estômago e jejuno são conectados usando técnica "lado a lado" ou término-terminal.

b. Se o segmento duodenal do ducto biliar comum não é preservado, a vesícula biliar pode ser conectada ao jejuno através de colecistenterostomia.

5. **Gastrectomia parcial** é indicada com freqüência para a remoção de tumores ou áreas necróticas do estômago.
   a. **Acesso.** O estômago é acessado e isolado como para a gastrotomia. Sutura auxiliar ou pinças de Babcock são usadas para retrair segmentos saudáveis. Os vasos sangüíneos que suprem a área afetada são ligados.
   b. **Aspiração.** Previamente a ressecção o conteúdo gástrico deve ser aspirado para reduzir o risco de contaminação abdominal.
   c. **Fechamento.** É usado um padrão interrompido simples ou contínuo com material de sutura absorvível sintético ou não-absorvível para fechar as quatro camadas do estômago e, então, um segundo padrão invertido é usado nas duas camadas mais externas. Alternativamente a incisão no estômago pode ser grampeada usando agrafeador gastrintestinal ou torácico.
6. **Gastropexia** é a fixação cirúrgica do estômago para prevenir seu deslocamento.
   a. **Gastropexia de tubo**
      (1) **Procedimento.** Um tubo de gastrostomia é colocado no estômago na junção do corpo com o antro e sai pela parede corporal ventrolateral direita. A parede gástrica e a parede corporal então são suturadas juntas, ao redor do tubo.
      (2) **Vantagens.** A gastropexia de tubo provê descompressão pós-operatória contínua.
      (3) **Desvantagens.** São exigidos entrada no lúmen gástrico e cuidados pós-operatórios significativos. O tubo de gastropexia inibe a motilidade aboral por 48-168 h.
      (4) **Complicações** (p. ex., infecção e deslocamento do tubo) são observadas em 17% dos animais tratados.
   b. **Gastropexia incisional (muscular)**
      (1) **Procedimento.** A incisão é feita através das camadas peritonial da parede ventrolateral direita do corpo e seromuscular do estômago na junção do corpo do estômago e antro. Os locais de incisão da parede corporal e parede gástrica são suturados entre si.
      (2) **Vantagens.** A gastropexia incisional exige cuidados pós-operatórios mínimos e é fácil de executar.
      (3) **Complicações** (p. ex., vômitos e perda de peso) são observadas em 7,6% dos animais tratados.
   c. **Gastropexia circuncostal**
      (1) **Procedimento.** Uma aba seromuscular da parede gástrica na junção do corpo com o antro é elevada e suturada ao redor da porção ventral da décima segunda ou décima primeira costela.
      (2) **Vantagens.** A gastropexia circuncostal resulta em forte aderência com menos inflamação e complicações do que a gastropexia de tubo.
      (3) **Devantagens** incluem um procedimento de duração longa, possível fratura de costela e potencial de formação de pneumotórax se o diafragma for incisado.
   d. **Gastropexia de alça de cinto**
      (1) **Procedimento.** É formada uma "alça de cinto" no músculo transversal abdominal fazendo duas incisões auxiliares transversais afastadas aproximadamente 3 cm entre si. A aba seromuscular é elevada da parede gastrintestinal, passada através da "alça de cinto" e suturada de volta no estômago.
      (2) **Vantagens.** Ainda que a gastropexia de alça de cinto também seja um procedimento razoavelmente longo, produz-se uma forte aderência.
      (3) As **complicações** são mínimas.

e. Incorporação do antro pilórico. A parede gástrica é incluída no fechamento da parede cranial abdominal. Esta técnica não foi avaliada quanto à força de adesão.

C. **Condições tratadas com cirurgia**
 1. **Intussuscepção gastroesofágica** é uma condição incomum, com freqüência fatal, na qual o estômago hernia para o esôfago. Animais jovens são afetados mais freqüentemente.
    a. **Sinais clínicos** incluem dispnéia, choque, vômito, regurgitação, hematemese, desidratação, dor abdominal e perda de peso.
    b. O **diagnóstico** é feito por radiografia simples ou de contraste e por fluoroscopia. As radiografias revelam dilatação esofágica e uma tumoração epifrênica no esôfago distal.
    c. O **tratamento** inclui tratamento de apoio e *laparotomia de emergência e gastropexia* do corpo gástrico à parede corporal esquerda.
 2. **Hérnia hiatal** é a protusão ou herniação de qualquer estrutura, usualmente o estômago através do hiato esofágico do diafragma. Ela pode ser de *deslizamento* (p. ex., o diafragma se move para cima e para baixo no esôfago) ou *paraesofágico* (p. ex., o esôfago está na posição normal, mas o estômago hernia adjacente a ele).
    a. Os **sinais clínicos** incluem vômito, regurgitação, dispnéia, hipersalivação, perda de peso e sinais de pneumonia.
    b. **Diagnóstico.** Megaesôfago pode ser visto em radiografias simples junto com uma densidade de tecido mole cheio de gás no tórax caudal, ausência do pilar diafragmático direito e consolidação alveolar lobar. A fluoroscopia pode revelar refluxo gastroesofágico ou hipomotilidade.
    c. **Tratamento**
       (1) **Tratamento médico.** Modificação da dieta e administração de antiácidos e metoclopramida devem ser tentadas por 1 mês em animais com sinais de refluxo gastroesofágico ou animais assintomáticos. Se não há melhora, deve-se considerar a cirurgia.
       (2) **Tratamento cirúrgico.** O objetivo da cirurgia é o retorno do esfíncter esofágico inferior e esôfago distal para a cavidade abdominal e sua manutenção neste local. Podem ser usados *esofagopexia, gastropexia* e *aposição diafragmática crural* para fechar o hiato esofágico e fixar o esfíncter esofágico inferior no abdômen.
    d. O **prognóstico** com tratamento cirúrgico ou médico é favorável em gatos e cães assintomáticos. Em cães sintomáticos, a melhora é observada com tratamento cirúrgico ou médico; contudo, entre 11-22% dos cães tratados morrem no período pós-operatório imediato devido a complicações relacionadas com a doença.
 3. **Estenose pilórica** é o espessamento congênito do esfíncter pilórico que resulta em esvaziamento gástrico retardado de alimentos sólidos.
    a. **Fatores predisponentes.** Cães machos jovens e cães braquicefálicos são predispostos.
    b. **Sinais clínicos.** O vômito usualmente começa após o desmame; o crescimento pode ser retardado.
    c. O **diagnóstico** é por estudos de contraste, ultra-sonografia ou laparotomia exploratória. Os estudos de contraste podem mostrar distensão gástrica ou esvaziamento retardado.
    d. **Tratamento.** As opções cirúrgicas destinadas a corrigir obstrução de efluxo incluem *piloromiotomia de Fredet-Ramstedt* (Figura 10-2A) ou *piloroplastia de Heineke-Mikulicz* (Figura 10-2B).

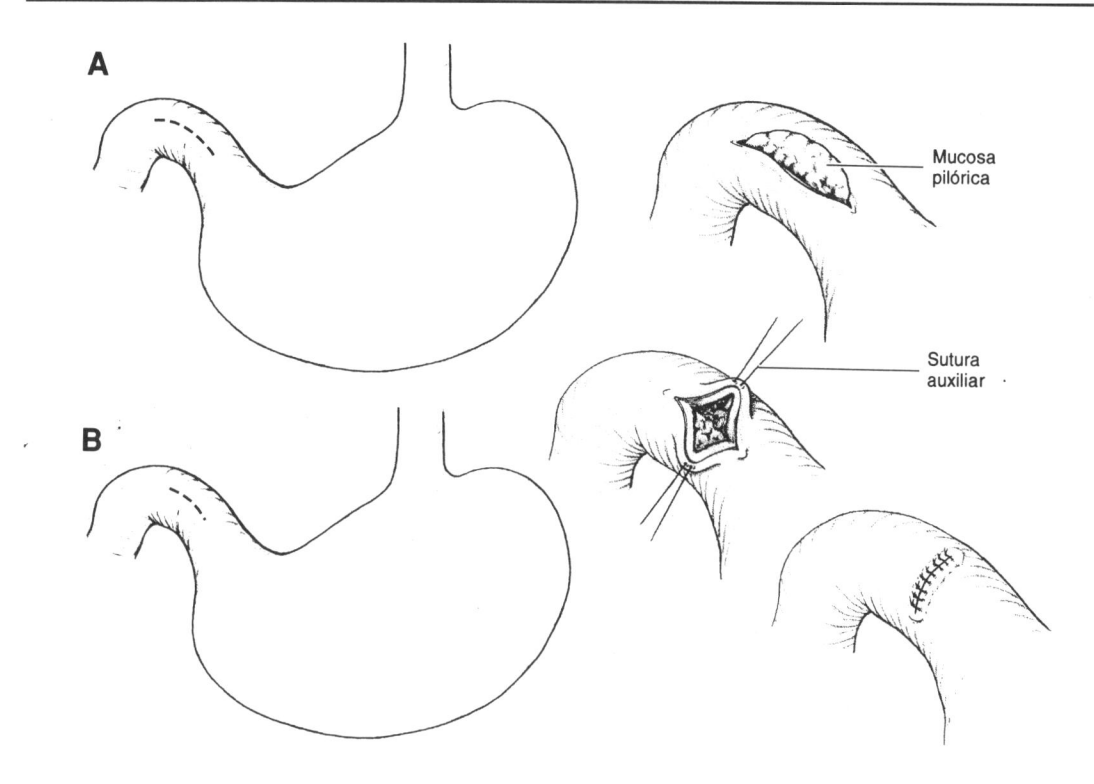

FIGURA 10-2 Procedimentos de piloroplastia. (A) Pilorotomia Fredet-Ramstedt. É feita uma incisão longitudinal através das camadas serosa, muscular e submucosa para permitir a protrusão da mucosa gástrica, aliviando a restrição e permitindo a passagem do alimento. Como a incisão não penetra as quatro camadas da parede pilórica, o risco de contaminação abdominal é diminuído. A incisão não é suturada. (B) Piloroplastia Heineke-Mikulicz. É feita uma incisão longitudinal através de toda a parede do piloro e suturada transversalmente para ampliar o trato efluente luminal.

      e. Prognóstico. Bons resultados são observados após cirurgia em mais de 50% dos animais.
4. **Hiperplasia pilórica.** Hipertrofia pilórica antral adquirida (gastropatia pilórica hipertrófica crônica) é uma doença benigna que resulta em hiperplasia pilórica muscular e mucosal e esvaziamento gástrico prolongado.
      a. Fatores predisponentes. Raças de cães pequenos de meia-idade a velhos, tais como Lhasa apso, Shih tzu, Poodle miniatura e pequineses são afetados com freqüência. Os machos são afetados em dobro em relação às fêmeas.
      b. Os **sinais clínicos** incluem vômito intermitente crônico, anorexia, perda de peso e ocasionalmente distensão abdominal.
      c. O **diagnóstico** é feito por avaliação endoscópica e biópsia mucosal, estudos de contraste gastrintestinal superior e laparotomia exploratória.
         (1) Gastrogramas de contraste podem mostrar distensão gástrica grave, esvaziamento retardado, defeitos de sensibilidade pilórica intraluminal ou canal pilórico espessado com saída estreitada em forma de bico.
         (2) O diagnóstico é confirmado pela biópsia de toda a parede durante a cirurgia.
      d. Tratamento. É usado *piloroplastia* para ampliar a área. A remoção pilórica usando o *procedimento Billroth I* também é eficaz.

e. **Prognóstico.** A resposta geral à cirurgia é boa ou excelente em 85% dos animais tratados. Os resultados são bons a excelentes em 100% dos animais tratados com gastroduodenostomia e em 74% dos tratados com piloroplastia.

5. **Corpos estranhos gástricos.** A ingestão de corpos estranhos torna-se um problema significativo quando ocorre perfuração ou obstrução gastrintestinal ou quando ocorre toxicidade devido à digestão parcial do corpo estranho (p. ex., toxicidade por chumbo devido aos pesos de varas de pesca ou cortinas; toxicidade devido ao zinco de moedinhas).

   a. **Sinais clínicos.** Vômito intermitente ou freqüente é visto com obstrução pilórica.

   b. O **diagnóstico** é por palpação abdominal. As radiografias revelam objetos radiopacos e grandes. Estudos de contraste ou endoscopia podem ser úteis.

   c. O **tratamento** é baseado no tamanho e forma do objeto.

      (1) **Objetos pequenos e lisos** podem ser expelidos durante o vômito induzido. *Apomorfina* e *xilazina* têm sido usadas para induzir vômito em cães e gatos, respectivamente.

      (2) **Corpos estranhos pequenos** podem ser removidos com *pinças durante a endoscopia.*

      (3) **Corpos estranhos ásperos, longos ou grandes** podem ser removidos por *gastrotomia.*

6. **Volvodilatação gástrica** é uma síndrome que ameaça a vida, na qual o estômago se torna dilatado e deslocado ao longo de seu próprio eixo, permitindo a distensão gasosa da aerofagia, mas impedindo a liberação dos gases através do piloro ou esôfago.

   a. **Patogênese.** A distensão excessiva ou prolongada compromete o suprimento sangüíneo intramural e comprime a veia portal e a veia cava caudal.

      (1) A redução do retorno venoso ao coração devido à compressão da via cava caudal eventualmente resulta em choque hipovolêmico com sinais clínicos de taquicardia; pulso fraco e filiforme; membranas mucosas pálidas; tempo de preenchimento capilar prolongado; hipotermia e colapso.

      (2) A estase venosa pode levar à isquemia fúndica, necrose da mucosa, hipoxia esplâncnica, choque endotóxico, coagulação intravascular disseminada (CID), lesão miocárdica e morte.

   b. **Fatores predisponentes**

      (1) **Sinalização.** A volvodilatação gástrica é vista usualmente em cães de meia-idade, grandes ou gigantes, com tórax profundo, especialmente Dinamarqueses, Weimaraner, São Bernardo, Pointers, Setter Irlandês e Poodles padrão.

      (2) **História.** A ingestão de grandes quantidades de alimento ou água, alteração da dieta, exercício pós-prandial e hospitalização têm sido referidos como associados com o início da volvodilatação gástrica. Contudo, em estudos científicos, os hábitos alimentares, o tipo de alimento, pressão no esfíncter gastroesofágico e os níveis de gastrina não foram correlacionados com o desenvolvimento da síndrome.

   c. **Sinais clínicos.** São observados intranqüilidade, respiração ofegante, distensão abdominal, náuseas, ptialismo, fraqueza, depressão, sinais de choque, colapso agudo ou morte.

   d. O **diagnóstico** é baseado nos sinais clínicos e exame físico, mas podem ser confirmados por radiografias. As radiografias do abdômen tomadas do animal em decúbito lateral direito revelam distensão gástrica e piloro deslocado e cheio de ar.

e. **O tratamento** deve ser iniciado antes da confirmação do diagnóstico caso se suspeite de volvodilatação gástrica.
  (1) **Descompressão gástrica.** O estômago é descomprimido com um tubo orogástrico, gastrocentese percutânea ou descompressão cirúrgica através de gastrotomia.
  (2) **Desrotação cirúrgica** e **gastropexia permanente** (para permitir a recorrência) são necessárias na maioria dos casos. A anestesia para a cirurgia deve ser reversível ou ter efeitos cardiovasculares mínimos.
    (a) Na maioria dos casos, o piloro se move ventralmente para a esquerda e o corpo do estômago move-se dorsalmente para a direita. Após uma celiotomia ventral cranial de linha média, o estômago é cuidadosamente desgirado em movimento anti-horário, enquanto apóia-se o estômago e o baço.
    (b) Pode ser necessário passar um tubo gástrico ou fazer gastrocentese durante a cirurgia.
  (3) **Gastrectomia parcial** é necessária em 10,5% dos casos. A porção não-viável da parede gástrica, usualmente associada com trombose de ramos dos pequenos vasos gástricos ou gastroepiplóico esquerdo, deve ser ressecada ou invaginada e costurada.
  (4) **Esplenectomia** é necessária se estiverem presentes torção do baço e trombose vascular; o órgão deve ser removido sem ser desrotado (veja o Capítulo 15 IV C).
f. **Prognóstico.** A taxa de mortalidade após a cirurgia é de 23-43%; se for necessária gastrectomia parcial, a taxa aumenta para 33-63%.
7. **Ulceração gástrica.** Sangramentos gastrintestinais superiores são raros em pequenos animais e usualmente secundários a drogas ou outras doenças.
  a. Os **sinais clínicos** incluem hemateneses, perda de peso, dor abdominal e choque se ocorrer perfuração. Anemia pode estar presente.
  b. O **diagnóstico** é por radiografia de contraste, endoscopia e cintigrafia.
  c. **Tratamento.** *Excisão cirúrgica* da úlcera através de *gastrectomia* parcial é necessária para úlceras perfuradas ou em casos em que a hemorragia é grave ou o animal não responde ao tratamento.
8. **Neoplasia** é incomum; animais velhos são afetados mais freqüentemente. *Adenocarcinoma* e *linfossarcoma* são os tumores malignos mais comuns em cães e gatos respectivamente.
  a. Os **sinais clínicos** incluem vômito crônico, hematemese, anorexia, perda de peso e dor abdominal. Ascite, icterícia ou dispnéia podem ser observadas com metástases.
  b. **Diagnóstico.** Radiografias de contraste podem mostrar defeitos de enchimento, atraso no esvaziamento gástrico, espessamento da mucosa, perda das dobras rugosas normais e ulceração. A endoscopia ocasionalmente é diagnóstica, contudo com freqüência são necessárias laparotomia exploratória e biópsias para confirmar o diagnóstico e determinar a extensão da doença.
  c. As opções de **tratamento** incluem *gastrectomia, procedimento Billroth I,* ou quimioterapia (para neoplasia linfóide). Neoplasia pilórica extensa é tratada com o procedimento *Billroth II*.
    (1) Se o efluxo do ducto biliar comum está afetado, a vesícula biliar é anastomosada ao duodeno ou jejuno proximal (**colecistoenterostomia**).
    (2) Se os ductos pancreáticos estão obstruídos ou ressecados, o animal precisa ser tratado contra a insuficiência pancreática exócrina pós-operatoriamente.
  d. **Prognóstico.** Os animais com freqüência são eutanasiados durante a exploração cirúrgica devido ao tamanho e agressividade das neoplasias gástricas malignas. O

prognóstico após a cirurgia também é desfavorável devido à alta taxa de recorrência e lesões metastáticas.

IV. INTESTINOS

A. Anatomia
   1. Vascularização
      a. Artérias
         (1) O **intestino delgado** é vascularizado por *ramos da artéria mesentérica cranial*. A maioria do suprimento sangüíneo do intestino é **arqueada** com pequenos vasos retos.
         (2) O **intestino grosso** é vascularizado primariamente pelos *ramos das artérias mesentéricas cranial e caudal*.
         (3) O suprimento de sangue ao **cólon** é *segmental*.
      b. Veias. O sangue dos intestinos se dirige para *ramos da veia porta*.
      c. Linfáticos. A linfa é coletada primariamente pelos *nódulos linfáticos mesentéricos*, com alguma drenagem nos *nódulos linfáticos hepático e cólico*.
   2. Inervação. A inervação autonômica é recebida dos *plexos mesentéricos cranial e caudal*.
B. Procedimentos cirúrgicos
   1. Considerações gerais
      a. Considerações pré-operatórias
         (1) Fluidoterapia intravenosa e correção do equilíbrio ácido básico e eletrolítico podem ser necessárias **antes** da cirurgia.
         (2) O esvaziamento mecânico do cólon antes da cirurgia é controverso e em algumas situações (p. ex., perfuração, traumatismo e emergências) ele pode ser contra-indicado.
      b. Contaminação
         (1) **Antimicrobianoterapia profilática** é usada se forem esperadas contaminação ou complicações e deve ser continuada, enquanto necessário, em pacientes comprometidos. Os animais podem ser tratados pré-operatoriamente com medicação oral (p. ex., metronidazol e neomicina) ou por via intravenosa na indução com cefalosporinas, ampicilina, metronidazol, gentamicina ou várias combinações destas drogas para assegurar uma cobertura de amplo espectro.
         (2) **Luvas e instrumentos devem ser trocados** após o fechamento completo do intestino para diminuir a contaminação.
      c. Fechamento da ferida. A submucosa é a principal camada que sustenta o trato gastrintestinal.
         (1) Intestino delgado
            (a) **Fechamento aposicional** da incisão com monofilamento sintético absorvível ou não, num padrão de sutura interrompida simples é *preferida sobre técnicas de esmagamento, inversão ou eversão*.
               (i) **Padrão de sutura por esmagamento** resulta em mais micro-hemorragias, necrose de tecido, eversão ou sobreposição de tecido e resposta inflamatória do que as técnicas de aproximação.
               (ii) **Eversão mucosal** retarda a cicatrização devido ao aumento da necrose e isquemia e inflamação prolongada; a eversão também promove formação de aderências e reduz a estimulação precoce e a força de tensão. A inflamação prolongada da eversão mucosal estreita o lúmen intestinal.

(iii) **Inversão** diminui o diâmetro luminal intestinal em aproximadamente 65% e compromete o suprimento de sangue resultando em edema, necrose e retardo na cicatrização da mucosa.
  b. **Agrafes** têm sido usados para anastomoses término-terminais. Não são registradas complicações de longo prazo, mas as complicações pós-operatórias imediatas incluem vazamento e formação de abcesso.
    (2) **Intestino grosso.** Agrafes em anastomoses término-terminais são usados com sucesso e resultam em menor reação tecidual e mais resistência do que fechamento com sutura.
    (3) **Cobertura com omento** (p. ex., sutura do omento sobre a incisão) ou **transplante de retalho de serosa** (p. ex., suturar o intestino normal sobre o intestino afetado) pode prover proteção adicional à incisão intestinal.
  d. **Cicatrização**
    (1) **Intestino delgado**
      (a) As suturas constituem o principal apoio para o ferimento pelos primeiros 3-4 dias após a cirurgia do intestino delgado; pelos 10-17 dias após a cirurgia, o local da incisão no intestino delgado está-se aproximando rapidamente de sua resistência normal à estimulação. Com aposição acurada, a reepitelização mucosal ocorre dentro de 3 dias.
      (b) O risco de **deiscência** após cirurgia do intestino delgado é maior após a cirurgia para remover corpos estranhos ou lesões traumáticas, especialmente traumas penetrantes. A deiscência é mais comum se houver peritonite ou se a contagem de neutrófilos está elevada de 4-6 dias após a cirurgia.
    (2) **Intestino grosso.** A *cicatrização colônica é lenta* comparada com o resto do trato gastrointestinal e a *deiscência é mais provável.*
      (a) A lise de colágeno excede a síntese durante 3-4 dias após a cirurgia e aumenta o risco de deiscência.
      (b) O suprimento de sangue segmentar, o estresse mecânico das fezes sólidas e o alto conteúdo bacteriano (primariamente bastonetes gram-negativos anaeróbicos) resultam em taxas de morbidade e mortalidade mais altas.
      (c) Técnica asséptica cuidadosa, tensão de sutura apropriada e uso judicioso de antimicrobianoterapia profilática reduzem a probabilidade de deiscência.
  e. **Complicações** da cirurgia intestinal incluem deiscência, peritonite, aderências secundárias à isquemia e inflamação, íleo, estenoses e má digestão/má-absorção secundárias à ressecção intestinal extensa (síndrome do intestino curto).
2. **Ressecção intestinal e anastomose** são feitas para remover segmentos doentes do intestino associados com traumatismos, neoplasias, intussuscepção, volvo ou distúrbios infiltrativos.
  a. O **acesso de linha média abdominal** é usado para a maioria das ressecções de intestino delgado ou grosso. Isto permite o exame de todas as vísceras abdominais e, por isso, é especialmente importante em casos envolvendo neoplasias, sépsis ou traumatismos.
    (1) **Acesso.** É feita uma incisão abdominal ventral na linha média e o segmento intestinal afetado é isolado. As artérias mesentéricas que suprem a área a ser ressecada são ligadas e o conteúdo intestinal é "espremido" cranial e caudalmente para fora do segmento.
    (2) **Ressecção.** Pinças traumáticas (esmagantes) são colocadas no tecido a ser ressecado e pinças atraumáticas (não-esmagantes) são colocadas nos segmentos intestinais viáveis. Para corrigir disparidades luminais após a ressecção intesti-

nal, o segmento mais estreito é cortado em ângulo ou incisado longitudinalmente ao longo do bordo antimesentérico antes da anastomose intestinal.
(3) **Anastomose.** Após a ressecção, uma sutura de padrão aposicional interrompida simples abrangendo todas as camadas intestinais é usada para anastomosar as duas extremidades. Uma anastomose término-terminal também pode ser feita rapidamente usando um aplicador automático de agrafes gastrintestinal.
  b. **Acesso retal dorsal** (p. ex., através do períneo) é usado infreqüentemente para ter acesso ao reto. O músculo retococcigeano é incisado e o elevador do ânus e músculo esfíncter oral externo (Figura 10-3) são separados.
  c. **Acesso retal "puxe através"** (*pull-through*) é usado para anastomose de segmentos colônicos dentro do canal pélvico. O procedimento exige um acesso abdominal para isolar e ressecar o segmento colônico afetado e um acesso pelo reto para everter e anastomosar o restante dos segmentos colônicos. Pode ser necessária uma *osteotomia isquiopúbica* para ter acesso aos segmentos intrapélvicos afetados.
3. **Tiflectomia** é feita para remover o ceco em casos de neoplasia, impactação ou inversão.
   a. Após isolamento do ceco e ligação dos vasos cervicais, a base do ceco é pinçada duplamente com pinças intestinais atraumáticas.
   b. O ceco é ressecado entre as duas pinças e o coto remanescente é cosido com sutura absorvível ou não-absorvível sintética num padrão invertido. A tiflectomia também pode ser feita usando um aplicador de agrafes gastrintestinal ou torácico.
4. **Enterotomia/colotomia** é indicada com freqüência para remoção de corpos estranhos obstrutivos.
   a. O segmento do intestino afetado é isolado e o conteúdo é espremido proximal e caudalmente.
   b. É feita uma incisão linear no tecido viável no bordo antimesentérico do intestino.
   c. O intestino delgado pode ser fechado usando um padrão de sutura aposicional interrompido simples de uma só camada. Para incisões colônicas, uma segunda camada de sutura inversora pode ser feita no tecido seromuscular.

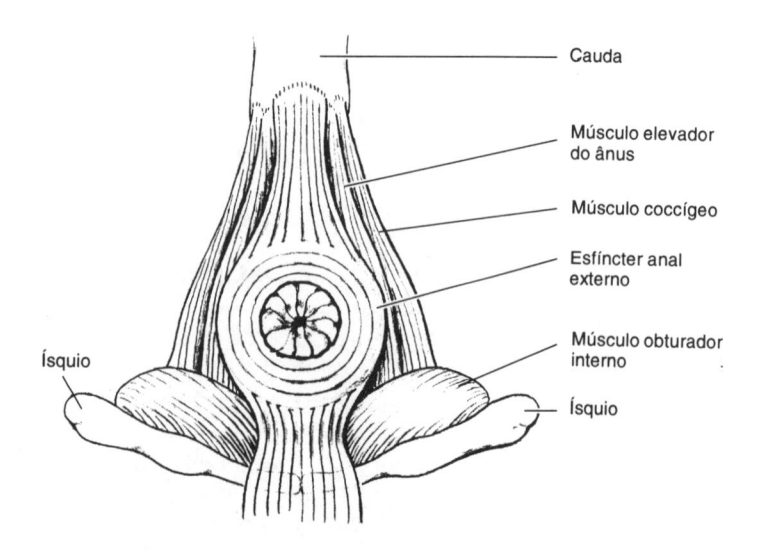

FIGURA 10-3 Músculos perineais que formam o diafragma pélvico.

5. **Colectomia** é feita primariamente para alívio de constipação associada com megacolon em gatos. Após uma celiotomia ventral de linha média, o íleo e cólon são isolados e os vasos mesentéricos identificados e ligados.
   a. **Colectomia subtotal**
      (1) **Técnica.** O cólon é ressecado distal à válvula ileocólica e uma anastomose colocólica término-terminal é feita usando um agrafeador intestinal ou uma sutura aposicional interrompida simples interessando todas as camadas.
      (2) As **complicações** incluem recorrência, constipação, estenoses, deiscências e infecção. Com exceção da recorrência dos sinais clínicos, as complicações são observadas em menos de 3% dos gatos.
         (a) Constipação é a complicação pós-operatória mais freqüente e na maioria dos casos pode ser tratada com sucesso com medicação e dieta.
         (b) Pós-cirurgicamente os gatos podem ter tenesmo e fezes pretas por 3 meses.
   b. **Colectomia total**
      (1) **Técnica.** O cólon, ceco e válvula ileocólica são ressecados e é feita uma anastomose término-terminal ileocólica.
      (2) **Complicações.** Como resultado de supercrescimento de bactérias do intestino delgado pode ocorrer *diarréia* e *perda de peso*. Os gatos podem ter *hematoquezia* ocasional ou *sujeira com fezes perineal*. Adaptação do intestino (p. ex., pelo aumento das vilosidades e da densidade e altura dos enterócitos) ocorre dentro de 24 semanas para melhorar a absorção ileal de água.

C. **Condições tratadas por cirurgia**
   1. **Obstrução intestinal** pode ser causada por corpos estranhos, tumorações (p. ex., neoplasias, granulomas e abcessos), intussuscepção, estrangulamentos e herniação.
      a. Os **sinais clínicos** dependem do local e da gravidade da obstrução e do efeito da obstrução no suprimento de sangue ao intestino (Tabela 10-3). Animais com obstrução intestinal distal completa não-tratada sobrevivem mais do que os que têm obstrução intestinal proximal (p. ex., 5-7 dias *versus* 3-4 dias).
      b. O **diagnóstico** é por palpação abdominal, radiografia ou laparotomia exploratória.
         (1) Os exames radiográficos podem mostrar corpos estranhos radiopacos ou distensão gasosa proximal à obstrução.

TABELA 10-3
Sinais clínicos da obstrução intestinal

Tipos de obstrução	*Sinais clínicos*
Obstrução completa	
Proximal às aberturas dos ductos biliar e pancreático	Vômito agudo, desidratação, hipopotassemia, alcalose metabólica
Distal às aberturas dos ductos biliar e pancreático	Acidose metabólica, distensão gasosa e líquida dos intestinos, endotoxemia
Obstrução parcial	Perda crônica de peso e diarréia (devido ao supercrescimento bacteriano e má digestão ou má absorção)
Obstrução estrangulante	Hemorragia e choque endotoxêmico (da obstrução venosa), peritonite e perfuração intestinal (da obstrução arterial)
Obstrução colônica	Anorexia

(2) Estudos de contraste podem indicar o local da obstrução (Figura 10-4). Estudos de contrastes não devem ser feitos caso se suspeite de perfuração ou se o diagnóstico pode ser feito com filmes radiográficos normais ou com base na anamnese e/ou exame físico.
  c. **Tratamento**
    (1) A laparotomia exploratória provê um diagnóstico definitivo da obstrução e permite o tratamento.
      (a) Corpos estranhos são removidos por **enterotomia.**
      (b) Neoplasias e comprometimentos vasculares são tratados com **ressecção e anastomose.**
    (2) Alimentação oral precoce ou enteral, logo após a cirurgia, é importante para prevenir atrofia das vilosidades e encorajar a resolução do íleo. Em cães anoréticos, a colocação intra-operatória de um tubo de jejunostomia permite o apoio nutricional.
  d. **Prognóstico.** A obstrução por estrangulamento tem um prognóstico desfavorável, mas as obstruções parciais ou agudas que não causam alterações sistêmicas graves têm um prognóstico mais favorável.
2. **Intussuscepção** é a inversão de um segmento do intestino (intussuscepto) em outro (intussuscepiente). É visto com mais freqüência na região ileocólica de cães jovens.
  a. **Etiologia.** As intussuscepções podem ser associadas com parasitismo intestinal, corpos estranhos, enterites ou cirurgia abdominal.
  b. **Sinais clínicos.** O curso clínico é rápido na intussuscepção intestinal alta e pode ser prolongada em intussuscepção baixa.
    (1) Vômito é freqüente na intussuscepção intestinal alta e infreqüente na intussuscepção baixa. Dor abdominal, diarréia mucóide sanguinolenta e massas abdominais palpáveis são observadas.
    (2) Hematoquezia, anorexia, prolapso intestinal através do reto e tenesmo podem ocorrer com intussuscepção baixa.

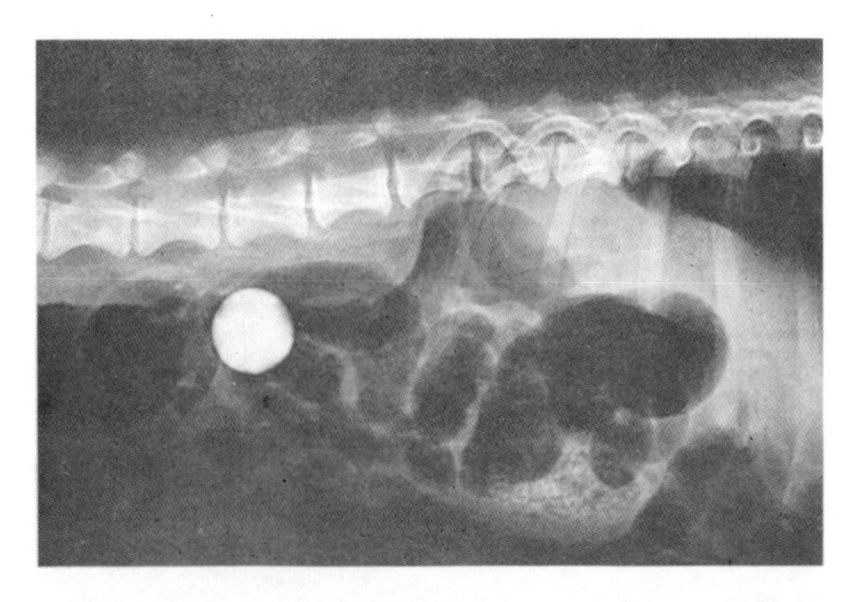

FIGURA 10-4 Radiografia abdominal lateral de um cão com uma bola de borracha alojada no jejuno. Uma alça intestinal dilatada está localizada proxima à obstrução. A distensão colônica ocorreu secundária a um enema.

c. **Diagnóstico.** É baseado nos sinais clínicos, palpação abdominal, radiografia e ultra-sonografia.
   (1) Uma massa de tecido mole e alças intestinais distendidas com gás ou líquidos, proximais à obstrução podem ser vistas em exames radiográficos.
   (2) Estudos de contraste gastrintestinais superiores podem delinear a intussuscepção, contudo o íleo paralítico pode evitar que o material do contraste alcance o local.
   (3) Enemas de bário são usados para diagnosticar intussuscepções enterocólicas e cecocólicas.
d. **Tratamento**
   (1) **Redução da intussuscepção** pode ser tentada se o suprimento vascular e o intestino não estão comprometidos. De outra forma deve ser feita *ressecção* e *anastomose*.
   (2) Alternativamente também pode ser feita **enteroplicação**. O intestino delgado, do ligamento duodenocólico até o íleo, é dobrado em alças e as paredes adjacentes são suturadas umas às outras.
   (3) Para **inversão cecal** o local da tiflectomia deve ser cosido (costurado) ou fechado com um agrafeador.
e. **Complicações**
   (1) **Recorrência** ocorre em aproximadamente 20% dos animais tratados e usualmente é observada dentro de 3 dias da cirurgia. A enteroplicação pode reduzir as taxas de recorrência.
   (2) **Aderências.** Gatos desenvolvem aderências no local da intussuscepção com maior freqüência do que cães.
   (3) **Deiscência** após anastomose intestinal para intussuscepção ocorrem ocasionalmente.
3. **Corpo estranho linear** é uma condição comum em gatos nos quais o peristaltismo contínuo sobre um corpo estranho linear fixo resulta em pregueamento, obstrução, erosão e comprometimento vascular dos intestinos.
   a. Os **sinais clínicos** incluem vômito, depressão, anorexia, dor abdominal e tumorações intestinais palpáveis. Em vários casos o corpo estranho linear está fixo ao redor da base da língua, mas pode ser difícil de visualizar por estar incrustado nos tecidos.
   b. **Diagnóstico.** Padrões anormais de gás e líquidos, pregueamento intestinal e defeitos de enchimento são vistos em estudos de contraste radiográfico.
   c. **Tratamento**
      (1) **Tratamento conservador** envolve o corte do fio ou barbante de volta da língua e deixá-lo passar através dos intestinos.
      (2) **Tratamento cirúrgico** envolve o corte do barbante de volta da língua e sua remoção do intestino através de uma *enterotomia*.
         (a) **Indicações para cirurgia** incluem peritonite, sinais clínicos graves, septicemia, persistência ou progressão dos sinais clínicos após tratamento conservador e perda do movimento de corpos estranhos radiopacos em radiografias seriadas.
         (b) **Técnicas**
            (i) **Enterotomia simples.** O fio pode ser removido através de uma enterotomia simples por costura do corpo estranho a um cateter de borracha e tracionando ("movimentos de ordenha") o cateter através do intestino de forma que possa ser recuperado pelo assistente no ânus.

(ii) **Enterotomias múltiplas** são necessárias com freqüência para remover o barbante alojado no lado mesentérico da parede intestinal com objetivo de evitar lacerações adicionais dos intestinos.
 d. **Prognóstico.** O tratamento conservador não afeta adversamente o resultado se os animais são intimamente observados; 25% dos gatos com corpos estranhos lineares podem ser tratados conservadoramente sem complicações.
4. **Volvo mesentérico** resulta de rotação excessiva do intestino delgado ao longo do seu eixo mesentérico, causando comprometimento vascular, isquemia tissular, obstrução luminal, choque hipovolêmico e endotóxico e morte.
 a. **Fatores predisponentes**
  (1) Pastor Alemão é predisposto a esta condição.
  (2) Outros fatores associados incluem exercício vigoroso, cirurgia recente, traumatismo, insuficiência pancreática exócrina, enterite, indiscrição dietária, volvodilatação gástrica concomitante, massas intestinais ou obstrução. A maioria dos animais tem uma história prévia de distúrbio gastrintestinal, com mais de 50% tendo um episódio de dilatação gástrica prévio.
 b. **Sinais clínicos** incluem início agudo ou superagudo de vômito ou náuseas, hematoquezia, distensão abdominal, dor abdominal, choque ou morte.
 c. **Diagnóstico**
  (1) O **exame físico** revela distensão abdominal gasosa que não se alivia pela passagem de um tubo gástrico.
  (2) **Radiografias** confirmam a distensão gasosa do intestino delgado; o estômago e o cólon distal usualmente não são afetados.
  (3) **Exame de sangue** pode revelar hipoproteinemia, hipoalbuminemia, hipopotassemia e contagem anormal de glóbulos brancos.
 d. **Tratamento.** O volvo mesentérico é uma emergência cirúrgica séria que requer a **distorção** intestinal; o tratamento não deve ser retardado pelo diagnóstico.
 e. **Prognóstico.** A taxa de mortalidade é de 95-100%. Cães que sobrevivem a esta condição usualmente foram tratados cirurgicamente dentro de 30 min da ocorrência da torção.
5. **Volvo colicocecal** é uma condição rara que ocorre quando o cego, cólon ascendente e cólon transverso rotam ao redor da raiz mesentérica cranial.
 a. Os **sinais clínicos** incluem depressão, distensão abdominal, tenesmo, diarréia e vômito. Os animais podem estar desidratados ou em choque.
 b. **Diagnóstico.** As radiografias revelam alças intestinais distendidas por gás sugerindo obstrução intestinal.
 c. **Tratamento.** *Celiotomia de emergência* é feita para permitir a desrotação e descompressão do intestino afetado.
 d. O **prognóstico** depende da gravidade do comprometimento vascular, que pode ser relacionado com o grau do volvo. Os animais podem morrer de isquemia do intestino delgado, peritonite ou CID.
6. **Neoplasia** (p. ex., *adenocarcinoma, linfoma, linfossarcoma, leiomiossarcoma, pólipo adenomatoso* e *leiomioma colorretal*) mais comumente envolvem o reto e o cólon em cães e o intestino delgado em gatos. Das neoplasias intestinais não-linfóides 88% dos tumores em cães e 100% em gatos são malignos.
 a. Os **sinais clínicos** incluem perda de peso, vômitos, anorexia e depressão. Colapso agudo secundário à hemorragia e choque hipovolêmico têm sido registrados. Pacientes com tumores colorretais podem apresentar-se com hematoquezia, tenesmo, disquezia e eversão anal intermitente ou prolapso retal.

b. O **diagnóstico** é por palpação abdominal ou retal digital, raio X, estudos de contraste de distensão gasosa, ultra-sonografia, endoscopia ou colonoscopia e laparotomia exploratória e biópsia.

c. Tratamento

(1) **Adenocarcinoma, linfoma e leiomiossarcoma** são tratados por *ressecção cirúrgica* através de um acesso abdominal de linha média, retal dorsal ou tração através do reto.

(2) **Linfossarcoma** deve ser tratado com quimioterapia a menos que esteja presente perfuração ou obstrução.

(3) **Pólipos adenomatosos** que são palpáveis no exame retal digital podem ser vistos por prolapso do reto através do ânus e são removidos por *excisão cirúrgica, eletrocautério* ou *criocirurgia*. Pólipos duodenais são removidos por excisão completa da base da massa e mucosa circunvizinha.

(4) **Leiomiomas colorretais**, tumores benignos do músculo liso, são removidos por divulsão (dissecção obtusa) da parede colorretal. Ressecção intestinal e anastomoses não são necessárias.

d. Complicações. Depois de anastomoses intestinais para ressecção neoplásica ocorre *deiscência* em 11,8% dos animais tratados.

7. Megacólon idiopático é registrado primariamente em gatos adultos (idade média de 5 anos) que têm distensão colônica mas nenhuma evidência de obstrução funcional ou mecânica.

a. Os **sinais clínicos** incluem constipação crônica ou recorrente. Vômito, anorexia e emagrecimento também são registradas.

b. O **diagnóstico** é baseado na persistência da constipação apesar do tratamento médico adequado.

(1) Exame digital retal, palpação abdominal e raio X do abdômen demonstram a dilatação colônica.

(2) Outras causas de constipação, como doença anorretal, traumatismo pélvico, neoplasia, estenose, corpo estranho, disfunção neurológica e disfunção endócrina (p. ex., hipotiroidismo), distúrbios metabólicos (p. ex. desidratação) e drogas devem ser excluídos.

c. Tratamento

(1) Um **procedimento conservador** (p. ex., laxativos, alteração da dieta e enemas) pode ser usado inicialmente.

(2) Pacientes não-responsivos devem sofrer **colectomia** ou **colectomia subtotal**. Gatos que foram submetidos à colectomia subtotal defecam mais freqüentemente, mas eles não sofrem tanta diarréia ou perda de peso como gatos que sofreram colectomia total.

d. Prognóstico. A cirurgia resulta em resolução completa dos sinais em 64% dos animais tratados e diminui a freqüência de sinais em 18% dos animais tratados.

8. Peritonite é uma inflamação difusa da cavidade peritoneal causada por infecção hematógena, irritação química ou contaminação séptica.

a. Etiologia. A causa mais comum de peritonite é a deiscência cirúrgica; outras causas incluem traumatismo, abcessos, perfuração do trato gastrintestinal por corpos estranhos e neoplasia gastrintestinal.

b. Sinais clínicos incluem depressão, anorexia, vômitos, dor abdominal, postura anormal, distensão abdominal e sinais de sépsis ou choque (p. ex., mucosas pálidas ou hiperêmicas, tempo de preenchimento capilar aumentado, taquicardia, fraqueza, colapso, desidratação, pirexia e hipotermia).

c. **Diagnóstico**
   (1) Radiografias revelam perda de detalhes, aparência de "vidro fosco", intestinos distendidos por gás e gás livre.
   (2) **Abdominocentece.** Degeneração tóxica de neutrófilos com bactérias intra e extracelulares indicam peritonite séptica.
   (3) O **hemograma completo** pode revelar neutrofilia, aumento no número de neutrófilos imaturos e anemias.
d. O **tratamento** inclui líquidos intravenosos e antibióticos seguido de laparotomia exploratória, cultura abdominal e drenagem. Drenagem peritoneal aberta resulta em drenagem mais rápida e mais completa do que o dreno reservatório-Penrose, que rapidamente é encapsulado pelo omento.
   (1) Após a correção do problema primário e extensa lavagem abdominal, a bainha do reto é suturada frouxamente com uma sutura não-absorvível monofilamentar, deixando 3-4 cm de fenda entre os bordos da bainha do reto.
   (2) A pele e o tecido subcutâneo são deixados abertos e é colocada uma bandagem estéril sobre a incisão.
   (3) As bandagens são trocadas pelo menos cada 24h para prevenir extravasamento do líquido abdominal.
   (4) A maioria das incisões pode ser fechada 3-5 dias depois da drenagem peritoneal; o fechamento é feito quando a quantidade de líquido diminui, a qualidade do líquido altera-se para sangüíneo ou serosangüíneo e as células se tornam mais normais na aparência. A maioria dos abdômens tem culturas bacterianas positivas no momento do fechamento.
e. As **complicações** da drenagem peritoneal aberta incluem oclusão parcial da incisão devida ao omento, herniação do omento, hipoproteinemia, anemias, alterações eletrolíticas, desidratação e infecção hospitalar.
   (1) Após a cirurgia os pacientes freqüentemente são hipotensivos e taquicárdicos. Pode-se desenvolver pancreatite, edema periférico e CID.
   (2) Hipoalbuminemia vai se desenvolver após o tratamento cirúrgico da peritonite, independente da técnica usada.
f. **Prognóstico**
   (1) A peritonite tem um prognóstico desfavorável se ocorrer o seguinte: hipotensão refratária, colapso cardiovascular, CID ou o desenvolvimento de doenças respiratórias (p. ex., pneumonia e efusões pleurais).
   (2) A taxa de mortalidade é de 33-48% com drenagem abdominal aberta e 68% sem drenagem abdominal. A incidência da mortalidade é maior quando o intestino grosso é a fonte da contaminação.

9. **Síndrome do intestino curto** pode ocorrer após ressecção de 70% ou mais do intestino delgado. A síndrome é diagnosticada quando é necessário tratamento cirúrgico, médico ou nutricional para controlar a diarréia e manter o peso corporal após a ressecção intestinal.
   a. Os **sinais clínicos** incluem diarréia e perda de peso.
   b. **Diagnóstico.** Radiografias de contraste são usadas para estimar o comprimento do intestino; ampliações radiográficas aumentam falsamente o comprimento do intestino em 10-25%. O comprimento intestinal normal é de aproximadamente 5 vezes o comprimento do tronco.
   c. **Tratamento.** A cirurgia tem sido usada para diminuir o tempo de trânsito intestinal ou aumentar a área absortiva. Devido ao sucesso limitado, a cirurgia deve ser tentada somente se o tratamento médico e dietário falham. As técnicas incluem as seguintes:

(1) Formação de segmentos antiperistálticos por transposição de um segmento reverso do intestino.
(2) Formação de válvulas pela intussuscepção de uma porção do intestino.
(3) Formação de alças recirculantes por criar anastomoses jejunais lado a lado.
(4) Transposição colônica (p. ex., interpondo um segmento do cólon no intestino delgado).
(5) Transplante intestinal.

V. RETO E ÂNUS

A. Anatomia
 1. Vascularização
  a. Artérias
   (1) A **porção intra-abdominal do reto** é suprida pelo *ramo retal cranial da artéria mesentérica caudal*.
   (2) A **porção retroperitonial e o ânus** são supridos pelos *ramos retal médio e caudal* da *artéria pudenda interna*.
  b. **Veias.** A *veia retal cranial* drena para o interior da veia portal, enquanto a *veia retal caudal* drena na veia cava caudal.
  c. **Drenagem linfática** é primariamente nos *nódulos linfáticos ilíacos mediais*.
 2. Inervação
  a. O **reto** é inervado pelas fibras parassimpáticas dos *nervos pélvicos* e fibras simpáticas dos *nervos hipogástricos*.
  b. **Ânus.** O *nervo retal caudal* e os *ramos perineais do nervo pudendo* provêem inervação motora e sensorial respectivamente ao esfíncter anal externo.
B. Procedimentos cirúrgicos
 1. Considerações gerais
  a. **Ferramentas diagnósticas.** Exame digital retal, proctoscopia e enemas de bário são úteis para propósitos diagnósticos.
  b. **Preparação do paciente** para a cirurgia anorretal e perineal é controversa.
   (1) Geralmente não são dados enemas dentro de 12h da cirurgia.
   (2) Alimentos devem ser suspensos por 24-72 h antes da cirurgia e antibióticos profiláticos são administrados com freqüência.
   (3) Obstrução retal com gaze e o fechamento do ânus com sutura em boca de bolsa são usados para diminuir a contaminação em cirurgias perineais.
  c. Acessos cirúrgicos
   (1) O **terço distal do reto** pode ser acessado caudalmente através do reto ou anoplastia.
   (2) O **terço médio do reto** pode ser acessado por incisão perineal caudal.
   (3) O **terço cranial do reto** é alcançado através de uma incisão abdominal caudal; pode ser necessária osteotomia púbica para melhorar a exposição.
  d. **Fechamento da ferida.** Incisões retais são fechadas com uma sutura aposicional interrompida simples em camada única usando material monofilamentar sintético. O fechamento com agrafes anastomóticos término-terminal resulta em menor vazamento do que a anastomose manual.
  e. As **complicações** da cirurgia retal e anal incluem incontinência secundária a lesões aos nervos retais caudais ou esfíncter anal, hemorragia, infecção, tenesmo, estenose e deiscência.

(1) **Incontinência** é observada em 40% dos cães após ressecção retal. A ressecção de 5 cm ou mais do reto resulta em incontinência devido à perda da função de reservatório.

(2) **Vazamentos e formação de abcessos** são comuns com o acesso através do reto.

2. **Amputação retal** é feita para ressecar segmentos necróticos prolapsados do reto.
   a. O animal é colocado em decúbito esternal na posição perineal e a parte externa de uma seringa lubrificada é colocada no reto.
   b. Quatro suturas auxiliares alcançando todas as camadas são colocadas circunferencialmente ao redor do tecido prolapsado e 180° do reto é ressecado.
   c. Sutura aposicional interrompida simples é usada para fechar as camadas de tecido cortadas e a outra metade do reto é amputada e fechada em forma similar. O reto então é cuidadosamente empurrado para o canal pélvico.

3. **Saculectomia anal**
   a. **Anatomia.** Os sacos anais são localizados aproximadamente na posição de 4 a 8h ao redor do ânus. Os ductos abrem na junção mucocutânea em cães e a poucos milímetros ao lado da junção em gatos.
   b. **Técnica**
      (1) **Técnica aberta.** Um direcionador de sulco ou lâmina de tesoura é inserido no ducto e a incisão é feita através da parede caudal do saco anal e ducto e do tecido adjacente. O saco e o ducto são removidos por divulsão e o ferimento é fechado ou deixado cicatrizar por segunda intenção.
      (2) **Técnica fechada.** Para facilitar a remoção usando a técnica fechada, o saco pode ser preenchido com barbante, cera liquefeita, emplastro, látex ou acrílico.
   c. As **complicações** da saculectomia anal incluem:
      (1) Seios drenantes, fístulas e infecção persistente devido à ressecção cirúrgica incompleta.
      (2) Incontinência devido à lesão do nervo retal caudal.
      (3) Hemorragia intracirúrgica.
      (4) Tenesmo pós-operatório e disquezia devidos à inflamação, estenose ou formação de escaras.

C. **Condições tratadas com cirurgia**
   1. **Anormalidades congênitas** (p. ex., *atresia ani*)
      a. **Tipos**
         (1) Na atresia tipo 1, o ânus está estenosado.
         (2) Na atresia tipo 2, o ânus está imperfurado.
         (3) Na atresia tipo 3, o reto é descontínuo com um ânus imperfurado.
         (4) Na atresia tipo 4, o reto cranial é descontínuo com um reto terminal ou ânus normal.
      b. Os **sinais clínicos** incluem constipação progressiva, distensão abdominal, tenesmo e falta de fezes. As fezes podem passar através da fenda vaginal se também está presente uma fístula retovaginal.
      c. O **diagnóstico** é por exame físico e radiografia.
      d. O **tratamento** é baseado no tipo de defeito.
         (1) **Atresia tipo 1** pode ser tratada por dilatação, ressecção da pele que cobre o ânus ou remoção do tecido estenótico.
         (2) **Atresia tipos 2 e 3.** O ânus é incisado sobre a depressão anal e é feita uma plástica retal.
         (3) **Atresia tipo 4** pode precisar de um acesso abdominal e anastomose retal.
         (4) **Fístula retovaginal** precisa ser ligada e transeccionada.

e. **Prognóstico.** Devido ao megacólon prolongado ou defeitos de desenvolvimento associados, os animais podem ser incontinentes mesmo com a reconstrução cirúrgica.
2. **Prolapso retal** ocorre mais freqüentemente em animais jovens, altamente parasitados com diarréia e tenesmo; contudo, também pode ser associada com pólipos retais, neoplasias, corpos estranhos, urolitíase, distocia, constipação, defeitos congênitos, doença prostática e reparação de hérnia perineal. Em gatos o prolapso retal pode ser extenso incluindo todo o reto e parte do cólon.
   a. **Diagnóstico.** A inabilidade de passar um instrumento obtuso entre a parede retal e o tecido prolapsado diferencia o prolapso retal de intussuscepção prolapsada.
   b. **Tratamento.** Junto com o manejo cirúrgico do prolapso a causa primária do tenesmo deve ser identificada e tratada.
      (1) **Prolapso redutível** pode ser tratado com uma sutura tipo boca de bolsa anocutânea pouco apertada para permitir a passagem de fezes moles. A sutura boca de bolsa pode ser removida em 4-5 dias.
      (2) **Prolapsos necróticos, friáveis, intensamente edematosos** devem ser tratados por *amputação* e *anastomose retal*. A recorrência pode ser tratada com uma sutura em boca de bolsa e tranqüilização, amputação ou colopexia.
      (3) **Prolapso extenso** exige *colopexia abdominal*.
3. **Perfuração retal**
   a. **Etiologia.** Perfurações retais podem ocorrer secundárias à penetração de corpos estranhos ou fraturas pélvicas.
      (1) As perfurações retais devido a fraturas pélvicas são causadas por lacerações dos fragmentos ósseos, avulsão retal ou compressão vigorosa.
      (2) Perfurações associadas com fraturas pélvicas usualmente são localizadas dentro de 4 cm do ânus, onde o reto é fixo e pouco distensível.
   b. Os **sinais clínicos** relacionados com a perfuração podem ser obscurecidos pelos efeitos do traumatismo originante. Eventualmente animais podem desenvolver sinais de septicemia, choque e CID.
   c. **Diagnóstico**
      (1) As perfurações das fraturas pélvicas são palpáveis digitalmente pelo reto em 75% dos cães.
      (2) Sangue fresco no reto é notado em 50% dos casos.
      (3) Gás livre no abdômen ou gás no interior dos tecidos moles perirretais podem ser notados em radiografias abdominais.
   d. O **tratamento** compreende cirurgia exploratória imediata e fechamento da perfuração através de um acesso abdominal, perineal ou anal.
   e. **Prognóstico.** O prognóstico é desfavorável quando diagnóstico e tratamento são demorados ou quando estão presentes septicemia e CID.
4. **Saculite anal** é inflamação dos sacos anais, resultando em impactação, infecção ou abcedação e ruptura do saco.
   a. **Fatores predisponentes.** A saculite anal é registrada com freqüência em Poodles miniatura e Toys, Chihuahuas e Pastor Alemão. Os fatores predisponentes podem incluir dieta imprópria, fezes moles, falta de exercício e fístula perianal.
   b. Os **sinais clínicos** incluem mordedura da cauda, limpeza excessiva, esfregação do ânus, tenesmo, diarréia, alterações comportamentais e dor.
   c. O **diagnóstico** é feito por exame digital retal.
      (1) Material do saco anal deve ser examinado após delicada compressão manual. Material impactado é espesso, escuro e pastoso; sacos anais infectados ou abcedados produzem secreção purulenta e mal cheirosa.

(2) Tratos drenantes ventrolaterais podem estar presentes se os sacos se romperam.
d. O **tratamento** depende da gravidade da doença.
   (1) **Tratamento conservador** inclui compressão freqüente dos sacos anais, irrigação delicada e infusão com pomada antimicrobiana.
   (2) **Tratamento cirúrgico**
      (a) **Doença recorrente** deve ser tratada com *saculectomia anal* e *drenagem aberta* ou *fechamento primário da ferida*.
      (b) **Ruptura de saco anal** associada com celulite é tratada com antimicrobianos sistêmicos, drenagem aberta e lavagem; a cirurgia deve ser feita se a inflamação aguda persiste.
5. **Fístula perianal** são tratos sinusais múltiplos e ulcerados na região perineal associados com inflamação, fibrose e drenagem.
   a. **Fatores predisponentes.** Cães Pastor Alemão e Setter Irlandês podem ser predispostos a esta condição. Os animais afetados usualmente são de meia-idade, machos e não-castrados.
   b. Os **sinais clínicos** são relacionados à dor e inflamação; tenesmo, disquesia, hemorragia, secreção mal cheirosa e limpeza excessiva podem ser vistos.
   c. O **diagnóstico** é por exame físico e palpação retal digital.
   d. **Tratamento**
      (1) O **tratamento conservador** (p. ex, antibióticos, irrigação com anti-sépticos e cintas de cauda) só proporciona alívio temporário.
      (2) A **opção não-conservadora** inclui:
         (a) Excisão cirúrgica e drenagem aberta.
         (b) Criocirurgia.
         (c) Cauterização química usando nitrato de prata 75%, fenol liquefeito 80% ou solução de Lugol 10%.
         (d) Descamação e fulguração (p. ex., incisando o trato e destruindo a membrana com corrente de alta freqüência).
         (e) Excisão da fístula usando laser [cristal de neodimium:ítrio alumínio (ND:YAG)].
         (f) Saculectomia anal.
         (g) Amputação da cauda.
         (h) Excisão completa ou parcial do ânus e esfíncter (em casos graves).
   e. **Complicações** do tratamento não-conservador incluem recorrência, estenose anal, flatulência, tenesmo, diarréia, estenose e incontinência fecal.
      (1) A criocirurgia depende da necrose tissular e da descamação e resulta em inchamento, secreção mal cheirosa e aumento do risco de estenose anal.
      (2) Ressecção radical permite rápida cicatrização (se comparado com criocirurgia e descamação e fulguração), mas tem maior risco de incontinência.
      (3) Descamação e fulguração têm alto risco de recorrência; por isso esta técnica não deve ser usada em casos onde mais da metade da circunferência do ânus está afetada.
      (4) A terapia com laser é eficaz para o alívio da dor, mas pode causar incontinência fecal.
   f. **Prognóstico.** A resolução com sucesso registrada em 48-97% dos casos. O prognóstico depende da gravidade da doença e do tipo de tratamento usado.
6. **Neoplasia** (p. ex., *adenoma perianal, adenocarcinoma anal ou retal, adenocarcinoma de saco anal*). A neoplasia perianal é mais comum em cães machos do que fêmeas, exceto para o adenocarcinoma de saco anal. Em cães machos, 80% dos tumores perianais são adenomas benignos.

a. **Adenomas perianais** ocorrem usualmente em machos intactos na região perineal; eles também podem ocorrer no prepúcio ou na base da cauda.
   (1) Os **sinais clínicos** incluem uma tumoração que pode ser ulcerada.
   (2) **Tratamento**
      (a) Em alguns casos, somente a **castração** pode resultar na remissão e cura.
      (b) Adenomas também são responsivos à **criocirurgia** ou **excisão cirúrgica**.
      (c) **Radiação** é eficaz mas é mais cara, demora mais tempo e envolve maior risco de morbidade.
   (3) O **prognóstico** é muito favorável e a recorrência é de menos de 10% com excisão completa e castração.
b. **Adenocarcinoma retal ou anal** é o tipo de tumor maligno mais comum da região perianal. Os tumores podem ser *infiltrativos, ulcerativos* ou *pedunculados*.
   (1) Os **sinais clínicos** incluem disquezia, hematoquezia, diarréia, obstipação, tenesmo e dor. Adenocarcinomas infiltrativos circunferenciais podem resultar numa estenose em "anel Napkin" da área afetada.
   (2) O **tratamento** é discutido em IV C 6 c (1).
c. **Adenocarcinoma de saco anal** é observado mais freqüentemente em cães fêmeas.
   (1) **Sinais clínicos.** Mais de 90% das fêmeas têm síndrome paraneoplásica (p. ex., hipercalcemia e insuficiência renal); hipercalcemia é muito rara em machos.
   (2) **Tratamento** deve *ser ressecção cirúrgica agressiva*. Devido à rápida metastatização, as fêmeas devem ser submetidas à exploração abdominal para avaliar os nódulos linfáticos ilíacos médios; *linfadenectomia* deve ser feita se necessário.
   (3) O **prognóstico** é muito desfavorável em fêmeas, particularmente se elas são hipercalcêmicas; a morte usualmente resulta da hipercalcemia e da doença local.
7. **Hérnia perineal**
   a. **Fatores predisponentes**
      (1) Cães e gatos machos são predispostos à saculação retal ou desvio resultante da insuficiência do diafragma pélvico. (p. ex., os músculos *levator ani* e o coccígeo; veja a Figura 10-3).
      (2) Uretrostomia perineal prévia está associada com um aumento do risco de hernia perineal em gatos.
   b. Os **sinais clínicos** incluem inchamento perineal, constipação, tenesmo, disquezia e diarréia. Edema e herniação estão presentes bilateralmente em 95% dos gatos. Retroflexão da bexiga ocorre em até 20% dos cães e resulta em estrangúria ou anúria.
   c. O **diagnóstico** é feito por exame digital retal. Centese perineal com análise de creatinina do líquido pode confirmar o aprisionamento da bexiga.
   d. **Tratamento**
      (1) **Tratamento médico** (p. ex., terapia dietária e enemas) tem sucesso em 15% dos gatos tratados.
      (2) **Tratamento cirúrgico** envolve a *reconstrução do diafragma pélvico* com sutura e implantes de músculo ou prostético. A fixação do ducto deferente e colopexia foram usadas para tratar e retroflexão da bexiga e a saculação retal respectivamente.
   e. As **complicações** incluem recorrência, infecção, tenesmo, incontinência fecal, lesão ao nervo ciático, prolapso retal, hemorragia, lesão uretral iatrogênica, fístulas retal ou de saco anal, necrose da bexiga e atonia cística persistente ou transitória ou incontinência urinária.

8. **Incontinência fecal** é a incapacidade de reter fezes.
   a. **Tipos**
      (1) **Incontinência de reservatório** envolve o cólon ou reto; a defecação é consciente e freqüente.
      (2) **Incontinência de esfíncter** envolve o ânus ou o sistema nervoso; as defecações são involuntárias.
   b. O **diagnóstico e o tratamento** devem se focalizar em localizar e tratar a lesão primária.
      (1) As **ferramentas para diagnóstico** incluem exame neurológico, colonoscopia, radiografia e eletromiografia.
      (2) **Tratamento**. O tratamento cirúrgico sintomático inclui ataduras fasciais e implantes de ataduras de elastômero de silicone.

LEITURAS SELECIONADAS

BOJRAB, M. J. : *Disease Mechanisms in Small Animal Surgery*, 2nd ed. Philadelphia, Lea & Febiger, 1993, pp 187-291.

BONE, D. L. : Surgical correction of canine perineal disorders. Vet. Med. 87: 127-38; 1992.

ELLISON, G. W., BELLAH, J. R. & STUBBS, W. P. : Treatment of perineal fistulas with ND:YAG laser – results in 20 cases. Vet. Surg. 24: 140-7; 1995.

EVANS, H. E. & CHRISTENSEN, G. C. : *Miller's Anatomy of the Dog*, 3rd. ed. Philadelphia, W. B. Saunders, 1993; pp 385 – 462.

EVANS, K. L., SMEAK, D. D. & BILLER, D. S. : Gastrointestinal linear foreign bodies in 32 dogs: a retrospective evaluation and feline comparision. J. Am. Anim. Hosp. Assoc. 30: 445-50, 1994.

HOSGOOD, G. : Gastric dilatation-volvulus in dogs. J. Am. Vet. Med. Assoc. 204: 1742-7; 1994

KLAUSNER, J. S. & HARDY, R. M. : Alimentary tract, liver and pancreas. In LORENZ, M. D. & CORNELIUS, L. M. : *Small Animal Medical DIagnosis*, 2nd ed, Philadelphia, J. B. Lippincott, 1993, pp 247-322.

LEIB, M. S. : Gastroenterology: the 1990's. Vet. Clin. North Am. 23: 1993, pp 513-30; 547-54; 587-94; 609-24.

MATTHIESEN, D. T. : Gastrointestinal system. In SLATTER, D. (ed) : *Textbook of Small Animal SUrgery*, 2nd. ed. Philadelphia, W. B. Saunders, 1993, pp 483-677.

RAFFAN, P. J. : A new surgical technique for repair of perineal hernias in the dogs. J. Small Anim. Pract. 34: 13-0; 1993.

SWEET, D. V., HARDIE, E. M. & STONE, E. A. : Preservation versus excision of the ileocolic junction during colectomy for megacolon: a study os 22 cats. J. Small Anim. Pract. 35: 358-63; 1994.

WYLIE, K. B. & HOSGOOD, G. H. : Mortality and morbidity of small and large intestinal surgery in dogs and cats. J. Am Anim. Hosp. Assoc. 30: 469-74; 1994.

11

Sistema Hepatobiliar

Karen Swalec Tobias

I. INTRODUÇÃO

A. **Fígado**
 1. **Anatomia**
    a. **Localização.** O fígado, que é responsável por cerca de 3,5% da massa corporal total em cães, está localizado abaixo do diafragma e cranial ao estômago.
    b. **Lobos e lóbulos**
       (1) O fígado compõe-se de 7 *lobos*: o lateral direito, o direito medial, o esquerdo medial, o esquerdo lateral, os lobos quadrados e os processos caudato e papilar do lobo caudato (Figura 11-1).
       (2) O fígado está organizado em **lóbulos** hepáticos, cada um contendo uma *veia central* e *sinusóides*. *Canalículos biliares* são encontrados entre os hepatócitos e radiam-se em linhas que se afastam da veia central.
    c. **Vascularização.** O tecido conjuntivo interlobular contém as *tríades portais* – o ducto biliar interlobular e ramos da artéria hepática e veia portal – e linfáticos.
 1. **Suprimento de sangue** é feito pela veia porta (80%) e artéria hepática (20%).
          (a) A veia portal, localizada no feixe dorsal do forâmen epiplóico, divide em vários ramos para suprir os lobos do fígado.
          (b) Ramos das arteríolas hepáticas e vênulas portais drenam nos sinusóides hepáticos onde o sangue arterial e venoso se misturam.
       (2) **Drenagem**
          (a) O **sangue sinusóide** drena em direção à veia central e é coletado pelas veias interlobulares que, eventualmente, formam as veias hepáticas que contribuem na veia cava caudal.
          (b) A **linfa** é coletada dos vasos interlobulares e drena nos nódulos linfáticos hepático e esplênico.

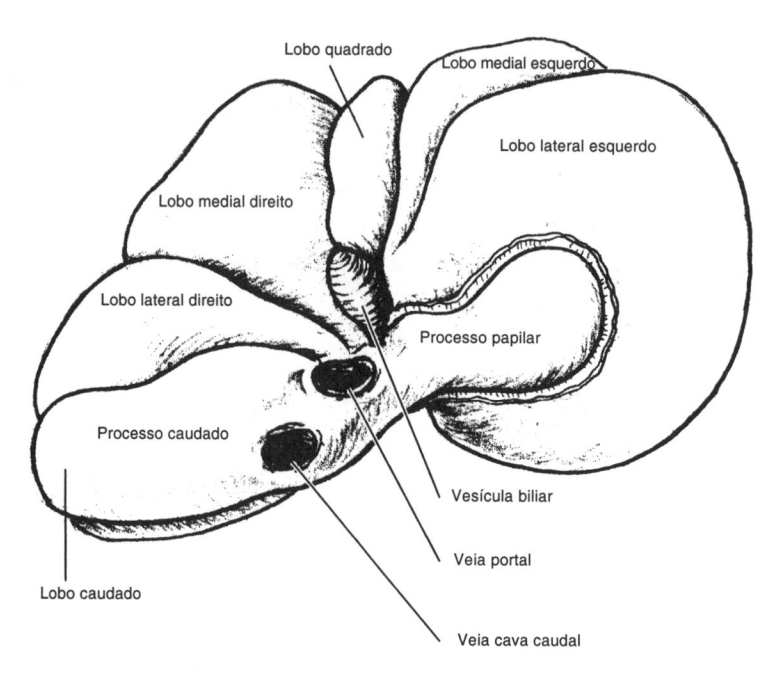

FIGURA 11-1 Superfície visceral do fígado canino *in situ*.

(3) A **inervação** é por fibras simpáticas dos nervos esplâncnicos, gânglio celíaco e plexo celíaco e por fibras vagais.
2. **Funções do fígado**
   a. **Síntese.** Produtos sintetizados pelo fígado incluem *albumina, glicogênio, glicose* dos aminoácidos, glicogênio, galactose e frutose; *proteínas plasmáticas* e *aminoácidos*; *fatores de coagulação; triglicerídeos* do excesso de carboidratos e proteínas; *uréia* da amônia e *corpos cetônicos*.
   b. **Secreção de bile.** Os componentes da bile incluem bilirrubina, eletrólitos, colesterol, sais biliares sintetizados do colesterol (p. ex., ácido cólico e quenodesoxicólico), fosfolipídios, água e vários produtos do metabolismo hepático. Sais biliares, as substâncias mais abundantes secretadas na bile junto com a água, emulsificam as partículas de gordura e ajudam na absorção de lipídios.
   c. **Excreção de bilirrubina.** O fígado excreta bilirrubina, um produto final da decomposição da hemoglobina.
   d. **Estocagem.** O fígado armazena vitaminas A, D, K e B_{12}, ferro, lipídios e carboidratos (na forma de glicogênio).
   e. **Biotransformação.** Substâncias tóxicas, drogas, hormônios e metabólitos são biotransformados por reações de síntese ou conjugação no fígado para alterar a toxicidade, reduzir a atividade e facilitar a eliminação.
   f. **Metabolismo.** Lipídios, proteínas, carboidratos, vitamina D e hemoglobina são metabolizados no fígado. A bilirrubina é conjugada ao ácido glicurônico antes de ser transportada ativamente para a bile.
   g. **Fagocitose.** Células reticuloendoteliais que delimitam os sinusóides são fagocíticas e bactericidas.

B. **Vesícula biliar e árvore biliar**
   1. **Anatomia.** A *vesícula biliar*, um órgão em forma de saco localizado entre os lobos hepáticos quadrado e medial direito, coleta e drena bile através do *ducto cístico*.
      a. O **ducto cístico** da vesícula biliar junta-se aos *ductos biliares hepáticos* dos lobos hepáticos para formar o *ducto biliar comum*.
      b. A porção terminal do ducto biliar comum corre intramuralmente na camada muscular duodenal proximal e **drena na papila duodenal principal.** Em gatos, a entrada duodenal do ducto biliar comum está localizada próxima da entrada do ducto pancreático principal.
      c. **Vascularização.** A vesícula biliar é suprida pela **artéria cística**, um ramo da artéria hepática.
      d. **Inervação.** A inervação parassimpática da vesícula biliar é por fibras do nervo vago, e a inervação simpática é de nervos esplâncnicos. A estimulação parassimpática relaxa o esfíncter e contrai a vesícula biliar, a estimulação simpática produz efeitos opostos.
   2. **Funções da vesícula biliar e da árvore biliar** incluem o armazenamento, concentração e liberação de bile, que ajuda na disgestão das gorduras e absorção e neutralização ácida no intestino delgado.

II. PROCEDIMENTOS CIRÚRGICOS

A. **Considerações gerais**
   1. **Capacidade regenerativa do fígado.** Como o fígado tem uma tremenda capacidade regenerativa, 70-80% da sua massa podem ser ressecados em animais sadios.
      a. **Hiperplasia regenerativa** e **hipertrofia hepática** resultam na restauração de 70% da massa hepática dentro de 6 semanas de uma hepatectomia de 70%.
      b. **Desarranjos metabólicos.** A ressecção de 70% da massa do fígado resulta em hipoglicemia transitória por 3-6 h, bilirrubinemia por mais de 1 semana e aumento na alanina aminotransferase e fosfatase alcalina por até 6 semanas. Outras alterações incluem aumento no nível de glucagônio, hiperamonemia, hipoproteinemia e hipoalbuminemia. Animais que sofrem hepatectomias maciças devem receber dextrose por via intravenosa durante a cirurgia e devem ser monitorizados para hipoglicemia pós-operatória precoce.
   2. **Manutenção do fluxo sangüíneo e excreção biliar**
      a. **Ligação da artéria hepática. Circulação colateral** e a veia porta provêem fluxo adequado de sangue em muitos animais após a ligação da artéria hepática.
      b. A **ligação do ducto hepático** resulta em atrofia do lobo afetado e hipertrofia do restante do fígado, ou *rearranjo da drenagem hepática* através de uma *rede biliar retroportal auxiliar* para manter a excreção de bile.
      c. A **ligação da veia porta** resulta em morte.
   3. **Antibioticoterapia.** Os antibióticos, com freqüência, são usados profilática ou terapeuticamente nas cirurgias hepáticas e biliares.
      a. **Microorganismos comumente encontrados**
         (1) *Clostridium* tem sido cultivado de fígados de cães sadios. Mortes devido à proliferação de *Clostridium* levando à necrose hepática gangrenosa podem ser prevenidas com freqüência pela administração de antibióticos.
         (2) *Escherichia coli, Streptococcus faecalis, Proteus* e *Klebsiella* têm sido associados com doença do trato biliar.

b. **Seleção do antimicrobiano.** A função hepatobiliar e as vias de metabolismo com excreção do antimicrobiano devem ser levadas em consideração quanto à seleção. Os antibióticos comumente usados para pacientes com doença hepatobiliar incluem *cefalosporinas e cloranfenicol*, que alcançam altas concentrações na bile e fígado respectivamente.
4. **A pressão sangüínea deve ser monitorizada,** cuidadosamente, durante a cirurgia, porque a retração do fígado com freqüência resulta em diminuição do fluxo da veia cava caudal e porta.
5. **Hemorragias** podem ser uma grave complicação da cirurgia hepática.
    a. Cinqüenta por cento dos animais com doença hepatobiliar têm tempo de protrombina de um estágio anormal e 70% tem tempo de tromboplastina parcial ativado anormal. Estes indicadores devem ser avaliados antes da cirurgia.
    b. O tratamento com vitamina K com ou sem transfusão crioprecipitada deve ser assegurado.
B. **Acesso cirúrgico geral.** A cirurgia do fígado e trato biliar é feita através de uma celiotomia ventral cranial de linha média.
   1. **A abertura do esterno** e a **incisão paracostal direita ou diafragmática** também podem ser necessárias.
   2. **Ressecção do ligamento triangular** facilita a exposição das veias hepáticas e da porção cranial do parênquima hepático.
C. **Procedimentos específicos**
   1. **Fígado**
      a. **Biópsia**
         (1) **Biópsia percutânea.** Biópsias hepáticas podem ser obtidas percutaneamente através de um acesso *transtorácico* ou *transabdominal* quando se suspeita de uma doença difusa (p. ex., lipidose hepática).
         (2) **Biópsia cirúrgica.** Para assegurar uma amostragem acurada e hemostasia adequada, as biópsias cirúrgicas são feitas através de *celiotomia*.
            (a) **Lesões marginais** podem ser biopsiadas com a *técnica da guilhotina* na qual uma alça de sutura é usada para ligar a ponta de um lobo que não pode ser excisado (Figura 11-2). Alternativamente o fígado pode ser suturado na periferia para fornecer um pedaço de tecido triangular (Figura 11-2).
            (b) **Lesões centrais** podem ser biopsiadas com a *técnica de cunha* ou uma *punção de biópsia Keyes*. A hemostasia é alcançada por pressão ou por preenchimento com espuma de gelatina absorvível.
      b. **Lobectomia**
         (1) **Técnicas.** A lobectomia pode ser feita por *ligação em massa*, particularmente em pequenos animais, ou por *agrafes* com um aplicador toracoabdominal.
            (a) **Ligação em massa** dos pedículos biliar e vascular com uma ligadura esmagante absorvível sintética ou não-absorvível resulta em ressecção menos completa e mais na hemorragia parenquimatosa, necrose, inflamação e adesões pós-operatórias do que os agrafes, mas é mais econômica.
                (i) **Ligação da veia hepática** resulta em congestão hepática, isquemia e necrose, mas geralmente não é fatal.
                (ii) **Ligação de um ramo da veia porta** ao lobo afetado não é fatal.
            (b) **Aplicação de agrafe** é mais rápida e resulta em menos inflamação, hemorragia e necrose do que a ligação.
                (i) **Ressecção do ligamento triangular** é necessária para propiciar melhor posicionamento do aplicador e para assegurar uma ressecção adequada.

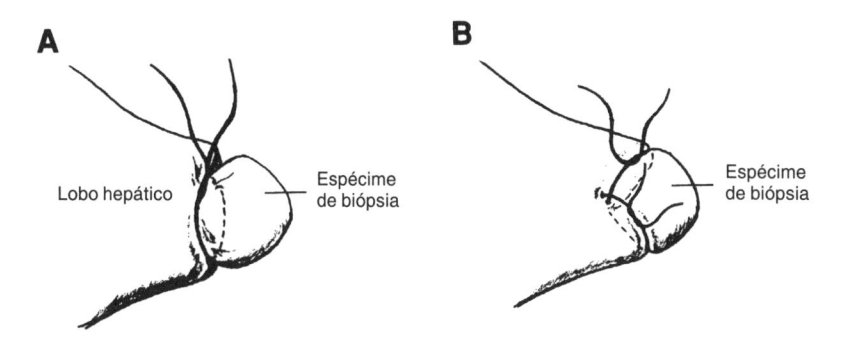

FIGURA 11-2 Técnicas de biópsia hepática. (A) Técnica da guilhotina. O material de sutura é colocado ao redor do fígado proximal à área afetada. A sutura é apertada manualmente para cortar (como guilhotina) o parênquima e os vasos circunvizinhos, ligando-os. A amostra é colhida após ressecção do tecido distal à ligadura. (B) Técnica de sutura. O parênquima hepático é ligado usando material de sutura não-absorvível ou absorvível sintético colocado num padrão interrompido simples entrecruzado. Nesta técnica o parênquima é esmagado, não lacerado. O tecido afetado é ressecado distalmente às ligaduras.

          (ii) Pequenas hemorragias arteriais podem ocorrer do coto.
    (2) **Considerações**
        (a) **Esqueletização de ramos da veia porta, veia hepática e artéria hepática** (p. ex., remoção do parênquima hepático deixando os vasos intactos) pode ser necessário em cães grandes ou quando da remoção completa da porção direita ou central do fígado.
        (b) **Dissecação do parênquima hepático da veia cava caudal** é necessária com lobectomias central ou direita.
2. **Trato biliar.** Sutura absorvível sintética é usada para fechar a incisão na vesícula biliar ou no ducto biliar.
    a. **Colecistotomia** é feita para remover cálculos biliares ou para lavar a vesícula biliar e o ducto biliar comum de bile infectada ou espessada.
        (1) **Acesso.** É feita uma celiotomia ventral cranial de linha média e a vesícula biliar é isolada. Suturas auxiliares ou pinças Babcock são usadas para estabilizar a vesícula enquanto é feita uma incisão no lúmen.
        (2) O **conteúdo** da vesícula biliar e do ducto é *removido*, submetido à análise microbiológica e histológica e o *tecido é lavado* com salina. O *ducto* pode ser *canulado* para avaliar a patência.
        (3) **Fechamento.** A incisão da vesícula biliar é fechada com sutura absorvível num padrão invertido, contínuo e de duas camadas.
    b. **Colecistectomia** é feita após traumatismo, infecção ou neoplasia na vesícula biliar.
        (1) **Acesso.** É feita celiotomia ventral cranial de linha média e a vesícula biliar isolada com esponjas de laparotomia umedecidas.
        (2) A **vesícula biliar** é dissecada cuidadosamente do fígado usando aplicadores com ponta de algodão. A dissecção deve avançar distalmente para também liberar o ducto cístico.
        (3) O ducto cístico e a artéria são ligados e pinçados, e a *vesícula biliar é removida* após transeccionamento dos tecidos entre as pinças.
        (4) Adesões do omento cobrem a superfície exposta logo após o fechamento da incisão abdominal.

c. **Colecistostomia de tubo** é feita para obter descompressão biliar.
      (1) A vesícula biliar é mobilizada, e um cateter Foley é colocado através da parede corporal ventrolateral e do fundus da vesícula e é fixado à vesícula com uma sutura em boca de bolsa. A colecistopexia é feita para encorajar a adesão e diminuir a possibilidade de vazamento de bile.
      (2) Alternativamente a vesícula biliar é deixada na sua fossa hepática e o cateter é inserido através de várias camadas de omento antes de entrar na vesícula. A colecistopexia não é necessária com esta técnica.
   d. **Coledocotomia** é feita para remover uma obstrução do ducto biliar.
      (1) Duas suturas auxiliares são usadas para tração e é feita uma incisão longitudinal no ducto para permitir a remoção da obstrução e a lavagem do ducto.
      (2) A incisão é fechada com sutura absorvível de pequeno calibre feita de forma contínua ou interrompida.
   e. **Colecistoduodenostomia** (desvio do fluxo biliar) é feita para ultrapassar o ducto biliar lesado ou obstruído quando a vesícula biliar está normal.
      (1) A vesícula é mobilizada e feita uma incisão de 2,5-4 cm no fundus e na superfície antimesentérica do duodeno.
      (2) Uma sutura contínua, de camada única, alcançando todas as camadas é usada para anastomosar a vesícula ao duodeno. O vazamento ocorre com maior probabilidade nas extremidades das incisões.

III. CONDIÇÕES TRATADAS COM CIRURGIA

A. **Traumatismo hepático.** Rupturas do parênquima hepático resultantes de traumatismo abdominal usualmente não são um problema significativo. Contudo, rupturas substanciais podem resultar em hemorragias graves necessitando de cirurgia de emergência.
   1. O **diagnóstico** é feito pelos sinais clínicos de hemorragia e choque hipovolêmico, falta de resposta à fluidoterapia, abdominocentese e laparotomia exploratória.
   2. **Tratamento.** *Oclusão digital do influxo* de sangue da veia porta e da artéria hepática ventral ao forâmen epiplóico pode ser necessária para diminuir a hemorragia *até que seja feita a ligação.* A duração da oclusão do influxo não deve exceder 10-15 min.
B. **Abcessos hepáticos** são raros mas ocorrem secundários a doenças do trato biliar, bacteremia, corpos estranhos ou traumatismos. Os isolados bacterianos predominantes incluem *Escherichia coli, Klebsiella, Proteus* e espécies de *Enterobacter.*
   1. **Sinais clínicos** incluem pirexia, dor abdominal, depressão, anorexia e perda de peso corporal.
   2. O **diagnóstico** é por ultra-sonografia e laparotomia exploratória.
   3. O tratamento inclui antibióticos sistêmicos apropriados baseado na cultura bacteriana e testes de sensibilidade e *drenagem cirúrgica.*
      a. **Abcessos individuais** podem ser *incisados* ou perfurados e esvaziados digitalmente.
      b. Um **abcesso simples mas grande** pode ter que ser tratado por *lobectomia hepática.*
      c. Caso se espere **a drenagem purulenta contínua** ou há **peritonite,** deve ser estabelecida uma *drenagem abdominal aberta* (veja Capítulo 10 IV C 8 d).
C. **Obstrução biliar extra-hepática.**
   1. **Etiologia.** As causas incluem bile viscosa, neoplasia, colangite, pancreatite, inflamação duodenal, infestação por fascíolas, cistos, hérnia diafragmática e atresia congênita.

a. **Fibrose periductal devido à pancreatite** é a principal causa de obstrução biliar extra-hepática em cães.
b. **Colelitíase e colecistite** são discutidas em III E.
2. **Fisiopatologia.** Colestase extra-hepática pode resultar em bloqueio da função do sistema reticuloendotelial, endotoxemia, coagulopatias, disfunção de plaquetas e aumento do risco de insuficiência renal pós-operatória.
3. Os **sinais clínicos** são crônicos e progressivos e podem intensificar e diminuir. Eles incluem depressão, letargia, perda de peso, vômito, diarréia, icterícia, dor abdominal, dilatação abdominal, febre e fezes acólicas.
4. **O diagnóstico** usualmente é baseado nos resultados do exame de sangue, radiografias, ultra-sonografia, cintilografia, abdominocentese e cirurgia exploratória.
    a. **Exame de sangue.** Tempo de coagulação prolongado pode ocorrer devido à diminuição dos fatores dependentes de vitamina K. Níveis aumentados de fosfatase alcalina, γ-glutamil transpeptidase, ácidos biliares e bilirrubina total podem ser vistos.
        (1) **Bilirrubinemia** é causada primariamente pelo aumento da bilirrubina conjugada ainda que a bilirrubina não-conjugada também pode estar aumentada.
        (2) **Bilirrubinúria.** O excesso de bilirrubina é excretado na urina. Em gatos a bilirrubinúria usualmente é considerada anormal. Em cães, contudo, níveis baixos de bilirrubinúria são normais.
    b. **Radiografias ou ultra-som** podem demonstrar colelitos, dilatação da vesícula biliar e aumento do líquido abdominal. A ultra-sonografia é particularmente útil para demonstrar dilatação da vesícula biliar e ducto hepático e para determinar a causa da obstrução biliar.
    c. **Abdominocentese** ou lavagem peritoneal diagnóstica e citologia ajudam no diagnóstico do vazamento biliar e da peritonite séptica ou química.
    d. **Cintigrafia hepatobiliar** com radionuclídeos marcados com tecnécio tem sido usada para confirmar a presença de obstrução biliar extra-hepática.
5. **Tratamento**
    a. **Tratamento de apoio** com líquidos intravenosos, antibióticos, vitamina K_1, transfusão de sangue total fresco e tratamento das anormalidades eletrolíticas ou ácido básicas são necessários, com freqüência, antes da exploração cirúrgica.
    b. **Tratamento cirúrgico**
        (1) **Colecistotomia.** Obstruções do ducto biliar comum ou cístico resultantes de bile espessada ou cálculos podem ser aliviadas com colecistotomia e lavagem do ducto.
        (2) **Colecistectomia** pode ser usada para tratar neoplasia da vesícula biliar, dano irreparável à vesícula ou ducto cístico, casos crônicos de obstrução do ducto cístico ou cálculos e casos inflamatórios que não respondem.
        (3) **Colecistoenterostomia** ou **coledocoenterostomia.** Anastomose da vesícula biliar ou do ducto cístico ao intestino (*colecistojejunostomia/duodenostomia* e *coledocojejunostomia/duodenostomia* respectivamente) pode ser feita para aliviar obstrução biliar extra-hepática.
            (a) Colecistojejunostomia deve ser evitada sempre que possível devido à perda de peso pós-cirúrgica – possivelmente resultante de má digestão de lipídios – e ulceração duodenal resultante da secreção aumentada de ácido gástrico e diminuição do pH duodenal.
            (b) Como o estoma original contrai cerca de 50%, a estenose da vesícula biliar no sítio anastomótico e a subseqüente colangite podem ser evitadas criando uma longa incisão (p. ex., igual ou maior que 2,5cm).

(4) Colecistostomia de tubo pode ser usada para descompressão temporária do trato biliar. O tubo pode ser retirado 5-10 dias após a colocação.

(5) Pancreatectomia, Billroth II e colecistoduodenostomia/jejunostomia. Em casos de neoplasia extensa (p. ex., adenocarcinoma pancreático ou gastrintestinal proximal), pancreatectomia, ressecção gastroduodenal Billroth II com anastomose gastrojejunal e colecistoduodenostomia podem ser tentadas. Alternativamente, colecistojejunostomia pode ser usada como procedimento paliativo.

(6) Prognóstico. A sobrevivência de animais com colelitíase é maior após colecistectomia do que colecistotomia e menor com coledocotomia.

D. **Ruptura de trato biliar**
   1. **Etiologia**
      a. **Traumatismo** causa 98% das rupturas de ducto biliar e 6% de rupturas da vesícula biliar.
      b. **Colecistite necrotizante** (veja III E 2) causa 30% de rupturas da vesícula biliar.
      c. **Colelitíase** (veja III E 1) causa 2% de rupturas de ducto biliar e 64% de rupturas de vesícula biliar.
   2. **Patogênese.** A causa usual de morte em animais com ruptura de trato biliar é peritonite biliar devido à toxicidade dos sais biliares e a subseqüente necrose tissular e proliferação biliar.
   3. **Aspectos clínicos.** O *ducto biliar comum* é o local mais freqüente para ruptura do ducto. Locais menos freqüentes são a terminação do ducto biliar comum no duodeno e, ocasionalmente, a junção do ducto biliar comum com o ducto hepático.
   4. Os **sinais clínicos** incluem anorexia, letargia, vômito, depressão, dor abdominal, febre, icterícia, distensão abdominal, ascite e, possivelmente, fezes acólicas. Os sinais clínicos são mais crônicos e sutis para a ruptura ductal do que para a ruptura da vesícula biliar.
   5. **Diagnóstico.** Líquidos corados de bile podem ser obtidos na abdominocentese. Níveis elevados de bilirrubina total, fosfatase alcalina e alanina aminotransferase podem estar presentes, bem como bilirrubinúria. Anemia, hipoproteinemia, desidratação, desequilíbrio eletrolítico e lise de eritrócitos podem resultar da retenção de sais biliares alcalinos e hiperosmolares na cavidade abdominal.
   6. **Tratamento**
      a. **Tratamento de apoio** é similar ao tratamento para a obstrução do trato biliar (veja III C 5a).
      b. **Tratamento cirúrgico.** A *exploração cirúrgica* é o tratamento de escolha.
         (1) **Lavagem abdominal** deve ser usada em todos os casos.
         (2) **Drenagem abdominal aberta** é usada se está presente peritonite (veja Capítulo 10 IV C 8 d).
         (3) **Rupturas no trato biliar**
            (a) **Fechamento primário.** Rupturas pequenas no trato biliar, às vezes, podem ser fechadas diretamente. Um tubo T de borracha látex pode ser usado como uma sonda para prevenir estenoses após a sutura do ducto biliar comum, contudo, o pequeno calibre do ducto usualmente inibe a reparação primária ou o uso de sondas.
            (b) **Desvio biliar** tecnicamente é menos usado que a reparação primária do ducto biliar.
               (i) **Colecistoduodenostomia** é usada para tratar avulsão ou ruptura irreparável do ducto biliar comum.

(ii) **Coledocoduodenostomia** não é recomendada exceto em casos de dilatação grave do ducto, quando pode ser criado um estoma de 2,5cm.
  (4) **Ductos hepáticos dilacerados** são ligados.
  (5) **Colecistite necrotizante** é tratada com *colecistectomia*.
E. **Colelitíase e colecistite** são incomuns em pequenos animais.
  1. **Colelitíase**
    a. **Etiologia.** Estase biliar, colecistite, traumatismo, infecção e alteração da composição biliar como resultado de alteração da dieta podem levar à colelitíase. São predispostos cães de raças pequenas, fêmeas e velhas.
    b. **Sinais clínicos.** Animais afetados com freqüência são assintomáticos mas podem desenvolver sinais clínicos se ocorrer obstrução biliar, ruptura do trato biliar ou colelitíase (veja III C 3, D 4, E 1 c).
    c. **Diagnóstico**
      (1) **Anormalidades no exame de sangue** incluem leucocitose, neutrofilia com desvio para a esquerda, aumento das enzimas hepáticas, hipoalbuminemia e hiperbilirrubinemia.
      (2) **Radiografia.** Colelitíase, que pode ser de concreções grandes, organizadas ou sedimento tipo areia e são freqüentemente compostas de bilirrubinato de cálcio, é radiodensa em até 48% dos animais.
      (3) **Ultra-sonografia** confirma a doença na maioria dos animais.
    d. O **tratamento** inclui colecistotomia, duodenotomia ou, se os ductos biliares estão gravemente dilatados, *coledocotomia*. Como bacteriobilia é encontrada em 75% dos animais afetados, a bile deve ser submetida à cultura e teste de sensibilidade e iniciada a antioticoterapia apropriada.
    e. **Prognóstico.** A taxa de sobrevivência é maior após colecistectomia (86%). Colecistotomia e coledocotomia têm taxas de sobrevivência de 50% e 33% respectivamente.
  2. **Colecistite** pode ser *necrotizante, aguda* ou *crônica*.
    a. **Etiologia.** Fontes de bactérias, usualmente *E. coli* e *Klebsiella*, incluem o refluxo duodenal e a disseminação hematógena.
    b. **Fatores predisponentes.** Estase biliar pode ser um fator predisponente. Necrose hepática, fibrose ou degeneração também podem estar presentes.
    c. Os **sinais clínicos** incluem vômitos, anorexia, dor abdominal e febre.
    d. **Diagnóstico.** Evidências radiográficas de enfisema colecístico são sugestivas de colecistite.
    e. **Tratamento.** A *colecistectomia* é o tratamento de escolha.
    f. **Prognóstico.** As taxas de sobrevivência são inversamente proporcionais à idade, à gravidade dos sinais clínicos pré-cirúrgicos e à duração da hospitalização pré-cirúrgica.
F. **Neoplasias hepáticas e do trato biliar** são vistas usualmente em animais com 10 anos ou mais. Tumores hepáticos metastáticos são mais comuns do que tumores hepáticos primários.
  1. **Sinais clínicos** podem ser ausentes, não-específicos, relacionados ao tumor primário ou sugestivos de insuficiência hepática. Ascite, vômitos e hepatomegalia são vistos freqüentemente em cães, enquanto anorexia, letargia e hepatomegalia são freqüentes em gatos. Perda de peso corporal, fraqueza, dilatação abdominal, tumoração palpável e icterícia também podem ser vistas.
  2. **Diagnóstico.** O diagnóstico definitivo é feito por *laparotomia exploratória* e biópsia.

a. **Exame de sangue.** Níveis elevados de enzimas hepáticas (particularmente alanina aminotransferase), bilirrubinemia, anemia, hipoglicemia (em cães), azotemia (em gatos) e diminuição dos fatores de coagulação podem ser observados.
b. **Imagens.** Tumorações hepáticas podem ser visíveis com radiografia, ultra-sonografia e tomografia computadorizada.
c. **Técnicas de biópsia hepática intra-operativa** incluem técnicas com instrumentos ou fragmentação manual, cunhas, punção agulhas e guilhotina. Biópsias percutâneas com agulhas podem ser diagnósticas.
3. **Tratamento.** *Excisão cirúrgica (lobectomia hepática)* é o tratamento de escolha para tumorações ressecáveis.
4. **Tipos específicos de tumor**
   a. **Adenoma hepatocelular** é um tumor benigno que ocorre mais freqüentemente que tumores hepáticos primários malignos.
      (1) **Aparência.** Usualmente ocorre como uma tumoração simples mas podem ser difíceis de diferenciar de hiperplasia nodular.
      (2) O **prognóstico** é favorável com a remoção completa.
   b. **Carcinoma hepatocelular** é o tipo mais comum de tumor hepático maligno primário em gatos e cães. É observado primariamente em animais mais velhos – a idade média dos cães afetados é de 12 anos.
      (1) Os **sinais clínicos** incluem uma tumoração abdominal, poliúria e polidipsia, vômitos, anorexia e perda de peso corporal. Os sinais clínicos estão ausentes em 28% dos pacientes.
      (2) **Exame de sangue.** Aumento das enzimas do fígado e dos leucócitos é observado com freqüência do exame de sangue. Hipoglicemia pode estar presente.
      (3) O **prognóstico** usualmente é desfavorável devido à extensão da doença vista no momento da cirurgia.
         (a) A **taxa de metástases** em cães é alta nos adenocarcinomas nodular e difuso, mas menor nos de forma maciça, que é o tipo mais comum de carcinoma hepatocelular. A taxa metastática em gatos é 28%.
         (b) A **sobrevivência média** com ressecção completa por lobectomia é de 308 dias, com vários cães morrendo de doenças não-relacionadas.
   c. **Carcinoma de ducto biliar** é o segundo tipo mais comum de tumor hepático maligno primário em cães. Carcinoma de ducto biliar intra-hepático ocorre mais comumente que carcinoma extra-hepático ou de ducto biliar colecístico.
      (1) **Fatores predisponentes.** É observado mais freqüentemente em cães fêmeas de raça mista e cães de raça Labrador.
      (2) **Aparência.** O carcinoma de ducto biliar a grosso modo pode parecer hiperplasia nodular, hepatite ativa crônica ou cirrose.
      (3) A **taxa metastática** é alta em cães e gatos. Os tumores primariamente se alastram aos nódulos linfáticos e pulmões.
      (4) O **prognóstico** é desfavorável.
G. **Anastomoses portossistêmicas** são anomalias vasculares que desviam o sangue da circulação porta para a circulação sistêmica, ultrapassando o fígado (Figura 11-3).
   1. **Fisiopatologia.** O crescimento do fígado é pequeno. As funções do fígado, tais como produção de proteínas e uréia e a depuração de amônia, diminuem devido à redução da massa hepática e do suprimento de sangue. Pode se desenvolver encefalopatia hepática de toxinas sistêmicas que alteram o metabolismo cerebral.
   2. **Classificações.** As anastomoses podem ser congênitas ou adquiridas, simples ou múltiplas e hepáticas ou extra-hepáticas.

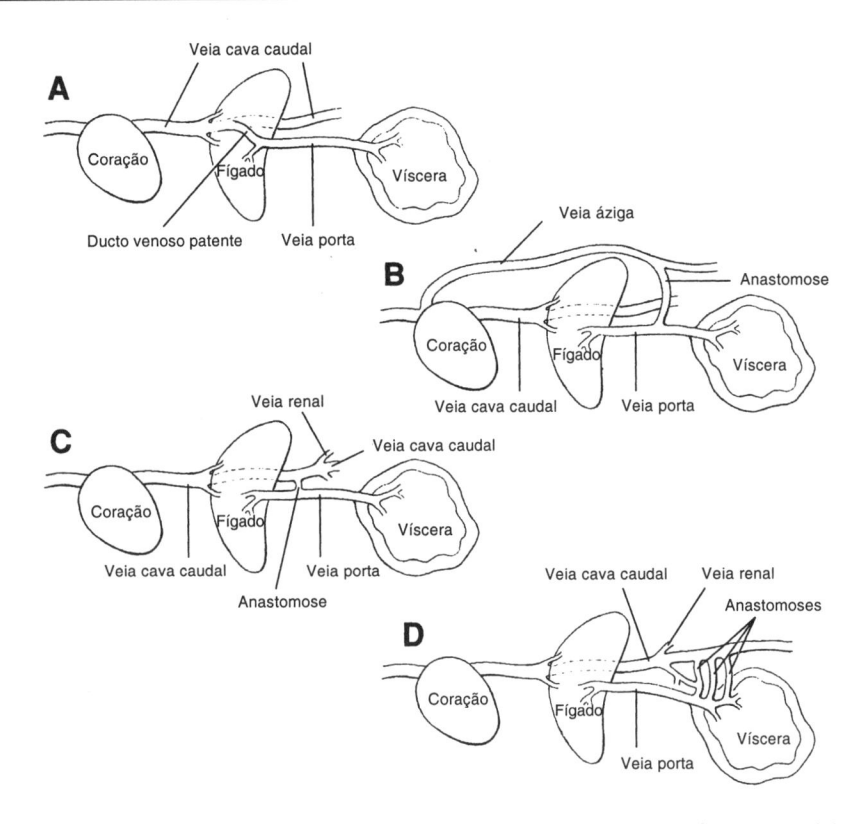

FIGURA 11-3 Exemplos de anastomoses portossistêmicas que causam fluxo sangüíneo anormal da veia porta para a circulação venosa sistêmica. (A) Anastomose intra-hepática. (B) Anastomose portoázigo. (C) Anastomose portacava extra-hepática simples. (D) Anastomose porta-cava extra-hepática múltipla.

   a. **Anastomoses congênitas simples**
      (1) **Cães.** Anastomoses congênitas simples usualmente são observadas em cães jovens pré-púberes.
         (a) Anastomoses congênitas **intra-hepáticas** usualmente são encontradas em cães de raças grandes tais como cães de raça Labrador.
         (b) Anastomoses congênitas **extra-hepáticas** usualmente são encontradas em cães de raças pequenas e Toys tais como Terriers Yorkshire e miniaturas Schnauzers.
      (2) Os **gatos** podem ter anastomoses congênitas intra e extra-hepáticas.
   b. **Anastomoses extra-hepáticas adquiridas múltiplas** se desenvolvem secundariamente à hipertensão portal devida à doença hepática ou compressão da veia porta extra-hepática.
3. **Sinais clínicos.** Em geral os animais podem ter peso corporal aquém do normal ou ter o crescimento prejudicado. Os sinais podem ser precipitados pela ingestão de alimentos contendo proteínas ou pela administração de drogas que são metabolizadas pelo fígado, tais como os anestésicos.
   a. Os **sinais neurológicos** são secundários aos efeitos tóxicos sobre o sistema nervoso central (p. ex., encefalopatia hepática) e incluem comportamento anormal, demência, convulsões, cegueira e movimento em círculos. Os sinais de *encefalopatia hepática* são vistos na maioria dos animais com anastomoses portossistêmicas.

b. Os **sinais urológicos** resultam dos cristais de biurato de amônio e formação de cálculos e diminuição da produção de uréia. Podem ser observadas hematúria, poliúria e estrangúria.
  c. Os **sinais gastrintestinais** podem resultar do metabolismo anormal dos ácidos biliares e incluem vômitos, diarréia, anorexia e ptialismo. *Hipersalivação é o sinal clínico mais comum em gatos.*
  d. **Ascite e coagulopatias** podem estar presentes em animais com anastomoses portossistêmicas múltiplas adquiridas.
4. O **diagnóstico** é baseado nos sinais clínicos e resultados de exames de sangue, radiografias, ultra-sonografia, cintilografia ou laparotomia exploratória.
  a. **Exame de sangue** revela hipoproteinemia, hipoalbuminemia, baixo nitrogênio uréico sangüíneo (NUS) e elevação nos ácidos biliares e amônia. Hipoglicemia, leucocitose e anemia microcítica podem estar presentes.
  b. **Análise de urina.** A densidade da urina pode estar baixa devido à diminuição de produção de uréia. Podem estar presentes cristalúria de biurato de amônia e piúria.
  c. **Radiografia.** Microepática, renomegalia e cálculos renais ou císticos podem ser vistos em raios X abdominais. Os cálculos com freqüência são radiolucentes, mas podem ser discerníveis usando portografia, ultra-sonografia ou urografia excretora.
  d. **Biópsia do fígado** pode mostrar atrofia de lóbulo, diminuição da distância entre as tríades portais, vênulas portais estreitadas, proliferação de arteríolas hepáticas, degeneração hepatocelular e focos de macrófagos contendo pigmentos semelhantes a ferro.
  e. **Diagnóstico definitivo.** A presença de uma anastomose pode ser confirmada com ultra-som, portografia transesplênica ou mesentérica operatória, cintilografia portal colônica ou laparotomia exploratória.
    (1) A portografia mesentéria e a biópsia cirúrgica podem ser necessárias para diferenciar anastomoses portossistêmicas de displasia vascular hepática.
    (2) Anastomoses que não são localizadas na laparotomia exploratória podem ser identificadas facilmente com a portografia mesentéria operatória.
      (a) Um vaso jejunal é cateterizado e injetado com meio de contraste estéril e hidrossolúvel.
      (b) A portografia mesentérica operatória não é necessariamente preditiva de vascularização portal hepática pós-ligação.
5. **Tratamento**
  a. **Tratamento médico.** Os animais devem ser estabilizados com manejo médico antes da cirurgia.
    (1) Anastomoses adquiridas múltiplas secundárias à fibrose hepática usualmente são tratadas com manejo médico.
    (2) O tratamento médico pode incluir dieta pobre em proteínas, lactulose e antibióticos.
      (a) A lactulose é um dissacarídeo que diminui o número de bactérias e reduz a conversão de amônio à amônia pela redução do pH colônico. Ela também atua como um catártico para diminuir a carga bacteriana e de substrato.
      (b) Os antimicrobianos por via oral, como neomicina e metronidazol, podem ser usados para diminuir o número de bactérias produtoras de urease.
      (c) Animais gravemente afetados devem ser tratados com líquidos por via intravenosa com complementação de dextrose para a hipoglicemia e com enemas de salina ou salina/lactulose. Carvão ativado pode ser administrado por sonda gástrica em animais que não respondem.

b. Cirurgia para ligação da anastomose é o tratamento de escolha para anastomoses congênitas simples, para estimular o retorno do suprimento de sangue ao fígado e regeneração do tecido hepático e para desestimular a atrofia hepática progressiva e fibrose. Devem ser adotadas medidas para prevenir a hipoglicemia, hipotermia e super-hidratação durante e após a cirurgia. Se necessário, as anastomoses devem ser parcialmente ligadas para evitar hipertensão porta.

(1) **Monitorização intra-operatória das pressões venosa central e porta.**

(a) **Pressão venosa central.** A pressão venosa central *normal é de 2-7 cmH$_2$O*. Ela não deve cair mais do que 1 cmH$_2$O durante a ligação da anastomose.

(b) **Pressão porta.** A pressão porta *normal é de 8 - 13 cm H$_2$O*; em cães com anastomose congênita simples ela pode ser menor (4 - 8 cm H$_2$O) devido à menor resistência vascular hepática.

(i) **Sinais subjetivos de hipertensão porta intra-operatória** incluem aumento do peristaltismo, aumento da pulsação vascular e palidez e cianose dos intestinos e pâncreas.

(ii) Em animais com alta complacência esplâncnica, a pressão porta pode não se alterar, e o grau de ligação da anastomose precisa ser baseado na pressão venosa central ou em sinais subjetivos.

(2) A **técnica cirúrgica** depende da localização e do tipo de anastomose.

(a) **Anastomoses intra-hepáticas**

(i) **Identificação.** Anastomoses intra-hepáticas podem ser identificadas pela visualização direta (particularmente anastomoses hepáticas esquerdas), por palpação de um cateter introduzido pela veia porta e anastomose ou por monitorização de alterações da pressão porta durante a compressão vascular.

(ii) As **opções de tratamento** incluem ligação cirúrgica da veia hepática que drena para a anastomose ou do ramo da porta que supre a anastomose, oclusão intravascular da anastomose ou ligação da anastomose mesma.

(iii) **Possíveis complicações** durante a ligação da anastomose intra-hepática incluem graves hemorragias e congestão hepática.

(b) **Anastomose congênita extra-hepática simples** deve ser ligada o mais próximo possível de sua inserção vascular.

(c) **Anastomoses múltiplas adquiridas.** Animais com anastomoses adquiridas múltiplas, secundárias à cirrose, podem ser tratados com *ligadura da veia cava caudal*.

(i) A veia cava caudal é ocluída, parcialmente, até que a pressão seja 1,5-2,5 cm H$_2$O maior do que a da veia porta ou até que as pressões estejam pelo menos equilibradas.

(ii) A pressão portal deve-se manter abaixo de 22 cm H$_2$O.

(3) Remoção de **cálculo cístico.** Os cálculos císticos podem ser removidos depois da ligação da anastomose ou durante um segundo procedimento.

(4) **Dissolução de cálculo renal** tem sido registrada após ligação da anastomose; os animais devem ser monitorizados após a cirurgia quanto à obstrução do trato urinário.

6. **Considerações pós-operatórias**

a. **Cuidados pós-operatórios** incluem continuação do tratamento de apoio, dieta de baixa proteína e monitorização cuidadosa de sinais de hipertensão porta e convulsões.

(1) **Dieta.** Ração de manutenção para animais adultos pode ser administrada quando o paciente mostrar sinais de melhora da função hepática (p. ex., aumento da produção de albumina), usualmente após 3 meses aproximadamente. Alternativamente, a quantidade de proteína na dieta pode ser aumentada de forma gradual, num período de 6 meses, até que seja alcançado um nível de manutenção normal ou recorram os sinais clínicos.

(2) **Hipertensão porta.** *A pressão porta após a ligação* não deve exceder 16-18 cm H_2O e não deve ser mais do que 9-10 cm H_2O acima da linha basal.

   (a) **Sinais de hipertensão porta** incluem choque hipovolêmico, hipotermia progressiva e intensa dor abdominal.

   (b) **Correção da hipertensão porta.** Os animais que desenvolvem hipertensão porta pós-cirúrgica devem ser levados de volta à cirurgia para *remoção da ligadura*. A religação pode ser refeita depois que o animal se recupere completamente das cirurgias e da hipertensão porta.

(3) **Convulsões** ocorrem 13-72h após a ligação extra-hepática em 11% dos animais.

   (a) **Fatores predisponentes.** Cães com mais de 18 meses podem ser predispostos.

   (b) **Tratamento.** As convulsões *não são relacionadas com a concentração de amônia* ou o *grau de ligação da anastomose* e não respondem à normalização dos níveis séricos de glicose, cálcio ou potássio. O tratamento inclui a administração *intravenosa de barbituratos e manitol*.

   (c) **A taxa de mortalidade** é de 50-80%.

  b. **Falha da ligadura.** Se os sinais clínicos da anastomose reaparecem, a portografia deve ser repetida para avaliar o sucesso da ligação e para determinar se é necessária uma segunda ligação.

  c. **Ácidos biliares séricos** com freqüência continuam anormais após a ligação da anastomose; em um estudo, 75% dos cães tinham valores anormais num tempo médio de 18,6 meses depois da ligação.

7. O **prognóstico** após a cirurgia depende do tipo de anastomose. Os piores resultados são vistos com cães que têm mais de 2 anos de idade no momento do diagnóstico de anastomose portossistêmica congênita.

  a. O prognóstico é favorável com anastomose extra-hepática congênita simples. A taxa de sobrevivência alcança 95% quando a cirurgia é rápida e a hipertensão porta é evitada. Cintigrafia porta transcolônica tem demonstrado oclusão eventual da anastomose em 75% dos cães com anastomose extra-hepática simples parcialmente ligada.

  b. Anastomoses intra-hepáticas são associadas com maiores taxas de mortalidade (25%) devido às dificuldades da cirurgia.

  c. Melhora clínica é vista em 60% dos cães com anastomose extra-hepática adquirida múltipla. A morbidade pós-operatória é alta; ascite e edema de membros pélvicos podem persistir por 6 semanas.

  d. Gatos podem ter recorrência de sinais clínicos e recanalização da anastomose se a anastomose original só for parcialmente ocluída. Apesar de 59% dos gatos não ter recorrência dos sinais clínicos após a ligação da anatomose, 23% não mostram melhora, ou morrem ou são eutanasiados após a cirurgia.

H. **Fístula arteriovenosa hepática** é uma comunicação arteriovenosa congênita ou adquirida rara observada em animais jovens e resultante de hipertensão porta e de anastomoses portossistêmicas extra-hepáticas múltiplas adquiridas.

1. **Sinais clínicos.** O início agudo de sinais clínicos neurológicos e gastrintestinais é observado, incluindo depressão, letargia, ascite, vômito, diarréia, perda de peso corporal e alterações comportamentais. Fístulas arteriovenosas também podem diminuir o volume de sangue arterial resultando num aumento do débito cardíaco e taquicardia.
2. **Diagnóstico.** O diagnóstico definitivo é por angiografia, cintigrafia nuclear ou laparotomia exploratória. O exame de sangue revela anemia, hipoproteinemia, leucocitose e NUS baixo, bem como aumentos na alanina aminotransferase, fosfatase alcalina, amônia e ácidos biliares. O sangue anastomosado é auscultável como um murmúrio contínuo no abdômen de 71% dos animais.
3. **Tratamento.** *Hepatectomia parcial* é feita para remover a fístula. Se houver hipertensão portal após a hepatectomia, pode ser *necessária ligação à veia cava caudal* para melhorar a perfusão hepática. A freqüência cardíaca pode diminuir durante o fechamento da anastomose devido ao reflexo de Branham.
4. **Cuidados pós-operatórios.** Dietas hipoprotéicas são necessárias para vários cães que continuam apresentando insuficiência hepática.

LEITURAS SELECIONADAS

BJORLIG, D. E. : Surgical management of hepatic and biliary diseases in cats. *Compen. Contin. Educ. Pract. Vet.* 13: 1419-25; 1991.

BOJRAB, M. J. (ed.) : *Current Techniques in Small Animal SUrgery,* 3rd ed. Philadelphia, Lea & Febiger, 1990, pp 291-303.

BOJRAB, M. J. (ed.) : *Disease Mechanisms in Small Animal Surgery,* 2nd ed. Philadelphia, Lea & Febiger, 1993, pp 292-310.

EVANS, H. E. & CHRISTENSEN G. C. : *Miller's Anatomy of the Dog,* 3rd. ed. Philadelphia, W. B. Saunders, 1993, pp 451-8; 699-700.

GUYTON, A. C. : *Textbook of Medical Physiology,* 8th ed. Philadelphia, W. B. Saunders, 1991, pp 771-4.

LORENZ, M. D. & CORNELIUS, L. M. : *Small Animal Medical Diagnosis,* 2nd ed. Philadelphia, J. B. Lippincott, 1993, pp 275-320.

MARTIN, R. A. : Congenital portosystemic shunts in the dog and cat. *Vet. Clin. North. Am: Small Anim. Pract.* 23: 609-23; 1993.

MARTIN, R. A. : Liver and biliary system. In *Textbook of small Animal Surgery,* 2nd ed. Ed. by SLATTER, D. Philadelphia, W. B. Saunders, 1993, pp 645-77.

NEER, T. M. : A review of disorders of the gallbladder and extrahepatic biliary tract in the dog and cat. *J. Vet. Int. Med.* 6: 186-92; 1992.

PARCHMAN, M. B. & FLANDERS, J. A. : Extrahepatic biliary tract rupture: Evaluation of the relationship between the site os rupture and the cause of rupture in 15 dogs. *Cornell Vet.* 80: 267-72; 1990.

POSTORINO, N. C. : Hepatic tumors. In *Clinical Veterinary Oncology.* Ed. by WITHROW,S. J. & MacEWEN, P. EX. Philadelphia, J. B. Lippincot, 1989, pp 196-200.

12

Sistema Urogenital

Elizabeth J. Laing

I. RINS

A. **Anatomia.** Os rins estão localizados no espaço retroperitoneal, ventral às vértebras toracolombares. As artérias e veias renais e o ureter entram no bordo medial de cada rim no hilo.
   1. Em **gatos**, cada rim usualmente é suprido por uma única artéria renal e é drenado por uma ou mais veias renais.
   2. Em **cães** o rim direito usualmente tem uma única artéria e veia, enquanto o rim esquerdo pode ter múltiplas artérias. A veia renal esquerda também pode receber a veia ovariana ipsilateral.

B. **Distúrbios congênitos.** O significado clínico de anomalias renais depende da capacidade funcional do rim contralateral.
   1. A falta unilateral de um rim (*agenesia*), um rim pequeno (*hipoplasia*) ou um rim deformado (*disgenesia*) devem ser considerados se é prevista cirurgia renal, porque a função renal, normalmente, é mantida por hipertrofia do rim não-afetado. A agenesia renal freqüentemente é associada com subdesenvolvimento da genitália ipsilateral.
   2. **Ectopia renal** ocorre quando o rim permanece na sua posição embrionária no abdômen caudal.
      a. **Diagnóstico.** A palpação abdominal e a radiografia revelam uma massa abdominal caudal. A função renal usualmente é normal.
      b. **Tratamento.** É indicada a *nefrectomia* se a pressão do rim ectópico causa constipação, disúria ou outras disfunções orgânicas e se o rim oposto é, anatômica e funcionalmente, normal (veja I C 3 d).
   3. **Cistos renais** podem aparecer durante o desenvolvimento embrionário ou após o rim estar completamente formado.

a. Cisto solitário, se pequeno e assintomático, raramente requer tratamento.

b. Cistos múltiplos ou cisto grande são predispostos à infecção. Se somente um rim está afetado, pode ser necessária nefrectomia. Transplante renal pode ser a opção de tratamento se ambos os rins estão afetados.

C. Distúrbios adquiridos

1. **Nefrolitíases.** As pedras renais são responsáveis por 4% dos cálculos do trato urinário.

    a. **Fisiopatologia.** A composição mineral e a fisiopatologia são discutidos em III C 1.

    b. **Apresentação clínica.** Os sinais clínicos incluem hematúria, piúria, depressão, anorexia e dor abdominal ou lombar inespecífica (cólica renal). Animais com doença bilateral podem mostrar sinais de insuficiência renal crônica (poliúria, polidipsia e perda de massa corporal).

    c. O **diagnóstico** é baseado em estudos de imagens e testes de laboratórios.

    (1) Localização das pedras. *Radiografias abdominais* com freqüência revelam cálculos radiopacos (estruvita e pedras contendo cálcio). Diagnóstico de cálculos de cistina e urato podem necessitar de radiografias de contraste ou ultra-sonografia.

    (2) Avaliação da função renal. Exame bioquímico do sangue, análise da urina e *urografia excretora* são usados para avaliar a capacidade funcional de ambos os rins antes de decidir o curso do tratamento.

    d. **Tratamento**

    (1) Manejo da dieta precisa ser baseado na análise quantitativa dos minerais. Por exemplo, dietas baixas de magnésio podem ser eficazes na dissolução ou prevenção dos cálculos de estruvita. Contudo, como estas dietas causam aumento da absorção intestinal de cálcio, elas podem aumentar a formação de pedras de fosfato de cálcio e de oxalato.

    (2) Tratamento cirúrgico. *Nefrolitotomia* é o tratamento de escolha (Figura 12-1). Os rins são acessados através de celiotomia cranioventral de linha média. A oclusão temporária dos vasos renais, usando pinça vascular ou um torniquete, minimiza a hemorragia e facilita a remoção do cálculo.

    (a) Nefrectomia. A pélvis renal usualmente é acessada através de nefrectomia sagital ou bisseccional, separando o parênquima renal num plano longitudinal ao longo da superfície lateral do rim. Como a cirurgia temporariamente reduz a função renal em 20-50%, nefrectomias unilaterais separadas por várias semanas podem ser mais seguras para os animais com bloqueio da função renal e cálculos bilaterais.

    (b) Pielolitotomia, uma incisão direta na superfície dorsal da pélvis renal, é reservada para cães com um ureter proximal e pélvis renal dilatados. Minimizando o traumatismo ao parênquima renal, a função renal provavelmente é menos afetada.

    e. **Cuidados pós-cirúrgicos**

    (1) Infecção do trato urinário é tratada com antibióticos, com base em culturas bacterianas e testes de sensibilidade aos antimicrobianos, por um período mínimo de 4 semanas.

    (2) Hematúria persistente pode ser controlada com agentes hemostáticos (p. ex., ácido aminocapróico e ácido tranexâmico).

    (3) Os **cálculos** são submetidos à análise mineral quantitativa. Manejo apropriado da dieta deve ser instituído para ajudar a evitar a reincidência.

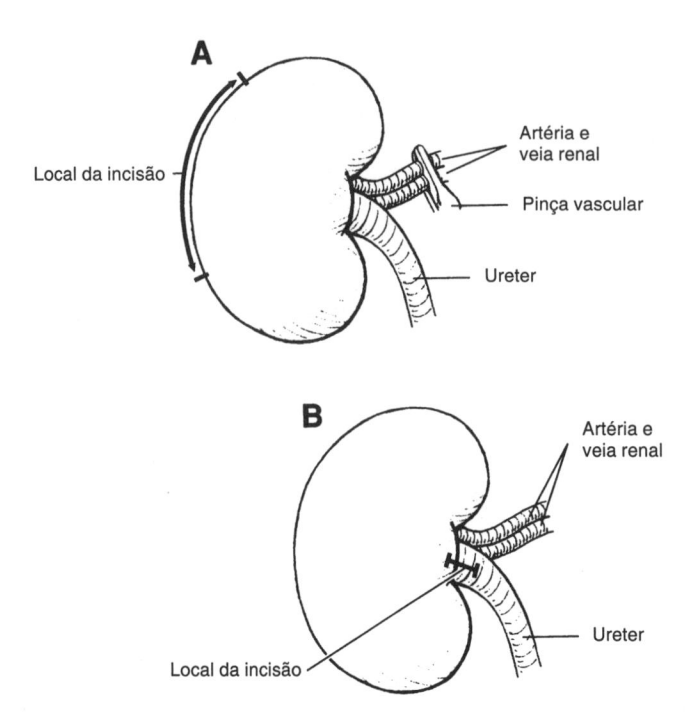

FIGURA 12-1 (A) Nefrectomia sagital. A incisão é feita no corpo central do rim e estendida por dissecção obtusa e afiada até a pélvis renal. A hemorragia é controlada pela oclusão temporária da artéria e da veia renal. (Alguns cirurgiões ocluem somente a artéria renal para permitir a drenagem do rim). (B) Pielolitotomia. Para evitar dano ao suprimento sangüíneo renal, o rim é refletido medialmente e a incisão é feita através da superfície dorsolateral da pélvis renal.

2. **Traumatismo renal.** Traumatismo obtuso ao abdômen é a causa mais comum de lesão ao parênquima renal.
   a. **Apresentação clínica.** Os sinais clínicos refletem a gravidade da lesão. Hemorragias subcapsulares leves e contusões parenquimais podem causar hematúria transitória. Danos parenquimais graves ou ruptura do rim pode resultar em choque hemorrágico e insuficiência renal aguda.
   b. **Diagnóstico**
      (1) **Estudos de imagens**
         (a) **Radiografias abdominais** e **ultra-som** podem mostrar um rim de tamanho ou formato alterado. Vazamentos de urina ou de sangue aparecem radiograficamente como inchaços retroperitoniais, listras ou manchas pontilhadas.
         (b) **Urografia excretora** define melhor o local e o grau da lesão. Contudo, como o fluxo de sangue está diminuído nos pacientes hipovolêmicos, este procedimento deve ser reservado para animais com função cardiovascular normal e perfusão renal adequada.
      (2) **Abdominocentese** pode revelar uroperitônio ou hemoperitônio se o peritônio está rompido.
   c. Tratamento
      (1) **Tratamento conservador.** Traumatismos leves usualmente se resolvem com repouso e diurese.

(2) Tratamento cirúrgico. As indicações para cirurgia incluem choque hipovolêmico não-responsivo ao tratamento médico e hemorragia intra-abdominal descontrolada ou vazamento de urina. O acesso por *laparotomia ventral* permite inspeção de toda a cavidade peritoneal.

  (a) Rupturas parenquimais *pequenas são suturadas ou empacotadas com esponja de gelatina.*

  (b) Lesões confinadas a um dos pólos do rim pode exigir uma **nefrectomia parcial** (Figura 12-2). O método das suturas múltiplas é preferido sobre a ressecção em cunha para controlar a hemorragia e minimizar o risco de deslizamento da ligadura.

  (c) Lesões graves ao parênquima ou ureter podem exigir **nefrectomia** admitindo que o rim oposto esteja funcional e não-lesado (veja I C 3 d).

3. Neoplasia renal. Tumores renais primários são incomuns em pequenos animais, responsáveis por 2% de todos os tumores. Os rins também podem ser local de neoplasias metastáticas.

  a. Classificação

  (1) Tumores benignos incluem hemangiomas, adenomas, tumores de célula intersticial, papilomas, lipomas, fibromas e nefromas benignos.

  (2) Tumores malignos

  (a) Em cães os carcinomas de célula tubular são as neoplasias mais comuns. Em gatos, os linfomas são mais comuns. Outros tumores malignos incluem os carcinomas de célula escamosa e transicional, nefroblastomas, hemangiossarcomas, fibrossarcomas, sarcomas indiferenciados e cistadenocarcinomas múltiplos. O último é associado com dermatofibrose generalizada em cães Pastor Alemão.

  (b) A maioria dos tumores renais é maligna e espalhada por invasão local no interior do abdômen ou por metástases aos pulmões.

  (i) Aproximadamente 50% de todos os cães afetados têm evidências radiográficas de metástases pulmonares no momento do diagnóstico.

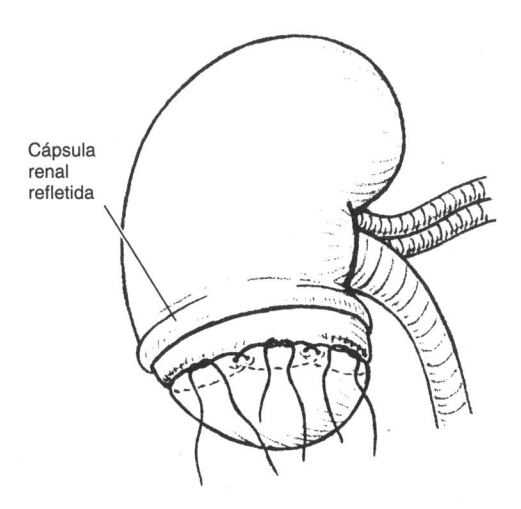

FIGURA 12-2 Método de sutura múltipla de nefrectomia parcial. Após reflexão da cápsula renal, três alças separadas de sutura são colocadas para circular o parênquima renal. Apertando as suturas simultaneamente ao tecido, este é cortado e ligado.

(ii) Outros sítios comuns para metástases são os nódulos linfáticos abdominais, fígado, mesentério, cérebro e osso.
  b. **Apresentação clínica.** Os sinais clínicos variam com a localização, tamanho, duração e tipo de tumor.
    (1) A maioria dos **tumores benignos** são assintomáticos e são encontrados incidentalmente na necrópsia. A exceção é o *hemangioma* que, com freqüência, causa intensa hematúria.
    (2) Os **tumores na pelve renal,** em geral, causam alterações no trato urinário (p. ex., hematúria, hidronefrose e renomegalia) antes de qualquer sinal sistêmico.
    (3) **Tumores no parênquima renal** em geral apresentam sinais sistêmicos incluindo anorexia, depressão, emagrecimento, febre e dor abdominal.
    (4) **Síndromes paraneoplásicas associadas** incluem anemia, policitemia, hipercalcemia e osteopatia hipertrófica.
  c. O **diagnóstico** deve-se concentrar em estabelecer tanto um diagnóstico histológico como os sinais clínicos.
    (1) **Radiografias abdominais** e **ultra-som** podem revelar um rim aumentado e a possibilidade de linfadenopatia associada.
    (2) **Urografia excretória** confirma a presença de uma massa renal e demonstra o estado funcional do outro rim.
    (3) A menos que células neoplásicas sejam encontradas no sedimento urinário, pode ser necessária **laparotomia exploratória** para estabelecer um diagnóstico histológico. A biópsia percutânea com agulha não é recomendada devido ao risco de potencializar as metástases.
  d. **Tratamento.** A remoção cirúrgica do rim e do ureter (*nefrectomia*) é o tratamento de escolha para animais sem metástases aparentes e com um segundo rim funcionante.
    (1) **Acesso.** Uma celiotomia ventral de linha média provê a melhor exposição dos rins e vasos renais, permitindo a inspeção de todo o abdômen quanto a sinais de metástases.
    (2) **Dissecção**
      (a) O rim direito é exposto por retração do duodeno descendente para a esquerda. A exposição do rim esquerdo é ajudada pela retração do cólon descendente.
      (b) O peritônio é incisado no pólo caudal e cuidadosamente refletido até que o hilo renal esteja exposto. Deve-se evitar o manuseio ou manipulação excessiva do tumor até que os vasos renais estejam ligados.
      (c) A veia renal em geral é ligada primeiro para diminuir o risco de embolização do tumor e espalhamento hematológico. Os ramos da artéria renal são, então, ligados separadamente.
      (d) O ureter é dissecado do retroperitônio e ligado próximo à bexiga urinária.
  e. **Prognóstico.** O tempo de sobrevivência médio para animais com tumores malignos epiteliais é de 8 meses depois da cirurgia. O tempo de sobrevivência para animais com tumores mesenquimais é mais curto.
D. **Transplante renal** é disponível em condições limitadas para o tratamento de insuficiência renal descompensada de cães e gatos.
  1. **Seleção do paciente.** O receptor ideal de transplante está nos estágios iniciais de descompensação de insuficiência renal e tem mínima perda de peso (menos de 20% da massa corporal normal). Além disso, os receptores precisam:
    a. Estar livres de infecções bacterianas ou virais.
    b. Ter função cardiovascular normal.

c. Não ter história prévia de infecção do trato urinário, doença intestinal inflamatória, diabete ou oxalúria.
2. **Seleção do doador.** O doador deve ser adulto, sadio e de mesmo tamanho corporal que o receptor, livre de doenças infecciosas e ter dois rins funcionais.
   a. **Gatos.** A seleção do doador é baseada na compatibilidade sangüínea.
   b. **Cães.** Além da compatibilidade sangüínea, o doador também precisa ser compatível na resposta ao teste da mistura dos linfócitos.
3. Imunossupressão é alcançada com a combinação de ciclosporina e prednisolona. O tratamento é iniciado 48h antes da cirurgia e continuado por toda vida. A dosagem de ciclosporina é baseada nos níveis sangüíneos reais.
4. **Técnica cirúrgica**
   a. O rim do doador é colocado na fossa ilíaca do receptor e a artéria renal e veia são ligadas aos vasos ilíacos externos correspondentes.
   b. O ureter então é implantado na bexiga urinária usando a técnica de ureteroneocistotomia (veja II B 4 a).
   c. O rim do recipiente, em geral, permanece no local para atuar como reserva no caso de o rim do doador não funcionar.
5. **Prognóstico.** O rim transplantado em geral começa a trabalhar dentro de 3 dias da cirurgia e tem uma vida média de 3 a 5 anos. Os *fracassos do transplante* podem resultar de:
   a. *Trombose vascular*
   b. *Obstrução ureteral*
   c. *Infecção do trato urinário*
   d. *Rejeição do transplante* (agudo ou crônico).

II. URETER

A. **Anatomia.** Os ureteres, que transportam a urina dos rins até a bexiga urinária por peristaltismo miogênico, se localizam no espaço retroperitoneal ventral aos músculos sublombares. Eles entram à bexiga no trígono através de um longo túnel submucosal, a *junção ureterovesical*, criando uma aba válvula que evita o refluxo vesicoureteral.

B. **Distúrbios congênitos.** A anomalia ureteral congênita mais comum são os *ureteres ectópicos*.
   1. **Fisiopatologia.** Ureteres ectópicos resultam do posicionamento anormal do botão ureteral ao longo do ducto mesonéfrico. Os ureteres podem tanto ultrapassar a bexiga urinária completamente (*ectopia extramural*) ou cursar por dentro da parede da bexiga para se abrir no colo da bexiga, uretra ou vagina (*ectopia intramural*). A condição pode ser uni ou bilateral.
   2. **Apresentação clínica.** Os sinais clínicos incluem incontinência urinária, infecção do trato urinário recorrente e dermatite vulvar crônica. A incontinência pode ser intermitente e posicional.
   3. **Diagnóstico**
      a. Os ureteres afetados aparecem dilatados e tortuosos na **urografia excretora,** ainda que o local exato da terminação possa ser difícil de visualizar (Figura 12-3).
      b. **Cistografia de contraste negativo** ou **vaginocistografia retrógrada** concomitantes podem ajudar a identificar o ponto de terminação.
   4. **Tratamento.** É necessária cirurgia para reparar os ureteres ectópicos (Figura 12-4). Devido à alta incidência de infecções do trato urinário concomitantes, deve ser

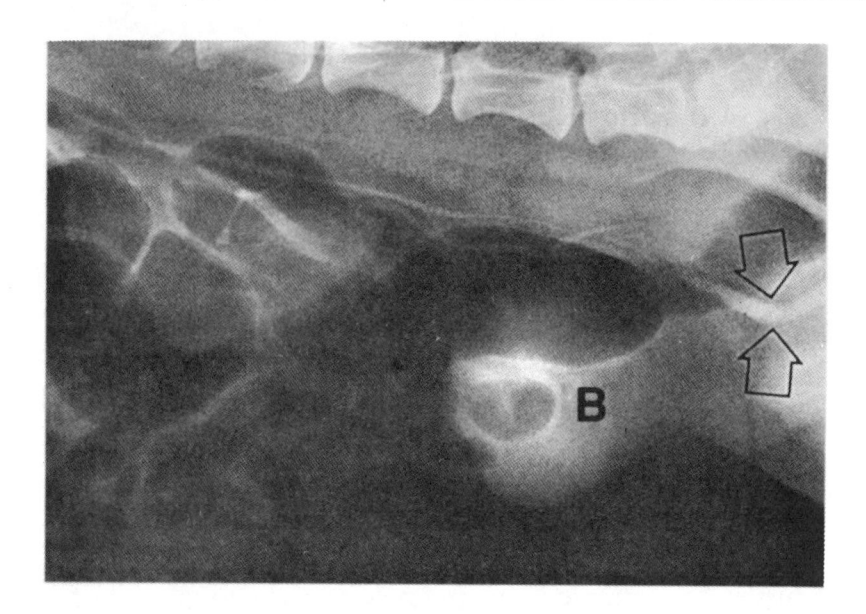

FIGURA 12-3 Ureter ectópico apresentado em vista lateral do abdômen caudal e bexiga urinária após urograma excretor. A bexiga (B) é identificada facilmente pela opacificação do contraste. São visíveis segmentos dos ureteres proximais se estendendo dos rins à região do trígono. O ureter ectópico cursa caudalmente ultrapassando a região do trígono e entra na depressão pélvica (setas abertas).

instituída antimicrobianoterapia (baseada na cultura bacteriana) antes de iniciar a cirurgia.
  a. **Ureteroneocistostomia.** Ureteres extramurais são implantados na bexiga através de um túnel seromuscular curto, usando uma técnica anastomótica espatulada.
  b. **Neoureterostomia.** A ectopia intramural é tratada com *desvio intravesicular*. O ureter intramural é incisado e suturado à mucosa vesical circunvizinha. A porção distal do ureter é, então, ligada ou excisada.
5. **Complicações.** Aproximadamente a metade das cadelas com ectopia intramural tem *incontinência urinária persistente* após a cirurgia.
  a. **Hipoplasia cística**, na qual a bexiga é incapaz de expandir o suficiente, usualmente se resolve em 4 a 6 semanas após a cirurgia.
  b. **Incompetência persistente do esfíncter ureteral** pode ser tratada com estrógeno exógeno, agonistas α-adrenérgicos, ou ambos. Retardar a ovarioisterectomia dos cães afetados por um ciclo estral também pode melhorar a função do esfíncter ureteral.
C. **Distúrbios adquiridos.** *Obstrução ureteral* é a condição ureteral que requer cirurgia com maior freqüência. Pode ser causada por malformação congênita, compressão por neoplasia, cálculos renais ou traumatismo iatrogênico durante cirurgia abdominal.
  1. **Apresentação clínica**
    a. A obstrução unilateral causa dilatação progressiva da pelve renal e atrofia do parênquima renal (*hidronefrose*). O paciente se apresenta com um rim dilatado e graus variados de dor abdominal, anorexia, poliúria e polidipsia.
    b. Com obstrução bilateral, usualmente se desenvolve *uremia* antes de alguma alteração significativa no tamanho renal.

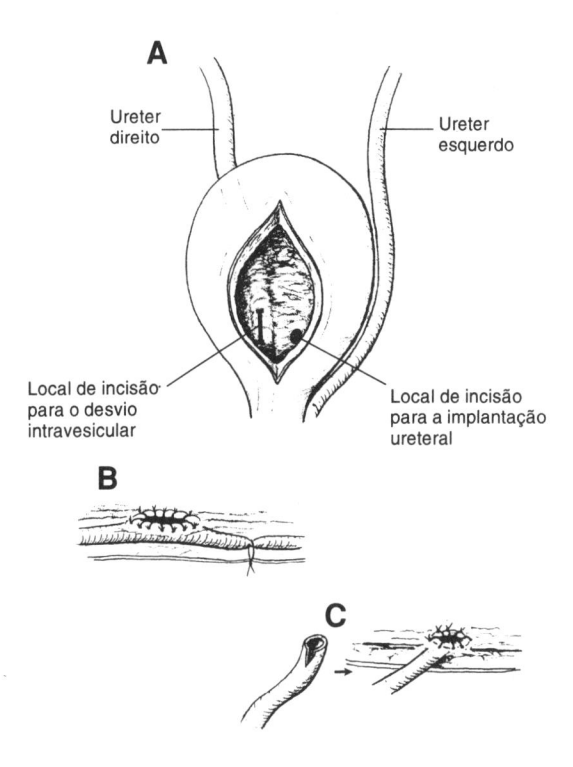

FIGURA 12-4 Correção cirúrgica de ureteres ectópicos. (A) Vista do trígono através de cistotomia ventral em um cão com ureteres ectópicos bilaterais. O ureter direito (intramural) pode ser palpado na submucosa. A abertura do ureter esquerdo (extramural) é distal ao colo da bexiga e não pode ser visualizada. (B) Neoureterostomia. É feito um estoma ureteral incisando e suturando o ureter intramural à mucosa da bexiga. O ureter distal é ligado por uma ou mais suturas transfixantes extramurais. Deve-se ter cuidado de evitar a penetração no lúmen da bexiga. (C) Ureteroneocistostomia. Para reimplantar o ureter extramural após ligação distal, a terminação livre é espatulada, passada através de um túnel oblíquo curto na parede da bexiga e suturada na mucosa.

2. **Diagnóstico**
   a. **Estudos de imagens**
      (1) A sombra de um rim aumentado é observada na *radiografia abdominal* e *ultrasonografia*.
      (2) Dependendo do grau de função renal restante, *a urografia excretora* revela pelve renal dilatada com diminuição da opacificação renal.
   b. **Testes laboratoriais.** Bioquímica do soro e análise de urina podem mostrar graus variados de uremia e isostenúria.
   c. **Diagnóstico diferencial.** Em *gatos* a obstrução ureteral precisa ser diferenciada da *hidronefrose capsular*, na qual o líquido se acumula entre a cápsula renal e o parênquima, formando um pseudocisto. A remoção cirúrgica do cisto de parede em geral é curativo.
3. O **tratamento** depende da duração e grau da obstrução.
   a. Se a obstrução tem menos de 4 semanas ou se a urografia excretora sugere alguma função renal, o tratamento objetiva *reestabelecer o fluxo urinário*.
      (1) **Sondagem ureteral.** Usando um citoscópio ou cistotomia cirúrgica, um cateter ureteral é inserido para ultrapassar a obstrução.

(2) **Ressecção ureteral e anastomose** são usadas para tratar lesões estenóticas do ureter proximal e médio. É uma cirurgia exigente tecnicamente, com alta incidência de formação de estenoses pós-operatórias.
(3) Lesões do ureter distal são tratadas mais facilmente com **ureteroneocitostomia** (veja II B 4 a).
(4) Se a reparação cirúrgica deixa o ureter curto demais para alcançar a bexiga, pode ser feito **autotransplante renal (nefropexia)** movendo o rim para mais perto da bexiga.
(5) Outras técnicas para desvio e salvação do trato urinário incluem abas pediculares da bexiga, tubos autólogos livres e conduítes intestinais.
b. Obstruções completas que duram mais de 4 semanas usualmente resultam em lesão renal irreversível. *Nefrectomia* é recomendada para aliviar a dor e minimizar o estresse do rim remanescente.

III. BEXIGA URINÁRIA

A. **Anatomia.** A bexiga varia em tamanho, forma e posicionamento dependendo do volume de urina que contém. Quando vazia ela pode-se localizar inteiramente dentro do canal pélvico. À medida que se enche, ela se move cranialmente e localiza-se ao longo do assoalho do abdômen.
  1. A micção é iniciada pelos nervos parassimpáticos pélvicos que suprem o músculo detrusor, causando a contração da parede vesical.
  2. A micção é inibida pelos nervos simpáticos hipogástricos que suprem o esfíncter uretral interno e pelo nervo pudendo que supre o esfíncter uretral externo.
B. **Distúrbios congênitos.** *Remanescente uracal* é a anomalia congênita mais comum da bexiga.
  1. **Fisopatologia.** O uraco é um conduto embrionário que conecta a bexiga e o saco alantóico. Normalmente desaparece antes do nascimento. Têm sido descritos vários tipos de anormalidades uracais.
    a. Um **uracus persistente** é um tubo patente conectando a bexiga e o umbigo e com freqüência associado com onfalite e cistite.
    b. Num **divertículo vesicouracal** somente a terminação vesical do uraco permanece patente. Este saco cego no ápice da bexiga predispõe o animal a infecções recorrentes do trato urinário.
    c. Um **cisto uracal** ocorre quando o epitélio uracal persiste em segmentos isolados. Se o cisto se comunica com o umbigo ele é denominado de *seio uracal*. Cistos uracais são raros e usualmente assintomáticos.
  2. O **diagnóstico** é baseado no *exame clínico* e na *cistografia de duplo contraste* (Figura 12-5).
  3. O **tratamento** é a *excisão cirúrgica* do uraco remanescente ou divertículo. *Antimicrobianoterapia concomitante* é fundamentada nos resultados de cultura bacteriana e testes de sensibilidade.
C. **Distúrbios adquiridos**
  1. **Cálculos císticos** (pedras na bexiga, cáculos vesicais) são uma causa comum de cistite crônica em cães e gatos.
    a. **Fisopatologia.** Os cálculos urinários (urólitos) são agregações organizadas de cristais incrustados numa matriz orgânica.

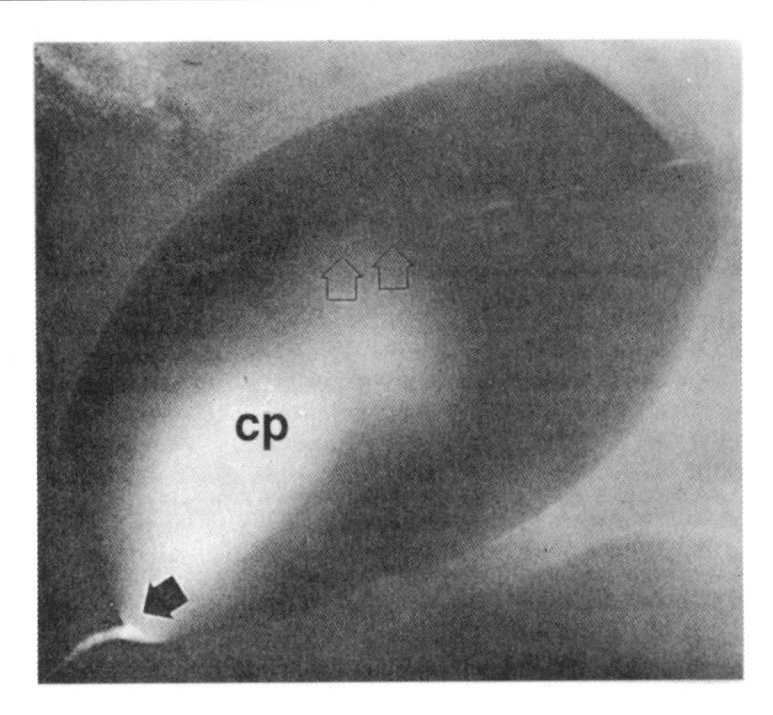

FIGURA 12-5 Vista lateral de um cistograma de duplo contraste demonstrando um divertículo uracal. O divertículo uracal pode ser observado cursando cranioventralmente do ápice da bexiga e cheio de material de contraste (seta preta). O cateter urinário pode ser observado, estendendo-se no aspecto dorsal da bexiga e contendo bolhas de ar e material de contraste residual (setas abertas). O *pool* de contraste (PC) está no interior da região dependente da bexiga distendida com dióxido de carbono.

(1) **Características urinárias que afetam a formação de cálculos**
  (a) **pH urinário** influencia a precipitação de cristais e a formação de pedras. Cálculos de estruvita tendem a se formar em urina alcalina, enquanto cálculos de urato e cistina são associados com urina ácida.
  (b) **Outros fatores** incluem a concentração de cristalóides, a presença de inibidores de cristalização e a matriz proteinácea.
(2) **Classificação.** Os urólitos são classificados pelo *mineral predominante* presente.
  (a) **Cálculos de fosfato de amoniomagnésio (estruvita)** são os mais comuns. Eles freqüentemente são associados com infecções bacterianas, mas também podem ocorrer em urina estéril.
  (b) **Cálculos de oxalato de cálcio.** A fisiopatologia da formação de pedras de oxalato de cálcio é pouco compreendida, mas parece envolver hipercalciúria (com ou sem hipercalcemia).
  (c) **Cálculos de fosfato de cálcio** são menos comuns do que de oxalato e estão associados com hipercalciúria.
  (d) **Cálculos de urato** incluem os compostos de *ácido úrico, urato de amônio* e *urato de sódio*. Dálmatas e animais com anastomoses portossistêmicas estão sob risco.
  (e) **Cálculos de cistina** estão associados com cistinúria causada pela incapacidade genética de absorver cistina nos túbulos proximais do rim. Dachshunds e Bulldog inglês são raças sob risco.

(f) **Urólitos de sílica** (*jackstone*) têm sido associados com dietas ricas em glúten de milho ou casca de soja.
 b. **Apresentação clínica.** Os sinais clínicos usualmente refletem inflamação do trato urinário (p. ex., hematúria, estrangúria e polaciúria). Os cálculos com freqüência são palpáveis, especialmente se a bexiga está vazia. Dispnéia e bexiga urinária distendida ocorrem com obstrução uretral.
 c. **Diagnóstico.** A elaboração do diagnóstico é direcionada na identificação do tipo de cálculo, causas predisponentes e presença de cálculos em outros locais do trato urinário.
   (1) A identificação preliminar pode ser baseada nos cristais do sedimento urinário. Contudo, análise mineral quantitativa dos cálculos deve ser feita logo que se tenham amostras disponíveis.
   (2) Uma etiologia subjacente infecciosa é sugerida por bacteriúria e cultura urinária quantitativa positiva.
   (3) Cálculos radiopacos (estruvita e pedras contendo cálcio) podem ser vistos em radiografias abdominais. Ultra-sonografia abdominal, urografia excretora ou cistografia de contraste duplo podem ser necessárias para localizar cálculos radiolucentes.
 d. **Tratamento**
   (1) **Tratamento conservador.** Cálculos de cistina, estruvita e uratos não causam obstrução ao efluxo de urina e podem ser tratados por dissolução com manejo da dieta.
   (2) **Tratamento cirúrgico.** A remoção cirúrgica é recomendada para outros tipos de cálculos ou se o tratamento médico (dissolução) não produz resultados após 2 meses.
     (a) A bexiga é exposta por celiotomia caudoventral de linha média. Uma *cistotomia ventral* provê a melhor exposição do colo da bexiga e uretra proximal.
     (b) Os cálculos são removidos usando uma cureta, pinça ou pequena hemostática. Usando um cateter urinário, o colo da bexiga e a uretra são lavados para remover pequenos cálculos e restos de tecido.
     (c) A bexiga é suturada com material absorvível sintético em camada dupla com sutura de padrão contínuo e inversor.
2. **Ruptura da bexiga urinária** ocorre após traumatismos obtusos ao abdômen ou pelve, ferimentos abdominais penetrantes ou cateterização urinária traumática. A bexiga também pode romper, espontaneamente, durante obstrução uretral prolongada ou secundária à necrose da parede vesical.
 a. **Apresentação clínica.** Os sinais clínicos incluem hematúria, disúria, anúria, dor abdominal e ascite. Uremia progressiva pode causar vômito e depressão.
 b. **Diagnóstico**
   (1) **Abdominocentese.** O líquido abdominal vai ter concentrações aumentadas de nitrogênio uréico e creatinina se comparado com os níveis séricos.
   (2) **Radiografias**
     (a) **A análise das radiografias abdominais** revela ascite, bordo vesical inaparente ou pequeno, íleo e alterações de densidade retroperitoneal.
     (b) **Cistografia de constraste positivo** confirmam o diagnóstico. Cistografia de contraste negativo não é recomendada devido ao risco de embolização aérea venosa.
 c. **Tratamento.** A reparação cirúrgica é o tratamento de escolha.

(1) Desvio temporário da urina pode ser necessário até que o paciente esteja estável para a cirurgia. As técnicas incluem:
  (a) Drenagem da bexiga usando um cateter permanente.
  (b) Drenagem da bexiga usando um cateter de cistotomia (Foley ou balão) colocado através da parede abdominal ventral e no interior do lúmen vesical.
  (c) Drenagem abdominal usando cateter de diálise peritoneal.
(2) Reparo definitivo é feito através de celiotomia ventral, desbridamento do tecido necrótico e sutura da bexiga para prevenir vazamentos adicionais de urina. Se a parede vesical está friável, a sutura pode ser reforçada com um retalho de omento ou serosa.

3. **Neoplasias da bexiga urinária**
   a. **Classificação.** Carcinomas são responsáveis pela ampla maioria dos tumores da bexiga; carcinoma de célula transicional é o tipo histológico mais comum. Outros tumores de bexiga incluem carcinoma de célula escamosa, adenocarcinoma, fibroma, fibrossarcoma, leiomioma, leiomiossarcoma, rabdomiossarcoma e papiloma.
   b. **Apresentação clínica**
      (1) A apresentaçao típica é a de um animal de idade média ou velho com sinais de **doença do trato urinário inferior** (hematúria, estrangúria e polaquiúria).
      (2) Pode ocorrer incontinência urinária como resultado de lesão muscular ou nervosa ou devido à diminuição da capacidade da bexiga.
      (3) Sinais de **obstrução uretral** completa ou parcial são comuns devido a que dois terços de todos os tumores da bexiga também envolvem a uretra.
      (4) *Ocasionalmente* o tumor primário é *assintomático* e as queixas apresentadas são claudicação, distúrbio respiratório resultante de lesão metastática nos ossos ou pulmões.
      (5) Síndromes paraneoplásicas associadas incluem hipercalcemia, caquexia e osteopatia hipertrófica.
   c. **Diagnóstico.** O trabalho é direcionado ao estabelecimento do diagnóstico histológico e estágio clínico da doença.
      (1) Histologia
         (a) O exame do **sedimento urinário** pode revelar células malignas bizarras, contudo elas precisam ser diferenciadas de células alteradas por condições inflamatórias graves.
         (b) O **tecido** para diagnóstico histológico pode ser coletado por lavagem prostática ou uretral, biópsia uretral ou aspiração por agulha fina de uma tumoração palpável.
      (2) Imagens
         (a) Cistogramas de contraste duplo e positivo e **ultra-som** podem revelar uma massa de tecido mole originado da parede da bexiga.
         (b) Radiografias abdominais e torácicas podem revelar linfadenopatia regional (lombar), invasão tumoral das vértebras lombares ou pelve ou metástases pulmonares. Aproximadamente um terço dos animais afetados tem lesões metastáticas detectáveis no momento do diagnóstico inicial.
   d. O **tratamento** é baseado no estágio clínico.
      (1) Cistectomia parcial. Animais com lesões solitárias do corpo da bexiga e sem evidências de metástases podem se beneficiar da cistectomia parcial.
         (a) Técnica. A porção afetada da bexiga é excisada e o tecido restante é fechado com sutura absorvível sintética de modo aposicional ou inversor com um padrão de camada simples ou dupla.

(b) Prognóstico. Aproximadamente dois terços da bexiga fora do trígono pode ser ressecada com poucas complicações. Contudo, a maioria dos cães com tumores malignos tem recorrência da doença dentro de 12 meses desta cirurgia.

(2) Cistectomia total. A excisão de tumores sólidos no trígono e colo da bexiga necessitam à excisão completa da bexiga e da uretra proximal com *desvio do trato urinário*.

(a) Dependendo da localização do tumor e tecidos removidos, o procedimento para restabelecer o efluxo de urina após a cirurgia inclui **transposição ureterocolônica, transposição colonicotrigonal** ou **substituição da bexiga** usando uma bolsa de jejuno ou íleo isolado.

(b) A aplicabilidade clínica destes procedimentos é limitada pelos **efeitos adversos associados.** Complicações sérias são freqüentes e incluem infecção ascendente do trato urinário, incontinência urinária, desequilíbrios ácido-básicos e eletrolítico resultante de absorção de solutos urinários e estenose ureteral no local da anastomose.

(3) Outras modalidades de tratamento incluem radioterapia intra-operatória, quimioterapia intravesical e sistêmica e medicação antiinflamatória esteroidal e não-esteroidal.

IV. URETRA

A. **Anatomia.** A uretra se estende do colo da bexiga até o meato uretral.

1. Em **machos,** a uretra é dividida nas secções prostática, membranosa (pélvica) e peniana (cavernosa). A próstata envolve a uretra proximal em cães e é responsável pela alta incidência de problemas de efluxo de urina na doença prostática.

2. Em **fêmeas,** a uretra corresponde à porção pré-prostática dos machos. Ela entra no trato genital logo caudal à junção vaginovestibular. O pequeno comprimento da uretra nas fêmeas pode ser responsável pela maior incidência de incontinência urinária, especialmente nos cães.

B. Distúrbios da uretra

1. Obstrução uretral

a. Fisiopatologia

(1) **Causas mecânicas de obstrução uretral** incluem estenoses, tumores e cálculos.

(a) Em **cães machos**, os cálculos usualmente se alojam logo atrás do osso peniano.

(b) Em **gatos machos**, o bloqueio usualmente é causado por um tampão de cristais de estruvita e restos mucóides, formados como parte da síndrome urológica felina (SUF).

(c) **Carcinoma de célula transicional** é o tumor mais freqüentemente associado com obstruções da uretra e é a causa mais comum de obstrução uretral em cães fêmeas.

(2) **Obstrução uretral funcional** é causada por hiperatividade muscular uretral (dissinergia uretral detrusora) e pode ser secundária tanto a estímulos neurogênicos como inflamatórios.

b. **Apresentação clínica.** Os sinais clínicos dependem do grau e da duração da obstrução.

(1) Estrangúria, disúria com oligúria ou anúria e dor abdominal são queixas comuns.

(2) Depressão e vômitos são associados com uremia.

c. **Diagnóstico.** A obstrução uretral, em geral, é diagnosticada clinicamente no exame e confirmada com cateterização urinária. Diagnósticos adicionais são descritos em III C 1 c.

d. O **tratamento** é direcionado ao alívio da obstrução, manutenção da descompressão da bexiga e correção dos desequilíbrios líquido-eletrolíticos.

(1) **Manejo médico.** Causas inflamatórias ou neurogênicas são tratadas com modificação da dieta, antibióticos e antiinflamatórios conforme indicado. O diazepam pode prover algum alívio da disúria resultante do aumento da resistência da uretra.

(2) **Cateterização urinária** e **uroidropulsão** são usados para deslocar mecanicamente as obstruções causadas por cálculos e restos de tecidos. Se permanece sedimento urinário excessivo após a lavagem da bexiga, ou caso se suspeite de atonia do detrusor, um cateter urinário flexível permanente pode ser necessário para manter a descompressão da bexiga.

(3) **Tratamento cirúrgico.** Se a obstrução não pode ser aliviada, é indicada a descompressão cirúrgica.

(a) **Uretrotomia pré-escrotal (pré-púbica)** provê acesso a cálculos alojados próximo do pênis e é feita através de acesso prepucial ventral de linha média. A incisão através do corpo esponjoso do pênis expõe o lúmen da uretra. Cálculos císticos ou cálculos alojados na uretra perineal são removidos através de cistostomia concomitante. A uretrotomia pode ser suturada ou deixada cicatrizar por granulação.

(b) **Uretrostomia** (p. ex., sutura da mucosa uretral à pele para criar um estoma permanente) é recomendada para animais com formação recorrente de cálculos que não respondem ao tratamento médico ou com estenoses uretrais secundárias.

(i) **Uretrostomia escrotal** é o procedimento recomendado para cães. Ainda que seja associada com menos complicações (p. ex., assadura por urina, vazamento de urina e formação de estenoses) do que outras técnicas, ela exige a castração do cão. *Uretrostomia pré-púbica* é uma técnica alternativa se a castração não é desejada.

(ii) **Uretrostomia perineal** é o procedimento recomendado para gatos. Após a remoção do escroto e prepúcio, a mucosa uretral pélvica e peniana é suturada à pele, formando um dreno ventral. Para assegurar um fluxo de urina adequado, a incisão da uretra deve ser estendida proximalmente através da fáscia do músculo bulboesponjoso.

2. **Traumatismo uretral** pode ocorrer com ferimentos perineais ou abdominais penetrantes, traumatismos abdominais obtusos ou como resultado direto de fraturas pélvicas.

a. **Apresentação clínica.** Os sinais clínicos de lesão grave incluem disúria, anúria, hematúria e dor, edema e coloração do períneo. Se a uretra foi rompida, o edema e coloração perineal vão progredir mesmo que animal continue eliminando a urina normalmente.

b. **Diagnóstico.** Se houver suspeita de ruptura uretral, usa-se um *uretrograma de contraste positivo* para confirmar o diagnóstico e localizar o sítio de vazamento.

c. O **tratamento** depende do grau de ruptura.

(1) Se a ruptura é incompleta e a uretra pode ser cateterizada, um **cateter uretral permanente** é mantido por 3 semanas, enquanto o epitélio regenera.

(2) Se a uretra é transeccionada, é indicada **anastomose cirúrgica primária** para restabelecer o efluxo urinário e minimizar o risco de estenose posterior. Um cateter uretral permanente é mantido por 2 semanas após a cirurgia.

3. Incontinência por mecanismo de esfíncter uretral
   a. Fisiologia
      (1) O **esfíncter uretral interno** é uma entidade funcional composta de anéis circulares de músculo liso. É localizado na junção da bexiga com a uretra e é inervado pelo nervo hipogástrico.
      (2) O **esfíncter uretral externo** é um esfíncter anatômico composto de músculo estriado e inervado pelo nervo pudendo.
      (3) No estado de não-esvaziamento, a uretra é um conduto de alta resistência destinado a impedir a passagem da urina. Durante a micção, reflexos inibitórios simpáticos e neurônios espinhais somáticos diminuem a pressão uretral e assim diminuem a resistência ao fluxo urinário.
   b. **Fisiopatologia.** Qualquer alteração na inervação ou função do esfíncter uretral pode resultar em incontinência urinária. Os exemplos incluem:
      (1) Bloqueio neurogênico.
      (2) Doença crônica da bexiga ou uretra que diminui a distensibilidade ou enfraquece os músculos do assoalho pélvico.
      (3) Anormalidades anatômicas.
      (4) Desequilíbrios hormonais.
   c. **Apresentação clínica.** A apresentação mais comum é a *incontinência urinária*. Cadelas são afetadas mais comumente.
   d. **Diagnóstico**
      (1) É necessária uma **anamnese completa** para eliminar causas comportamentais de micção inapropriada.
      (2) **Exame físico, análise** e **cultura de urina** podem sugerir uma causa física para a incontinência como obstrução uretral parcial, infecção ou distúrbio neurológico.
      (3) Testar o **tratamento de reposição hormonal** pode identificar incontinência responsiva a estrógeno em fêmeas castradas.
      (4) **Radiografia abdominal e de contraste** são as mais adequadas para diagnosticar anormalidades anatômicas.
         (a) A anormalidade mais comum é a **bexiga pélvica.** O colo da bexiga localiza-se na região caudal ao púbis independente do grau de distensão da bexiga, resultando numa uretra curta, diminuição da pressão no esfíncter uretral e, possivelmente, incontinência urinária.
         (b) Outras anormalidades associadas com incontinência são remanescentes uracais (veja III B) e adesões de parede da bexiga.
      (5) Um **perfil de pressão uretral** pode confirmar a fraqueza do esfíncter uretral no estado de não esvaziamento, enquanto um *cistouretrograma de esvaziamento* pode ajudar a diagnosticar dissinergia reflexa.
   e. **Tratamento**
      (1) **Tratamento médico**
         (a) As infecções são tratadas com antibióticos e agentes antiinflamatórios apropriados.
         (b) Estrógenos exógenos, agonistas α-adrenérgicos (p. ex., efedrina e fenilpropanolamina) ou ambos podem aumentar a pressão de repouso da uretra.

(c) Emagrecimento é indicado nos animais obesos.
(2) **Tratamento cirúrgico** é reservado para os animais com aderências ou uretras curtas que não respondem ao tratamento médico. Várias técnicas têm sido descritas.
   (a) **Relocação cranial da bexiga** é alcançada através da criação de uma *funda de colo de bexiga,* com o objetivo de aumentar a pressão uretral de repouso para 50 mmHg.
      (i) Na **colpossuspensão,** cada lado do coto uterino ovarioisterectomizado é suturado à parede abdominal ipsilateral envolvendo o colo da bexiga. Se o útero é insuficiente, a vagina proximal pode ser suturada de modo similar (*vaginopexia*).
      (ii) Em **cistouretroplastias** (Figura 12-6A) uma tira da fáscia da *fascia lata* ou a bainha do músculo reto abdominal é colocada dorsalmente ao colo da bexiga. Cada terminação então é passada através de uma pequena incisão na parede abdominal e suturada.
   b. **Reforçamento do esfíncter uretral.** O esfíncter uretral pode ser reforçado com a injeção periuretral de politetrafluoroetileno (Teflon).
   c. **Alongamento da uretra funcional.** Para animais com hipoplasia uretral grave, a uretra funcional pode ser alongada com uma aba do colo da bexiga ou a excisão parcial do colo da bexiga (Figura 12-6B).

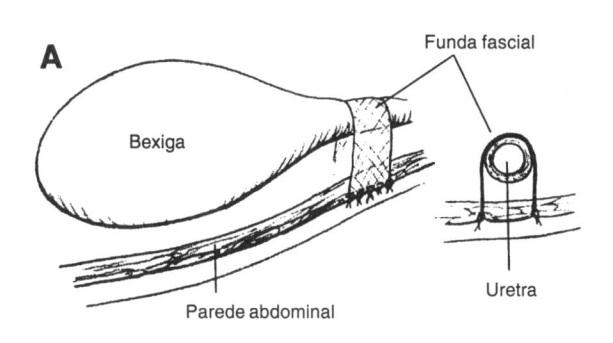

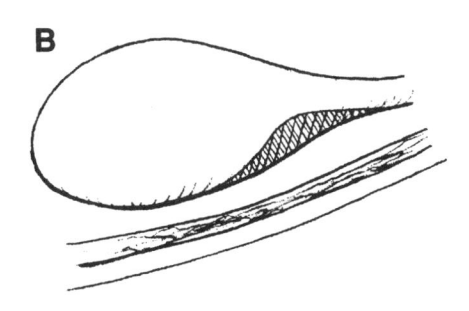

FIGURA 12-6 Métodos cirúrgicos para reparar a incompetência do mecanismo do esfíncter uretral. (A) Funda de colo de bexiga, moldado de tecido adjacente ou materiais sintéticos, puxam o colo da bexiga cranioventralmente e aumentam o tônus uretral de repouso. (B) Excisão do colo ventral da bexiga (área achuriada) aumenta o comprimento uretral aumentando assim o tônus uretral.

V. SISTEMA REPRODUTOR FEMININO

A. **Anatomia**
   1. Um par de **ovários** está localizado logo caudal aos rins. São fixos à parede do organismo pelo *mesovário*, que contém a artéria e veia ovariana, e pelo *ligamento suspensor*.
   2. Os **ovidutos** se estendem da bolsa ovariana até o corno uterino.
   3. O útero é um órgão muscular oco responsável pela manutenção e nutrição dos óvulos fertilizados.
      a. É dividido em **três partes**: o corpo, a cérvix e o par de cornos.
      b. Está localizado no abdome caudal entre o cólon descendente e a bexiga.
      c. É fixo pelo **mesométrio** na parede corporal dorsal e pelo **ligamento redondo** ao canal inguinal.
      d. O **suprimento de sangue** é feito pelos vasos ovarianos e uterinos.
   4. A **vagina** é um canal musculomembranoso que se estende da cérvix até a vulva. Um vestígio de hímen pode ser encontrado na junção vaginovestibular.
   5. A **vulva,** ou genitália feminina externa, consiste de três partes: vestíbulo, clitóris e lábios. A abertura uretral externa se localiza no assoalho do vestíbulo.
B. **Distúrbios congênitos** do trato reprodutor feminino são incomuns. Ainda que a maioria sejam achados incidentais durante ovarioisterectomias, alguns podem causar infertilidade ou distocia (p. ex., trabalho de parto anormal).
   1. Um **ovário supranumerário** é um ovário adicional, separado do ovário normal, enquanto um **ovário acessório** se desenvolve de uma divisão na gônada embrionária e é encontrado próximo ou ligado ao ovário normal. A não-remoção destas estruturas durante a ovarioisterectomia pode resultar na continuação dos sinais de estro.
   2. **Útero unicórnio** é a ausência de um corno uterino. O ovário correspondente pode ser hipoplásico, mas usualmente está presente e precisa ser removido durante a ovarioisterectomia.
   3. **Defeitos segmentares da vagina** podem ser parciais (*hipoplasia*) ou completos (*aplasia*). *Hímen persistente* pode assumir a forma de septo vaginal ou anel fibrótico na junção vaginovestibular. A obstrução resultante pode interferir com a reprodução ou causar retenção de líquidos uterinos durante o estro. O tratamento depende do grau de obstrução e do potencial reprodutor do animal e pode incluir a ovário-isterectomia, vaginectomia ou vaginoplastia para reconstruir o canal vaginal.
C. **Condições adquiridas**
   1. **Neoplasias**
      a. **Tumores de glândula mamária** estão entre os tumores mais comuns em fêmeas, ainda que a incidência seja reduzida significativamente, em animais castrados antes do primeiro estro.
         (1) **Considerações clínicas**
            (a) Em **cães,** aproximadamente, 50% dos tumores de glândula mamária são benignos. As *glândulas mamárias caudais* são *afetadas mais freqüentemente* pelos tumores.
            (b) Em **gatos,** aproximadamente, 90% dos tumores mamários *são malignos* e todas as glândulas são *igualmente afetadas*.
         (2) **Apresentação clínica.** Os sinais clínicos usualmente são limitados ao edema dos tecidos moles associados com o tecido mamário. Lesões altamente malignas com freqüência são laceradas ou inflamadas e podem aderir à fáscia subjacente.

(3) **Diagnóstico**
   (a) Massas pequenas (menos de 1cm de diâmetro) e solitárias podem ser diagnosticadas com **biópsia excisional** antes de procedimentos diagnósticos adicionais.
   (b) Pacientes com tumores grandes ou múltiplos devem ser escaneados radiograficamente quanto a metástases em nódulos linfáticos ou torácicos, prévio à cirurgia.
   (c) **Diagnóstico diferencial.** Hiperplasia mamária benigna é um crescimento generalizado do tecido mamário observado em gatos sob influência de progesterona. Hiperplasia mamária generalizada raramente ocorre em cães.
(4) **Tratamento.** Para a maioria dos animais o tratamento de escolha é a cirurgia. A extensão da cirurgia não parece influenciar o tempo de sobreviência ou tempo de sobrevivência livre de câncer.
   (a) Uma **lumpectomia** remove somente a massa tumoral.
   (b) Na **mastectomia simples** são removidos o tumor e a glândula afetada.
   (c) **Mastectomia regional** também remove as glânglulas ipsilaterais drenadas pelo mesmo linfático. *Ressecção em bloco* também inclui o nódulo linfático drenante.
   (d) **Mastectomia unilateral** remove todas as glândulas de um lado.
   (e) **Mastectomia bilateral** remove ambas as cadeias mamárias. Contudo, devido à dificuldade potencial em fechar a pele e o risco de complicações no ferimento, esta técnica não é recomendada com freqüência. Para animais com doença bilateral, mastectomias unilaterais separadas por várias semanas pode ser um procedimento mais seguro.
(5) **Prognóstico.** Depende do comportamento biológico, tamanho e extensão do tumor. Quimioterapia adjuvante e radioterapia podem ser benéficas para tumores avançados e inoperáveis.

b. **Tumores vaginais e vulvares**
   (1) **Classificação**
      (a) **Tumores malignos** comuns da vagina e vulva incluem leiomiossarcoma e carcinoma de célula escamosa. Ocasionalmente o carcinoma de célula transicional pode invadir a vulva da abertura uretral externa.
      (b) **Tumores benignos** incluem leiomioma, pólipos vaginais (fibroleiomioma polipóide) e tumor venéreo transmissível.
   (2) **Apresentação clínica.** A apresentação mais comum é no animal de meia-idade a velho com massas visíveis salientes da vulva. Pode estar presente corrimentos vaginais ou hemorragias.
   (3) O **diagnóstico** pode ser baseado tentativamente na aparência clínica das lesões, ainda que a confirmação histológica seja fortemente recomendada.
      (a) Os tumores venéreos transmissíveis são irregulares, friáveis e hemorrágicos. Precisam ser diferenciados de tumores malignos como o carcinoma de célula escamosa.
      (b) Pólipos e tumores benignos são lisos e firmes e com freqüência pedunculados.
   (4) **Tratamento**
      (a) Os tumores venéreos transmissíveis são tratados com quimioterapia com vincristina e radioterapia, com ou sem excisão cirúrgica concomitante.
      (b) A excisão cirúrgica é recomendada para outros tipos de tumores, usando episiotomia para aumentar a exposição se necessário. Vulvovaginectomia e

uretrostomia perineal podem ser necessárias para remover tumores malignos ou grandes. Como o estrógeno com freqüência estimula o crescimento de tumores vaginais e vulvares, especialmente fibroleiomiomas, é recomendada a ovarioisterectomia concomitante.

- (5) **Prognóstico.** A maioria dos tumores vaginais e vulvares são benignos e respondem à excisão local e ovarioisterectomia. Tumores malignos tendem a ser invasivos localmente e apresentam o risco de metástases precoces nos nódulos linfáticos regionais.

2. **Piômetra** é uma doença do útero no diestro.
   a. **Fisiopatologia.** A progesterona produzida pelo corpo lúteo estimula as glândulas endometriais, resultando em hiperplasia endometrial cística, e aumenta a suscetibilidade a infecções bacterianas. As bactérias mais comumente isoladas são *Escherichia coli* e *Staphylococcus sp*.
   b. **Apresentação clínica**
      (1) Animais usualmente têm uma história de estro recente e tratamento hormonal.
      (2) Um corrimento vaginal purulento ou serossanguinolento pode ser visível se a cérvix está aberta. Nenhum corrimento pode ser visível se a cérvix estiver fechada.
      (3) Sinais sistêmicos de doença são comuns e incluem anorexia, depressão, febre, poliúria e polidipsia, vômitos e diarréia.
   c. **Diagnóstico**
      (1) Estudos hematológicos podem revelar um leucograma indicativo de inflamação, com freqüência com desvio degenerativo para a esquerda. Anemia e uremia não são incomuns.
      (2) Radiografia abdominal e ultra-sonografia revelam um útero aumentado, visível, como uma estrutura tubular, e densidade de líquido no abdômen mediocaudal.
   d. **Tratamento** depende da importância de manter a função reprodutora.
      (1) **Tratamento médico.** Em *cadelas reprodutoras*, o tratamento médico tem taxa de sucesso de 40% para futuras gestações a termo.
         (a) Prostaglandinas são administradas para estimular a luteólise, diminuir os níveis séricos de progesterona e estimular a drenagem uterina.
         (b) Pode ser necessária lavagem uterina para facilitar a drenagem e para obter amostras para cultura bacteriana e testes de sensibilidade aos antimicrobianos.
         (c) Apesar de antimicrobianoterapia e tratamento de apoio aproriados, a melhora clínica pode não ser observada até 48h ou mais. Por esta razão, o tratamento médico pode não ser aproriado para animais criticamente doentes.
         (d) A taxa de recorrência é de 70% em dois anos.
      (2) **Tratamento cirúrgico. Se a função reprodutora não é essencial** ou o animal está gravemente doente, a *ovarioisterectomia* é o tratamento cirúrgico de escolha. Fluidoterapia e antimicrobianoterapias de apoio são fornecidas conforme necessário.

3. **Edema vaginal (hiperplasia) e prolapso** são condições da fêmea intacta e ciclando.
   a. **Fisiopatologia**
      (1) O edema vaginal resulta de dobras mucosais excessivas no assoalho da vagina devido à estimulação estrogênica durante a fase folicular do estro.
      (2) O prolapso vaginal também ocorre mais comumente durante o estro e pode ser causado por traumatismo na reprodução ou esforço excessivo.

(3) Como ambas as condições são mais comuns em cães braquicefálicos, foi proposta uma predisposição hereditária.
  b. **Apresentação clínica.** Tecido mucosal edematoso é observado saindo através dos lábios vulvares.
    (1) No prolapso vaginal, o tecido forma um anel com forma de cilindro com uma abertura patente no centro. A cérvix e o orifício uretral externo podem estar envolvidos.
    (2) No edema vaginal, o tecido se origina do assoalho da vagina.
  c. **Diagnóstico.** O diagnóstico diferencial deve incluir tumores da vagina e do vestíbulo. Os sinais apresentados podem ser similares e a biópsia é recomendada se os resultados do exame vaginal são inconclusivos.
  d. **Tratamento**
    (1) **Tratamento médico**
      (a) Casos leves de edema e prolapso podem regredir espontaneamente durante o diestro. O tecido exposto deve ser protegido de dessecação ou autotraumas até que ocorra a regressão.
      (b) O edema vaginal tem sido tratado medicamente com acetado de megestrol ou hormônio liberador de gonadotrofina administrado no início do ciclo estral para evitar a ovulação.
    (2) **Tratamento cirúrgico**
      (a) O prolapso vaginal pode ser tratado pela **redução manual** sob anestesia geral usando *sutura retentora labial*. Um cateter permanente é colocado até que o edema desapareça. Prolapsos recorrentes podem exigir sutura do corpo uterino ou amplo ligamento à parede abdominal.
      (b) Em casos de prolapso ou edema com necrose ou infecção da mucosa, o **tecido desvitalizado é ressecado cirurgicamente** e o **canal vaginal é reconstruído** com suturas absorvíveis. *Episiotomia* através da parede vaginal dorsal propicia exposição adicional se necessária.
      (c) **Ovarioisterectomia** é recomendada para casos recorrentes.
4. **Hipertrofia clitoriana** pode ocorrer em animais com distúrbios da intersexualidade ou secundária à administração de esteróides anabólicos.
  a. **Apresentação clínica.** O tecido hiperplásico pende para fora dos lábios da fenda vulvar. Um pequeno osso (*os clitóris*) pode estar presente.
  b. **Tratamento.** A *excisão cirúrgica* é recomendada se o tecido está causando irritação mecânica ou por razões cosméticas. Como a abertura uretral está logo cranial ao local da incisão, a cateterização é recomendada para identificar e proteger a uretra. Pode ser necessária a episiotomia para melhorar a exposição.
5. **Distocia**
  a. **Etiologia.** Tanto fatores maternais como fetais contribuem na distocia.
    (1) Tamanho fetal anormal, forma ou apresentação aumentam o risco de obstrução do canal do nascimento.
    (2) Causas maternais incluem o estreitamento do canal pélvico, anormalidades do útero e trato reprodutivo caudal e inércia uterina primária ou secundária.
  b. **Diagnóstico.** Os critérios indicativos de necessidade de avaliação veterinária incluem:'
    (1) Gestação prolongada por mais de 68 dias.
    (2) Ausência de contrações ou parto após separação da placenta (sinalizada pelo aparecimento da lóquia, um corrimento uterino verde escuro).

(3) Fortes contrações uterinas sem nascimento em 30 min, contrações fracas sem nascimento em 2 h ou cessação das contrações sem nascimento em 4 h.
(4) O alojamento de um filhote no canal pélvico.
(5) Sinais de toxicidade (depressão, fraqueza e febre) num animal em gestação.
(6) Corrimento vaginal anormal (malcheiroso, purulento ou hemorrágico).
(7) Sinais radiográficos de morte fetal (p. ex., acúmulo de gás intrafetal e colapso da coluna vertebral ou crânio), obstrução pélvica ou feto de tamanho exagerado.
  c. **Tratamento**
    (1) **Não-cirúrgico** é reservado para os casos de distocia não-obstrutiva sem inércia uterina primária ou completa.
      (a) Agentes ecbólicos (p. ex., ocitocina) são administrados para estimular as contrações uterinas, diminuir a hemorragia uterina e promover a involução uterina. Fluidoterapia adicional é providenciada conforme necessário.
      (b) Se o tratamento é eficaz deve aparecer uma resposta rápida. Se não, a imediata intervenção cirúrgica aumenta a possibilidade de obter fetos viáveis.
    (2) **Cesariana** é recomendada para inércia uterina primária, distocias mecânicas ou obstrutivas e para inércia uterina secundária irresponsiva à ocitocina.
      (a) **Anestesia.** Podem ser usadas anestesia geral ou regional, a decisão é fundamentada nas condições do paciente e na preferência pessoal do cirurgião ou anestesista.
        (i) Drogas e dosagens devem ser escolhidas para minimizar a depressão pós-anestésica tanto na mãe como nos recém-nascidos.
        (ii) A velocidade da cirurgia é importante, porque um "tempo longo entre anestesia e parto" está associado com aumento da morbidade e mortalidade fetal.
      (b) **Técnica**
        (i) Após celiotomia ventral de linha média, cada feto é removido através de uma incisão longitudinal única no corpo uterino dorsal e entregue a um assistente para ressuscitação. O útero é inspecionado para assegurar que todas as placentas foram removidas antes de uma sutura de duas camadas invaginantes com material de sutura absorvível.
        (ii) Ocitocina é administrada durante a cirurgia para estimular as contrações uterinas. A persistência de hemorragias uterinas pode necessitar de ovarioisterectomia.
  d. **Complicações pós-operatórias**
    (1) Hipovolemia e hipotensão são tratadas com fluidoterapia de reposição.
    (2) Agalactia pode ser um problema inicial, mas usualmente se resolve dentro de 24 h. Ocitocina pode ajudar a estimular a produção de leite.
D. **Ovarioisterectomia** é a remoção cirúrgica dos ovários e útero.
  1. **Indicações.** A ovarioisterectomia é um procedimento eletivo comum para esterilizar fêmeas jovens que não se deseja procriar. Se realizada antes do primeiro ciclo estral, a ovarioisterectomia diminui o risco de futuros tumores de glândula mamária. Se a cirurgia é protelada até os 2,5 anos de idade, este efeito protetor é perdido. Outras indicações para a ovarioisterectomia são:
    a. Estro prolongado resultante de cistos ovarianos.
    b. Tumores ovarianos ou uterinos.
    c. Doença uterina (p. ex., metrite, hiperplasia endometrial cística, piômetra, torção ou prolapso).

d. Edema vaginal.
e. Prevenção de alterações hormonais que interferem no tratamento contra diabete e epilepsia.

2. **Técnica cirúrgica**
   a. **Acesso.** Pode ser usada uma celiotomia ventral de linha média (centrada entre o umbigo e o púbis) ou o acesso no flanco paralombar. A incisão de linha média permite melhor visualização e remoção mais fácil do corpo uterino.
   b. **Ligação dos pedículos ovarianos e uterino.** Os ovários são exteriorizados por esticamento ou ruptura dos ligamentos suspensores.
      (1) A técnica de três pinças e sutura com material absorvível é usada para ligar os pedículos ovarianos e uterino, cortando o último logo na frente da cérvix.
      (2) Se o ligamento é vascular, como é o caso com freqüência em cães mais velhos, uma ou mais ligaduras devem ser colocadas antes da transecção.

3. **Complicações** da cirurgia incluem:
   a. Hemorragia dos pedículos ovarianos e uterino
   b. Reincidência do estro resultante de tecido ovariano residual.
   c. Infecção do coto uterino.
   d. Traumatismo ureteral iatrogênico.
   e. Incontinência urinária responsiva a estrógeno
   f. Tratos fistulosos e formação de granulomas resultantes de ligaduras com material multifilamentar ou fios de náilon não-absorvível.

VI. SISTEMA REPRODUTOR MASCULINO

A. **Anatomia**
   1. Os **testículos** ou gônadas masculinas são localizados externos à cavidade abdominal dentro do *escroto*. Cada testículo é fixo à parede escrotal pela túnica vaginal parietal e ligamentos caudais do epidídimo. A outra terminação do testículo é estabilizada pelo cordão espermático e túnicas vaginais.
   2. Os **epidídimos** estocam e transportam os espermatozóides maduros e se dividem em três regiões: cabeça, corpo e cauda. A última estrutura continua cranialmente com o cordão espermático como *ducto deferente*.
   3. O **cordão espermático** se estende do anel inguinal interno até o escroto. Contém o ducto deferente, os vasos testiculares (cujas veias formam o *plexo pampiniforme*) e os vasos cremastéricos e nervos. Logo que entram na cavidade abdominal estas estruturas divergem a seus vários destinos:
      a. O ducto deferente deságua na uretra prostática na superfície dorsal da próstata.
      b. A artéria testicular originada da aorta ao nível da quarta vértebra lombar. A veia testicular deságua na veia cava caudal e artéria renal esquerda.
   4. A **glândula prostática** envolve a uretra proximal e o colo da bexiga em cães. Ela é o único órgão sexual acessório em cães machos e sua secreção provê um veículo para os espermatozóides. Ainda que os gatos machos tenham glândula prostática, doenças prostáticas em gatos são raras.
   5. O **pênis**, o órgão copulatório masculino, é dividido em três regiões:
      a. A **raiz** é ligada à tuberosidade isquiática pelo músculo isquiocavernoso e corpo cavernoso.
      b. O **corpo** consiste do corpo cavernoso, corpo esponjoso e uretra peniana proximal.
      c. A **glande** contém a uretra distal e a abertura uretral externa. Em cães, a glande

contém o osso peniano, um pequeno osso envolvido proximalmente pelo *bulbus glandis* e caudalmente pela *pars longa glandis*.

B. **Distúrbios congênitos.** *Criptorquidismo* é a anomalia congênita mais comum do sitema reprodutor masculino e compreende a falha de um ou ambos os testículos descer para o interior do escroto.
   1. **Fisiopatologia.** Acredita-se que o criptorquidismo é uma condição hereditária. O testículo afetado pode ser encontrado próximo da bolsa escrotal, no canal inguinal ou no interior do abdômen. A maior temperatura destes ambientes atípicos resulta em degeneração do epitélio germinativo e perda da espermatogênese. A função endócrina é afetada minimamente.
   2. **Diagnóstico** é baseado na palpação. Como a descida do testículo pode ocorrer a qualquer tempo até os 6 meses de idade, o diagnóstico definitivo não pode ser feito antes desta idade.
   3. **Tratamento.** O posicionamento cirúrgico do testículo no interior do escroto (orquiopexia) não é perdoada em medicina veterinária. Ao contrário, a *remoção cirúrgica* é recomendada porque o testículo criptorquida tem maior risco de torção do cordão espermático e de neoplasia testicular.
      a. Testículos extra-abdominais são removidos usando técnicas de castração padrão (veja VI D).
      b. Testículos abdominais podem ser removidos usando tanto uma incisão abdominal mediana ventral como paraprepucial. A localização é facilitada tracionando o ducto deferente ou vasos testiculares.

C. **Condições adquiridas**
   1. **Doenças prostáticas** são mais comuns em cães machos, velhos e não-castrados, ainda que possa ocorrer em machos castrados. Doença prostática é rara em gatos.
      a. **Fisiopatologia**
         (1) **Hiperplasia prostática benigna** é uma alteração devido ao envelhecimento observada em cães machos tanto sob influência de testosterona como de estrógeno.
            (a) A exposição prolongada de testosterona causa **hiperplasia glandular**.
            (b) A exposição ao estrógeno causa **metaplasia escamosa**.
         (2) **Prostatite supurativa** ocorre quando bactérias colonizam a glândula prostática, usualmente por via de uma infecção ascendente do trato urinário. Se não for tratada, desenvolvem-se microabcessos que coalescem, resultando em *abcesso prostático*.
         (3) **Cistos prostáticos** resultam tanto de oclusão dos ductos secundária à metaplasia escamosa como do aumento de secreção pelo tecido glandular. *Cistos paraprostáticos* aparecem do útero masculino, um remanescente dos ductos mulerianos adjacentes à glândula prostática.
         (4) **Neoplasia prostática** pode ser primária ou secundária ao câncer uretral ou da bexiga. Os mais comuns são carcinoma de célula transicional e adenocarcinoma.
      b. **Apresentação clínica.** Os sinais clínicos usualmente são o resultado de pressão em estruturas adjacentes e podem incluir:
         (1) Problemas com defecação (constipação, tenesmo e disquezia).
         (2) Sinais do trato urinário (hematúria, sangramento entre as micções, retenção de urina e incontinência urinária).
         (3) Problemas de locomoção (rigidez dos membros posteriores, claudicações ou fraqueza).

(4) Sinais sistêmicos de doença (depressão, perda de peso corporal, anorexia e febre), especialmente se a causa subjacente é infecciosa ou neoplásica.

c. Diagnóstico
  (1) Exame físico. Exame retal digital provê informações sobre o tamanho, simetria, textura e mobilidade da próstata.
   (a) Prostatomegalia simétrica está associada com hiperplasia benigna e prostatite.
   (b) Aumento assimétrico é encontrado mais freqüentemente com cistos, abcessos e neoplasia.
  (2) Estudos de imagens
   (a) Radiografias abdominais e ultra-som podem revelar áreas císticas dentro da glândula bem como linfadenopatia lombar.
   (b) Se há suspeita de neoplasia, são recomendadas radiografias pélvicas e torácicas à procura de metástases pulmonares ou ósseas.
  (3) Estudos laboratoriais
   (a) Diagnóstico citológico pode ser obtido da análise do sedimento urinário, líquido prostático e seminal, lavado prostático e aspirado prostático obtido com agulha. Deve-se ter cautela com cistos e abcessos para evitar lacerações da glândula e contaminação da cavidade abdominal.
   (b) O diagnóstico histológico pode ser obtido tanto por biópsia percutânea orientada por ultra-som como no momento da cirurgia.

d. Opções de tratamento
  (1) Antibióticos baseados nos resultados de cultura bacteriana e testes de sensibilidade são usados para tratar prostatites bacterianas. A droga selecionada deve ser capaz de alcançar concentrações terapêuticas no interior da próstata.
  (2) A **castração** é recomendada para hiperplasia e prostatite supurativa com objetivo de diminuir a glândula e diminuir as secreções glandulares. O *tratamento estrogênico* tem um efeito similar, mas leva ao risco de supressão da medula óssea e de metaplasia escamosa da próstata.
  (3) Marsupialização da glândula prostática é um tratamento cirúrgico para cistos prostáticos e grandes abcessos não-ressecáveis. Nesta técnica é criada uma fístula entre o compartimento líquido e a parede abdominal para drenagem.
   (a) O estoma cicatriza por granulação em várias semanas.
   (b) A complicação primária é a cicatrização prematura que causa a recorrência do cisto ou abcesso.
   (c) É recomendada a castração concomitante.
  (4) Prostatectomia subtotal (intracapsular) é indicada para cistos múltiplos e microabcessos. Também é um tratamento paliativo para neoplasias prostáticas. A vantagem da prostatectomia intracapsular sobre a prostatectomia completa é que ela poupa os nervos essenciais e o aporte sangüíneo para a bexiga urinária e esfíncter ureteral, localizados na superfície dorsal do colo da bexiga e próstata.
   (a) Aproximadamente 80% do parênquima doente é removido com eletrocautério, deixando uma tira dorsal de uretra como uma ponte para a regeneração epitelial. A cápsula prostática, com uma fina margem de parênquima, é suturada para prevenir o vazamento de urina (Figura 12-7).
   (b) Após a cirurgia, um cateter urinário permanece 5 dias no local para manter a descompressão da bexiga e minimizar o estresse na linha de sutura.
  (5) Prostatectomia completa, ainda que factível tecnicamente, usualmente resulta em incontinência urinária. O vazamento da urina e a estenose uretral também

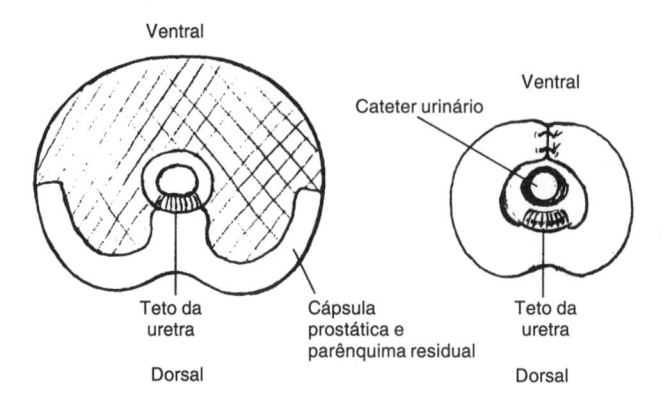

FIGURA 12-7 Numa prostatectomia intracapsular a cápsula ventral e o parênquima são removidos (área achuriada) deixando uma tira de mucosa uretral dorsalmente e cápsula suficiente para fechar ao redor de um cateter urinário permanente.

são complicações comuns. Estes problemas, associados com o prognóstico de longo prazo desfavorável para a neoplasia prostática limitam a utilidade deste procedimento.
2. **Tumores testiculares** são comuns em cães mais velhos, mas raros em gatos. A ocorrência múltipla é comum com 50% dos cães afetados tendo envolvimento bilateral. Testículos retidos apresentam maior risco.
   a. **Classificação**
      (1) **Seminoma** é a causa neoplásica mais comum de aumento escrotal.
      (2) **Tumores de célula de Sertoli** são os tumores mais comuns em testículos retidos (criptorquidismo). Tem o potencial de metastatizar e de produzir estrógeno, causando feminilização e toxicidade à medula óssea.
      (3) **Tumores de célula intersticial** usualmente são pequenos e assintomáticos, não causando nem aumento escrotal nem feminilização.
   b. **Apresentação clínica**
      (1) Inchamento escrotal ou assimetria detectável por palpação dos testículos.
      (2) Sinais de feminilização, vistos com tumores de célula de Sertoli, incluem alopecia, hiperpigmentação, prepúcio penduloso, atrofia do pênis e ginecomastia.
   c. **Diagnóstico**
      (1) Exame de sangue pode revelar sinais de toxicidade pelo estrogênio (trombocitopenia, granulocitopenia e anemia).
      (2) A doença metastática pode ocorrer em até 15% dos cães com tumores de célula de Sertoli primariamente por espalhamento linfático.
   d. **Tratamento**
      (1) A castração com remoção do cordão espermático adjacente é o tratamento de escolha.
      (2) Antibióticos profiláticos, plasma rico em plaquetas e esteróides anabólicos podem ser necessários em casos de supressão da medula óssea.
3. **Lesão peniana.** Devido sua localização exposta, o pênis é vulnerável a lesões por mordidas, estrangulamentos, traumatismos obtusos e penetrantes e lesões reprodutoras.

a. **Apresentações clínicas** dependem da extensão da lesão.
   (1) Hemorragia é o sinal clínico mais comum e pode ser intermitente ou profusa.
   (2) Disúria e hematúria podem ser observadas com ruptura da uretra peniana ou fratura do osso peniano.
   (3) Pêlos ou material estranho enrolado na base do pênis resultam numa aparência estrangulada com edema dos tecidos, dor e necrose.
b. O **diagnóstico** é baseado, primariamente, no exame clínico. O exame radiográfico ajuda definir a extensão de alguma lesão uretral.
c. **Diagnóstico diferencial** inclui *parafimose* (incapacidade de retrair o pênis para dentro do prepúcio), *priapismo* (ereção persistente) e *tumores penianos* (tumor venéreo transmissível).
d. **Tratamento**
   (1) **Lacerações leves e lesões de mordidas** deixam-se cicatrizar por granulação. Ferimentos profundos com hemorragia persistente exigem sutura da túnica albugínea e da mucosa peniana.
   (2) **Fraturas do osso peniano** são tratadas conservadoramente com cateterização urinária e repouso. Raramente é necessária redução aberta e fixação para fraturas instáveis.
   (3) **Ruptura uretral incompleta** também responde bem à cateterização urinária e repouso. A transecção uretral completa exige anastomose e cateterização pós-operatória por 2 a 3 semanas.
   (4) **Traumatismo grave** com infecção extensa ou necrose pode exigir amputação peniana parcial ou amputação com uretrostomia escrotal e perineal.

D. **Orquiectomia** (castração) é a remoção cirúrgica dos testículos.
   1. **Indicações.** A castração é um procedimento eletivo comum para esterilizar jovens machos não-intencionados para reprodução ou para modificar certas caracteríticas comportamentais masculinas. Outras indicações incluem:
      a. Criptorquidismo.
      b. Neoplasia testicular.
      c. Traumatismo escrotal ou testicular grave.
      d. Orquite crônica ou epididimite.
   2. **Princípios cirúrgicos**
      a. **Gatos.** Os testículos são removidos através de incisões escrotais bilaterais. O cordão espermático é ligado com suturas absorvíveis ou ligado com nó em formato de "8".
      b. **Cães.** Uma incisão pré-escrotal simples é utilizada em cães. A técnica de ligação depende da preferência do cirurgião e do tamanho do paciente.
         (1) Numa **castração fechada,** a túnica vaginal é removida com o testículo. Esta técnica causa inchamento escrotal mínimo e é usada para cães que pesam menos de 20kg.
         (2) Numa **castração aberta,** os testículos são removidos através de uma incisão na túnica vaginal. As ligaduras ao redor dos cordões espermáticos são mais seguras com este método. Por esta razão, esta técnica é recomendada para cães grandes ou quando o cirurgião é inexperiente. A castração aberta é associada com um aumento da incidência de inchamento escrotal e hematomas.
      c. Se o escroto está muito traumatizado ou necrótico, é feita a **ablação escrotal** concomitantemente.

LEITURAS SELECIONADAS

ALLEN, S. W. & MAHAFFEY, E. A. : Canine mammary neoplasia: Prognostic indicator and response to surgical therapy. *J. Am. Anim. Hosp. Assoc. 25:* 540-6; 1989.

BJORLING, D. E. (ed) : Urinary System. In *Textbook of Small Animal Surgery,* 2nd ed. Ed. by SLATTER, D. S. Philadelphia, W. B. Saunders, 1993, pp 1368-495.

BJORLING, D. E. & PETERSEN, S. W. : Surgical techniques for urinary tract diversion and salvage in small animals. *Comp. Cont. Ed. Pract. Vet. 12:* 1699-1708, 1990

BJORAB, M. J. (ed) : *Current Techniques in Small Animal Surgery,* 3rd ed. Philadelphia, Lea & Febiger, 1990, pp 367-440

GREGORY, C. R. : Renal transplantation in cats. *Comp. Cont. Ed. I ract. Vet. 14:* 1325-38; 1993.

HARARI, J. & DUPUIS, J. : Surgical treatments for prostatic diseases in dogs. *Semin. Vet. Med. Surg. 10:* 43-7;1995.

HOLT, P. E. : Surgical management of congenital urethral sphincter mechanism incomtepence in eight female cats and a bitch. *Vet. Surg. 22:* 98-104; 1993.

NORRIS, A. M., LAING, E. J. & VALLI, V. E. O. : Canine bladder and urethral tumors: A retrospective study of 115 cases. *J. Vet. Int. Med. 6:* 145-53; 1992.

STONE, E. A. (ed) : Reproductive System. In: *Textbook of Small Animal Surgery,* 2nd ed. Ed. by SLATTER, D. S. Philadelphia, W. B. Saunders, 1993, pp 1293-367.

STONE, E. A. & BARSANTI, J. A. (eds) : *Urilogic Surgery of the Dog and Cat.* Philadelphia, Lea & Febiger, 1992.

STONE, E. A. & MASON, L. K. : Surgery of ectopic ureters: Types, method of correction, and postoperative results. *J. Am. Anim. Hosp. Assoc. 26:* 81-8; 1990.

WITHROW, S. J., MacEWEN, P. EX. (eds) : *Clinical Veterinary Oncology.* Philadelphia, J. B. Lippincott, 1989, pp 283-324.

13

Glândulas Exócrinas e Endócrinas

Elizabeth J. Laing

I. GLÂNDULAS ADRENAIS

A. Anatomia
1. O par de glândulas adrenais retroperitoneais está localizado cranial e medial a cada rim. A cápsula da adrenal direita pode ser contínua com a túnica externa da veia cava caudal.
2. Cada glândula consiste de um **córtex** externo e uma **medula** interna. O córtex pode ser dividido adicionalmente em 3 zonas funcionais. Cada área é responsável pela produção de uma classe diferente de hormônios.
    a. A porção mais externa do córtex, a **zona glomerulosa**, produz *mineralocorticóides* como a aldosterona.
    b. A porção intermediária do córtex, a **zona fasciculada**, produz cortisol e outros *glicocorticóides*.
    c. A porção mais interna do córtex, a **zona reticular**, produz *andrógenos e estrógenos*.
    d. A **medula** produz as *catecolaminas* epinefrina e norepinefrina.

B. Distúrbios tratados com cirurgia
1. **Hiperadrenocorticismo** (Síndrome de Cushing).
    a. **Fisiopatologia.** Hiperadrenocorticismo é uma doença sistêmica resultante da *secreção excessiva de cortisol* pela glândula adrenal.
        (1) A causa mais comum da doença espontânea nos cães é a **hiperplasia adrenocortical dependente da hipófise (doença de Cushing).** Esta condição bilateral resulta da produção aumentada de hormônio adrenocorticotrópico (ACTH) pela adeno-hipófise devido a um adenoma hipofisário ou à secreção excessiva de fator liberador de corticotropina pelo hipotálamo.

(2) Tumores adrenocorticais podem produzir grandes quantidades de cortisol independente da produção de ACTH. Os tumores podem ser benignos (adenomas) ou malignos e localmente invasivos (carcinomas). Tumores bilaterais são incomuns.

(3) Hiperadrenocorticismo iatrogênico resulta do tratamento excessivo com medicação glicocorticóide.

b. Apresentação clínica. Devido aos efeitos sistêmicos do cortisol, vários órgãos são afetados.

(1) Polidipsia e poliúria são os sinais mais comuns citados pelos proprietários e resultam do aumento do fluxo renal de sangue e da inibição de liberação do hormônio antidiurético.

(2) Alterações de pele incluem alopecia bilateral simétrica, hiperpigmentação, pele fina e cútis calcinosa.

(3) Abdômen penduloso resulta de hepatomegalia e obesidade (causada pela polifagia).

(4) Fraqueza muscular resulta dos efeitos catabólicos do cortisol. *Miotonia*, com sua característica de andar rígido, ocorre menos comumente.

c. Diagnóstico se baseia em testes laboratoriais e radiografia.

(1) Os achados laboratoriais sugestivos de hiperadrenocorticismo incluem neutrofilia, eosinopenia, linfopenia e níveis elevados de fosfatase alcalina e lipídios plasmáticos. Hiperglicemia e glicosúria causadas por diabete melito concomitante ocorrem em 10-20% dos pacientes.

(2) Testes laboratoriais e radiográficos específicos são necessários para confirmar e localizar a doença.

(a) Estimulação por ACTH, supressão por dose baixa de dexametasona e relação urinária de corticoide-creatinina usualmente podem confirmar o diagnóstico de hiperadrenocorticismo.

(b) Medida da concentração plasmática de ACTH endógeno e teste de supressão de dose alta de dexametasona permitem distinguir entre hiperadrenocorticismo dependente da hipófise e neoplasia adrenal.

(c) Aproximadamente 50% dos tumores adrenais são calcificados e podem ser vistos com radiografias abdominais, ultra-som ou tomografia computadorizada.

d. Manejo médico é o tratamento de escolha para hiperplasia adrenal dependente da hipófise em cães. Também ajuda reduzir os riscos de complicações associadas com adrenalectomia quando usada antes da cirurgia.

(1) Mitotano (o,p'-DDD) causa destruição seletiva da zona fasciculada e reticular. Como a zona glomerulosa é poupada, a produção de mineralocorticóides usualmente não é afetada. O mitotano também tem sido usado para tratar tumores adrenocorticais malignos em pacientes com doença metastática para evitar a alta morbidade e mortalidade associada com a cirurgia.

(2) Cetoconazol suprime a concentração sérica de cortisol e a resposta da adrenal ao ACTH em cães. Não é eficaz em gatos.

e. A **cirurgia** é recomendada para animais com tumores adrenais, para gatos com hiperplasia dependente da hipófise e para cães com hiperplasia dependente da hipófise e não-responsiva ao manejo médico.

(1) Adrenalectomia é a remoção cirúrgica de uma ou ambas as glândulas adrenais.

(a) Acessos

(i) **Acesso ventral de linha média** permite alcançar ambas as glândulas bem como a avaliação do restante do abdome. A desvantagem deste acesso é que a excisão cirúrgica pode ser difícil em animais obesos ou de tórax profundo.

(ii) O **acesso retroperitoneal** usa uma incisão tipo tela, logo caudal à última costela. Este acesso provê melhor exposição da glândula individual, mas exige que a lesão seja localizada antes da cirurgia.

(b) **Dissecção.** Atenção cuidadosa precisa ser atribuída à *hemostasia* durante a adrenalectomia e à preservação do *suprimento de sangue ao rim adjacente.*

(i) Tumores adrenais podem ser vascularizados e invasivos; pinças hemostáticas devem ser usadas conforme necessário.

(ii) Invasão de trombos ou do tumor na veia cava caudal exige a venotomia.

(c) **Fechamento.** Como o hiperadrenocorticismo pode retardar a cicatrização, suturas não-absorvíveis são usadas para fechar o ferimento e minimizar o risco de deiscência.

(d) **Complicações**

(i) Deficiências de mineralo e glicocorticóides podem se desenvolver rapidamente depois de adrenalectomia uni ou bilateral, necessitando de suplementação exógena. No caso de cirurgia unilateral, a glândula remanescente usualmente assume a função dentro de 2 meses.

(ii) Outras complicações incluem desequilíbrios hidroeletrolítico, hemorragias, insuficiência renal, pancreatite secundária ao traumatismo iatrogênico, má cicatrização e infecções.

(2) **Hipofisectomia** (remoção da glândula hipófise) é um tratamento alternativo para cães com microadenomas hipofisários funcionais ou hiperplasia adenoipofisária não-responsiva ao tratamento médico.

(a) **Acesso.** A via transesfenoidal (transoral) provê o melhor acesso à hipófise e está associada com menor morbidade e mortalidade, quando comparada com o acesso intracraniano.

(i) Após a transecção do palato mole, o osso esfenóide é trepanado no centro da sela túrcica (uma pequena depressão na superfície dorsal do osso esfenóide).

(ii) Este acesso é complicado pela falta de marcas anatômicas confiáveis e pela variação do tamanho e forma dos crânios. A colocação de marcadores radiográficos e a angiografia dos seios venosos podem ajudar a identificar o local da trepanação.

(b) **Dissecação.** A hipófise é extraída através de incisão estrelar na dura-máter, usando ablação por sucção.

(c) **Fechamento.** O local da osteotomia é fechado com cera de osso ou com transplante de músculo do palato mole.

(d) **Complicações**

(i) As **complicações cirúrgicas** incluem hemorragia, lesão iatrogênica ao hipotálamo ou outra estrutura adjacente, deiscência do ferimento e infecções.

(ii) **Complicações resultantes da diminuição da função endócrina da hipófise** incluem infertilidade e diabete insípido transitório. Vasopressina é usada para tratar o diabete e geralmente é necessário suplementar doses baixas de corticosteróides e de hormônios tiróideos pelo resto da vida.

2. **Feocromocitoma** é um tumor funcional da medula adrenal que secreta catecolaminas.
   a. **Apresentação clínica.** Os sinais dependem do tamanho do tumor e do tipo e freqüência da secreção de catecolaminas.
      (1) Pode ocorrer estimulação de ambos os receptores α e β-adrenérgicos, causando intranqüilidade, respiração ofegante, taquicardia, arritmias cardíacas, colapso e morte súbita.
      (2) A invasão da veia cava pelo tumor pode causar ascite obstrutiva e edema.
   b. O **diagnóstico** é baseado nos sinais clínicos, evidências rádio e ultra-sonográficas de adrenomegalia e elevação dos níveis plasmáticos e urinários de catecolaminas.
   c. **Tratamento.** *Adrenalectomia* é o tratamento de escolha.
      (1) **Bloqueadores α e β-adrenérgicos** são administrados *antes da cirurgia* para controlar a hipertensão e as arritmias cardíacas.
      (2) Como estes tumores podem ser muito grandes, recomenda-se o *acesso ventral de linha média.*
      (3) As **complicações pós-cirúrgicas** incluem hemorragia, hipotensão e hipertensão persistente.
   d. O **prognóstico** depende do tamanho do tumor e do grau de invasão local (p. ex., ao rim ou à veia cava). A recorrência é comum e metade de todos os pacientes eventualmente desenvolve metástases pulmonares, no fígado ou nódulos linfáticos. A sobrevivência média de 15 meses foi registrada.

II. GLÂNDULAS TIRÓIDE E PARATIRÓIDE

A. **Anatomia**
   1. A **glândula tiróide** é dividida em dois lobos, localizados adjacentes e de ambos os lados da traquéia, logo atrás da laringe. Vários indivíduos também têm tecido tiróide ectópico encontrado ao longo da linha média desde o osso hióide até a base do coração.
   2. **Duas glândulas paratiróides** estão associadas com cada lobo tiróideo: uma *glândula paratiróide externa* se localiza na fáscia no pólo cranial de cada lobo e uma *glândula paratiróide interna* está incrustada dentro do parênquima tiróideo.
   3. O principal **suprimento sangüíneo** de cada lobo é da *artéria tiróide cranial,* um ramo da artéria carótida comum (Figura 13-1). Em cães a glândula tiróide também é suprida pela *artéria tiróide caudal.* A drenagem venosa é através das *veias tiróidea cranial e caudal.*
B. **Tumores tiróideos**
   1. **Cães**
      a. **Aspectos clínicos**
         (1) A maioria dos tumores tiróideos em cães são **malignos** e **não-funcionais**.
         (2) **Adenocarcinoma,** o tipo histológico mais comum, é caracterizado por *crescimento rápido e invasivo* (Figura 13-2). Metástase aos nódulos linfáticos cervicais e aos pulmões é comum.
      b. **Apresentação clínica**
         (1) O sinal mais comum é uma **tumoração no pescoço ventral.** Grandes tumorações podem descer a traquéia para a entrada torácica.
         (2) A compressão da drenagem linfática ou venosa pode causar **edema facial.**
         (3) **Sinais respiratórios** (p. ex., tosse e dispnéia) podem resultar da pressão ou da invasão da laringe e traquéia ou podem ser secundários a metástases pulmonares.

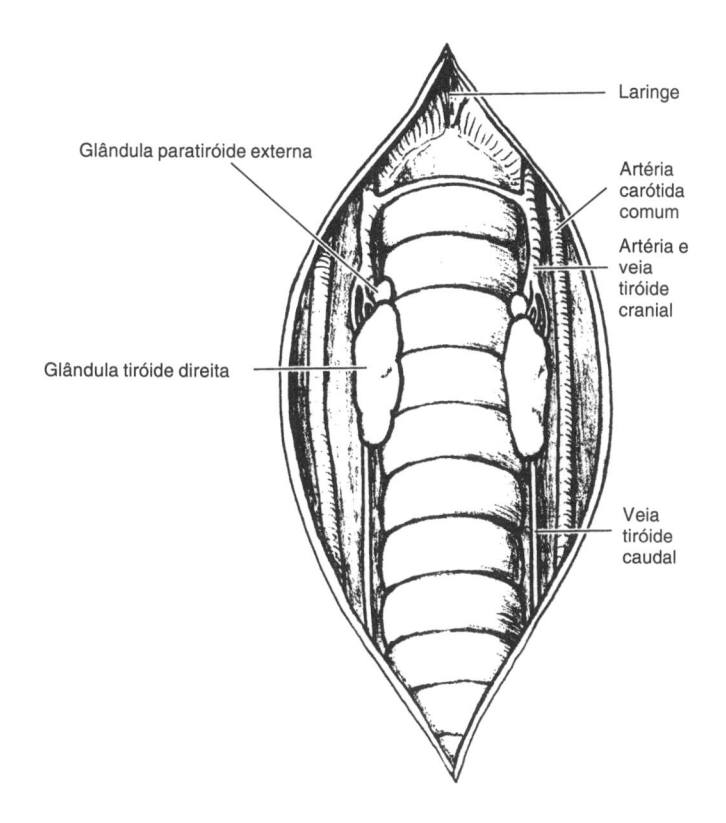

FIGURA 13-1 Vista ventral da anatomia cervical de um gato com aumento tiróide bilateral. O suprimento sangüíneo às glândulas pode ser variável. Para assegurar suprimento adequado à glândula paratiróide externa, os vasos devem ser ligados próximos à cápsula da tiróide.

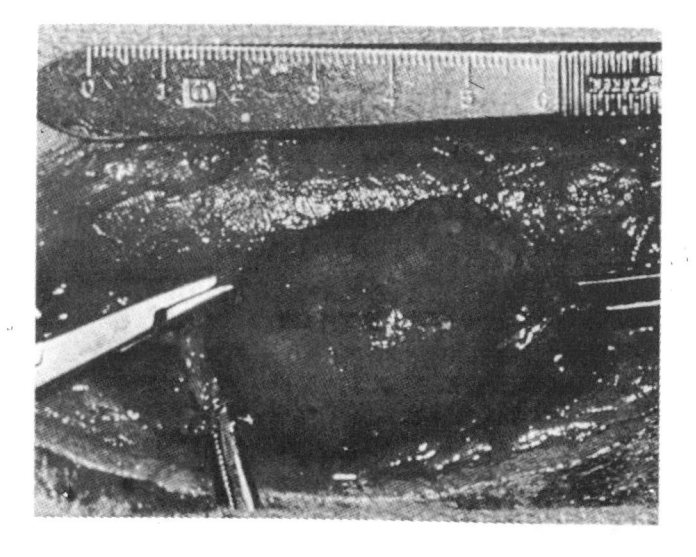

FIGURA 13-2 Vista cervical ventral intra-operatória de carcinoma de tiróide em um cão.

c. **Diagnóstico**
   (1) A aspiração a da tumoração com uma agulha fina pode revelar células neoplásicas, ainda que a diluição por hemorragia seja freqüente. Pode ser necessária uma biópsia com agulha se a citologia for inconclusiva.
   (2) Radiografia torácica e varredura radioisotópica são úteis na identificação de lesões metastáticas.
   (3) A função tiróidea deve ser avaliada em cães que mostram sinais de hipo ou hipertiroidismo.
d. **Tratamento.** A remoção cirúrgica é o tratamento de escolha.
   (1) **Tiroidectomia** é feita através de um acesso cervical ventral.
      (a) Como os tumores são altamente vascularizados, **é essencial uma hemostatia precisa** para evitar graves perdas de sangue. A dissecação cuidadosa é necessária para evitar lesões ao tronco vagossimpático e ao nervo laringeano recorrente.
      (b) Aproximadamente 30% dos carcinomas tiróideos são bilaterais, necessitando da remoção de ambas as glândulas tiróides. Após a cirurgia estes animais são tanto hipotiróideos quanto hipoparatiróideos e necessitam da suplementação diária de hormônio tiróideo, cálcio e vitamina D.
   (2) **Tratamento suplementar.** A quimioterapia adjuvante (p. ex., com doxorrubicina) ou radioterapia pode ser benéfica; quando trata-se de tumores grandes ou invasivos, em alguns casos estas modalidades podem ser usadas em vez da cirurgia.
e. O **prognóstico** depende do tamanho, tipo e ressecabilidade do tumor. A sobrevida média após a excisão cirúrgica é de 7 - 8 meses; contudo animais com tumores benignos ou pequenos carcinomas (< 7cm de diâmetro) têm evolução melhor.

2. **Gatos**
   a. **Aspectos clínicos.** *Adenomas funcionais* e *hiperplasia adenomatosa* (Figura 13-3) são mais comuns em gatos; carcinomas tiróideos são raros.
      (1) Estes tumores produzem **tiroxina** excessiva.

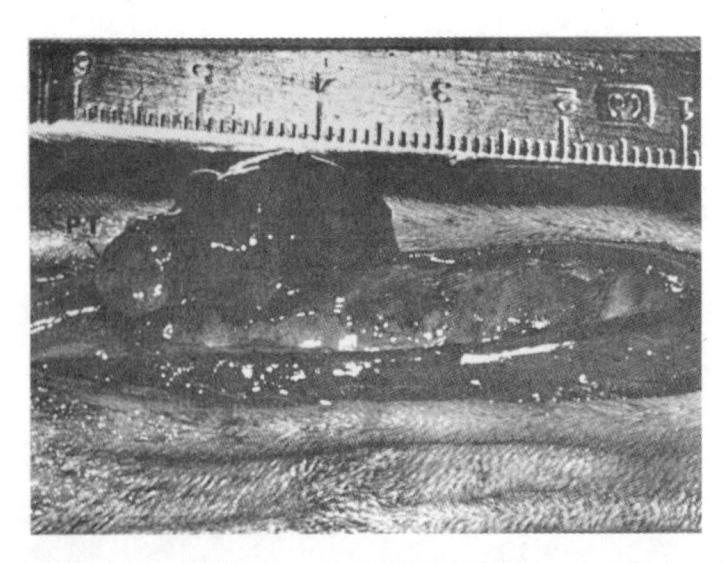

FIGURA 13-3 Hiperplasia adenomatosa da tiróide em um gato. A paratiróide externa (PT) é cranial ao lobo tiróideo afetado.

(2) **Envolvimento bilateral** ocorre em aproximadamente 70% dos gatos afetados.
  b. **Apresentação clínica**
    (1) O hipertiroidismo provoca taquicardia, hiperatividade, perda de peso corporal, polifagia, diarréia, poliúria e polidipsia.
    (2) Menos comumente ocorre **hipertiroidismo apático**. Os sinais incluem depressão profunda, diminuição do apetite e fraqueza muscular.
    (3) Cardiomiopatia hipertrófica secundária ou, menos freqüente, cardiomiopatia dilatada podem produzir sinais de insuficiência cardíaca.
  c. **Diagnóstico**
    (1) **Exame físico.** A palpação com freqüência revela nódulos pequenos e móveis adjacentes ou dorsais à traquéia cervical.
    (2) **Estudos de laboratório**
      (a) Níveis séricos elevados de triiodotironina (T3) e tiroxina (T4) são diagnósticos.
      (b) O teste de supressão de T_3 é usado em gatos que mostram sinais clínicos de hipertiroidismo mas têm níveis no limite ou normais de hormônios tiróideos (T_3 e T_4).
      (c) Outras anormalidades laboratoriais incluem leucocitose, valores elevados de enzimas hepáticas, hiperglicemia e uremia.
3. **Estudos de imagens**
      (a) A varredura tiróidea com radioisótopos usando Tecnécio-99m mostra acúmulo aumentado de radionuclídeo e aumento da glândula afetada.
      (b) A ultra-sonografia cardíaca é usada para avaliar a função do coração em gatos com suspeita de cardiomiopatia.
  d. O **tratamento** objetiva controlar os sinais clínicos com medicação, remover o tecido tiróideo hiperativo ou destruir com iodeto radioativo.
    (1) **Tratamento médico.** O objetivo do tratamento médico é restabelecer o estado eutiróideo ao gato, seja como tratamento primário, seja para estabilizar o paciente antes da cirurgia.
      (a) **Drogas antitiróideas** usadas comumente incluem metimazol e carbimazol, que bloqueiam a síntese de hormônio tiróideo, e propranolol, um bloqueador β-adrenérgico que impede o efeito sistêmico da tiroxina.
      (b) **Efeitos adversos** do tratamento médico incluem transtorno gastrintestinal, anormalidades hematológicas e hepatopatias.
    (2) **Iodeto radioativo** (^{131}I) se concentra e destrói o tecido tiróideo hiperfuncionante. As paratiróides e o tecido tiróideo atrófico são poupados.
    (3) **Tiroidectomia**, a remoção cirúrgica de uma ou ambas as tiróides, é feita através de um acesso cervical ventral (veja a Figura 13-1).
      (a) **Técnica intracapsular modificada.** O parênquima tiróideo é separado das sua cápsula por dissecção obtusa. A maior parte da cápsula então é removida, deixando uma pequena parte ligada à glândula paratiróide externa.
      (b) **Técnica extracapsular.** A glândula paratiróide externa é separada da glândula tiróide por dissecção obtusa e afiada, preservando o suprimento de sangue associado. A dissecção então é continuada caudalmente para remover a glândula tiróide.
  e. **Complicações**
    (1) **Hipocalcemia** ocorre em 6-10% dos gatos que sofrem tiroidectomia bilateral como resultado de lesão das glândulas paratiróides.

(a) Os sinais clínicos de fraqueza, tremores musculares e convulsões ocorrem usualmente se os níveis de cálcio caem abaixo de 6 mg/dl.
(b) Suplementos de cálcio e vitamina D mantêm os níveis normais de cálcio até que a glândula paratiróide se recupere.
(2) Gatos que sofrem tiroidectomia bilateral ou tratamento com ^{131}I ocasionalmente desenvolvem sinais clínicos de **hipotiroidismo,** necessitando de tratamento de substituição com hormônio tiróideo.
(3) Gatos com **insuficiência renal concomitante** podem experimentar uma exacerbação dos sinais clínicos após o tratamento, resultante da diminuição do fluxo sangüíneo renal.
  f. **Prognóstico.** Dependendo da idade do paciente e da gravidade do hipertiroidismo e da disfunção orgânica associada (p. ex., dos rins, coração e fígado), o prognóstico varia de favorável a desfavorável. O recrescimento do tecido tiroideo hiperplásico foi registrado em 8-10% dos gatos que se submeteram à cirurgia ou ao tratamento com ^{131}I. O tempo médio até a recorrência é de 23 meses.
C. **Hiperparatiroidismo primário** é a secreção excessiva de paratormônio (HPT) resultando em hipercalcemia persistente.
  1. **Etiologia.** O hiperparatiroidismo primário é mais freqüentemente o resultado de um adenoma funcional da paratiróide; carcinomas paratiróideos são raros. Adenomas paratiróideos usualmente afetam uma só glândula.
  2. **Apresentação clínica.** Os sinais resultam da hipercalcemia e incluem polidipsia e poliúria, intranqüilidade, diminuição do apetite e fraqueza muscular.
  3. **Diagnóstico**
    a. A anormalidade hematológica mais consistente é a **hipercalcemia** persistente com ou sem hipofosfatemia. Hipercalcemia crônica ou grave pode causar significativo bloqueio renal e uremia.
    b. **Radioimunoensaio de HPT** pode ajudar a diferenciar entre hiperparatiroidismo primário e outras causas de hipercalcemia.
      (1) Animais com hiperparatiroidismo primário usualmente têm níveis aumentados de HPT.
      (2) Animais com hipervitaminose D ou hipercalcemia associada com neoplasias usualmente níveis de HPT baixos a normais.
  4. **Tratamento.** *Paratiroidectomia,* a remoção cirúrgica de uma ou mais glândulas paratiróideas, é o tratamento de escolha.
    a. Animais em crise hipercalcêmica são estabilizados antes da cirurgia com diurese salina e corticosteróides.
    b. Se o tumor não é facilmente visível na cirurgia, a identificação pode ser melhorada com a administração por via intravenosa de azul de metileno, um corante vital captado seletivamente pelo tecido paratiróideo. O azul de metileno, que pode causar anemia de corpúsculos de Heinz em gatos, é contra-indicado nesta espécie.
    c. Um acesso cervical ventral é utilizado. A glândula paratiróide externa é excisada por separação cuidadosa da cápsula da tiróide. Se a excisão parecer incompleta ou se a glândula paratiróide interna está afetada, é recomendada tiroidectomia concomitante.
    d. **Complicações.** *Hipocalcemia pós-operatória* é a complicação mais comum da cirurgia. Se aparecem sinais de hipocalcemia, deve-se suplementar cálcio e vitamina D até que as glândulas paratiróides remanescentes reassumam o funcionamento.

III. PÂNCREAS

A. Anatomia
1. O pâncreas compreende três regiões anatômicas.
   a. O **lobo direito** localiza-se no mesoduodeno. Seu suprimento de sangue, a *artéria pancreaticoduodenal cranial*, é dividido com o duodeno descendente proximal.
   b. O **lobo esquerdo** se localiza no interior do grande omento e é suprido pelo *ramo pancreático da artéria esplênica*.
   c. O **corpo** do pâncreas se localiza dentro do ângulo criado pela região pilórica do estômago e o duodeno.
2. O pâncreas também pode ser dividido em duas áreas funcionais, as regiões exócrina e endócrina.
   a. As **células acinares** do *pâncreas exócrino* secretam enzimas responsáveis pela degradação de proteínas, lipídios e polissacarídeos. Ainda que existam variações, o pâncreas exócrino usualmente é drenado por dois ductos.
      (1) O **ducto pancreático acessório** se abre adjacente ao ducto biliar comum na papila duodenal principal (maior).
      (2) O **ducto pancreático,** mais distal, abre-se na papila duodenal menor.
   b. O **pâncreas endócrino** é composto das *ilhotas de Langerhans*, regiões anatomicamente distintas dispersas por todo o tecido pancreático exócrino que produz e libera hormônios diretamente na corrente sangüínea. Os tipos celulares com funções conhecidas são:
      (1) **Células alfa,** que produzem glucagônio.
      (2) **Células beta,** que produzem insulina.
      (3) **Células delta,** que produzem somatostatina em adultos e gastrina durante o desenvolvimento fetal.
      (4) **Células F,** que produzem polipeptídeo pancreático.

B. Princípios cirúrgicos gerais. Técnica cirúrgica meticulosa e conhecimento da anatomia regional e das doenças subjacentes são essenciais.
1. **Acesso ao pâncreas** é alcançado por *celiotomia cranioventral de linha média.*
2. **Deve ser evitada manipulação tissular excessiva** para prevenir o vazamento de enzimas.
3. **Material de sutura.** Suturas absorvíveis sintéticas não-reativas (p. ex., polidioxanona) ou suturas não-absorvíveis (p. ex., náilon e polipropileno) devem ser usadas para minimizar inflamação do tecido.
4. Em geral, alimento e medicação não são oferecidos no período pós-operatório imediato. Ao contrário, são usados líquidos por via intravenosa e suplemento eletrolítico.

C. Distúrbios do pâncreas endócrino tratado por cirurgia.
1. **Insulinomas (tumor de células das ilhotas ou células β pancreáticas).**
   a. **Fisiopatologia.** Os tumores de células β produzem excessiva quantidade de insulina, resultando em hipoglicemia. Estes tumores malignos freqüentemente metastatizam no fígado e nódulos linfáticos adjacentes.
   b. **Apresentação clínica.** Os sinais resultam tanto de hipoglicemia como do aumento de liberação de catecolaminas.
      (1) Fraqueza intermitente, desorientação, intranqüilidade, tremores musculares, colapso e convulsões focais ou grande mal são comuns.
      (2) Os sintomas com freqüência são disparados pelo jejum e ocorrem após eventos que estimulam a secreção de insulina, como uma refeição ou exercício. A gravidade dos sinais depende da velocidade, grau e duração da hipoglicemia.

c. **Diagnóstico**
   (1) **Tríade de Whipple.** Para confirmar o diagnóstico de hipoglicemia clínica os seguintes critérios precisam ser atendidos:
   (a) Hipoglicemia espontânea.
   (b) Sinais neurológicos consistentes com hipoglicemia.
   (c) Resolução destes sinais com a administração de glicose.
   (2) **Estudos laboratoriais**
   (a) **Estudos hematológicos** são recomendados para excluir outras causas de hipoglicemia, como hipoadrenocorticismo, doença hepática, doença de armazenamento de glicogênio, neoplasia extrapancreática, hipoglicemia juvenil ou de cão de caça, sépsis e jejum.
   (b) **Ensaio de insulina imunorreativo.** O diagnóstico de insulinoma é confirmado pela demonstração de níveis elevados de insulina no plasma em conjunto com hipoglicemia. Amostras de sangue permitem um diagnóstico melhor se coletadas durante um episódio clínico ou após um jejum prolongado.
d. **Tratamento.** A intervenção cirúrgica precoce é o tratamento de escolha.
   (1) Antes da cirurgia os níveis de glicose sérica são estabilizados com refeições freqüentes, suplementação intravenosa de dextrose e corticosteróides.
   (2) Para controlar os sinais clínicos, o tumor primário e todas as lesões metastáticas devem ser removidas.
   (a) Lesões que envolvem os lobos direito distal ou esquerdo são removidas com uma *pancreatectomia parcial*, usando técnica de ligação e dissecção ou técnica de fratura por sutura (Figura 13-4).

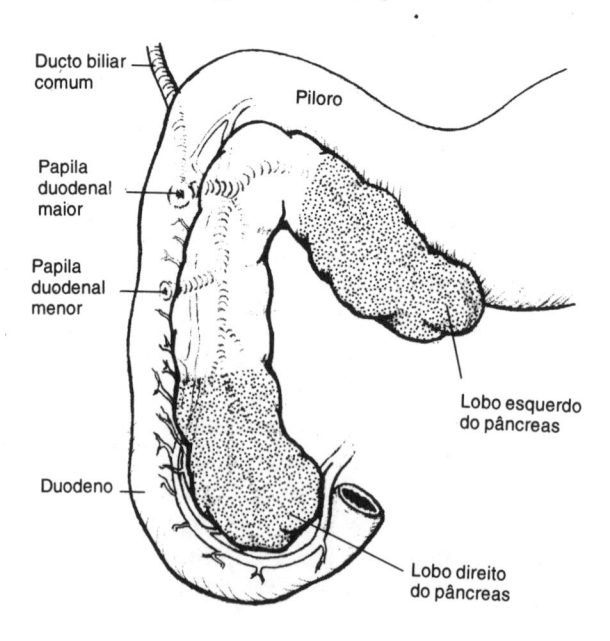

FIGURA 13-4 Áreas disponíveis para pancreatectomia parcial estão marcadas pelo *pontilhado*. As cirurgias no corpo do pâncreas são complicadas pelos ductos biliar e pancreático e compartilham o suprimento sangüíneo com o duodeno proximal. Pancreatectomia parcial pode ser feita tanto por divulsão dos lóbulos e ligação dos ductos (técnica de dissecação e ligação) quanto por envolver a glândula com uma sutura com monofilamento que secciona quando apertada (técnica de fratura por sutura).

b. Lesões no corpo ou no lobo direito proximal são removidas com *excisão local* (enucleação) para evitar danos ao ducto adjacente e ao tecido vascular.
c. Azul de metileno pode ser administrado por via intravenosa para identificar o tecido pancreático e metastático durante a cirurgia. O azul de metileno pode induzir anemia de corpúsculos de Heinz e por isso não deve ser usado em gatos.
(3) Complicações
   (a) Hipoglicemia persistente indica ressecção cirúrgica incompleta e a necessidade de cuidados médicos adicionais.
      (i) Os **corticosteróides** aumentam os níveis plasmáticos de glicose pela estimulação da gliconeogênese hepática e interferindo com os receptores de insulina.
      (ii) O **diazóxido**, um benzotiazídico não-diurético, aumenta os níveis plasmáticos de glicose inibindo a secreção de insulina, aumentando a gliconeogênese hepática e aumentando a secreção de epinefrina.
   (b) Hiperglicemia pós-operatória transitória, resultante da supressão de células β normais, pode exigir o tratamento temporário com insulina.
   (c) Pancreatite iatrogênica resulta do vazamento de enzimas pancreáticas no sítio cirúrgico. A gravidade da pancreatite pode ser minimizada pelo manuseio delicado do tecido, lavagem abdominal durante a cirurgia e suspensão de água e alimentos por 36-48 h após a cirurgia.
e. Prognóstico. Mesmo com a excisão cirúrgica completa, é comum a recorrência do tumor. A sobrevida média é de 18 meses depois da excisão completa e 7-8 meses depois da excisão incompleta com hipoglicemia persistente.

2. Síndrome de Zollinger-Ellison (gastrinoma)
   a. Fisiopatologia. Estes tumores endócrinos não-β, produzem quantidade excessiva de *gastrina*, um hormônio que estimula a secreção de ácido gástrico, resultando em ulceração gástrica e duodenal. Foram registrados gastrinomas pancreáticos e extrapancreáticos.
   b. Apresentação clínica. Ulcerações gastrintestinais crônicas resultam em vômito, hateseme, diarréia, esteatorréia, anorexia e perda de massa corporal.
   c. Diagnóstico
      (1) A ulceração gástrica é confirmada com endoscopia e biópsia.
      (2) Radioimunoensaio revela aumento da concentração de gastrina sérica em conjunto com hipercloridria.
   d. Tratamento
      (1) Tratamento médico. A secreção de gastrina pode ser diminuída pelos antagonistas H_2 tais como cimetidina e ranitidina. Sucralfato promove a cicatrização de úlceras ativas.
      (2) Tratamento cirúrgico. A remoção do tumor é o tratamento de escolha; contudo a presença de doença metastática extensa com freqüência impede a excisão completa do tumor.
         (a) Uma **pancreatectomia parcial** é recomendada para animais que respondem favoravelmente ao tratamento médico pré-cirúrgico.
         (b) Gastrectomia total pode ser necessária para animais que têm doença extrapancreática ou são irresponsivos ao tratamento médico.

D. **Distúrbios do pâncreas exócrino tratados com cirurgia**
   1. **Pancreatite**
      a. **Fisiopatologia.** A pancreatite é caracterizada pela ativação prematura e liberação de enzimas proteolíticas e lipolíticas, causando autodigestão da glândula. A inflamação da glândula pode ser aguda, recorrente ou crônica.
         (1) **Cães.** Em cães a *pancreatite aguda* usualmente é autolimitante e associada com indiscrição dietária. Outras causas incluem hiperadrenocorticismo, administração de glicocorticóides e outras drogas, doença da medula espinhal toracolombar e traumatismo.
         (2) **Gatos** são mais propensos à inflamação pancreática de grau baixo e crônica com atrofia parenquimal secundária e fibrose.
      b. **Apresentação clínica.** Vômitos, dor abdominal cranial e diarréia são os resultados do íleo paralítico. Ocorrem graus variados de fraqueza e depressão dependendo do balanço hidroeletrolítico do paciente.
      c. **Diagnóstico**
         (1) **Achados hematológicos** podem incluir leucocitose neutrofílica, hemoconcentração, hiperlipemia, hipercolesterolemia e níveis elevados de lipase e amilase no soro.
         (2) **Radiografias abdominais** podem revelar aumento da opacidade do tecido mole na região do pâncreas, deslocamentos do duodeno e íleo generalizado.
      d. **Tratamento**
         (1) **Tratamento médico.** Os objetivos do tratamento médico são reduzir as secreções pancreáticas e restabelecer o equilíbrio hidroeletrolítico.
            (a) Alimentação e água oral são suspensos por 2-5 dias e os líquidos administrados parenteralmente para corrigir o desequilíbrio. Nutrição parenteral total (NPT) pode ser necessária se o período de recuperação é prolongado.
            (b) Tratamento com glicocorticóides e antibióticos é reservado para animais que estão febris ou em choque endotóxico.
         (2) **Tratamento cirúrgico** pode ser necessário para animais que deterioram apesar do tratamento médico, mostram sinais de obstrução persistente do ducto biliar ou mostram sinais de infecção secundária ou lesões tumorais.
            (a) **Necrose pancreática** ocorre quando áreas inflamadas do tecido se tornam desvitalizadas. Ainda que pequenas áreas necróticas possam curar espontaneamente, lesões necróticas extensas exigem o *desbridamento cirúrgico e lavagem peritoneal* para remover as enzimas pancreáticas e as células inflamatórias. *Drenagem peritoneal aberta* é indicada se *houver peritonite*.
            (b) **Pseudocistos pancreáticos** são acúmulos de secreções enzimáticas, tecido necrótico e sangue que se desenvolvem em áreas de endurecimento. Pequenos cistos podem resolver espontaneamente. Cistos grandes ou persistentes exigem a *drenagem cirúrgica*.
            (c) **Abcedação pancreática** se desenvolve secundária à necrose ou infecção de um pseudocisto. Os abcessos podem ser estéreis ou conter bactérias gram-negativas ou anaeróbicas. O tratamento inclui o *desbridamento do tecido necrótico, a lavagem peritoneal, a drenagem peritoneal aberta e cuidados de apoio agressivos*.
            (d) **Obstrução biliar extra-hepática ou gastrintestinal** é tratada conforme necessário com *colecistoduodenostomia, gastroduodenostomia* (Billroth I) ou *gastrojejunostomia* (Billroth II) (veja Capítulo 10 III B 3, 4).

e. **Prognóstico.** A recuperação de pancreatite aguda leve usualmente é descomplicada. Inflamações crônicas ou graves podem resultar em insuficiência pancreática endócrina e exócrina.
2. **Neoplasias do pâncreas exócrino**
   a. **Aspectos clínicos. Adenocarcinoma** é o tumor maligno mais comum do pâncreas e pode se originar tanto das células acinares como do tecido ductal. Estes tumores com freqüência causam *obstrução mecânica do duodeno adjacente e do ducto biliar. Metátases amplamente espalhadas* são comuns.
   b. **Apresentação clínica.** Os sinais com freqüência são vagos e incluem vômito, anorexia, fraqueza e perda de peso corporal. Má digestão e insuficiência pancreática podem resultar em fezes volumosas, diarréia, esteatorréia e sinais de deficiência nutricional. Icterícia pode ocorrer secundária à obstrução do ducto biliar extra-hepático.
   c. **Diagnóstico**
      (1) Radiografias abdominais e ultra-sonografia podem revelar um tumor abdominal cranial.
      (2) O diagnóstico definitivo usualmente é feito no momento da cirurgia exploratória. Biópsia de agulha fina pode ser usada para diferenciar neoplasia pancreática difusa de lesões de pancreatite crônica.
   d. **Tratamento.** A excisão cirúrgica raramente é indicada devido à natureza altamente maligna do tumor e à tendência de metástases precoces. A ressecção cirúrgica só é indicada para tumores solitários sem metástases visíveis.
   e. O **prognóstico** é desfavorável.

LEITURAS SELECIONADAS

BIRCHARD, S. J. & SHERDING, R. G. (eds) : *Saunders Manual of Small Anial Practice*. Philadephia, W. B. Saunders, 1994, pp 218-62.

BOJRAB, M. J. (ed) : *Current Techniques in Small Animal Surgery*, 3rd. ed. Philadelphia, Lea & Febiger, 1990, pp 304-8; 431-7.

BOJRAB, M. J. (ed) : *Disease Mechanisms in Small Animal Surgery*, 2nd. ed. Philadelphia, Lea & Febiger, 1993, pp 578-615.

EDWARDS, D. F. ; BAUER, M. S.; M WALKER, M. A. et al: Pancretic masses in seven dogs following acute pancreatitis. *J. Am. Anim. Hosp. Assoc.* 26: 189-98; 1990

ETTINGER, S. J. & FELDMAN, E. C. (eds) : *Textbook of Internal Medicine*, 4th ed. Philadelphia, W. B. Saunders, 1995, pp 1422-1603.

GILSON, S. D., WITHROW, S. J. & ORTEON, E. C. : Surgical treatment of pheochromocytoma: Technique, complications and results in six dogs. *Vet. Surg.* 23: 195-200; 1994.

KITZER, P. P. & PETERSON, M. E. : Mitotane treatment of 32 dogs with cortisol-secreting adrenocortical neoplasms. *J. Am. Vet. Med. Assoc.* 205: 54-61; 1994.

NELSON, R. W. & COUTO, C. G. (eds) : *Essentials of Small Animal Internal Medicine*, 1st ed. St. Louis, Mosby Yaer Book, 1992, pp 525-608.

SLATTER, D. S. (ed) : *Textbook of Small Animal Surgery*, 2nd. ed. Philadelphia, W. B. Saunders, 1993, pp 678-91; 1496-544.

14

Ouvido

Joseph Harari

I. **ANATOMIA.** O ouvido consiste de três partes principais: o ouvido externo, o médio e o interno (Figura 14-1).

A. O **ouvido externo** é composto do pavilhão auricular e do canal externo.
   1. O **pavilhão auricular** pode ser ereto ou penduloso, dependendo do tamanho e forma da *cartilagem auricular*.
   2. O **canal externo** é composto das *regiões vertical* (*lateral*) e *horizontal* (*medial*) e termina na *membrana timpânica*. A *cartilagem anular* envolve o aspecto horizontal do canal externo e liga-se ao *meato auditivo externo* ósseo.

B. O **ouvido médio** é composto da *cavidade timpânica,* que se conecta com a nasofaringe através do *tubo auditivo* (*Eustáquio*) e fecha-se para o exterior pela *membrana timpânica*.
   1. A cavidade timpânica tem uma **bula timpânica** grande e ventral (p. ex., uma projeção óssea ventral e hemisférica). No gato, um septo ósseo incompleto divide a bula em compartimentos dorsolateral pequeno e ventromedial grande.
   2. A cavidade timpânica contém os **ossículos auditivos** e seus músculos associados. Os ossículos auditivos conectam a membrana timpânica com a *janela vestibular* que leva ao espaço perilinfático do ouvido interno.

C. O **ouvido interno** é composto de ductos preenchidos com endolinfa e câmaras.
   1. O **ducto coclear** contém o *órgão de Corti* e o *nervo coclear*.
   2. Os **ductos semicirculares** são conectados ao cérebro pelo *nervo vestibular*.

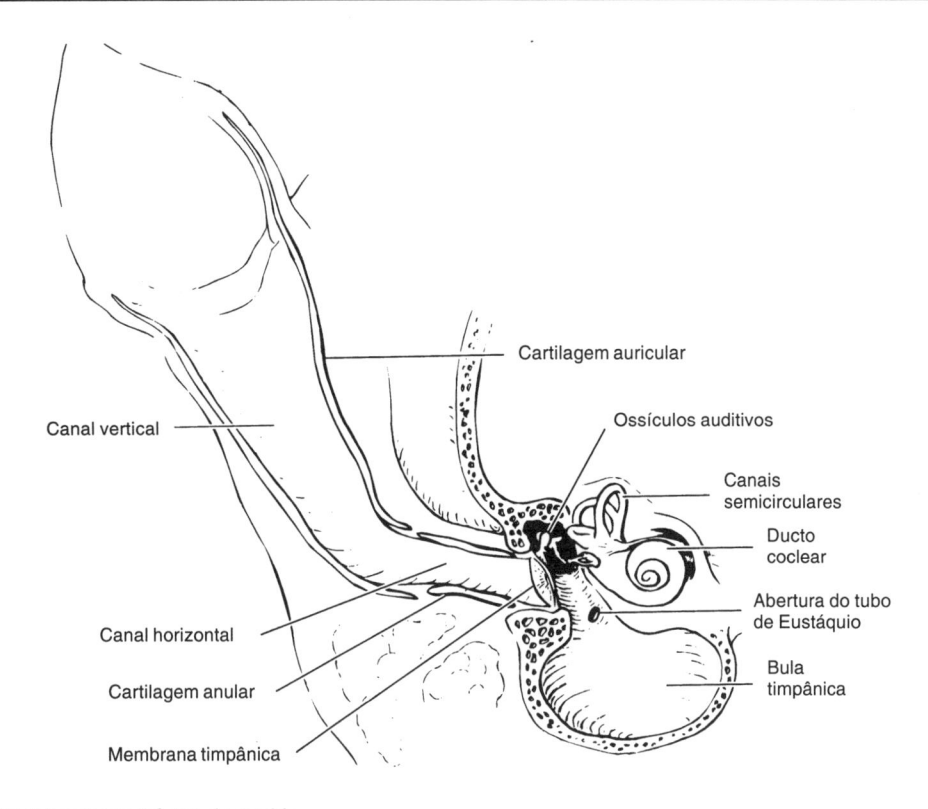

FIGURA 14-1 Anatomia básica do ouvido.

II. FUNÇÕES. O ouvido evoluiu como um órgão da audição e do equilíbrio.

A. **Audição**
   1. O ouvido externo capta e transmite as ondas sonoras à membrana timpânica.
   2. Os ossículos auditivos transmitem as vibrações que atingem a membrana timpânica até a janela vestibular, que os transmite ao espaço perilinfático do ouvido interno.
      a. O movimento dos ossículos produz fluxo líquido coclear que gera impulsos nervosos no ouvido interno que são transmitidos pelo nervo coclear até o cérebro.
      b. Como a cóclea está incrustada no osso temporal, vibrações do crânio podem produzir movimento do líquido e percepção de som, explicando as capacidades residuais de audição em cães após ablação do canal auditivo externo.
B. **Equilíbrio**
   1. O movimento do líquido dentro dos ductos semicirculares estimula células, enviando impulsos ao núcleo vestibular, cerebelo e tronco cerebral através do nervo vestibular.
   2. Os sinais eferentes então são enviados para a medula espinhal para estimular e inibir os músculos nas extremidades, desta forma controlando o equilíbrio.

III. PROCEDIMENTOS CIRÚRGICOS são feitos com freqüência no pavilhão auricular, canal auditivo externo e bula timpânica.

A. **Pavilhão auricular.** As cirurgias do pavilhão auricular incluem *drenagem cirúrgica* e *ressecção*.
   1. **Drenagem cirúrgica de hematoma aural.** Hematoma aural é uma coleção excessiva de sangue em uma cartilagem auricular fraturada.
      a. **Causa.** O hematoma aural é causado por traumatismo a vasos auriculares relacionados com o chacoalhar da cabeça ou com o ato de coçar. O desconforto devido à otite externa pode ser a causa predisponente.
      b. **Sinais clínicos** incluem um inchamento flutuante e macio no aspecto côncavo do pavilhão auricular. Lesões crônicas se tornam firmes e fibróticas e podem contrair e produzir deformações auriculares.
      c. O **tratamento é** baseado na identificação da causa do traumatismo inicial e na evacuação do hematoma. Aspiração com agulha e ataduras do hematoma freqüentemente levam à recorrência, daí que é recomendada a drenagem cirúrgica.
         (1) A drenagem cirúrgica pode ser alcançada com o uso de *drenos de Penrose, cânulas de tetas* ou *drenos de borracha de silicone*.
         (2) Os hematomas que foram substituídos por fibrina ou fibrose devem ser tratados por excisão do tecido afetado e sutura para obliterar o espaço morto.
      d. O **prognóstico** é favorável se a causa subjacente é identificada e corrigida e o hematoma drenado antes de ocorrer fibrose e contração tissular.
   2. **Ressecção e sutura epitelial do pavilhão auricular** são feitas para remover tecido doente resultante de causas ambientais, traumatismos ou doenças neoplásicas.
      a. **Causas ambientais** incluem *dermatite solar* em gatos e *hipotermia*. O *tratamento* envolve ressecção parcial dos tecidos afetados do pavilhão.
      b. Lesões *traumáticas* estão relacionadas com *ferimentos de brigas, infestações crônicas por pulgas ou piolhos* e *autotraumatismos em cães com orelhas pendulosas*. O *tratamento* envolve a sutura dos ferimentos recentes ou a ressecção parcial dos tecidos necróticos bem como o tratamento da causa primária.
      c. **Doenças neoplásicas**
         (1) Em **gatos brancos,** ocorre *carcinoma de células escamosas* nas pontas das orelhas e está associado com dermatite solar. O *tratamento* envolve ampla excisão cirúrgica para prevenir recorrência.
         (2) Em **cães,** *tumor de células mastócitos, carcinoma de células basais e histiocitoma* são tratados por ressecção.

B. **Canal auditivo externo.** Procedimentos cirúrgicos feitos no canal auditivo externo incluem procedimentos feitos só na porção vertical ou em combinação com a porção horizontal.
   1. Os procedimentos cirúrgicos feitos na *porção vertical* ou no canal auditivo externo incluem ressecção da parede lateral e ablação do canal.
      a. **Ressecção de parede lateral (procedimento de Zepp)**
         (1) **Indicações**
            (a) A ressecção de parede lateral é indicada, freqüentemente, para o tratamento de **otite externa crônica** que não responde ao tratamento médico.
               (i) **Fatores predisponentes para a otite externa** incluem uma combinação de fatores: doença primária de pele, corpos estranhos, parasitos (*Otodectes*), características anatômicas (p. ex., orelhas penduradas e pêlos excessivos),

umidade excessiva e crescimento bacteriano invasor (*Staphylococcus*, *Proteus* e *Pseudomonas*).

  (ii) A ventilação do canal ajuda a resolver a inflamação crônica e provê acesso para a medicação tópica.
- (b) A ressecção da parede lateral também é indicada com freqüência para a **remoção de neoplasias** ou **lesões hiperplásticas** do aspecto lateral do canal vertical. Tecido proliferativo anormal da parede lateral pode ser submetido para avaliação histológica e diagnóstica.

(2) **Procedimento** (Figura 14-2)
  - (a) Pele, tecido subcutâneo e cartilagem são ressecados desde o trago até um nível abaixo da porção horizontal do canal.
  - (b) Uma **aba ventral** ou "rampa" de cartilagem é ligada distalmente e a pele é suturada ao epitélio da parede lateral para criar uma exposição permanente do canal auditivo externo.

(3) O **prognóstico** para recuperação é favorável se os fatores predisponentes são eliminados, não há lesões proliferativas ou oclusivas no canal horizontal e não há otite média presente.

b. **Ablação do canal vertical** é usada para lesões neoplásicas ou hiperplásicas irreversíveis das paredes lateral ou medial do canal vertical (p. ex., carcinoma de glândula ceruminosa ou adenoma).

(1) **Procedimento** (Figura 14-3). Todo o canal vertical é ressecado durante a ablação e um *estoma permanente* é criado para o canal horizontal. Este tipo de cirurgia não deve ser feito em pacientes com lesões do canal horizontal.

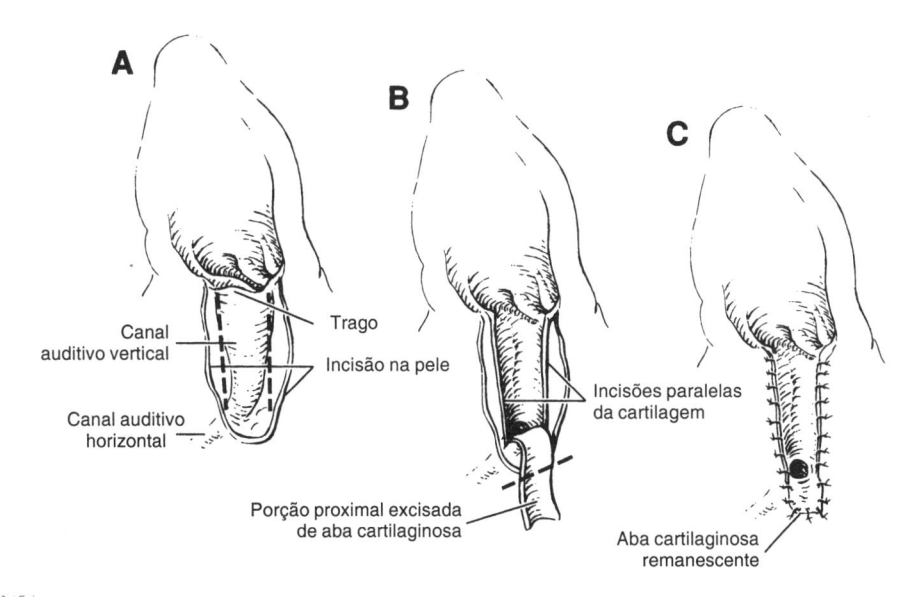

FIGURA 14-2 Ressecção da parede lateral para tratamento de otite externa crônica e recorrente. (A) A pele, o tecido subcutâneo e a cartilagem são ressecados desde o trago até um nível abaixo da porção horizontal do canal auditivo. (B) Uma aba ventral da cartilagem é fixada distalmente. (C) A pele é suturada ao epitélio da parede lateral para expor permanentemente o canal auditivo externo.

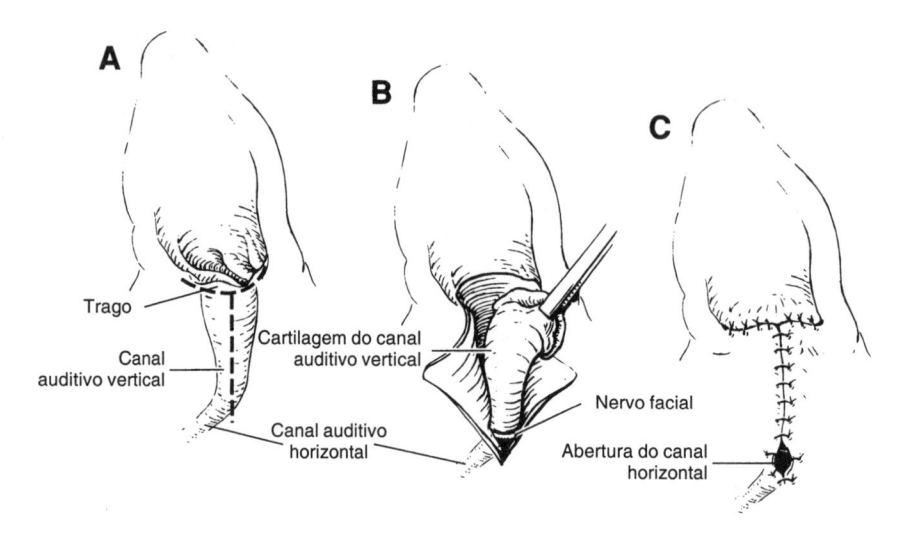

FIGURA 14-3 Ablação do canal vertical para remoção de lesão hiperplásica. (A) Incisão da pele em forma de "T" feita desde o trago até um ponto ventral ao canal auditivo horizontal. (B) O canal vertical inteiro é ressecado. (C) Um estoma permanente é criado para o canal horizontal.

(2) A ablação causa menos desconforto pós-operatório e menos complicações do que a ressecção da parede lateral.

2. O procedimento cirúrgico feito na porção horizontal do canal auditivo externo envolve a ablação do canal horizontal combinado com a remoção do canal vertical (**ablação total do canal auditivo**).

   a. **Indicações** para a ablação total do canal auditivo incluem:
      (1) Lesão hiperplásica irreversível, infecções bacterianas crônicas (p. ex., *Proteus, Pseudomonas* e *Staphylococcus*) ou lesões neoplásicas (p. ex., carcinomas e sarcomas) que causam oclusão do canal auditivo e dor.
      (2) Ressecção da parede lateral ineficiente
      (3) Cartilagens ossificadas
   b. **Procedimento** (Figura 14-4). Durante a ablação total do canal auditivo, as porções vertical e horizontal do canal são removidas após cuidadosa dissecção pericondrial.
      (1) Todo o **tecido doente remanescente precisa ser removido** para prevenir a recorrência ou fistulação por infecção ou neoplasia.
      (2) O **nervo facial** localizado ventralmente ao canal horizontal deve ser evitado para prevenir paralisia facial pós-operatória ou paresia (p. ex., relaxamento de lábio ou pálpebra ipsilateral, diminuição de reflexos palpebral ou corneal).
      (3) Um **dreno temporário** (p. ex., um dreno de Penrose ou tubo de borracha para influxo e efluxo) é implantado no tecido subcutâneo profundo para reduzir infecção e acúmulo de exsudato.
   c. O **prognóstico** após a cirurgia é reservado devido às demandas técnicas do procedimento e às complicações como a recorrência de infecção, lesão ao nervo e infecção não-tratada do ouvido médio. A ablação total do canal auditivo externo vai reduzir a audição (se presente antes da cirurgia), ainda que os sons continuem sendo conduzidos através dos ossos do crânio.

C. **Bula timpânica**
   1. **Indicações.** A osteotomia da bula é indicada para *otite média* resultante de lesões inflamatórias crônicas, infecciosas ou neoplásicas.

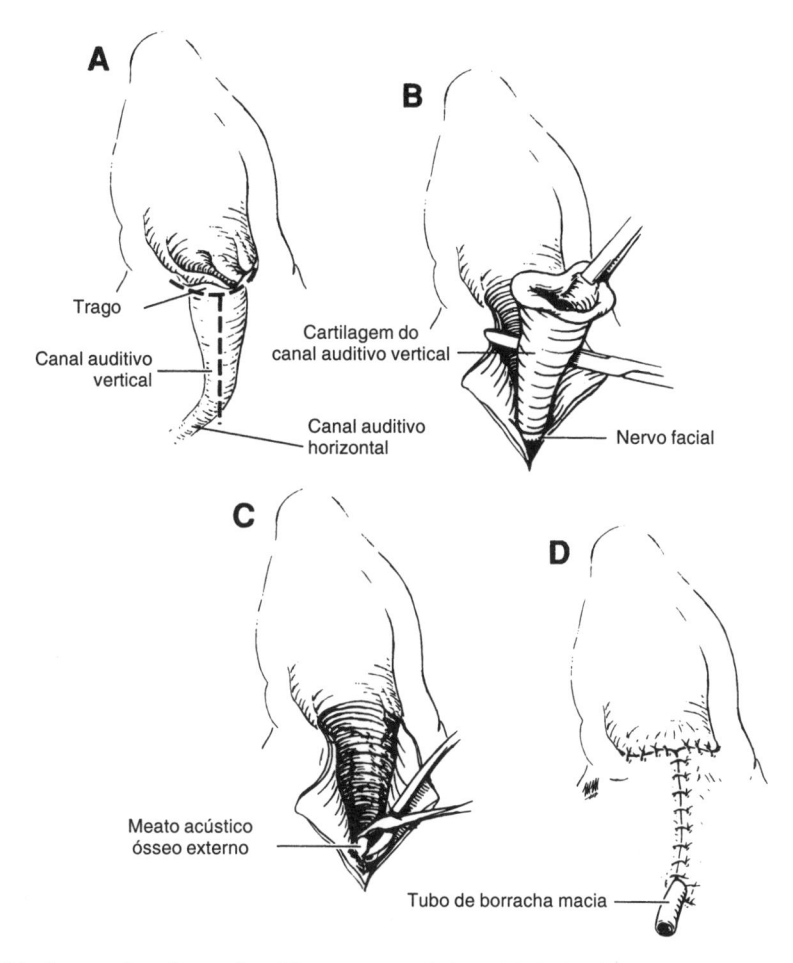

FIGURA 14-4 Ablação completa do canal auditivo e osteotomia lateral da bula. Na maioria dos casos a ablação total do canal auditivo é combinada com osteotomia de bula. (A) É feita uma incisão de pele em forma de "T". (B) Todo o canal auditivo vertical é ressecado. (C) Todo o canal auditivo horizontal é ressecado. (D) Um tubo de borracha macia é colocado profundamente no tecido subcutâneo e temporariamente fixo dorsal ao meato acústico ósseo externo para reduzir infecções e acúmulo de exsudato.

    a. Osteotomia lateral da bula é freqüentemente feita em combinação com a ablação total do canal auditivo em animais com otite crônica externa e média.
    b. Osteotomia ventral da bula é útil para o diagnóstico e tratamento de infecções bacterianas (*Staphylococcus* e *Pseudomonas*), pólipos inflamatórios em gatos e carcinoma da bula.
2. Procedimento. Em ambas as cirurgias a dissecção excessiva do aspecto dorsomediano da bula deve ser evitada para impedir lesões aos ossículos auditivos e às estruturas do ouvido interno.
    a. Osteotomia lateral da bula é feita após a remoção do canal auditivo externo (veja a Figura 14-4).
        (1) O conteúdo da bula é coletado para diagnóstico histológico e testes microbiológicos antes da curetagem e lavagem da cavidade.
        (2) É colocado um dreno no interior da bula saindo ventralmente abaixo da incisão na pele para reduzir a infecção e promover a cicatrização.

b. Osteotomia ventral da bula (Figura 14-5)
  (1) É usado um **acesso cervical ventral paramedial** para isolar o aspecto ventral da bula.
    (a) A bula é penetrada com um pino de Heinmann ou trepanador ósseo.
    (b) O nervo hipoglosso e as artérias lingual e carótida devem ser evitados.
  (2) A **recuperação do tecido, curetagem e drenagem** são similares aos procedimentos feitos para a osteotomia lateral de bula.
  (3) Deve ser tomado cuidado para evitar **lesão à inervação simpática** associada com o septo ósseo da *bula felina*, ainda que ambos os compartimentos precisam ser expostos e drenados.
  (4) A ressecção da base dos **pólipos inflamados** permite fácil remoção das lesões emergentes através do meato acústico externo ou através do tubo de Eustáquio para nasofaringe.
3. O **prognóstico** é bom após a remoção das lesões não-infecciosas ou não-neoplásicas.
  a. As complicações do traumatismo cirúrgico incluem a síndrome de Horner e doenças do ouvido interno (abalos de cabeça, ataxia e circulação).
  b. Outras complicações incluem recorrência da infecção ou da neoplasia.

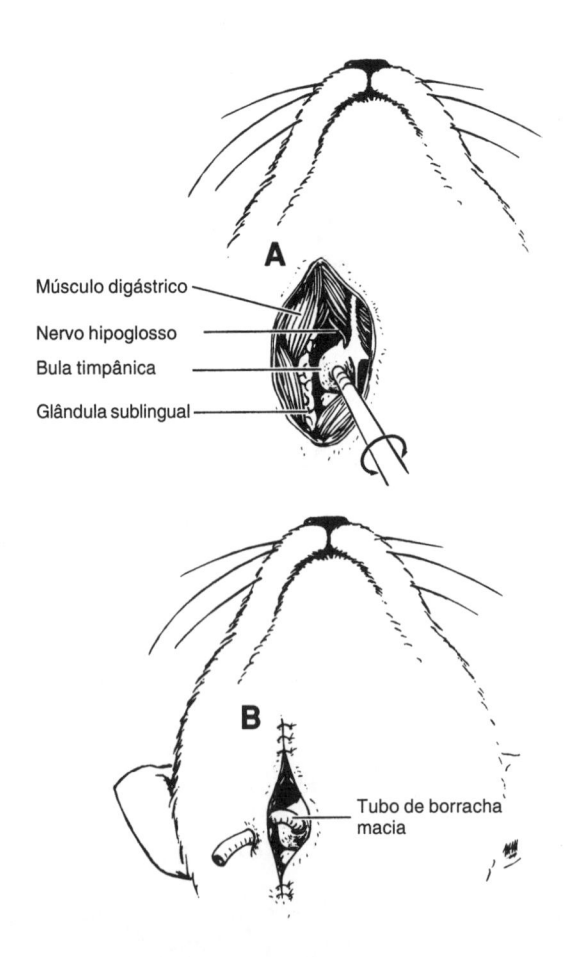

FIGURA 14-5 Osteotomia ventral da bula para o tratamento de otite média bacteriana. (A) A bula é penetrada com um pino de Heinmann ou trepanador ósseo. (B) É colocado um tubo de borracha macia para facilitar a drenagem.

LEITURAS SELECIONADAS

BECKMAN, S. L., HENRY, W. B. & CECHNER, P. : Total ear ablation combining bulla osteotomy and curettage in dogs with chronic otitis externa and media. *J. Am. Vet. Med. Assoc.* 196: 84-90; 1990.

BOJRAB, M. J. : *Current Techniques of Small Animal Surgery.* 3rd. ed. Philadelphia, Lea & Febiger, 1990, pp 133-50.

GOURLEY, I. M. & GREGORY, C. R. : *Atlas of Small Animal Surgery.* Philadelphia, J. B. Lippincott, 1992, pp 3.1-3.7

HENDERSON, R. A. & HORNE, R. D. : The pinna. In *Textbook of Small Animal surgery,* 2nd ed., Ed. by SLATTER, D. Philadelphia, W. B. Saunders, 1993, pp 1545-76.

SIEMERING, B. H. : Ressection of the vertical canal for treatment of chronic otitis externa. *J. Am. Anim. Hosp. Assoc.* 16: 753-8; 1980.

SMEAK, D. D. : Surgery of the external ear canal and pinna. In *Saunders Manual of Small Animal Practice.* Ed. by BIRCHARD, S. & SHERDING, R. G. Philadelphia, W. B. Saunders, 1994, pp 380-8.

TREVOR, P. B. & MARTIN, R. M. : Timpanic bulla osteotomy for treatment of middle-ear disease in cats: 19 cases (1984-1991). *J. Am. Vet. Med. Assoc.* 202: 123-8; 1993.

15

Baço

Joseph Harari

I. ANATOMIA

A. **Localização.** O baço está situado no quadrante esquerdo superior do abdômen, paralelo com a grande curvatura do estômago. É consideravelmente mais comprido do que largo, tem um formato irregular e consistência firme. No estado contraído fica completamente escondido pelo bordo caudal das costelas. Em cães de tamanho médio, o baço tem massa de aproximadamente 50 g. Em gatos o baço varia entre 5-30g.

B. **Estrutura.** O baço consiste de um parênquima (polpa vermelha e branca), uma cápsula externa rica em fibras musculares lisas e elásticas e uma grande trabécula fibromuscular.
   1. A **polpa vermelha** é compreendida de capilares arteriais, vênulas e um retículo preenchido com sangue e macrófagos.
       a. Em **cães**, os seios venosos são fechados, exigindo assim que as células sangüíneas se espremam pelas células endoteliais adjacentes, às vezes causando alguma fragmentação celular.
       b. Em **gatos** os vasos venosos são delimitados pelas células endoteliais que são puxadas umas das outras criando aberturas que permitem o movimento celular sem deformações ou destruição.
   2. A **polpa branca** consiste de tecido linfóide nodular e difuso.
   3. Entre a polpa branca e vermelha há uma **zona marginal** composta de elementos vasculares.

C. **Vascularização**
   1. **Artéria esplênica.** O principal suprimento venoso é feito pela artéria esplênica, um ramo da artéria celíaca. Ela se aloja ao longo do bordo esquerdo do pâncreas abaixo do estômago e divide-se em ramos que penetram a cápsula no hilo.
   2. A **via venosa** penetra através da cápsula paralela com o fluxo arterial. O fluxo venoso da veia esplênica e do pâncreas esvazia na veia porta e subseqüentemente no fígado.

II. FUNÇÕES.
Ainda que não seja essencial para a vida, o baço tem numerosas funções incluindo armazenamento, filtração, resposta imunológica e hematopoiese.

A. **Armazenamento.** Aproximadamente 33% das plaquetas corporais e 10% da massa eritrocitária total estão contidos no baço. A contração do baço como resultado das catecolaminas aumenta o hematócrito do sangue circulante, enquanto os barbituratos e sedativos promovem congestão esplênica.

B. **Filtração.** A função mais importante da polpa vermelha é a remoção dos eritrócitos velhos ou anormais.
   1. **Filtração seletiva** ocorre quando células frágeis são aprisionadas e fragmentadas durante a passagem do sangue através da rede trabecular da polpa vermelha.
   2. Os **macrófagos** que delineiam as trabéculas removem as células sangüíneas anormais e os eritrócitos que contêm imunoglobulina G (IgG) ou complemento (p. ex., C3b) na sua superfície. O sangue eventualmente retorna à circulação movendo-se através das paredes endoteliais dos seios venosos.

C. **Resposta imunológica.** O parênquima esplênico responde às bactérias presentes no sangue e aos antígenos circulantes.
   1. **Remoção de bactérias e de antígenos particulados.** As bactérias e antígenos particulados são removidos por macrófagos na polpa vermelha e na zona marginal do baço.
   2. **Produção de anticorpos.** A estimulação de linfócitos B na polpa branca resulta na produção de anticorpos imunoglobulinas M (IgM) específicas.

D. **Hematopoiese** ocorre no baço durante o desenvolvimento fetal e pós-natal nos momentos de demanda eritrocitária aumentada.

III. PROCEDIMENTOS CIRÚRGICOS

A. **Biópsia.** Pode ser feita biópsia percutânea ou coleta de amostra intra-operatória durante celiotomia.
   1. **Biópsia percutânea** é útil na determinação da causa de esplenomegalia, ainda que as principais complicações, como hemorragia, perfuração visceral, semeadura de tumor ou sépsis abdominal, possam ocorrer. Uma *aspiração com agulha fina guiada por ultra-sonografia* no paciente sedado é técnicamente fácil, provê informação diagnóstica e reduz o risco de morbidade e mortalidade.
   2. **Biópsia intra-operatória** pode ser feita por uma incisão, punção ou agulha de aspiração. A hemorragia que segue à incisão ou punção pode ser controlada com sutura de colchoeiro, esponja hemostática absorvível ou pressão digital.

B. **Esplenectomia parcial** permite manter a função esplênica, remover o tecido doente e obter um diagnóstico histológico. Várias técnicas baseadas em instrumentação e manuseio do tecido estão descritas.
   1. **Compressão digital.** A polpa esplênica é comprimida digitalmente e o tecido achatado é dividido entre pinças. Um padrão de sutura contínua pode ser usado para fechar a superfície cortada.
   2. **Sutura interrompida simples trespassante** pode ser usada para controlar a hemorragia ou para isolar uma lesão. O tecido é transeccionado distal ao material de sutura. A superfície cortada é costurada com um padrão de sutura contínua.
   3. Um **agrafeador automático** pode ser usado de modo similar às suturas.

4. Um **aparelho cortador ultra-sônico** e um **laser de dióxido de carbono** também têm sido usados para fazer esplenectomia parcial.
C. **Esplenectomia total** é feita após celiotomia ventral de linha média. A incisão abdominal precisa ser grande o suficiente para permitir a manipulação cuidadosa e a remoção de tecido esplênico aumentado. Injeções intra-esplênicas de epinefrina para reduzir o tamanho do baço não são recomendadas devido ao risco de arritmias cardíacas em pacientes anestesiados com gases.
   1. **Ligação dos vasos** com material de sutura ou agrafes vasculares metálicos pode ser feita no hilo ou ao nível da artéria esplênica, vasos gástricos curtos e artéria gastroepiplóica esquerda distal ao suprimento vascular do membro esquerdo do pâncreas.
   2. Após remoção do baço, a **hemostasia** dos vasos ligados precisa ser confirmada e, nos casos envolvendo neoplasias ou sépsis, os nódulos linfáticos regionais e o fígado precisam ser examinados quanto a evidências de metástases.
   3. A **implantação** do tecido esplênico no omento após esplenectomia completa foi descrita e pode ser útil para manter a função esplênica em pacientes com torção ou traumatismo esplênico.
D. As **complicações pós-cirúrgicas** da cirurgia esplênica incluem:
   1. Hemorragia e, raramente, necrose isquêmica do tecido pancreático ou do esplênico remanescente.
   2. Exacerbação de parasitemia residente no sangue (p. ex., hemobartolenose e babesiose).
   3. Diminuição da tolerância ao choque hemorrágico e exercícios extenuantes.
   4. Taquicardia ventricular rápida e pressão arterial baixa durante a cirurgia em cães que sofrem esplenectomia devido a tumores, torções e distúrbios imunológicos.

IV. CONDIÇÕES TRATADAS COM CIRURGIA

A. **Neoplasia** do baço é um distúrbio comum em cães e gatos.
   1. **Sinais clínicos** de neoplasia esplênica incluem anemia, esplenomegalia, eritrócitos nucleados, hemoperitônio, letargia e anorexia.
   2. **Cães.** Cães mais velhos de raças grandes, especialmente Pastor Alemão, são os afetados com maior freqüência.
      a. **Hemangiossarcoma** é a neoplasia mais freqüente do baço de cães. A prevalência de todas as outras neoplasias esplênicas combinadas (linfossarcoma e leiomiossarcoma) é similar ao do hemangiossarcoma só.
      b. **Tratamento** do hemangiossarcoma pela esplenectomia total no cão é paliativo. A sobrevivência média alcança 2 - 6 meses. Tempos de sobrevivência maiores têm sido registrados após cirurgia e quimioterapia.
   3. **Gatos**
      a. **Mastocitoma e linfossarcoma** são os tumores mais comuns no baço de gatos. A doença disseminada é mais freqüente do que lesões esplênicas solitárias, limitando assim a utilidade da esplenectomia para estas condições.
      b. **Tratamento.** Em gatos com tumor de célula mastocítica limitado ao baço, a esplecnetomia pode aumentar a duração da sobrevida. Em gatos com linfossarcoma, pode ser preferível um protocolo quimioterápico combinado (ciclofosfamida, vincristina e prednisona) ao tratamento cirúrgico.

B. **Lesões esplênicas benignas** como hemangioma, hematoma e hiperplasia nodular ocorrem com freqüência. Estas lesões podem ser indistinguíveis, grosseiramente, do hemangiossarcoma. O prognóstico de longo prazo após a esplenectomia é muito favorável para cães e gatos com estas condições.

C. A **torção esplênica** é causada pelo girar do pedículo esplênico e pode ocorrer em associação com a volvodilatação gástrica ou, menos freqüente, como uma entidade singular. Obstrução continuada do fluxo arterial e efluxo venoso produz *colapso cardiovascular agudo* e *distúrbios gastrintestinais*. A trombose dos vasos esplênicos causa *isquemia parenquimal e necrose*. *Coagulação intravascular disseminada (CID)* é uma seqüela indesejada da condição; portanto a manipulação cirúrgica dos vasos hilares deve ser minimizada.
   1. **Forma aguda**
      a. Os **sinais clínicos** são deterioração física progressiva, choque cardiovascular, esplenomegalia e dor abdominal.
      b. O **tratamento** inclui imediata ressuscitação líquida, tratamento com glicocorticóides intravenosos e esplenectomia após a estabilização do paciente.
   2. **Forma crônica**
      a. Os **sinais clínicos** incluem dor abdominal vaga, esplenomegalia e desarranjos gastrintestinais recorrentes. O paciente pode ser anêmico, neutrofílico e hemoglobinúrico.
      b. **Tratamento.** Pode ser necessária celiotomia exploratória para o diagnóstico e deve ser feita esplenectomia total.

D. **Traumatismo esplênico** relatado de quedas, acidentes com veículos automotores ou tiros pode ocorrer ainda que a intervenção cirúrgica para hemostasia raramente seja feita. As lacerações ou rupturas usualmente produzem hemorragias curtas e autolimitantes.
   1. **Sinais clínicos.** Em animais com perda de sangue aguda, grave e progressiva, os sinais clínicos incluem deterioração, hemoperitônio e possivelmente anemia.
   2. **Tratamento.** O tratamento cirúrgico consiste de sutura capsular, parenquimal ou vascular; esplenectomia parcial para rupturas irreparáveis ou a cobertura capsular com malha sintética ou omento.

E. **Distúrbios hematológicos imunomediados** (p. ex., trombocitopenia e anemia hemolítica) estão associados com a produção esplênica de autoanticorpos e destruição de plaquetas e eritrócitos. Estas condições podem ser primárias ou secundárias a drogas, toxinas ou outras doenças e usualmente afetam cães maduros.
   1. **Sinais clínicos** incluem palidez, esplenomegalia, petéquias e equimoses.
   2. O **tratamento** inclui esplenectomia total nos casos refratários a glicocorticóides ou drogas imunossupressivas.
   3. O **prognóstico** é reservado devido à continuação ou recorrência de fagocitose hepática ou de medula óssea e produção de anticorpos.

LEITURAS SELECIONADAS

BJORLING, D. E. : Spleen. In *Current Techniques in Small Animal Surgery,* 3rd ed. Ed. by BOJRAB, M. J. Philadelphia, Lea & Febiger, 1990, pp 544-8.

HOSGOOD, G. & BONE, D. L. : Splenectomy in the dog by ligation of the splenic and short gastric arteries. *Vet. Surg.* 18: 110-3; 1989.

HURLEY R. E. & STONE M. S. : Isolated torsion of the splenic pedicle in a dog. *J Am Anim Hosp Assoc* 30: 119-22; 1994.

LIPOWITZ A. J. & BLUE J. : Spleen. In *Textbook of Small Animal Surgery,* 2nd ed. Ed. by SLATTER D. Philadelphia, W. B. Saunders, 1993, pp 948-61.

SPANGLER W. L. & CULBERTSON M. R. : Prevalence, type, and importance of splendic diseases in dogs: 1480 cases (1985-1989). *J. Am. Vet. Med. Assoc.* 200: 829-34; 1992.

SPANGLER W. L. & CULBERTSON M. R. : Prevalence and type of splendic diseases in cats: 455 cases (1985-1991). *J. Am. Vet. Med. Assoc.* 201: 773-6; 1992.

Parte III
Cirurgia Ortopédica

16

Ossos Longos

Joseph Harari

I. ANATOMIA

A. **Anatomia macroscópica** (Figura 16-1)
  1. A **epífise** é a extremidade articular do osso. Ela compreende osso compacto e poroso (encurvado e esponjoso) encoberto por cartilagem hialina.
  2. A **fise** é o disco de desenvolvimento de ossos longos. Ela consiste de cinco zonas (veja Figura 16-1).
  3. A **metáfise** compreende osso poroso e um córtex de osso compacto.
  4. A **diáfise** compreende osso compacto e cortical e a cavidade medular.
     a. O **periósteo** (tecido conjuntivo) recobre o córtex.
        (1) **Elementos vasculares** penetram o periósteo no forâmen nutricional para suprir a cavidade medular. O suprimento vascular do periósteo e os elementos celulares são importantes no crescimento ósseo e na consolidação de fraturas. Os *canais de Haversian* (canais vasculares) na cortical óssea correm paralelos ao eixo longo do osso.
        (2) **Fibras colágenas periósteas (fibras de Sharpey)** prendem os músculos, ligamentos e tendões ao córtex ósseo.
     b. O **endósteo** é o tecido conjuntivo interno que recobre a cortical óssea.
B. **Anatomia microscópica**
  1. A **matriz óssea** é constituída primariamente por colágeno, glicoproteínas e cristais de hidroxiapatita, que são responsáveis pela rigidez do osso.
  2. **Células**
     a. **Osteoblastos** estão localizados na superfície do tecido ósseo e são responsáveis pela síntese da matriz óssea.
     b. **Osteócitos** são células maduras encontradas dentro da matriz óssea mineralizada que auxiliam a mantê-la.

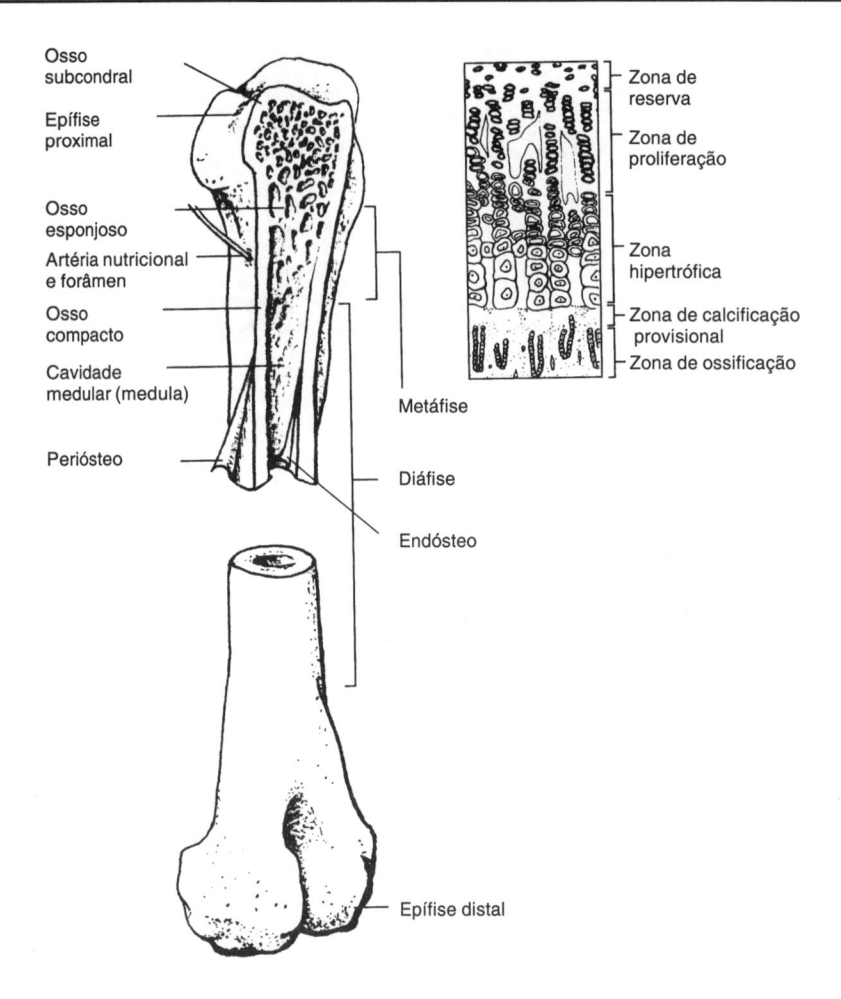

FIGURA 16-1 Subdivisões anatômicas de um osso longo e a aparência histológica da fise (inserção).

   c. **Osteoclastos** estão localizados na superfície de ossos mineralizados e são ativos na reabsorção óssea. Eles estão freqüentemente misturados com osteoblastos e osteócitos.

II. DESENVOLVIMENTO ÓSSEO

A. **Ossificação endocondral.** Ossos longos se desenvolvem pela *substituição óssea de tecido cartilaginoso*.
   1. O **centro primário de ossificação** é a área na porção central da diáfise onde a ossificação inicia.
   2. O **centro de ossificação secundário** ocorre nas epífises para produzir *crescimento ósseo longitudinal*.
      a. **Distúrbios traumáticos ou hereditários na fise (disco de crescimento)** produzem displasia do esqueleto (p. ex., comprimento, tamanho e forma ósseas anormais).

(1) Lesões na fise tendem a ocorrer em animais imaturos em virtude da fragilidade da mesma quando comparada com cápsulas articulares e ligamentos adjacentes. A *zona hipertrófica* é mecanicamente fraca devido à grande proporção célula: matriz óssea nesta região (veja Figura 16-1).
(2) O **esquema de classificação Salter-Harris** (Figura 16-2) baseado na aparência radiográfica da fratura é útil para categorizar as lesões do animal experimental ou as lesões clínicas em humanos, todavia ele não pode ser tomado como um indicador preciso de lesão fiseal ao nível celular ou um indicador do prognóstico em pacientes veterinários. Em geral, *o prognóstico para crescimento continuado* é aumentado pela preservação do suprimento de sangue na epífise e das células na zona proliferativa.

b. **Fechamento normal do disco de crescimento e fusão da epífise e metáfise** ocorrem na maioria dos ossos longos próximo dos 12 meses de idade.

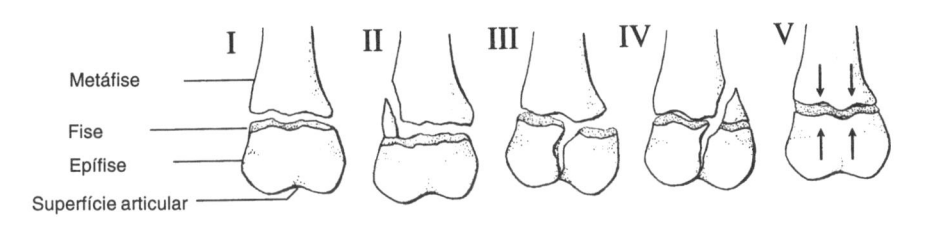

FIGURA 16-2 Classificação de Salter-Harris de lesões. As lesões do Tipo I e II ocorrem freqüentemente na fise femural distal. Notar que as lesões do Tipo III e IV são fraturas intra-articulares. As lesões do Tipo V são de compressão.

B. **Ossificação intramembranosa** do periósteo por osteoblastos é responsável pelo aumento do *diâmetro* de ossos longos. Este processo envolve a produção direta de osso em vez da substituição cartilaginosa.

III. PROCESSO DE REPARAÇÃO ÓSSEA

A. **A reparação primária de fratura** é caracterizada pela formação direta do osso sob condições de estabilidade rígida e uma mínima separação entre as extremidades fraturadas.
   1. **Mecanismo.** A reabsorção de osteoclastos é seguida por deposição osteóide osteoblástica e formação de um sistema de canais de Harvesian circundada por osso.
   2. **Aparência radiográfica.** A união óssea primária é caracterizada radiograficamente pela ausência de um calo periostal, desaparecimento de uma linha de fratura e continuidade da cavidade medular através do local prévio da fratura.
B. **Reparação óssea secundária** está associada a movimentos e fendas no local da fratura, mesmo após a sua estabilização. A reparação óssea secundária envolve a metamorfose do tecido de granulação em osso normal e é dividida nas fases inflamatória, de reparação e de remodelação.
   1. A **fase inflamatória imediata pós-trauma** consiste de lesão de tecido, hemorragia, invasão vascular e infiltração celular.

2. A **fase de reparação**, que dura dias a semanas, é caracterizada pela diferenciação das células mesenquimais pluripotenciais em um *calo fibrocartilaginoso* que une os fragmentos ósseos. Condições ambientais locais influenciam as características do calo.
   a. Quando a vascularização é pobre e está presente movimento interfragmentar, ocorre união fibrosa. Quanto maior o movimento interfragmentar, maior o calo.
   b. Quando a vascularização é abundante e a movimentação interfragmentar é limitada, os osteoblastos proliferam e ocorre união óssea.
3. A **fase de remodelação**, que leva meses a anos, envolve a produção óssea e a reabsorção do calo endósteo e periósteo de acordo com o estresse e esforço exercido no osso (Lei de Wolff).

C. **Reparação óssea anormal.** Fatores que contribuem para a calcificação anormal incluem estabilização inadequada da fratura, diminuição da osteogênese no foco da fratura, deterioração vascular nas estruturas ósseas e nos tecidos moles e infecção crônica.
1. **União (coaptação) retardada** é o prolongamento da reparação da fratura que pode ser demonstrado radiológica e clinicamente.
   a. Embora **taxas de união (coaptação)** tenham sido descritas para fraturas estabilizadas com pinos e placas, a variabilidade das fraturas, a gravidade da lesão, a condição clínica e a idade do animal afetam a velocidade de reparação.
   b. **As opções de tratamento** de união (coaptação) retardada incluem a troca de implante para aumentar a estabilidade, enxerto de osso esponjoso para aumentar a cicatrização da fratura, controle da infecção e fisioterapia.
2. **Coaptação incorreta** é a reparação não-anatômica da fratura resultando em defeito estético ou funcional.
   a. As **deformidades angulares do membro** secundárias a alinhamento incorreto das extremidades fragmentadas são mais comuns. Quando as extremidades fragmentadas estão mal alinhadas, as articulações proximal e distal à fratura não estão em relação anatômica normal uma com a outra.
   b. **O tratamento** inclui osteotomia corretiva e estabilização com placa ou fixador externo para realinhar as articulações e o eixo do membro.
3. **Ausência de coaptação** é a completa parada de reparação da fratura levando à formação de uma pseudo-artrose.
   a. **Tipos.** A ausência de coaptação pode ser biologicamente *ativa (hipertrófica)* ou *inativa*. Radiograficamente, a ausência de coaptação ativa é caracterizada pela formação incompleta de calo ao redor de uma fratura persistente, enquanto que a ausência de coaptação inativa mostra a formação de calo e esclerose das extremidades ósseas.
   b. **O tratamento** é baseado na causa existente.
      (1) **As ausências de coaptação ativas** requerem a estabilização rígida usando uma placa de compressão ou fixação externa para converter a união fibrosa em consolidação óssea.
      (2) **As ausências de coaptação inativas** requerem estabilização, compressão, enxerto ósseo e reabertura do canal medular para promover osteossíntese.

IV. AUXÍLIO À REPARAÇÃO ÓSSEA

A. **Implantes.** A seleção do implante apropriado (ou a combinação de implantes) está baseada no tipo de fratura (veja V A 1), no tipo de animal, na experiência técnica do cirurgião, nos custos da cirurgia e dos equipamentos e na qualidade dos cuidados pós-operatórios.

1. **Pino intramedular**
    a. **Indicações.** Os pinos intramedulares são usados para o realinhamento de ossos longos em fraturas simples ou complexas.
    b. **Vantagens.** Os pinos são facilmente disponíveis e *fáceis de colocar e remover*. Um único pino medular estabiliza a(s) fratura(s) contra forças de encurvamento. Quando 3 ou mais pinos são usados para preencher a cavidade medular (*pinos amontoados*), o osso também pode *resistir às forças de rotação e forças de afastamento* (Figura 16-3).
    c. **Desvantagens.** A variação do tamanho e da forma do osso freqüentemente limita a habilidade do pino em promover estabilidade. A saída do pino do osso (p. ex., fêmur proximal) causa irritação de tecidos moles.
    d. **Equipamento**
        (1) **Pinos de Steinmann tipo trocarte de duas pontas** e **fios de Kirschner** são usados mais freqüentemente, em especial nos animais jovens. Os fios de Kirschner, que na verdade são pequenos pinos, são usados como pinos intramedulares em ossos pequenos e como componente de processo auxiliar de fixação (p. ex., ligadura de tensão).
        (2) **Pinos de impacto** são especializados, encurvados, com ponta simples. São freqüentemente usados em pares para estabilizar fraturas em metáfises por causa de sua habilidade de promover a fixação em 3 pontos sob pressão (veja Figura 16-6B).

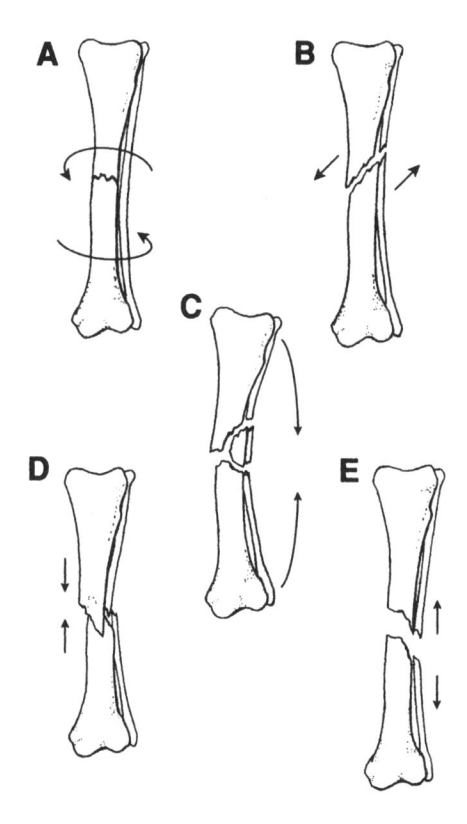

FIGURA 16-3 Forças dispersoras em um foco de fratura. (A) Rotação (torção). (B) Afastamento. (C) Arqueamento e fragmentação. (D) Compressão. (E) Tensão.

(3) Um aplicador de pino é usado para inserir e **cortadores de pino** são necessários para aparar extremidade.

e. Colocação

(1) Acesso. Pode ser usado um acesso aberto ou fechado para inserir o pino na cavidade medular para reduzir a fratura e manter a estabilidade.

(2) Estabilização. Em geral, o pino ou pinos devem preencher 75% da diáfise da cavidade medular. Procedimentos auxiliares (p. ex., cerclagem com arame e fixação externa) são normalmente necessários para promover a reparação da fratura estabilizando os fragmentos ou os principais segmentos ósseos.

(3) Remoção. Os pinos intramedulares normalmente são removidos após ter ocorrido a coaptação óssea (p. ex., aproximadamente após 1-3 meses).

f. Complicações. O uso inapropriado pode causar coaptação óssea anormal, lesão de tecidos moles e disfunção do membro.

2. Placa óssea

a. Indicações. Placas e parafusos são usados para realinhar e estabilizar fragmentos ósseos em fraturas simples ou cominutivas de ossos longos ou achatados (planos).

b. Vantagens. Como as placas conseguem estabilizar fraturas pela justaposição (comprimindo o osso), elas proporcionam um *retorno rápido da função do membro*. As placas ósseas *contrapõem efetivamente todas as forças dispersoras da fratura* e os parafusos são usados para justapor os pequenos fragmentos ósseos.

c. Desvantagens

(1) São necessários **treinamento especializado e equipamento.**

(2) É necessária *extensa dissecção de tecidos moles* para permitir a aplicação da placa.

(3) Pode ser necessária uma **segunda cirurgia** para remover placas quebradas, que podem causar irritação ou que, nos casos de placas muito rígidas, podem adelgaçar o osso (uma reação conhecida como *osteopenia* ou *estresse de proteção*).

d. Equipamento

(1) As placas são encontradas em várias formas (p. ex., retas, em forma de T, em forma de L, de reconstrução) e tamanhos (p. ex., grandes, pequenas, médias, largas, estreitas). A seleção da placa está baseada na localização da fratura e tamanho e idade do animal.

(2) Os parafusos são usados para fixar as placas. Ocasionalmente, os parafusos são usados para estabilizar fraturas em ossos longos envolvendo tração da fise ou fraturas condilares do fêmur e úmero (veja V A 3 a).

(a) Os parafusos podem ter rosca na porção cortical ou intermediária e podem ser parcial ou totalmente recobertos por rosca.

(b) A seleção de um parafuso está baseada no tamanho da placa e no local onde ele será colocado no osso.

e. Colocação

(1) Acesso. Uma *extensa abordagem aberta* é usada para isolar o osso-alvo.

(2) Colocação da placa. A placa normalmente é aplicada no *lado de tensão* do osso (p. ex., o lado côncavo ou difusor do osso).

(a) As placas são ajustadas com arames ou pressão para aproximá-las na forma e curvatura do osso.

(b) Os parafusos (pelo menos 3) são colocados através da placa de ambos os lados da fratura para promover o máximo de estabilidade. A aplicação de parafusos de forma *lenta* (p. ex., de forma que a rosca do parafuso somente penetre no cortéx) permite a compressão dos fragmentos.

(3) Remoção. As placas são removidas de ossos longos se elas quebram e produzem irritação de tecidos moles, se estão associadas com infecção ou se produzem osteopenia.

3. Colocação de fios metálicos

a. Indicações. Fios ortopédicos são usados para envolver (*cerclagem*) ou penetrar (*hemicerclagem*) o osso e promover justaposição de fragmentos. Os fios metálicos são sempre usados em conjunto com outros implantes (p. ex., pinos e placas).

b. Vantagens. Os fios metálicos são cômodos e *fáceis de colocar*.

c. Desvantagens. Os fios metálicos *requerem fixação complementar* para promover estabilidade da fratura contra forças de encurvamento e compressão.

d. Equipamento

   (1) Fios ortopédicos são disponíveis em uma variedade de calibres; a escolha é baseada no tamanho do osso afetado.

   (2) Tensores de fio são usados para fixar o fio ao osso e retorcê-lo ou fazer o nó e **cortadores de fio** são usados para cortar o comprimento excessivo.

e. Colocação

   (1) Acesso. Um acesso amplo é necessário para isolar o segmento de osso a ser estabilizado.

   (2) Colocação do fio. Os fios são colocados ao redor da linha de fratura, diretamente sobre o osso (para minimizar a compressão de tecidos moles).

   (a) Configurações **isoladas simples** ou **em forma de 8** são usadas freqüentemente. Em geral, são necessárias pelo menos duas cerclagens por fratura para promover estabilidade.

   (b) Na **fixação de ligadura de tensão**, dois fios de Kirschner e um fio flexível em forma de 8 são colocados ao redor da fratura ou local da osteotomia para neutralizar as forças difusoras.

   (3) Remoção. Os fios metálicos raramente são removidos, a menos que causem irritação de tecidos moles e impeçam a reparação da fratura.

f. Complicações. A falha de fixação está associada mais comumente com erro técnico (p. ex., colocação incorreta ou escolha errada do fio).

4. Fixação óssea externa (veja Figura 16-5 A-C)

a. Indicações. Pinos percutâneos, barras de conexão externa e ganchos são extremamente úteis para estabilização de fraturas em ossos longos (simples ou cominutivas, abertas ou fechadas) em todas as idades e tamanhos de animal.

b. Vantagens

   (1) O **equipamento é facilitador, reutilizável** e **adaptável** a várias fraturas.

   (2) A redução fechada ou limitada **preserva o osso e a vascularização dos tecidos moles e limita a incidência de infecção cirúrgica.**

   (3) O implante **não interfere com o tratamento de feridas abertas extensas.**

   (4) A retirada gradual do fixador estimula o *processo fisiológico de reparação óssea.*

c. Desvantagens

   (1) São necessários cuidados pós-operatórios prolongados para reduzir a morbidade.

   (2) Aparelhos fixados externamente **podem ser funcional e esteticamente reprovados pelos proprietários.**

d. Equipamento

   (1) Pinos percutâneos apresentam ponta aguda e podem ser lisos ou com rosca para aumentar a estabilidade da fratura. Os pinos são conectados externamente as

barras por *ganchos* ou grampos. Alternativamente, os pinos percutâneos podem ser conectados por *compostos acrílicos*.
    (2) **Furadeiras manuais** ou **elétricas de baixa velocidade** são usadas para a colocação dos pinos no osso.
    (3) **Cortadores de pinos** são usados para reduzir o tamanho excessivo do pino e os ganchos são apertados com *chave de fenda*.
  e. **Colocação**
    (1) **Acesso.** É usado um acesso fechado ou limitado para realinhar os fragmentos ósseos principais da forma mais completa possível. O realinhamento anatômico funcional para preservar o paralelismo da articulações proximal e distal é o objetivo da fixação externa.
    (2) **Colocação do pino.** Os pinos são colocados percutaneamente no osso, tendo cuidado de evitar grupos musculares e elementos neurovasculares principais.
    (3) **Estabilização da fratura.** Os grampos externos são apertados ou o acrílico é colocado unindo os pinos para estabilizar a fratura.
    (4) **Remoção.** Os pinos são removidos seqüencialmente à medida que o osso é reparado durante o período pós-operatório.
  f. **Complicações**
    (1) Colocação e cuidado inadequados podem acarretar **contaminação no local de implantação** ou **reparação óssea demorada**.
    (2) A atividade excessiva do paciente no pós-operatório pode acarretar **defeito prematuro do fixador externo**.
B. **Enxerto ósseo.** Enxertos com ossos porosos e corticais são usados para auxiliar a reparação óssea durante a redução da fratura, artrodese, coaptação anormal e procedimentos que devem poupar o membro (p. ex., após a ressecção de tumor).
  1. **Osso poroso autógeno fresco** é mais freqüentemente usado para fornecer osteoblastos para a *osteogênese*, para funcionar como base para a proliferação de capilares e células osteoprogenitoras (*osteocondução*) e para estimular as células mesenquimais a diferenciarem-se em células formadoras de cartilagem e osso através da secreção de proteína morfogênica óssea (*osteoindução*).
    a. **Coleta.** Os ossos esponjosos são coletados assepticamente com uma cureta óssea da cavidade medular do aspecto proximal do úmero, tíbia ou fêmur, ou asa do íleo.
    b. **Enxerto.** O material a ser enxertado é enrolado em esponjas empapadas de sangue até que seja colocado no local receptor imediatamente antes do fechamento dos tecidos moles e após ter sido realizada lavagem do local.
  2. **Enxertos corticais heterólogos** são primariamente usados para promover firmeza e apoio mecânico após a reparação de fratura, procedimentos de alongamento de membros, ou ressecção óssea em bloco de neoplasia.
    a. **Coleta.** Os enxertos corticais heterólogos são coletados de doadores da mesma espécie. O material coletado pode ser armazenado até 12 meses em um banco de ossos.
      (1) **Liofilização e congelamento.** São necessárias técnicas assépticas de coleta dos ossos longos (úmero, rádio, fêmur ou tíbia) quando a liofilização ou o congelamento forem os métodos de preservação escolhidos. A liofilização e o congelamento alteram a força biomecânica do enxerto e não são efetivos contra bactérias patogênicas; portanto, a técnica estéril é importante durante o processo de coleta.
      (2) **Preservação química.** Os procedimentos assépticos de coleta não são imperativos quando o osso é preservado em óxido de etileno. O óxido de etileno não

altera, significativamente, as propriedades osteoindutivas e biomecânicas do enxerto, mas tem sido registrada preocupação em relação à segurança da esterilização de óxido etileno em humanos.
   b. **Enxêrto.** Como a infecção pós-operatória é um risco sério, a implantação de enxerto cortical requer rígidas condições assépticas. A fixação interna rígida com uma placa e parafusos e osso esponjoso autógeno são usados para aumentar a incorporação do osso novo.
3. **Outros materiais de enxerto**
   a. **Enxertos não-biológicos** (p. ex., *hidroxiapatita, cerâmicas de fosfato tricálcico, emplastro de Paris*) têm sido usados para osteocondução e ampliação de enxerto autógeno.
   b. **Materiais biológicos processados pelo calor** (p. ex., *coral e osso de terneiro*) têm sido usados para osteocondução e reconstrução de defeitos ósseos.

V. CONDIÇÕES TRATADAS COM CIRURGIA

A. **Fraturas**
   1. **Introdução**
      a. **Causas de fraturas**
         (1) **Traumatismo**
            (a) **Fraturas diretas** são aquelas resultantes de veículos, armas de fogo, quedas ou brigas.
            (b) **Fraturas indiretas** são resultantes de contração muscular excessiva que produz *avulsão (arrancamento) de proeminências* ósseas tais como a tuberosidade da tíbia ou o processo calcânio.
         (2) **Patologia.** As fraturas podem ocorrem como resultado de uma doença óssea existente (p. ex., neoplasia e infecção).
      b. **Características das fraturas**
         (1) **Exposta ou fechada**
            (a) **Fraturas expostas** envolvem a comunicação entre o ambiente externo e o osso. O grau de comunicação e da lesão óssea e de tecido mole existentes são classificados como *I* (*leve*), *II* (*moderado*), ou *III* (*grave*).
            (b) **Fraturas fechadas** não perfuram a pele.
         (2) **Incompleta ou completa**
            (a) **Fratura incompleta (talo verde)** é caracterizada pela quebra em um lado do osso. *Fissuras* são rachaduras no córtex de um osso.
            (b) **Fraturas completas** envolvem a quebra através de toda a superfície óssea e da cavidade medular.
               (i) Uma **fratura transversa** é a quebra perpendicular ao eixo longitudinal do osso que é causada por forças de tensão difusoras.
               (ii) Uma **fratura oblíqua** é a quebra em um ângulo com o eixo longitudinal do osso que é causada por uma força de compressão.
               (iii) Uma **fratura em espiral** é a quebra em diagonal em relação ao eixo longitudinal do osso. Forças rotacionais são usualmente a causa.
               (iv) Uma **fratura por compressão** é a quebra que causa colapso e encurtamento do osso.
         (3) Clinicamente os padrões de fratura com freqüência são o resultado de uma combinação de forças desestabilizadoras.

(4) As fraturas podem ser **simples (única), cominutiva** (p. ex., 3 ou mais fragmentos conectados por linhas de fratura) ou **múltipla** (p. ex., *segmentada*, os fragmentos não são conectados).

2. Fraturas escapulares ocorrem infreqüentemente por causa da proteção e apoio do osso pela musculatura medial e lateral e da natureza móvel das inserções da musculatura proximal à parede torácica.

   a. Diagnóstico. É difícil a obtenção da posição necessária para a avaliação radiográfica.

   b. Considerações pré-operatórias. Em animais gravemente lesionados, a função nervosa do plexo braquial, a integridade da parede torácica e a condição cardiopulmonar devem ser avaliadas.

   c. Tratamento

   (1) Fraturas minimamente deslocadas do corpo, pescoço ou espinha da escápula podem ser tratadas com bandagem de apoio externo.

   (2) Fraturas gravemente deslocadas podem ser estabilizadas com *fios metálicos* ou *fixação com placa*.

   (3) Fraturas no acrômio e **tubérculo supraglenóide** são estabilizadas com *técnica de ligação por tensão* utilizando *fios metálicos* ou um *parafuso ósseo*.

   (4) Fraturas na cavidade glenóide e **pescoço** que afetam a *articulação escapuloumeral* são estabilizadas com uma *pequena placa* ou *fios de Kirschner*.

3. Fraturas do úmero. Em virtude de sua proximidade com o nervo radial, a função sensitiva e motora do membro anterior deve ser avaliada após o traumatismo ósseo.

   a. Fraturas proximais. Fratura-separação da fise umeral proximal em animais jovens pode ser estabilizada com *fios de Kirschner* ou *pequenos pinos* para realinhar o osso à articulação do ombro (Figura 16-4A). *Parafusos com rosca parcial* podem ser usados em animais com potencial mínimo de crescimento.

   b. Fraturas no corpo do osso

   (1) Características

   (a) A maioria das fraturas de úmero envolve as **porções média e distal** da diáfise.

   (b) As fraturas da diáfise estão **associadas com considerável deslocamento ósseo** em virtude da contração muscular.

   (c) As fraturas da diáfise podem ser **simples ou cominutivas, expostas ou fechadas** e **transversas, oblíquas** ou **em espiral**. As fraturas expostas, que ocorrem por acidente com veículos ou traumatismo por arma de fogo, estão normalmente associadas com lesão grave de tecidos moles.

   (2) Tratamento

   (a) Um grande **pino intramedular** colocado proximal na tuberosidade maior e distal no aspecto medial do côndilo umeral pode ser usado juntamente com cerclagem e fios de Kirschner, fixação óssea externa (Figura 16-4B) ou parafusos trascorticais colocados dentro do pino (cravos fixadores).

   (b) Uma **placa óssea e parafusos** podem ser aplicados no aspecto cranial (lado de tensão), lateral ou medial do úmero (Figura 16-4C) para *obter um alinhamento anatômico preciso* e *estabilidade máxima*.

   (c) Fraturas expostas, contaminadas ou gravemente cominutivas podem requerer estabilização por meio de *fixação óssea externa*. A fixação externa preserva a vascularização necessária para a reparação e permite a incorporação de pequenos fragmentos que funcionam como um enxerto próprio no local.

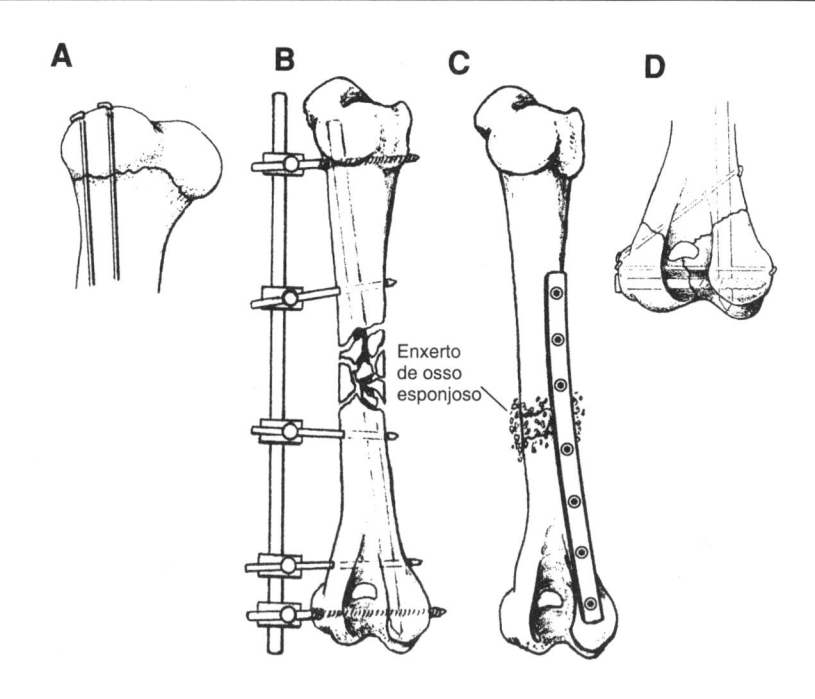

FIGURA 16-4 Fraturas de úmero. (A) Uma fratura da fise (extremidade) umeral é estabilizada com 2 grandes fios de Kirschner ou pequenos pinos intramedulares. (B) Uma fratura de úmero altamente cominutiva é estabilizada com um pino intramedular e um fixador externo unilateral (Tipo I) aplicado no aspecto lateral do osso. O pino fixador proximal apresenta rosca. (C) Uma fratura cominutiva leve é estabilizada com uma placa aplicada no aspecto medial do osso. Enxerto de osso esponjoso autógeno é usado para favorecer a reparação da fratura. (D) Uma fratura bicondilar (em Y) é estabilizada com um parafuso transcondilar e fio de Kirschner, um pino intramedular medial e um grande fio de Kirschner lateral.

      (i) Desbridamento de tecidos moles, drenagem da ferida, tratamento antibiótico baseado em cultura bacteriana e teste de sensibilidade antimicrobiana auxiliam a controlar a infecção.
      (ii) A colocação de barras duplas em um dos lados ou barras conectoras modificadas ao redor do aspecto cranial do osso pode fornecer estabilidade durante o processo de reparação.
  c. Fraturas distais. *Fraturas supracondilares e condilares* exigem redução aberta para manter o alinhamento entre a cartilagem articular e a articulação do cotovelo. Cães da raça *Cocker Spaniel* apresentam freqüentemente fraturas do côndilo do úmero, possivelmente por causa de predisposição genética de ossificação condilar incompleta.
    (1) Fraturas supracondilares podem ser estabilizadas com pinos intramedulares, pinos duplos de impacto ou uma placa aplicada ao aspecto caudomedial do côndilo.
    (2) Fraturas unicondilares ocorrem mais freqüentemente ao longo do aspecto lateral do osso do que no aspecto medial por causa da menor massa óssea e maior sustentação de peso. O acesso lateral permite a estabilização com um parafuso transcondilar e pino epicondilar. Se adequadamente reparado, o prognóstico é favorável apesar da natureza articular da fratura.

(3) **Fraturas intercondilares (em T** ou **em Y)** requerem estabilização da superfície articular de forma rígida e precisa usando um parafuso transcondilar e um fio de Kirschner lateral, com um pino epicondilar ou uma placa (Figura 16-4D). Uma osteotomia transolécrano é realizada para obter a exposição dos fragmentos ósseos e visualização da superfície articular.
4. **Fraturas de rádio** e **cúbito** (ulna) ocorrem com freqüência e estão associadas com complicações clínicas significativas (p. ex., disfunção da articulação do cotovelo e carpal, deformações resultantes de união e crescimento anormais).
   a. **As fraturas proximais** incluem as fraturas do olécrano, fraturas de Monteggia (p. ex., deslocamento da cabeça do rádio e fratura proximal do cúbito) e fratura-separação da fise radial proximal. Todas estas lesões ocorrem menos freqüentemente do que as fraturas no corpo do rádio e do cúbito.
      (1) **Fraturas do olécrano** são estabilizadas com fios de Kirschner e fios metálicos em forma de 8 ou placa no cúbito para contrapor as forças difusoras do músculo tríceps.
      (2) **As fraturas do tipo Monteggia** requerem a sutura do ligamento anular rompido entre o rádio e o cúbito; estabilização da fratura cubital com parafusos, uma placa, ou pino intramedular e hemicerclagem com fio metálico e transfixação do rádio e cúbito por parafuso ou hemicerclagem com fio metálico.
      (3) **Lesões na fise do rádio** são estabilizadas com fios de Kirschner.
   b. **Fraturas no corpo** podem ser expostas ou fechadas, simples ou cominutivas e transversas ou oblíquas. Como o rádio é o principal osso sustentador de peso do membro anterior, as fraturas do cúbito não requerem fixação.
      (1) **Fraturas em galho (talo) verde** ou **completas, estáveis** podem ser tratadas com imobilização completa com gesso, especialmente em pequenos animais.
      (2) **Fraturas contaminadas fechadas** ou **expostas** (cominutivas, transversas ou oblíquas) podem ser estabilizadas com fixadores externos (Figura 16-5 A-C).
         (a) A aplicação de tenção distal no membro durante a preparação cirúrgica auxilia o realinhamento dos fragmentos ósseos.
         (b) A redução fechada, a aplicação percutânea de fórceps pélvico e uma abertura de acesso limitada para obter uma conformidade cortical são úteis na redução da infecção iatrogênica e fragmentos ósseos avascularizados.
         (c) Fraturas expostas, contaminadas, devem ser estabilizadas, a ferida deve ser desbridada e a drenagem deve ser realizada. O fechamento posterior da ferida e o enxerto ósseo podem ser realizados 5-7 dias após a cirurgia inicial.
      (3) **Fraturas instáveis fechadas** podem ser rígidas e anatomicamente reconstruídas pela aplicação de placa e parafuso ao longo do aspecto craniomedial do rádio (Figura 16-5D).
         (a) A colocação de placa proporciona um rápido restabelecimento da função do membro e é útil em pacientes com lesões múltiplas no membro.
         (b) Durante a reparação aberta e colocação de placa, o enxerto autógeno de osso esponjoso é usado para favorecer a reparação óssea.
      (4) **Fraturas no aspecto médio ou distal do corpo radial** em cães de raças Toy ou miniatura estão associadas com uma elevada taxa de não-união. Os fatores que contribuem neste sentido incluem uma escassez de suprimento vascular do tecido mole extra-ósseo, redução de matriz óssea em relação à parte cortical e fixação instável resultante de massa óssea limitada.
         (a) Pequenas placas em T e enxerto autógeno esponjoso promovem estabilização e tecido osteogênico.

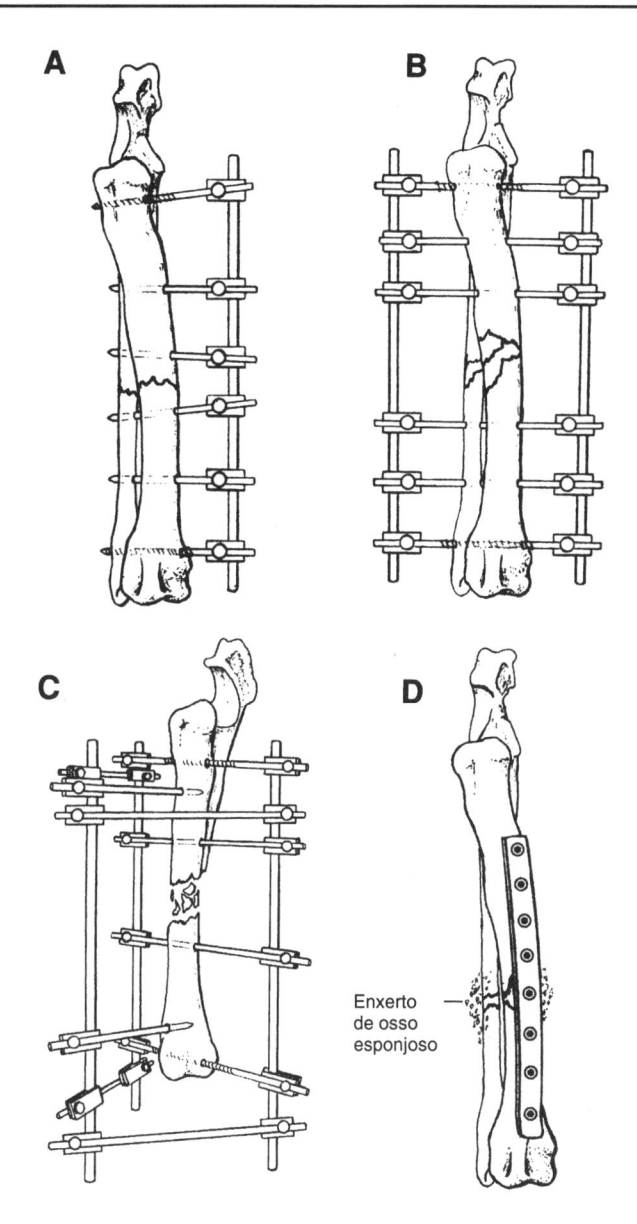

FIGURA 16-5 Fixadores externos. (A) Um fixador externo (Tipo I) unilateral aplicado no aspecto craniomedial do rádio. O pino mais proximal e o mais distal apresentam rosca; a colocação através do cúbito proporciona a estabilização da fratura. (B) Um fixador externo (Tipo II) bilateral usado para estabilizar uma fratura cominutiva fechada de rádio e cúbito. (C) Um fixador externo (Tipo III) bilateral biplanar é usado para estabilizar uma fratura exposta, cominutiva de rádio e cúbito com déficit ósseo importante. (D) Reparação de fratura cominutiva fechada do rádio e cúbito com placa e parafuso. Foi usado enxerto ósseo para favorecer a reparação óssea.

       (b) A reparação fechada e a fixação externa proporcionam estabilização sem comprometer os tecidos vasculares perósseo.
  c. **Fraturas distais**
    (1) **O traumatismo na extremidade distal da ulna (cúbito)** ocorre comumente.
      (a) **Patogênese.** O fechamento prematuro do disco de crescimento resulta em desvio lateral (*carpus valgus*), rotação externa do carpo e encurvamento

cranial do rádio resultante do efeito constritivo do cúbito no crescimento radial. Pode ocorrer uma subluxação da articulação do cotovelo em virtude do encurtamento do cúbito.
- **(b) Tratamento**
    - **(i)** Em **animais jovens,** com permanência de crescimento potencial significativo, é realizada uma *ostectomia parcial do cúbito* para reduzir o efeito restritivo do osso sobre o rádio.
    - **(ii)** Em **animais adultos,** uma *osteotomia do cúbito e osteotomia corretiva do rádio* são realizadas para realinhar as articulações do cotovelo e do carpo ao longo de um eixo mais normal. A *fixação externa* ou a *colocação de placa* são usadas para estabilizar a osteotomia radial.
- **(2) Traumatismo da extremidade distal do rádio** pode resultar em fechamento assimétrico ou simétrico do disco de crescimento.
    - **(a) O fechamento assimétrico** afeta mais freqüentemente o aspecto caudolateral da fise e causa *carpus valgus.*
        - **(i)** Em **animais jovens,** o aspecto fechado da extremidade é ressecado e um enxerto de gordura é colocado sobre a área afetada para permitir o crescimento ósseo.
        - **(ii)** Em **animais adultos,** a deformidade angular é tratada com osteotomia radial corretiva semelhante ao tratamento da fise distal fechada do cúbito.
    - **(b) Fechamento simétrico** da extremidade radial distal causa encurtamento do rádio, alargamento do espaço articular radiocarpal, incongruência da articulação do cotovelo, desvio medial do carpo *varus* e fragmentação do processo coróide do cúbito.
        - **(i)** Em **animais jovens,** as opções de tratamento cirúrgico incluem ostectomia radial segmentar com reposição de tecido adiposo e suporte externo; osteotomia radial transversa seguida de deslocamento e placa; ou osteotomia e deslocamento contínuo usando um fixador externo.
        - **(ii)** Em **animais adultos,** podem ser usadas osteotomia extensiva e estabilização com uma placa ou fixador externo para realinhar a articulação do cotovelo. Com encurtamento radial leve, pode ser realizada uma ostectomia cubital proximal e estabilização com um pino intramedular simples para permitir a migração proximal do rádio e do cúbito; o defeito do cúbito deve ser maior em comprimento do que a incongruência umerorradial.
    - **(3) Fraturas estilóides medial e lateral** causam insuficiência de ligamento colateral e afrouxamento da articulação carpal. É útil a reparação aberta usando fios de Kirschner e fios em 8 para manter a estabilidade da articulação radiocarpal.
5. **Fraturas metacarpais** normalmente requerem apoio interno com pinos intramedulares, fios ou pequenas placas se mais de 2 ossos estão envolvidos ou se há fraturas nos dígitos sustentadores do peso (p. ex., números 3 e 4). Apoio auxiliar externo com tela palmar facilita o processo de reparação.
6. **Fraturas falangeanas** são normalmente tratadas por apoio externo com tela palmar. Pode ser realizada também reparação interna com fios metálicos ou amputação de dígitos (para fraturas que não consolidam).
7. **Fraturas de fêmur** ocorrem muito freqüentemente em pequenos animais. A intervenção cirúrgica é necessária para prevenir o deslocamento resultante da contração muscular considerável e da fragmentação óssea. O funcionamento dos membros pélvicos depende do realinhamento adequado dos segmentos ósseos, do eixo do

músculo quadríceps, da patela e do desencadeamento normal do movimento nas articulações coxofemural e femurtibiorrotuliana.
a. **Fraturas proximais**
   (1) **Fraturas completas da extremidade** e **deslocamentos** são estabilizadas com a colocação retrógrada de fios de Kirschner ou um parafuso. A aplicação de pequenos parafusos anterógrados colocados abaixo da superfície da cabeça do fêmur também tem sido descrita. Freqüentemente evidências radiológicas de reabsorção óssea ocorrem 3-6 semanas após a cirurgia e não estão associadas à doença clínica.
   (2) **Fraturas no colo do fêmur**
      (a) A estabilização pode ser obtida usando um parafuso e fio de Kirschner aplicado de uma posição distal ao trocanter maior. Em gatos e pequenos cães, são usados fios de Kirschner múltiplos para prevenir instabilidade rotacional.
      (b) A excisão da cabeça do fêmur ou do colo é uma opção para fraturas crônicas, cominutivas, ou irreparáveis do colo ou cabeça.
   (3) **Fraturas por avulsão (arrancamento)** do trocanter maior em animais jovens são estabilizadas com fios de Kirschner e fios em forma de 8 para neutralizar as forças difusoras dos músculos glúteos.
   (4) **Fraturas subtrocantéricas,** que podem ser cominutivas e envolver o trocanter maior e o colo do fêmur, são altamente instáveis. A fixação normalmente requer parafusos e colocação de placa ao longo do aspecto lateral do osso em animais de porte médio e grandes e pinos intramedulares e hemicerclagem com fios em cães pequenos e gatos.
b. **Fraturas no corpo do fêmur** são normalmente simples ou cominutivas; transversa, oblíqua ou em espiral e fechada (devido à musculatura ao redor). A reparação aberta envolve a estabilização usando pinos intramedulares simples ou múltiplos combinados com fios metálicos ou fixação externa, ou placa e parafusos aplicados na superfície lateral (de tensão) do osso (Figura 16-6).
   (1) **Fixadores externos** aplicados unilateralmente ao corpo, podendo ser modificados (conectados na parte proximal com um pino intramedular, barras laterais duplas, ou uma barra conectora encurvada colocada cranial ao fêmur) para aumentar a estabilidade, ainda que a inserção intramuscular percutânea nos músculos femurais possa limitar a mobilidade pós-operatória do paciente.
      (a) Complicações associadas com a colocação intramedular de pinos incluem o traumatismo do nervo ciático na região proximal e a inserção do pino na articulação femurtibiorrotuliana na região distal.
      (b) Parafusos transcorticais podem ser aplicados através de um pino intramedular para promover estabilização interlaçada.
   (2) **Colocação de placa** promove estabilidade rígida e retorno rápido da função do membro que é necessária para reduzir a morbidade em cães grandes e ativos, em cães com problemas múltiplos no membro e em cães jovens com lesão severa do osso e de tecidos moles que podem desenvolver fibrose de quadríceps e rigidez extensora. Em gatos, placas finas têm sido aplicadas no corpo do fêmur para estabilização de fraturas altamente cominutivas.
   (3) **Enxertos autógenos** são úteis para estimular a osteogênese e auxiliar a reparação óssea, especialmente em cães adultos ou em lesões cominutivas.

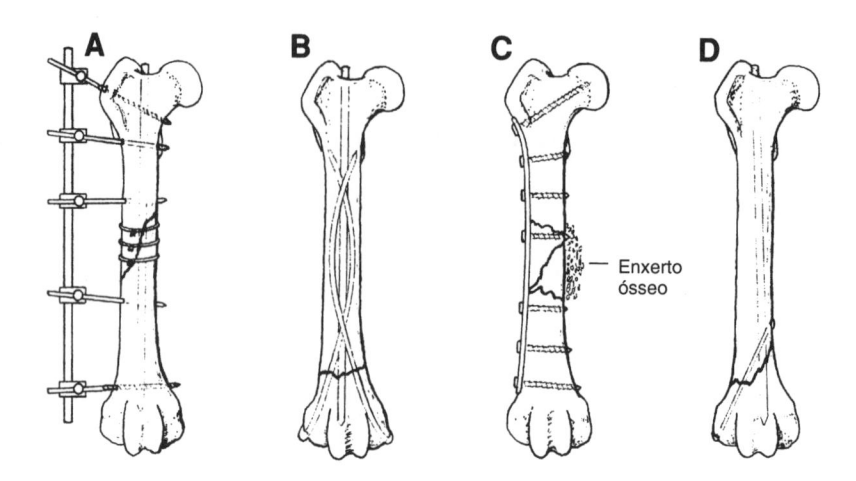

FIGURA 16-6 Fraturas de fêmur. (A) Uma fratura oblíqua longa é estabilizada com fios de cerclage, um pino intramedular e um fixador externo (Tipo I) unilateral. (B) Uma fratura supracondilar é estabilizada com pinos intramedulares cruzados, usados de forma semelhante aos pinos de impacto. (C) Fratura cominutiva é estabilizada com uma placa. Enxerto ósseo autógeno é colocado no local da fratura para auxiliar a resolução. (D) Uma fratura de Salter-Harris do Tipo II da extremidade femural distal é estabilizada com um pino intramedular direcionado medialmente e um longo fio de Kirschner lateral.

   c. **Fraturas distais**
      (1) **Fraturas supracondilares** ocorrem de forma infreqüente e são estabilizadas com técnicas de pinos intramedulares e cruzados (veja Figura 16-6) ou placa lateral, se há osso suficiente distalmente para permitir a aplicação de pelo menos dois parafusos.
      (2) **Fraturas de extremidade** (mais freqüentemente fraturas de Salter-Harris Tipo I ou II) afetam a articulação e requerem redução com placa, fios metálicos, ou aplicação transcondilar de parafusos (veja Figura 18-18). Os *objetivos da cirurgia* são a rápida estabilidade, o estabelecimento de congruência da cartilagem articular e manejo cuidadoso dos tecidos para preservar a função da articulação femurtibiorrotuliana.
8. **Fraturas de tíbia e fíbula (perônio)** são freqüentemente expostas, resultantes de atropelamentos ou traumatismos com arma de fogo.
   a. **Fraturas proximais**
      (1) **Avulsão (arrancamento) da tuberosidade da tíbia.** Fios de Kirschner e fios em forma de 8 são usados para contrapor as forças dispersoras produzidas pelo tendão patelar.
      (2) **Lesões na extremidade** são estabilizadas com fios de Kirschner múltiplos colocados perifericamente para evitar interferências com o movimento articular.
   b. **Fraturas no corpo do osso.** A maioria das lesões na tíbia e fíbula envolve as diáfises média e distal. As fraturas de fíbula são raramente reparadas por causa de seu tamanho reduzido e ausência de função de sustentação.
      (1) **Características.** Fraturas no corpo médio e distal podem ser expostas ou fechadas, simples ou cominutivas e transversas, oblíquas ou segmentadas.
      (2) **Tratamentos** para reparação de fraturas de tíbia incluem coaptação externa (com gesso), fixação externa, pinos intramedulares e fios metálicos ou placas (Figura 16-7).

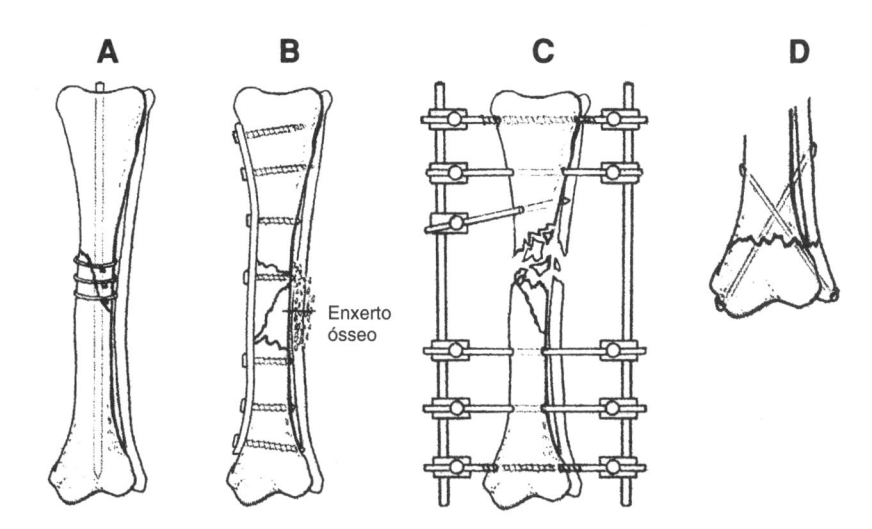

FIGURA 16-7 Fraturas de tíbia. (A) Uma fratura oblíqua longa estabilizada com um pino intramedular e fio de cerclage. (B) Uma fratura segmentar reparada com a aplicação medial de uma placa, parafusos e enxerto de osso esponjoso. (C) Uma fratura altamente cominutiva estabilizada com um fixador bilateral externo (Tipo II). (D) Uma fratura da extremidade tibial distal estabilizada com dois fios de Kirschner aplicados de forma cruzada.

  (a) **Fraturas estáveis, minimamente deslocadas ou incompletas,** especialmente em animais jovens, podem ser tratadas com a aplicação de gesso, proximal à articulação femurtibiorrotuliana e distal aos dígitos. Um aparelho cilíndrico de gesso resiste às forças de encurvamento.
  (b) **Fraturas oblíquas fechadas** podem ser tratadas com a colocação de pino intramedular e fios metálicos. Um pino intramedular é aplicado de uma posição medial ao tendão patelar no corpo proximal para manter o funcionamento da articulação e o realinhamento ósseo.
  (c) **Fraturas transversas** podem ser tratadas com um pino intramedular combinado com um fixador unilateral para estabilidade rotacional.
  (d) **Fraturas altamente instáveis** em animais grandes com lesões múltiplas no membro podem ser tratadas com a colocação de placas e enxerto ósseo. A placa é colocada no aspecto medial do osso (lado de compressão); deve-se tomar cuidado de preservar os ramos neurovasculares da safena medial.
  (e) Fraturas abertas ou cominutivas são freqüentemente tratadas com fixadores bilaterais ou unilaterais biplanares aplicados de forma fechada.
 c. **Fraturas distais** podem produzir separação da extremidade em animais jovens ou fraturas do maléolo em adultos.
  (1) **Lesões na fise** podem ser tratadas com apoio externo se os animais são pequenos e o deslocamento é mínimo. Em outros casos, é útil a colocação de pinos de Kirschner cruzados ou pequenos pinos intramedulares (veja a Figura 16-7).
  (2) **As fraturas do maléolo** requerem a colocação de pinos e fios metálicos sob tensão para preservar a estabilidade lateral e medial da articulação.
B. **Condições relacionadas ao desenvolvimento**
 1. **Osteodistrofia hipertrófica** afeta cães de raças gigantes e animais grandes imaturos. A causa desta condição é desconhecida.

a. **Os sinais clínicos** incluem pirexia recorrente, inapetência, claudicação e edema das metáfises de ossos longos nos 4 membros.
b. **Diagnóstico** é por exame clínico e pelos achados radiológicos, que incluem metáfises irregulares, linha radiolucente abaixo da fise e edema de tecido mole periostal.
c. **Tratamento** é de apoio e consiste de antiinflamatórios, medicação analgésica; suporte nutricional e líquido; restrição de minerais na dieta e de suplementação vitamínica.
d. **Prognóstico** é favorável para animais que não estão gravemente afetados. Pode ocorrer deformação óssea permanente, embora podendo não ter significado clínico.

2. **Osteocondromatose** é uma doença proliferativa de ossos e cartilagens que afeta cães jovens e gatos.
    a. **Etiologia.** Desenvolvimento anormal da periferia dos discos de crescimento produz exostose perpendicular ao eixo maior do osso.
    b. **Os sinais clínicos** de dor nos membros são reduzidos, a menos que as estruturas de tecidos moles adjacentes sejam comprimidas durante a fase ativa de crescimento ósseo.
    c. **Diagnóstico** é por *radiografia*, que revela densidades radiopacas múltiplas ao longo de costelas, vértebras e ossos longos. *Biópsia* também é utilizada e revela ossos normais cobertos por cartilagem hialina.
    d. **Tratamento.** A ressecção cirúrgica só é necessária nas lesões compressivas. Os animais devem ser esterelizados por causa da natureza herdável desta condição.
    e. **Prognóstico** em cães é favorável; em gatos, o progressivo crescimento das lesões após a maturidade do esqueleto e o potencial de se transformar em maligno tornam o prognóstico desfavorável.

3. **Osteocondrose** é um distúrbio da ossificação endocondral que afeta cães de tamanho médio e grande que crescem rapidamente, com mais freqüência machos do que fêmeas (veja também o Capítulo 18 IV A).
    a. **Fisiopatologia e lesões características.** Como resultado da falha de diferenciação de células cartilaginosas ocorre parada da penetração vascular, da atividade condroclástica e da reabsorção subseqüente da cartilagem. A cartilagem restante fica mais fina e enfraquecida em resposta ao estresse ou traumatismo, pois a difusão e o metabolismo de nutriente para o líquido sinovial é interrompido. O enfraquecimento e necrose da cartilagem acarreta fissuras e *dobras de cartilagem* (*osteocondrite dissecante, OCD*).
        (1) **OCD** pode ser bilateral e é observada na cabeça do úmero, côndilo umeral medial, côndilo femural lateral e extremidade medial do calcanhar.
        (2) **Processo anconeal desunido (PAD) e processo coronóide medial fragmentado (PCMF) do cúbito (ulna)** (veja Capítulo 18 IV B 2) são considerados como manifestações de endocondrose por alguns veterinários. Outros atribuem a associação de OCD, PCMF e PAD a uma incongruência articular; em geral, a maioria dos clínicos considera as três doenças como displasia do cotovelo.
    b. **Sintomas,** que normalmente se tornam aparentes quando o animal atinge 4-12 meses de idade, são relacionados com a localização das lesões e incluem claudicação e edema articular.
    c. **Diagnóstico** é baseado no exame clínico e radiografia da articulação afetada (veja Capítulo 18 IV A; Figura 18-2).
        (1) **As radiografias** revelam achatamento do osso subcondral, efusão articular, fragmentos osteocondrais articulares e formação de osteofito.

(2) **Artrografias** usando soluções iodadas aquosas são úteis para o delineamento das lesões dissecantes das cartilagens e as dobras.
(3) **Artrocentese** pode revelar pequena elevação do volume de líquido e contagem de leucócitos.
 d. **Tratamento**
(1) **Tratamento cirúrgico**
 (a) Ressecção das abas de cartilagem ou remoção de fragmentos osteocondrais (ratos articulares) e curetagem ou perfuração (broqueamento) do osso subcondral para estimular o sangramento e a formação de fibrocartilagem no defeito articular são as condutas mais freqüentemente usadas. Se um cão tem doença bilateral concorrente, ambos os membros podem ser operados ao mesmo tempo ou o procedimento pode ser escalonado em período de 4-6 semanas.
 (b) Tem sido tentada a fixação das abas por intermédio de adesivos tissulares ou pequenos pinos.
(2) **Tratamento medicamentoso.** Pacientes operáveis e não-operáveis com osteocondrose podem se beneficiar com medicações antiinflamatórias não-esteróides ou modificadores de líquido articular (p. ex., glicosaminoglicanos e ácido hialurônico), embora faltem resultados clínicos definitivos com relação a essas terapias.
 e. **O prognóstico** é favorável e depende da localização da lesão (veja Capítulo 18 IV A).
4. **Panosteíte** é uma doença autolimitante que ocorre espontaneamente em cães jovens, de raças grandes ou gigantes. A condição é caracterizada por degeneração adiposa de células medulares e produção de osteóides pelas células do estroma que revestem os sinusóides vasculares.
 a. **Os sinais clínicos** incluem pirexia, claudicação recorrente do membro e dor evidente na palpação dos ossos longos.
 b. **Diagnóstico** é baseado nos sintomas, apresentação e radiografia que revela densidades multifocais aumentadas nas cavidades medulares e superfície endosteal irregular nos ossos longos (Figura 16-8).
 c. **Tratamento** consiste da medicação com agentes antiinflamatórios, embora muitos animais se recuperem sem necessitar de tratamento. Dietas ricas em calorias e suplementação mineral devem ser evitadas.
 d. **Prognóstico** quanto à recuperação é favorável, uma vez que os animais atinjam a maturidade, e a natureza cíclica da doença seja vencida.
5. **Cartilagem cubital retida** afeta a metáfise distal do cúbito em cães de raças gigantes.
 a. **Etiologia e fisiopatogenia.** A causa dessa condição é desconhecida, embora a fisiopatologia envolva acúmulo de células cartilaginosas hipertrofiadas com falha de calcificação da matriz (osteocondrose).
 b. **Sinais clínicos** podem ser inaparentes. Pode ocorrer desvio de membros anteriores (*carpus valgus*) e arqueamento cranial do rádio em resposta à restrição exercida pelo cúbito sobre o crescimento radial.
 c. **Diagnóstico** é baseado na constatação radiográfica de cone radiolucente, longitudinal, central na metáfise distal do cúbito, com margens esclerosadas.
 d. **Tratamento** consiste na *ostectomia do cúbito* em animais jovens com deformidade moderada ou *ostectomias de rádio e cúbito* em animais adultos com deformidade. O objetivo da cirurgia é reduzir os efeitos constritivos do cúbito no crescimento e função do rádio [veja V A 4 c (1) (b) (i)].
 e. **Prognóstico** é favorável para animais com deformações leves ou moderadas.

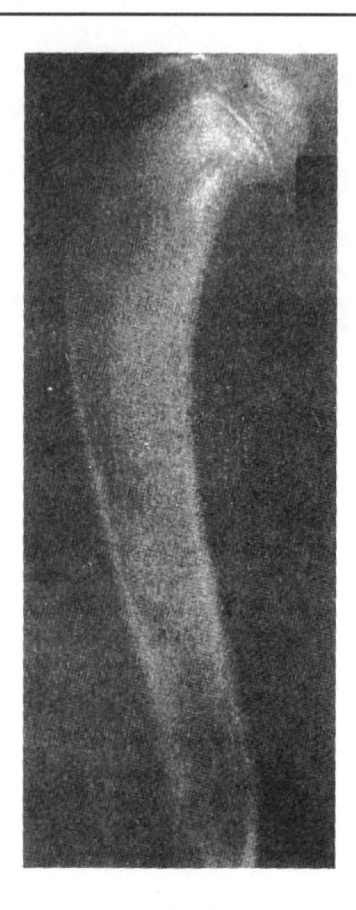

FIGURA 16-8 Panosteíte do úmero em um Pastor Alemão com 8 meses de idade. Notar o marcado aumento de densidade no interior da cavidade medular e a irregularidade da superfície endosteal.

      6. **Doença de Legg-Calvé-Perthes** (necrose asséptica da cabeça do fêmur) afeta cães jovens de raças miniaturas e pequenas.
         a. **Etiologia e patogenia.** A causa da doença é desconhecida. Necrose óssea isquêmica e pressões repetidas causam colapso e deformação da cabeça e do colo do fêmur.
         b. **Os sinais clínicos** incluem claudicação dos membros posteriores, atrofia muscular e movimentação reduzida na articulação do quadril afetado.
         c. **Diagnóstico** é baseado na apresentação, sintomas e evidências radiográficas de aumento do espaço articular (resultado do colapso e espessamento da cabeça e colo do fêmur). Também pode ser observada irregularidade de densidade nas regiões da epífise e metáfise femural.
         d. **Tratamento** consiste na *excisão da cabeça e colo do fêmur* seguida por fisioterapia e administração de drogas antiinflamatórias não-esteróides para estimular o retorno da função do membro (veja Capítulo 18).
         e. **O prognóstico** para recuperação é favorável.
   C. **Osteomielite** é a inflamação da cavidade medular, do córtex e do periósteo do osso.
      1. **Etiologia**
         a. A osteomielite está mais freqüentemente associada com **infecção bacteriana** (p. ex., por *Staphylococcus intermedius*, *Escherichia coli*, *Streptococcus*, *Proteus*, *Pasteurella*,

Pseudomonas, ou *Bacterioides*). As fontes de invasão bacteriana incluem lesões traumáticas abertas, procedimentos cirúrgicos prolongados, extensão por tecidos adjacentes, ou doença sistêmica (bacteremia). Biofilme ou cimento associados aos implantes podem proteger as bactérias levando a uma infecção de localização profunda ("críptica").
   b. **Agentes fúngicos** como *Blastomyces dermatitidis*, *Histoplasma capsulatum*, *Criptococcus neoformans* e *Aspergillus fumigatus* estão implicados menos freqüentemente, nos Estados Unidos estes fungos são encontrados somente em certas regiões.
2. **Fisiopatogenia.** A fisiopatogenia da osteomielite está baseada em *invasão bacteriana, estase vascular, acúmulo focal de células inflamatórias, liberação de enzimas degradativas* e subseqüente *necrose* óssea. A abcedação pode produzir morte de segmentos ósseos (*seqüestro*) circundados por vascularização óssea (*envólucro*).
3. Os *sinais clínicos* podem refletir a doença aguda ou crônica.
   a. **Osteomielite aguda.** Os sinais iniciais incluem dor local, edema, aquecimento tecidual excessivo e claudicação. Depressão, anorexia e febre persistente (maior que 40°C) podem ocorrer. Pode ser observada secreção (serossanguinolenta à purulenta) na incisão cirúrgica ou ferida traumática.
   b. **Osteomielite crônica.** São observadas claudicação persistente, atrofia muscular, dor no local da cirurgia e fístulas múltiplas. Episódios periódicos de depressão, anorexia e pirexia podem ocorrer.
4. **O diagnóstico** de osteomielite estabelece-se pelos sinais e histórico, radiografia e avaliação microbiana do tecido infectado. Os testes hematológicos podem revelar leucocitose ou anemia resultante da inflamação crônica.
   a. **Exames radiológicos** podem revelar edema de tecido mole dentro dos primeiros 10 dias, enquanto que as alterações ósseas, tais como a lise, reação periostal irregular e perda de implantação, desenvolvem-se mais tardiamente (Figura 16-9). Pode aparecer um seqüestro ósseo radiodenso circundado por uma zona radiolucente e esclerose óssea reativa.
      (1) **Fistulografia** pode ser realizada para identificar a localização e a fonte de origem das fístulas.
      (2) **Cintilografia nuclear** pode demonstrar captação excessiva de radioisótopo por causa da inflamação aguda no início do curso da doença.
   b. **Aspiração profunda com agulha** ou **biópsia** são extremamente úteis na confirmação do diagnóstico. A cultura bacteriana (aeróbicos e anaeróbicos) e teste de sensibilidade antimicrobiana da amostras são úteis para estabelecer o tratamento apropriado. Em pacientes com doença sistêmica, culturas sangüíneas seriadas também devem ser obtidas.
5. **Tratamento.**
   a. **Tratamento antibiótico.** O tratamento por período prolongado (4-6 semanas) com antibióticos é necessário.
      (1) **Agentes.** Antibióticos comumente usados na osteomielite bacteriana incluem cefalosporina, flouroquinolonas, clindamicina, cloxacilina e amoxicilina-clavulanato.
      (2) **Administração.** A liberação local contínua de antibióticos via gotejamento de polimetil metacrilato antibiótico-impregnado pode ser uma opção clínica em infecções crônicas e disseminadas; esta forma de liberação também reduz efeitos sistêmicos indesejáveis de drogas como a gentamicina (p. ex., nefrotoxicidade).
   b. **O tratamento cirúrgico** envolve a remoção de ossos mortos, tecidos necróticos moles e implantes rejeitados; lavagem e drenagem dos tecidos abcedados, e

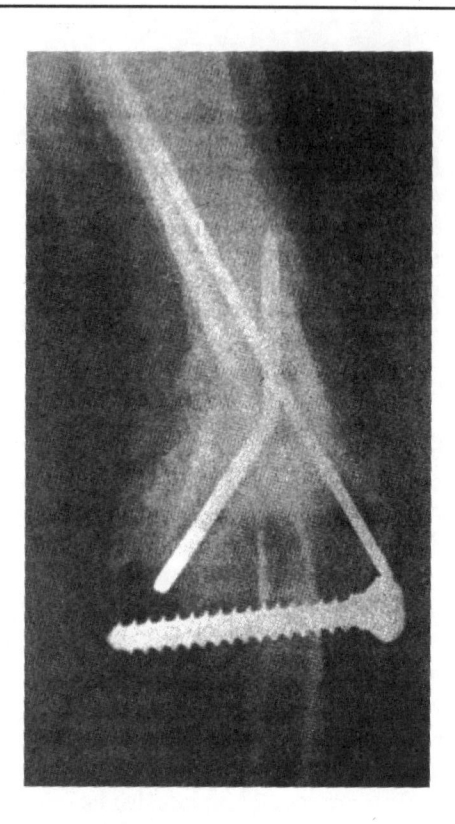

FIGURA 16-9 Osteomielite crônica de um Cocker Spaniel de 5 anos de idade após 4 semanas de reparação de fratura de côndilo e epicôndilo do úmero. São evidentes reação periostal irregular, lise óssea e falha de implantação.

estabilização da fratura. Em casos crônicos com formação significativa de seqüestro, podem ser realizados enxerto ósseo posterior e fechamento da ferida após o devido desbridamento e desenvolvimento de tecido de granulação saudável na ferida.

D. Neoplasias
1. **Considerações gerais**
   a. **Diagnóstico**
   (1) São necessários o **histórico clínico e o exame completo** para afastar doenças sistêmicas, lesões múltiplas nos membros e alterações traumáticas não-neoplásicas.
   (2) É necessária **radiografia** do membro afetado para delimitar o tumor para a realização de biópsia e do tratamento e prever o prognóstico.
      (a) Exame radiográfico ou cintilografia nuclear podem determinar o envolvimento em múltiplos locais.
      (b) A radiografia do tórax pode detectar metástases. Exames radiográficos do tórax pós-tratamento podem ser realizados como rotina, dependendo do tipo de tumor, tratamentos e sintomas do animal.
   (3) **Biópsia.** Amostras múltiplas do tecido afetado devem ser obtidas usando um trépano ósseo de Michele ou uma agulha de Jamshidi para confirmar o diagnóstico. Radiografia do osso após a biópsia auxilia a avaliação histológica dos tecidos.

(4) Aspiração com agulha fina. O exame citológico de aspirados com agulha fina nos nódulos de drenagem linfática é realizado para identificar o estágio de desenvolvimento tumoral se estiver presente linfoadenopatia.

(5) Estudos laboratoriais. Exame de sangue, bioquímica do soro, exame de urina, e eletrocardiograma (ECG) são úteis para a avaliação da saúde do paciente antes dos procedimentos cirúrgicos e quimioterapia.

b. Procedimentos cirúrgicos

(1) Amputação simples do membro. Em muitos casos, a amputação simples do membro pode aliviar a dor com sucesso, reduzir a sobrecarga do tumor e melhorar a qualidade de vida.

(a) Amputação de membros anteriores pode ser realizada na diáfise do úmero (para lesões abaixo da articulação do cotovelo) através da articulação do ombro (esta abordagem é tecnicamente difícil e deixa um apêndice ósseo evidente) ou por excisão completa da escápula e do membro.

(b) Amputação de membros posteriores pode ser realizada ao nível médio da diáfise do fêmur ou através da articulação coxofemural. A primeira abordagem é tecnicamente mais fácil do que a desarticulação e deixa um coto protetor sobre a genitália masculina.

(c) Considerações técnicas incluem a dissecção através do tecido normal e ao largo do tumor, controle da hemorragia pela ligadura separada das artérias e veias principais, dissecção rápida de nervos sob tensão, aposição com músculos para proteger as extremidades ósseas e uso de dreno de Penrose para reduzir o espaço morto.

(d) Considerações pós-operatórias. São usadas bandagens por períodos curtos, controlando o edema. Os analgésicos são usados para controlar o desconforto pós-operatório.

(2) Procedimentos preservadores do membro baseados na ressecção em bloco do osso afetado (p. ex., o rádio) podem ser realizados em vez da amputação para preservar a função do membro, mas são necessárias quimioterapia e radiação concomitantemente.

(a) Envolvimento ósseo mínimo (menos de 50% do osso) é necessário para permitir enxerto cortical heterólogo e fixação interna rígida com uma placa e parafusos.

(b) É necessário acompanhamento pós-operatório intenso para detectar sinais de infecção, recorrência local, ou metástase torácica grave.

2. Osteossarcoma é o tumor ósseo mais comum em felinos e caninos. Ele afeta freqüentemente as metáfises (distal do rádio, proximal do úmero, distal do fêmur, proximal da tíbia) de ossos longos de cães velhos e gatos.

a. Os sinais clínicos incluem claudicação aguda e persistente após um episódio traumático leve e dor durante a palpação do osso longo afetado.

b. Diagnóstico

(1) Radiografias revelam proliferação óssea local e lesão osteolítica (Figura 16-10) com reação periostal. Edema de tecidos moles e reação óssea adjacente também são evidentes.

(2) Avaliação histológica de amostras de biópsia óssea coletadas do centro da lesão em ângulo através da periferia são imperativos para excluir osteomielite ou outros tumores ósseos primários ou secundários. A aparência histológica do tumor vai desde células malignas com fibrogênese marcada e formação osteóide até amostras que contêm estroma maligno e osteóide neoplásico.

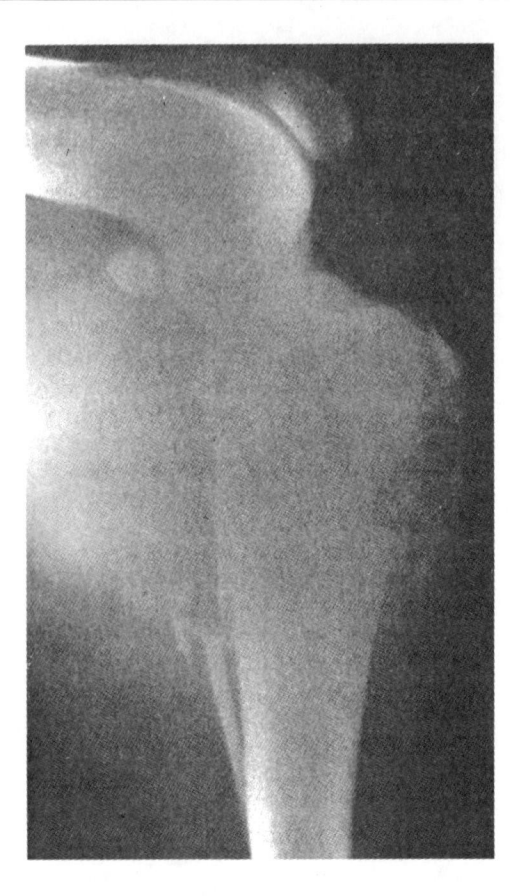

FIGURA 16-10 Osteossarcoma da tíbia proximal em um Pinscher Doberman de 10 anos de idade. São evidentes uma resposta óssea proliferativa lítica e edema de tecidos moles.

      c. Opções de tratamento incluem amputação do membro, procedimentos preservadores do membro, quimioterapia com doxorrubicina ou cisplatina, radiação ou terapia combinada.
          (1) Amputação isolada. Noventa por cento dos cães morrem de doença pulmonar metastática e o tempo médio de sobrevivência registrado é de 4-6 meses. Em gatos, o período médio de sobrevivência é de 4 anos.
          (2) Amputação combinada com quimioterapia tem resultado em uma taxa de sobrevivência próxima a 40% em 1 ano e um tempo médio de sobrevivência de 10 meses em cães.
          (3) Amputação combinada com radiação e quimioterapia tem produzido uma taxa de sobrevivência de 35% em 1 ano e uma sobrevivência média de 8 meses em cães.
          (4) Procedimento preservador do membro combinado com quimioterapia tem produzido taxa de sobrevivência de 45% em um ano e tempo médio de sobrevivência de 11 meses em cães.
      d. Prognóstico
          (1) Cães. O prognóstico em cães com osteossarcoma apendicular é desfavorável apesar dos avanços nos métodos diagnósticos, técnicas cirúrgicas e quimiote-

rapia. A maioria dos animais morre com metástase pulmonar dentro de um ano com qualquer tratamento.

   (2) **Gatos.** Em gatos o prognóstico de recuperação a longo prazo é favorável após a amputação simples do membro.

3. **Condrossarcoma** é o segundo tipo de tumor ósseo mais comum em cães. Cães de raças de porte médio a grande, idade adulta, são mais freqüentemente afetados; condrossarcoma é incomum em gatos. Ossos chatos (p. ex., ossos do crânio, costelas) são mais freqüentemente afetados do que ossos longos.

   a. **Os sinais clínicos** estão relacionados com a localização do tumor e incluem claudicação crônica e edema.

   b. **Diagnóstico.** Os sinais radiográficos são semelhantes aos do osteossarcoma (p. ex., lise óssea e proliferação). A avaliação histológica de exames de biópsia mostram células cartilaginosas neoplásicas e substância basal condróide localizada no osso.

   c. **O tratamento** normalmente envolve *amputação do membro*. Os condrossarcomas tendem a ser resistentes à radiação e quimioterapia.

   d. **Prognóstico** é bom; a lesão é de desenvolvimento lento e localizado, e metástase é infreqüente. Após a amputação, a sobrevivência média registrada é de 1,5 ano.

4. **Fibrossarcoma** ocorre de forma infreqüente em cães e gatos.

   a. **Os sinais clínicos.** O fibrossarcoma tem características clínicas semelhantes àquelas do condrossarcoma e osteossarcoma.

   b. **Diagnóstico.** As características histológicas incluem interação de feixes de fibroblastos neoplásicos localizados dentro da matriz colagenosa. O fibrossarcoma pode ser diagnosticado erroneamente como osteossarcoma ou condrossarcoma por causa da heterogenicidade morfológica destes tumores.

   c. **Opções de tratamento** incluem amputação do membro, procedimento preservador do membro e quimioterapia.

   d. **Prognóstico** é reservado e baseado no grau de diferenciação celular. Em geral, ocorre metástase mais freqüentemente com fibrossarcomas do que com condrossarcomas, mas menos freqüentemente do que com osteossarcomas.

5. **Hemangiossarcoma** afeta mais freqüentemente o úmero proximal e o fêmur em cães idosos, particularmente o Pastor Alemão. É raro em gatos.

   a. **Os sinais clínicos** podem refletir a localização do tumor. Sintomas de doença sistêmica (p. ex., anemia, esplenomegalia, doença cardíaca) são comuns em virtude da natureza disseminada do tumor.

   b. **Diagnóstico**
      (1) **Radiografias** revelam osteólise intramedular extensiva.
      (2) **Biópsias** revelam numerosos canais vasculares recobertos com células endoteliais, hemorragia e trombose.
      (3) **Avaliações ultra-sonográficas** do baço, fígado e coração são úteis.

   c. **Opções de tratamento** incluem *amputação* e *quimioterapia* com *doxorubicina* e *ciclofosfamida*.

   d. **Prognóstico** é desfavorável em virtude das metástases sistêmicas.

6. **Carcinoma de células escamosas** pode afetar os dígitos de cães e gatos, especialmente de raças grandes com pelagem escura. Os tumores são originários do epitélio subungual e produz necrose tecidual e lise óssea. O tratamento é por *amputação* dos dígitos afetados e o prognóstico é bom.

7. **Mieloma múltiplo**, uma proliferação neoplásica de células plasmáticas no interior da matriz óssea, ocorre de forma infreqüente em cães e raramente em gatos. É um tumor multicêntrico que afeta ossos achatados, vértebras e ossos longos.

a. **Diagnóstico.** O mieloma múltiplo é caracterizado radiograficamente por lesões osteolíticas mosqueadas (salpicadas).
b. **O tratamento** envolve *quimioterapia combinada* (com *melfalano* e *prednisona*) e o prognóstico é favorável.
8. **Osteossarcoma periostal (justacortical)** surge da cobertura periostal de ossos longos e achatados em cães e gatos. *A amputação* ou *a excisão cirúrgica ampla* podem promover um prognóstico favorável a longo prazo.
9. **Condições de metástases neoplásicas** que afetam ossos longos incluem linfossarcoma e adenocarcinoma de tecidos mamários, prostáticos e pulmonares. *Os objetivos do tratamento* cirúrgico e clínico *são direcionados para as causas da doença.*

E. **Cistos ósseos** ocorrem infreqüentemente em cães e gatos e podem ser simples, benignos recobertos por uma membrana e preenchidos com líquido, ou o espaço osteolítico preenchido com elementos vasculares (cisto ósseo tipo aneurisma). O tratamento inclui *curetagem* e *enxerto ósseo*.

F. **Osteopatia hipertrófica** é uma condição periostal proliferativa difusa de ossos longos que afeta cães e, raramente, gatos.
  1. **Etiologia.** A osteopatia hipertrófica está associada com massas neoplásicas ou infecciosas na cavidade torácica ou abdominal que inexplicavelmente estimulam a vascularização periostal periférica.
  2. **Os sinais clínicos** incluem dor difusa em ossos longos, claudicação e relutância de movimentos.
  3. **Diagnóstico** é estabelecido pelos sintomas e presença de tumorações torácicas e abdominais. As radiografias revelam reação periostal nos 4 membros que progride da porção distal em direção à proximal.
  4. **Tratamento** inclui *ressecção cirúrgica das tumorações torácicas ou abdominais* e analgésicos para reduzir o desconforto periostal. *Vagotomia intratorácica unilateral* para bloquear o reflexo nervoso associado com o fluxo vascular periférico aumentado também tem sido defendida em casos que envolvem tumores não-operáveis.
  5. **Prognóstico** é bom, mas depende da identificação e tratamento da causa da doença.

G. **Infarto ósseo** é uma entidade clínica incomum em pequenos animais.
  1. **Etiologia.** Suspeita-se que a deterioração vascular do osso esteja associada com neoplasia, infecção ou anormalidades lipídicas.
  2. **Diagnóstico** é por radiografia; é característica uma densidade radiopaca irregular dentro da cavidade medular.
  3. **O tratamento** é direcionado na correção da doença causadora.

VI. **DISTÚRBIOS NUTRICIONAIS E METABÓLICOS.** Embora estas condições não sejam tratadas cirurgicamente, animais com estas alterações são freqüentemente trazidos aos cirurgiões.

A. **Hiperparatiroidismo nutricional secundário** é observado em animais jovens alimentados com dietas somente com carne ou grãos, sem suplementação.
  1. **Patogenia.** As dietas não-suplementadas produzem deficiências de cálcio e vitamina D. Em resposta à hipocalcemia, a paratiróide produz quantidades excessivas de paratormônio (PTH) que estimula a reabsorção óssea e a transferência de cálcio para a circulação.

2. **Os sinais clínicos** incluem claudicação, deformação de ossos longos e fraturas espontâneas.
3. **Diagnóstico**
   a. As análises laboratoriais revelam aumento do fósforo sérico, da fosfatase alcalina e dos níveis de PTH.
   b. As radiografias revelam evidências de reabsorção óssea sistêmica, fraturas e densidade da linha de metáfise aumentada.
4. **Tratamento** é por correção da dieta (p. ex., ração completa e suplementação de cálcio) e restrição da atividade para prevenir lesão óssea adicional e permitir a consolidação de fraturas.
5. **Prognóstico** é favorável para a recuperação na ausência de deformidade óssea grave.

B. **Hiperparatiroidismo renal secundário** é observado em animais jovens com insuficiência renal congênita ou em animais idosos com insuficiência renal crônica.
   1. **Patogenia.** A excreção renal de fósforo prejudicada e a deficiência de converter a vitamina D em sua forma ativa resulta em hipocalcemia e subseqüente liberação de PTH (p. ex., reabsorção óssea).
   2. **Os sinais clínicos** incluem polidipsia, poliúria, vômito, diarréia, emagrecimento e anorexia como resultado da uremia e reabsorção óssea, primariamente no crânio e mandíbulas.
   3. **Diagnóstico** é baseado nos sintomas, achados laboratoriais de insuficiência renal e evidências radiológicas de desmineralização, fraturas patológicas e rarefação óssea no crânio e mandíbulas.
   4. **Tratamento.** São tomadas medidas para tratar a insuficiência renal (p. ex., fluidoterapia, diálise peritoneal e transplante renal).
   5. **Prognóstico** é reservado e baseado na gravidade da doença renal e na resposta à terapia.

C. **Raquitismo** e **osteomalácia** são condições raras causadas por deficiência de vitamina D em animais jovens e adultos, respectivamente.
   1. **Patogenia.** Em animais jovens, a ausência de vitamina D evita a conversão dos discos de crescimento cartilaginosos em osso, enquanto que em animais adultos, a reabsorção osteoclástica é prejudicada.
   2. **Os sinais clínicos** incluem claudicação, deformação óssea e fraturas patológicas.
   3. **Diagnóstico**
      a. Estudos laboratoriais revelam hipocalcemia, hiperfosfatemia e níveis séricos de fosfatase alcalina elevados.
      b. As radiografias revelam alargamento e irregularidade dos discos de crescimento e metáfise com formato de taça em animais jovens e redução da densidade óssea em animais adultos.
   4. **Tratamento.** O animal deve ser alimentado com dieta nutricional completa, suplementada inicialmente com vitamina D.
   5. **Prognóstico** para recuperação funcional é bom se não tiverem ocorrido deformações crônicas e graves no esqueleto.

D. **Hipervitaminose A** tem sido descrita em gatos alimentados predominantemente com fígado e leite, causando exostose confluente de ossos longos e vértebras cervicotorácicas.
   1. **Os sinais clínicos** incluem claudicação, atrofia muscular e dor cervical.
   2. **Diagnóstico.** Os estudos laboratoriais revelam elevação dos níveis séricos de vitamina A. Radiografias revelam evidências de fusão de vértebras e articulações juntamente com exostose de ossos longos.

3. **Tratamento** é baseado em modificação da dieta, incluindo a retirada do fígado da dieta e alimentação balanceada. Analgésicos podem reduzir a dor musculoesquelética.

E. **Mucopolissacaridose** é um grupo de distúrbios metabólicos primários causado pela deficiência do metabolismo de glicosaminoglicanos. Gatos Siameses e cães Plott Hounds e Dachshunds são mais freqüentemente afetados.
  1. **Os sinais clínicos** incluem deformação facial, andar anormal, dor articular, deficiência neurológica difusa e descarga ocular e respiratória.
  2. **Diagnóstico.** Estudos laboratoriais revelam glicosaminoglicanos na urina e material granular anormal nos neutrófilos. Radiografias revelam fusão vertebral e articular, *pectus excavatum* e luxação coxofemural bilateral.
  3. **Tratamento** é de apoio, aliviando o desconforto.
  4. **Prognóstico** é desfavorável para a recuperação.

LEITURAS SELECIONADAS

ABLIN, L. ; BERG,J. ; SCHELLING, S. H. : Fobrosarcomas of the appendicular skeleton. *J. Am. Anim. Hosp. Assoc.* 27: 303-9, 1991.

AVON, D. ; PALMER, R. ; JOHNSON, A. : Biologic strategies and a balanced concept for repair of highly comminuted long bone fractures. *Comp. Cont. Educ. Pract.* 17: 35-49, 1995.

BERG, J. ; WEINSTEIN, M. J. ; SCHELLING, S. H. : Treatment of dogs with osteosarcoma by administration of cisplatin after amputation or limb-sparing surgery: 22 cases (1987-1990). *J. Am. Vet. Med. Assoc.* 200: 2005-2008, 1992.

BOJRAB, M. J. : Current Techniques in Small Animal Surgery, 3rd ed. Philadelphis, Lea & Febiger, 1990, pp. 756-769, 783-801, 682-693, 722-727.

BOJRAB, M. J. (ed) : Disease Mechanisms in Small Animal Surgery, 2nd ed. Philadelphis, Lea & Febiger, 1993, pp. 644-648, 663-684, 689-700.

BRINKER, W. O. ; PIERMATTEI, D. L. ; FLO, G. F. : Handbook of Small Animal Orthopedics and Fracture Management, 2nd ed. Philadelphis, W. B. Saunders, 1990, pp. 105-139, 140-209.

DURALL, I. ; DIAZ, M. C. ; MORALES, I. : Interlocking nail stabilization of humeral fractures. *Vet. Comp. Ortho. Traum.* 7: 3-8, 1994.

GENTRY, S. J., TAYLOR, R. A. DEE, J. F. : The use of veterinary cuttable plates: 21 cases. *J. Am. Anim. Hosp. Assoc.* 29: 455-459, 1993.

HARARI, J. (ed) : Surgical Complications and Wound Healing in the Small Animall Practice. Philadelphis, W. B. Saunders, 1993, pp. 203-252.

JOHNSON, J. M. ; JOHNSON, A. L. : Histological appearance of naturally occorring canine physeal fractures. *Vet. Surg.* 23: 81-86, 1994.

JOHNSON, K. A. : Osteomyelitis in dogs and cats. *J. Am. Vet. Med. Assoc.* 205: 1882-1887, 1994.

JOHNSON, K. A. ; WATSON, A. D. J. ; PAGE, R. : Skeletal diseases. In: Textbook of Veterinary Internal Medicine, 4th ed. Edited by ETTINGER, S. J. and FELDMAN, E. C. Philadelphis, W. B. Saunders, pp. 2077-2103, 1994.

LEIGHTON, R. L. : Small Animall Orthopedics. London, Mosby-Year Book Europe Ltd, pp. 2. 2-4. 9.

MICHELLIN-LITTLE, D. J. ; DEYOUNG, D. J. ; FERRIS, K. K. : Incomplete ossification of the humeral condyle in spaniels. *Vet. Surg.* 23: 475-487, 1994.

O'BRIEN, M. G. ; STRAW, R. C. ; WITHROW, S. J. : Recent advances in the treatment of canine appendicular osteosarcoma. *Comp. Contin. Educ. Pract. 15*: 939-946, 1994.

POPOVITCH, C. A. ; WEINSTEIN, M. J. ; GOLDSCHMIDT, M. H. : Chondrosarcoma: a retrospective study of 97 dogs (1987-1990). *J. Am. Anim. Hosp. Assoc.* 30: 81-85, 1994.

SHERDING, R. G. : The Cat: Diseases and Clinical Management, 2nd ed. New York, Churchill Livingstone, 1994, pp. 1599-1710.

SLATTER, D. (ed) : Textbook of Small Animal Surgery, 2nd ed. Philadelphis, W. B. Saunders, 1993, pp. 1703-1709, 1716-1728, 1736-1768, 1805-1816, 1866-1877.

WATERS, D. J. ; BREUR, G. J. ; TOOMBS, J. P. : Treatment of common forelimb fractures in miniature and toy breed dogs. *J. Am. Anim. Hosp. Assoc.* 29: 442-448, 1993.

17

Pelve

Joseph Harari

I. **ANATOMIA** (Figura 17-1). Em virtude da estrutura e localização da pelve, a maioria das fraturas são lesões fechadas que envolvem ossos múltiplos ou articulações e freqüentemente lesão grave de tecidos moles.

A. **Lesões ortopédicas concomitantes**
   1. **Dentro da cintura pélvica.** Nas fraturas hemipélvicas, a redução e a estabilização dos segmentos craniais (p. ex., segmentos sacroilíaco ou ilíaco) auxiliam a reduzir outros fragmentos (p. ex., no púbis, acetábulo caudal ou ísquio).
   2. **Fora da cintura pélvica.** Fraturas do corpo sacral, fraturas de vértebras coccígeas, luxação coxofemural e fraturas de fêmur são freqüentemente observadas em associação com fraturas pélvicas.
B. **Lesões associadas a tecidos moles** incluem ruptura uretral e de bexiga, lesão de tronco lombossacral ou de nervo ciático, miocardite traumática, hérnia de diafragma, pneumotórax e hemorragia regional de tecidos moles. Neuropraxia ciática normalmente é autolimitante e a recuperação ocorre dentro de 2-3 semanas.

II. **FRATURAS PÉLVICAS.** Aproximadamente 20% de todas as fraturas em cães e gatos envolvem a pelve. Traumatismos por atropelamento e quedas de grandes alturas são as causas mais freqüentes.

A. **Avaliação do paciente.** O animal deve ser cuidadosamente examinado antes do tratamento da fratura pélvica em virtude da elevada incidência de lesões associadas.
   1. **Testes diagnósticos essenciais** incluem exame clínico, exame de sangue completo, perfil químico e exame de urina, radiografias torácicas e abdominais, eletrocardiograma, cateterização urinária e paracentese abdominal.

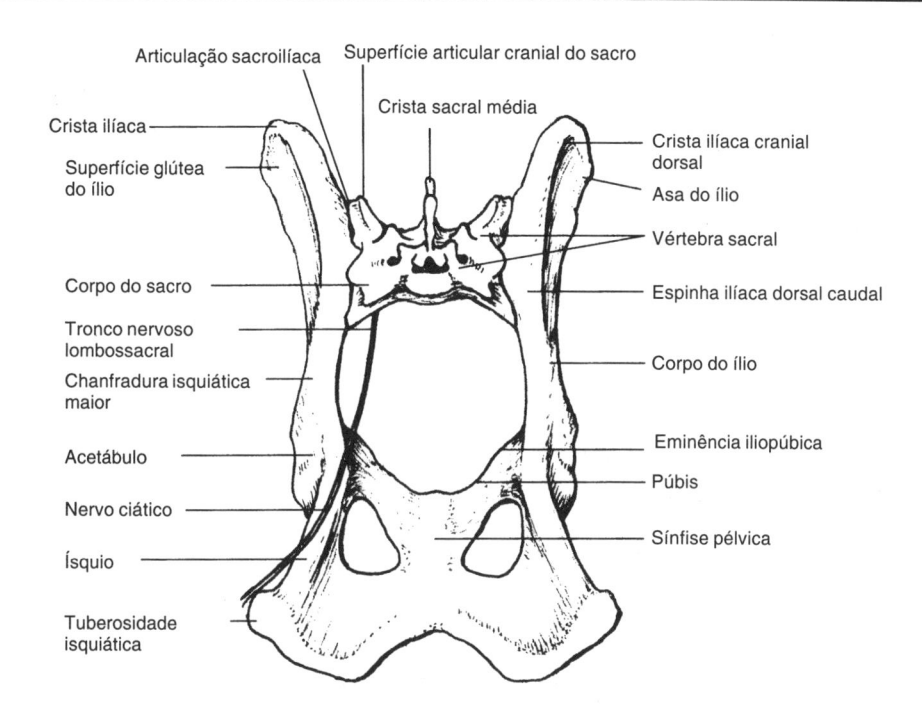

FIGURA 17-1 Vista caudodorsal da anatomia da pelve e vertebra básica.

2. **Avaliações auxiliares** incluem ultra-sonografia abdominal, cistografia, tomografia computadorizada, imagem por ressonância magnética e celiotomia exploratória.
B. **Estabilização do paciente**
   1. **O tratamento de lesões graves de tecidos moles** (p. ex., ruptura de bexiga, hérnia de diafragma e miocardite) *pode ser necessário antes de ser procedida a reparação ortopédica*.
   2. Os animais freqüentemente necessitam *de reposição de líquidos e glicocorticóides* para tratar o choque hipovolêmico e *tratamento com analgésico* para reduzir o desconforto.
C. **Escolha do tratamento.** Os fatores que influenciam a escolha do tratamento incluem a localização e a gravidade da lesão e as condições financeiras do proprietário. As avaliações que podem auxiliar na determinação da terapia incluem análise da locomoção (para identificar claudicação), palpação da crista ilíaca (para identificar instabilidade sacroilíaca), palpação da articulação do quadril (para constatar crepitação), palpação retal cuidadosa (para constatar o deslocamento de segmentos ósseos) e radiografias múltiplas da pelve.
   1. **As indicações para a estabilização cirúrgica** de fraturas de pelve incluem o seguinte:
      a. **Falta de capacidade dos membros posteriores em sustentar o peso** como conseqüência de separação sacroilíaca, fraturas ilíacas ou fraturas do acetábulo.
      b. **Deslocamento medial de fragmentos ósseos** que podem comprometer o canal pélvico.
      c. **Deslocamento cranioventral do púbis e dilaceração do tendão pré-púbico** que pode levar a hérnia caudal de vísceras abdominais.
      d. **Avulsão do tubérculo isquiático** que pode causar claudicação de membros posteriores.

2. **Indicações para tratamento conservador.** *O repouso em gaiola* por 4-8 semanas freqüentemente é apropriado para animais de ambulatório com *deslocamento mínimo de luxação sacroilíaca* ou aqueles com *fraturas acetabular caudal, de ísquio ou púbica.*

D. **Considerações cirúrgicas gerais**
   1. As fraturas pélvicas **tendem a consolidar rapidamente** (p. ex., dentro de 6-10 semanas) em virtude do conteúdo *abundante de ossos porosos* na cintura pélvica (p. ex., ílio e acetábulo) e da *massa muscular perióssea* de suporte, que fornece suprimento sangüíneo abundante à fratura.
   2. **Os implantes** (p. ex., placas, parafusos e pinos) rotineiramente não são removidos após a reparação óssea em virtude da natureza cirúrgica invasiva necessária para a segunda cirurgia e a ausência de problemas clínicos associados com a permanência do implante no local.
   3. **Fraturas de pelve reparadas** que causam comprometimento urinário ou intestinal podem *requerer osteotomia de sínfise pélvica, descolamento e inserção de osso cortical ou enxerto sintético (polietileno e rede de poliéster)* para aumentar o diâmetro pélvico.

E. **Tipos de fraturas**
   1. **Luxação sacroilíaca**
      a. **Técnica.** A maioria dos deslocamentos ocorre em direção cranial e requer redução aberta e estabilização com parafusos e pinos. Redução anatômica e estabilização adequada são importantes para a recuperação clínica e necessitam da identificação do corpo sacral para permitir a colocação dos implantes e evitar o canal vertebral.
         (1) **Um acesso dorsolateral ou ventrolateral** é usado para refletir os músculos glúteos do ílio e permitir a visualização e palpação da articulação sacroilíaca.
         (2) **Redução.** A asa do ílio é fixada com fórceps de apreensão óssea e é aplicada tração na direção caudal.
         (3) **Estabilização.** *Parafusos ou pinos* são *colocados através do ílio e dentro do corpo do sacro* (Figura 17-2).

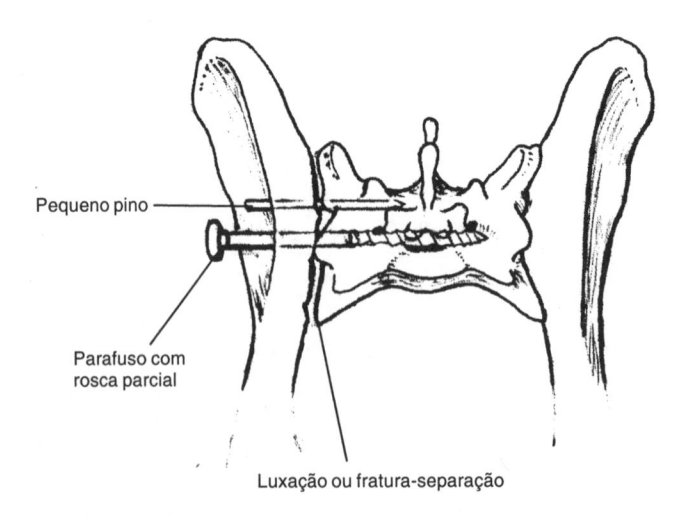

Figura 17-2 Fixação em dois pontos e compressão de uma luxação sacroilíaca, usando um parafuso ósseo com rosca parcial e pino.

(a) Os implantes devem penetrar até um ponto equivalente a pelo menos 60% do comprimento do sacro (baseado na vista radiográfica ventrodorsal) para promover a máxima estabilidade.

(b) **Fechamento transilial.** Em animais muito pesados, com fraturas muito instáveis, luxações bilaterais e impactação do sacro, é colocado um pino de Steinmann parcialmente rosqueado, transversalmente através das asas de ambos os ílios, dorsal à vértebra lombar. Uma porca é colocada na porção rosqueada do pino de Steinmann e a extremidade lisa é dobrada para estabilizar ambos os ílios.

b. **Prognóstico.** Para animais sem deficiência neurológica grave o prognóstico para recuperação é excelente após um período de convalescença de 2-4 semanas.

2. **Fraturas de ílio** são normalmente oblíquas com deslocamento medial e estreitamento do canal pélvico pelo segmento caudal do osso.

   a. **Técnica**

   (1) É usada um **acesso lateral** e os músculos glúteos são elevados periostealmente do osso.

   (2) **A redução do fragmento caudal** freqüentemente requer movimento de alavanca, tração e rotação usando fórceps de tração óssea.

   (3) **A estabilização** é mais comumente conseguida com uma *placa óssea encurvada e parafusos* (Figura 17-3) ou *cuidadosa fixação com parafuso* através da fratura. A placa é normalmente aplicada no segmento caudal do ílio e então presa ao fragmento cranial, alavancando o fragmento distal medialmente deslocado para o lado. Alternativamente, *pinos intramedulares* podem ser colocados dentro do ílio ou *pinos e fios metálicos* podem ser colocados através da fratura em cães e gatos pequenos.

   b. **Prognóstico.** Para animais sem deficiências neurológicas o prognóstico é excelente após um período de convalescença de 2-4 semanas.

3. **Fraturas de acetábulo**

   a. **Opções de tratamento.** Os dois terços craniais do acetábulo estão envolvidos na sustentação de peso.

   (1) **A estabilização** é recomendada para fraturas envolvendo qualquer porção da superfície articular, mesmo aquelas não diretamente relacionadas com a sustentação de peso, por causa do risco do desenvolvimento de artrite degenerativa.

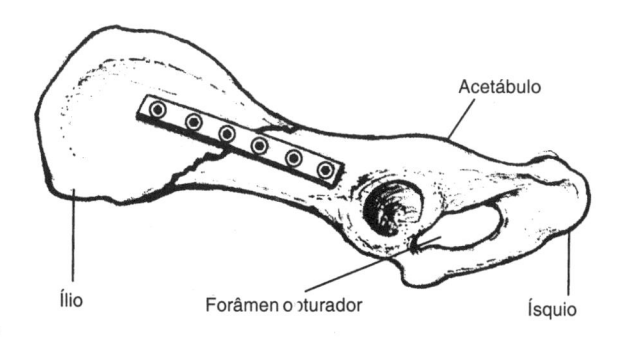

FIGURA 17-3 Estabilização de uma fratura oblíqua de ílio com uma placa de neutralização e parafusos aplicados lateralmente (vista lateral).

(2) Repouso em confinamento e bandagens. Alguns cirurgiões preferem tratar os fragmentos de acetábulo minimamente deslocados com restrição em gaiola ou pela aplicação de bandagens (ataduras) leves no membro afetado. O desenvolvimento subseqüente de artrite e claudicação pode ser tratado com medicação antiinflamatória ou ressecção de cabeça e colo do fêmur.

b. Técnicas cirúrgicas
(1) Acessos
  (a) É utilizado um **acesso dorsal** na articulação do quadril *via osteotomia trocantérica* para visualizar adequadamente o acetábulo. O acesso dorsal é indicado para fraturas nos dois terços craniais do osso.
   (i) A pele e os tecidos adjacentes são incisados ao longo do aspecto cranial do trocanter maior.
   (ii) Após a transecção da inserção glútea superficial abaixo do trocanter, o trocanter maior é osteotomizado e refletido em sentido proximal para permitir o acesso ao acetábulo e ao nervo ciático. Deve se ter o cuidado de proteger o nervo ciático.
   (iii) Após a estabilização da fratura, a osteotomia do trocanter precisa ser estabilizada usando a técnica de bandagem com tensão [veja Capítulo 16 IV A 3 e (2) (b)].
  (b) O acesso **caudal,** que requer *transecção dos músculos rotatórios externos* do quadril, é útil no tratamento de fraturas caudais do acetábulo.
   (i) A dissecção é semelhante à usada para a abordagem dorsal.
   (ii) O fêmur é rotado internamente e as inserções do obturador interno e dos músculos *gemelli* sofrem transecção (ao invés de proceder a osteotomia trocantérica).
   (iii) Os músculos refletidos dorsalmente são usados para proteger o nervo ciático à medida que o acetábulo é exposto.
  (c) Para fraturas de ílio e acetábulo, **a combinação de acesso lateral e dorsal** (para o ílio e acetábulo, respectivamente) permite a exposição da hemipelve.
(2) Estabilização por meio de *placas no acetábulo* e *parafusos* (Figura 17-4). Em cães de corrida *Greyhounds*, nos quais ocorrem fraturas em Y não-deslocadas do acetábulo, é necessária a colocação de placas dorsais no acetábulo para evitar a reparação incorreta. *Pino intramedular* e *técnicas de fixação com fios metálicos* estão reservados para reparar os fragmentos de ossos pequenos em animais com peso reduzido.

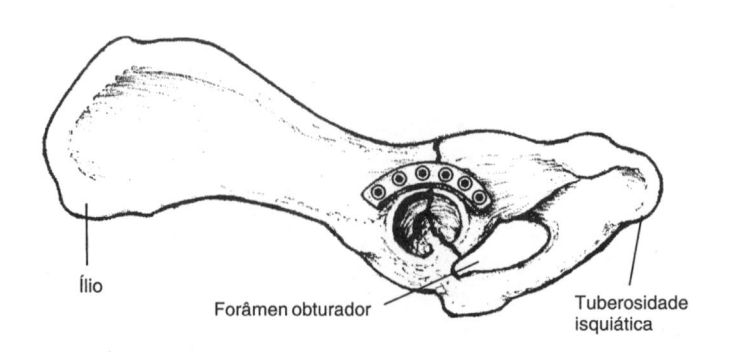

FIGURA 17-4 Estabilização de uma fratura de acetábulo com aplicação de placa acetabular e parafusos.

(3) **A excisão da cabeça e colo do fêmur** é indicada em *fraturas irreparáveis altamente cominutivas, com perda de apoio medial* da parede do acetábulo. Fragmentos caudais do acetábulo que estão severamente deslocados em sentido medial e cranial podem necessitar de um realinhamento para prevenir dor de contato com o trocanter e perda de extensão após a excisão da cabeça e colo do fêmur.
  c. **Prognóstico.** Na maioria dos animais, o prognóstico é bom após a estabilização e restabelecimento da congruência articular do acetábulo. Podem ocorrer *complicações a longo prazo* (p. ex., lesão do nervo ciático, osteoartrite degenerativa claudicação após a resecção da cabeça e colo do fêmur).
4. **Fraturas isquiáticas**
  a. As fraturas isquiáticas normalmente estão associadas com fraturas de ílio ou de acetábulo. A reparação primária desses ossos produz realinhamento próximo do normal no segmento isquiático; por isso, a cirurgia de reparação de fragmento isquiático raramente é realizada.
  b. **Fratura e avulsão da tuberosidade isquiática** que causa claudicação de membros posteriores devem ser reparadas com parafusos ou pinos e fios metálicos com a *técnica de bandagem de tensão* (Figura 17-5).
5. **Fraturas púbicas**
  a. Como nas fraturas de ísquio, as fraturas púbicas isoladas são raras; fragmentos púbicos associados com fraturas de outros ossos pélvicos são reduzidas durante outras reparações primárias ou são deixadas *in situ* para reparação espontânea.
  b. **Deslocamento cranioventral do púbis,** que pode levar à hérnia abdominal, requer a reparação com fios metálicos dos fragmentos ósseos e sutura do tendão pré-púbico às bainhas musculares abdominais.

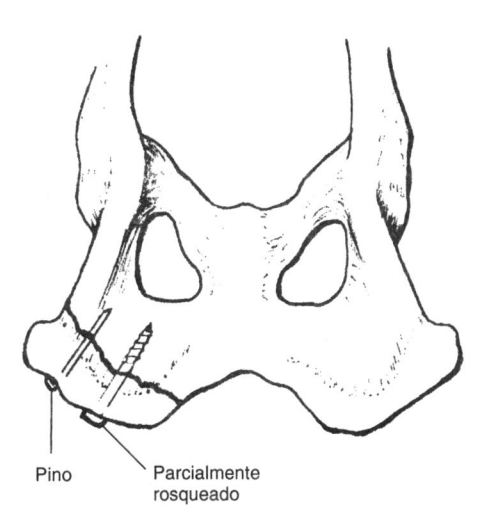

Figura 17-5 Fixação com bandagem de tensão de uma fratura de tuberosidade isquiática usando um parafuso parcialmente rosqueado e um pino.

LEITURAS SELECIONADAS

BETTS, C. W. : Fraturas pélvicas. In: SLATTER, D. (ed) : *Textbook of Small Animal Surgery*, 2nd ed. Philadelphia, W. B. Saunders, 1993, pp. 1769-85.

BOJRAB, M. J. : *Current Techniques in Small Animal Surgery*, 3rd ed. Philadelphia, Lea & Febiger, 1990, pp. 649-61.

BOOKBINDER, P. F. ; FLANDERS, J. A. : Characteristics of pelvic fracture in the cat. *Vet. Comp. Ortho. Traum.* 5: 122-7, 1992.

BRINKER, W. D. ; PIERMATTEI, D. L., FLO, G. L. : *Handbook of Small Animal Orthopedics and Fracture Treatment*, 2nd ed. Philadelphia, W. B. Saunders, 1990, pp. 76-104.

BUTTERWORTH, S. J. ; GRIBBEN, S. ; SKERRY, T. M. : Conservat ve and surgical treatment of canine acetabular fractures: a review of 34 cases. *J. Sm. Anim. Pract.* 139-43, 1994.

HOULTON, J. ; DYCE, J. : Management of pelvic fractures in the dog and cat. *Waltham Focus*, 4: 17-25, 1994.

HULSE, D. A. : Pelvic fractures, conservative and surgical management. *Vet. Med. Rep.* 2: 267-78, 1990.

PAYNE, J. T. ;: Selecting a method for managing pelvic fractures in dogs and cats. *Vet. Med.* 88: 969-73, 1993.

VERSTRAETE, F. J. M. ; LAMBRECHTS, N. E. : Diagnosis of soft tissue injuries associated with pelvic fractures. *Comp. Contin. Edduc. Pract.* 14: 921-30, 1993.

18

Articulações

SPENCER A. JOHNSTON

I. INTRODUÇÃO

A. **Classificação.** *Articulação* é a junção entre dois ou mais ossos. A quantidade de movimento que ocorre entre ossos é variável e depende da anatomia específica da articulação.
  1. **Articulação fibrosa** ou **sinartose** é uma articulação imóvel com extremidades ósseas adjacentes separadas por uma fina membrana (p. ex., estruturas craniais).
  2. **Articulação cartilaginosa** ou **anfiartrose** apresenta uma almofada de fibrocartilagem entre as superfícies ósseas e permite movimentos limitados entre ossos (p. ex., vértebras e sínfise pubiana).
  3. **Articulação sinovial** ou **diartrose** apresenta extremidades ósseas adjacentes recobertas por cartilagem hialina. Os ossos são conectados por ligamentos e uma cápsula fibrosa revestida por membrana sinovial. A maioria das articulações móveis do corpo são do tipo articulações sinoviais (p. ex., cotovelo, joelho e quadril) e são elas as mais comumente associadas com lesões. Todas as articulações discutidas neste capítulo são do tipo sinovial.

B. **Anatomia da articulação sinovial**
  1. **A cartilagem hialina** é constituída primariamente de água, colágeno (predominantemente do Tipo II), proteoglicanos e substância basal.
      a. A cartilagem hialina é única em permitir o amortecimento, o movimento de fricção e absorver o choque. Sua *viscoelasticidade* resulta de seu elevado conteúdo em água e da estrutura da cartilagem. Como uma esponja molhada, a cartilagem hialina libera líquido quando comprimida. O colágeno fornece elasticidade ao tecido e habilidade de resistir à ação de forças.
      b. A cartilagem é avascularizada e recebe nutrição do líquido sinovial. A cartilagem tem escassa capacidade de reparação após a lesão; conseqüentemente, a lesão destes tecidos normalmente é definitiva.

2. A **cápsula articular** da articulação sinovial é composta de uma fina camada interna (a íntima) e uma camada externa fibrosa. A íntima ou membrana sinovial é um tecido vascularizado que recobre a cavidade articular e contém células que produzem o líquido sinovial. A camada fibrosa externa auxilia a estabilizar a articulação. A inflamação da membrana sinovial pode ocorrer com lesão. Pode ocorrer inflamação leve na doença articular degenerativa (DAD) [veja II A 3]. O engrossamento fibroso da cápsula articular ocorre na DAD crônica e na instabilidade articular.
3. **Líquido sinovial** é um ultrafiltrado do plasma que contém ácido hialurônico, proteoglicanos, proteínas, eritrócitos e outros mediadores bioquímicos. A principal função do líquido sinovial é lubrificar a articulação e promover nutrição para a cartilagem.
    a. O líquido sinovial normalmente é claro e viscoso, tem relativamente poucas células (das quais mais de 90% são células mononucleares) e está presente em pequeno volume (aproximadamente 0,5 ml por articulação).
    b. A qualidade do líquido sinovial deteriora com lesão articular e inflamação. Por esta razão, a análise do líquido sinovial é valiosa no diagnóstico de doença articular (Tabela 18-1).
4. **Ligamentos** são bandas densas de colágeno que conectam ossos a articulações. Eles diferem dos tendões que conectam músculos aos ossos. Os ligamentos são tecidos flexíveis que são relativamente não-elásticos.

TABELA 18-1
Achados comuns do líquido sinovial indicativos de doença

Característica do líquido sinovial	Articulação normal	Não-inflamatória			Inflamatória			
		Doença articular degenerativa	Hemartrose	Artrite reumatóide	Artropatia de Lúpus	Doença articular neoplásica	Artrite séptica
Cor	I	AP	V	ATS	ATS	ATS	CCS
Turbidez	Clara	Leve	Marcada	Moderada	Moderada	Moderada	Marcada
Viscosidade	Normal	Normal	Reduzida	Reduzida	Reduzida	Reduzida	Reduzida
Coágulo de mucina	Bom	Bom	Razoável	Pobre	Razoável	Bom	Pobre
Eritrócitos	Nenhum	Poucos	Muitos	Moderado	Moderado	Moderado	Moderado
Hemácias X $10^3/\mu l$	0,25-3	1-5	3-10	8-38	4.4-371	3-10	40-267
% células PMN	0-6	0-12	60-75	20-80	15-95	15-75	90-99
% células MN	94-100	88-100	25-40	20-80	5-85	25-85	1-10
Ragócitos	-	-	-	-	+	-	-
Células LE	-	-	-	-	+	-	-
Células neoplásicas	-	-	-	-	-	+	-
Microorganismos	-	-	-	-	-	-	+
Glicose no LS (% da glicose sangüínea)	100	80-100	100	50-80	50-80	50-80	<50

I = incolor; AP = amarelo pálido; V = vermelho; ATS = amarelo a tingido de sangue; CCS = coloração creme a sanguinolenta; PMN = polimorfonucleares; MN = mononucleadores; LE = lúpus eritematoso; LS = líquido sinovial.
- = ausente; + = presente.
(Adaptado de TOOMBS, J. P.; WIDMER, W. R.: Bone, joint, and periskeletal swelling or enlargement. In: **Small Animal Medical Diagnosis**, 2nd ed. Editado por LORENZ, M. D.; CORNELIUS, L. M., Philadelphia, J. P., Lippincott, 1993, p. 409).

II. DOENÇAS ARTICULARES NÃO-INFLAMATÓRIAS são caracterizadas por ausência de células inflamatórias (neutrófilos e macrófagos) no líquido sinovial. As doenças articulares não-inflamatórias incluem DAD e hemartrose.

A. **DAD** (doença articular degenerativa) é um termo que inclui doenças congênitas, adquiridas e de desenvolvimento.
   1. **Fisiopatogenia.** A DAD é caracterizada por deterioração progressiva da cartilagem articular e formação nova de osso na superfície articular e em suas margens. A deterioração ocorre em resposta de estresse anormal (p. ex., traumatismo) sobre a cartilagem normal ou estresse normal em cartilagens alteradas, acarretando a liberação de mediadores inflamatórios dos sinoviócitos e condrócitos. Estes mediadores causam degradação enzimática na cartilagem. As alterações patológicas incluem degeneração de cartilagem, efusão sinovial, remodelamento ósseo, sinovite em grau reduzido e fibrose periarticular.
   2. **Apresentação clínica.** Os sintomas associados com DAD são variáveis e tendem a evoluir de claudicação leve e intermitente à claudicação grave e constante. Os sintomas de claudicação incluem passo encurtado, movimentação articular diminuída, diminuição da capacidade de sustentação do peso e apoio deste peso sobre os outros membros. Os sintomas tendem a piorar após o exercício e durante épocas de clima frio e úmido.
   3. **Diagnóstico**
      a. **Exame clínico** revela dor articular variável, edema periarticular, efusão articular, crepitação e diminuição da amplitude do movimento. Em casos crônicos, a fibrose da cápsula articular está aumentada.
      b. **As alterações radiológicas** tendem a ser progressivas e incluem edema periarticular e efusão articular, estreitamento do espaço articular devido à perda de cartilagem articular, esclerose óssea subcondral, produção de osteófito e, em casos graves, remodelação óssea.
   4. **Tratamento**
      a. O **tratamento não-cirúrgico** pode ser adequado no manejo de DAD dependendo da causa. Tratamentos medicamentosos e não-medicamentosos podem ser utilizados.
         (1) **Tratamento não-medicamentoso**
            (a) **Exercício controlado** de superfícies é benéfico em pacientes acometidos de DAD. Natação ou hidromassagem promovem estimulação musculoesquelética sem forçar traumatismos concussivos sobre a superfície articular.
            (b) **Controle de peso.** Embora a obesidade isoladamente não cause degeneração articular, o excesso de peso corporal pode acarretar estresse adicional sobre a articulação e produzir lesão em uma articulação alterada.
            (c) **Terapia com calor e frio** relaxa os tecidos e diminui a atividade sensorial nos terminais nervosos.
         (2) O **tratamento medicamentoso** inclui terapia local e sistêmica para modificar os processos degenerativos associados com a DAD.
            (a) **Drogas antiinflamatórias não-esteróides (AINEs).** Os AINEs mais comumente usados são aspirina e fenilbutazona. Estas drogas diminuem a síntese de prostaglandinas pelas células sinoviais e condrócitos lesionados, reduzindo a inflamação e a dor.
               (i) Outros AINEs (p. ex., ibuprofeno e naproxeno) estão disponíveis como drogas sujeitas à prescrição e drogas de venda livre. Estas drogas devem

ser usadas com grande cautela, todavia. A biotransformação destas drogas em seres humanos é diferente da de cães e *a extrapolação da dose humana para pacientes veterinários pode ser fatal.*
  (ii) Os efeitos colaterais mais comuns dos AINEs são irritação gastrintestinal e sangramento. Os sinais clínicos incluem vômito, hematemese, melena e anemia. Os AINEs não devem ser administrados a pacientes com doença renal, pois a inibição da prostaglandina pode alterar a hidrodinâmica renal.
(b) **Os corticóides** são potentes inibidores do processo inflamatório. Eles também inibem a síntese de prostaglandina. A administração crônica pode acelerar a degradação da cartilagem e tem efeitos sistêmicos negativos, o mais notável é a depressão do eixo hipotálamo-hipófise-adrenal.
(c) **Modificadores de líquidos sinoviais** incluem o glicosaminoglicano polissulfatado (GAGPS) e o ácido hialurônico (hialuronato de sódio).
  (i) Acredita-se que o **GAGPS** atue aumentando a produção de ácido hialurônico e diminuindo a atividade de enzimas degenerativas (como as metalproteinases neutras e enzimas lisossomais) dentro da articulação. Embora estas substâncias tenham apresentado efeitos benéficos em artrite induzida experimentalmente, os dados clínicos são insuficientes para recomendar seu uso rotineiro neste momento. Além disso, os dados experimentais sugerem um maior potencial de benefício se utilizado precocemente no curso da doença, antes que mudanças degenerativas já tenham se estabelecido.
  (ii) O **hialuronato de sódio** é administrado por meio de injeções intra-articulares. O mecanismo de ação exato é desconhecido, mas suspeita-se que o hialuronato de sódio iniba a migração de células inflamatórias, a fagocitose e a síntese de prostaglandina. Embora tenha sido demonstrado que o hialuronato reduz as modificações bioquímicas e morfológicas em artrite induzida experimentalmente em cães, dados clínicos com relação ao seu uso não são disponíveis.
b. **Tratamento cirúrgico.** Se as medidas não-cirúrgicas foram insuficientes para controlar a evolução da DAD, a intervenção cirúrgica pode ser necessária para preservar a função do membro ou os níveis de atividade normais. Se uma causa primária da degeneração articular como ruptura de ligamento cruzado é identificada, então o tratamento cirúrgico específico é direcionado neste sentido.
(1) **Artrodese,** a união cirúrgica de dois ossos adjacentes, é realizada para eliminar a dor articular e melhorar a função do membro. As articulações que são relativamente distendidas, como as do carpo, são mais facilmente submetidas à artrodese e apresentam maior sucesso do que as articulações com angulação natural grande, como o cotovelo ou o joelho. As principais técnicas de fusão articular incluem o desbridamento da cartilagem, a estabilização rígida com pinos, parafusos e placa ou um fixador externo e enxerto autógeno para aumentar a união óssea. Talas externas com gesso são usadas freqüentemente para proporcionar estabilidade pós-operatória e favorecer a fusão articular.
(2) **Reconstituição articular (artroplastia)** é um excelente método de tratamento para degeneração articular e manutenção da função articular e do membro. Lamentavelmente, somente a reconstituição total do quadril é realizada comumente em medicina veterinária.

(3) **Excisão articular** ou **excisão artroplástica** podem ser realizadas em casos especiais. O alívio é obtido pela eliminação das fontes de dor (p. ex., articulação anormal e cápsula articular). A função do membro, todavia, está bioquimicamente alterada. O melhor exemplo é a ostectomia da cabeça e do colo do fêmur realizada para tratar DAD ou outras lesões da articulação coxofemoral [veja IV B 1 e (2) (c)].

(4) **Amputação.** Em casos de lesão grave do membro ou deformação que afete a articulação, o tratamento mais efetivo pode ser a amputação. Nestes animais, a amputação simples oferece uma recuperação excelente da doença e um retorno quase normal à atividade. Deve-se dedicar atenção especial ao estado da articulação do osso remanescente quando esta escolha for feita.

B. **Hemartrose**
   1. **Traumatismo.** O tratamento da hemartrose associada ao traumatismo é direcionado para a lesão específica.
   2. **Coagulopatia.** Hemartrose associada com uma coagulopatia normalmente ocorre em virtude de deficiência do fator de coagulação; o tratamento é direcionado para a alteração existente.

III. **DOENÇAS ARTICULARES INFLAMATÓRIAS** são caracterizadas por inflamação moderada à grave da sinóvia e aumento do número de células inflamatórias (neutrófilos polimorfonucleares e macrófagos) dentro do líquido sinovial. Normalmente estão associadas com causa infecciosa, neoplásica ou imunomediada.

A. **Artrite imunomediada**
   1. **Classificação**
      a. **Artrite erosiva** está associada com a destruição da cartilagem articular e do osso subcondral. Os exemplos incluem artrite reumatóide, poliartrite dos cães Greyhounds e poliartrite felina progressiva crônica.
      b. **Artrite não-erosiva** também é caracterizada por inflamação, mas sem evidência radiográfica ou histopatológica de destruição articular. Os exemplos mais comuns são artrite idiopática não-deformante e lúpus eritematoso sistêmico (LES). Artropatias não-erosivas associadas com várias alterações concorrentes (p. ex., endocardite bacteriana, disco espondilite, neoplasia, enteropatia e administração de drogas) raramente ocorrem.
   2. **Apresentação**
      a. **Erosiva.** Artrite reumatóide afeta tipicamente cães pequenos de qualquer idade.
      b. **Não-erosiva.** As formas mais comuns de doença não-erosiva ocorrem tipicamente em cães grandes de qualquer idade.
   3. **Apresentação clínica.** Os sintomas da artropatia erosiva e não-erosiva são semelhantes. Embora ambas as formas resultem em instabilidade articular, a doença erosiva tende a causar mais deformidades graves e sinais clínicos progressivos do que a doença não-erosiva.
      a. As artropatias imunomediadas normalmente envolvem articulações múltiplas e mais freqüentemente envolvem articulações pequenas e distais, como a do carpo, tarso e interfalangeana.
      b. Os sinais locais como dor, efusão articular, edema de tecidos moles e hipertermia local podem ser observados.

c. Os sinais sistêmicos como febre, mal-estar, anorexia e dor muscular generalizada podem acompanhar a claudicação.
d. A melhora ou agravamento dos sinais clínicos são muitos comuns tanto para a forma erosiva quanto para a forma não-erosiva.
4. **Diagnóstico** é estabelecido pelo exame clínico, radiografias, artrocentese e testes sorológicos.
   a. **Imagem radiográfica**
      (1) **Artropatia erosiva.** Os animais mostram um típico colapso do espaço articular, destruição óssea subcondral e edema periarticular.
      (2) **Artropatia não-erosiva** é caracterizada por edema periarticular e efusão articular, mas não colapso articular nem lesão óssea subcondral.
   b. **Testes laboratoriais**
      (1) **A artrocentese** revela líquido sinovial que apresenta como característica a ausência de viscosidade (um fio de menos de 2,5 cm de comprimento se forma quando uma gota do líquido é colocada entre dois dedos ou entre uma agulha e uma lâmina). A contagem de células nucleadas está aumentada, sendo a maioria das células neutrófilos (veja Tabela 18-1).
      (2) **Teste sorológico** é realizado em casos de suspeita de doença imunomediada, mas geralmente é irrelevante, pois a maioria dos animais é fator reumatóide negativo (FR) e anticorpo antinuclear negativo (AAN). Somente 25% dos cães com artrite reumatóide são FR positivos. A maioria dos animais com artrite imunomediada é AAN negativo, enquanto que a maioria dos cães com lúpus eritematoso sistêmico (LES) é AAN positivo.
      (3) **Cultura bacteriana.** Em casos de artrite inflamatória, a cultura de líquido sinovial é indicada para excluir uma etiologia infecciosa (veja III C 1). A análise citológica do líquido sinovial isolada, embora útil, não consegue excluir completamente a etiologia infecciosa.
      (4) **Alterações histopatológicas** observadas no líquido sinovial ou na biópsia da cartilagem articular podem ser valiosas na diferenciação de doença erosiva da não-erosiva.
         (a) A doença erosiva está associada com hipertrofia sinovial e plasmacítica, infiltração linfocítica de tecido sinovial, juntamente com erosão de cartilagem articular nos limites articulares.
         (b) A artrite não-erosiva está associada com uma sinovite moderada. Os neutrófilos polimorfonucleares estão elevados, mas a destruição óssea e cartilaginosa está ausente.
   c. **Critérios diagnósticos.** Os critérios de diagnóstico para artrite reumatóide e LES foram determinados. Todavia, os achados clínicos de doença erosiva e não-erosiva são consideravelmente sobrepostos. A artrite imunomediada freqüentemente pode ser definida somente como erosiva ou não-erosiva.
5. **Tratamento** para estas condições tem por objetivo a interrupção do processo de inflamação. As drogas comumente usadas incluem corticosteróides, crisoterapia (sais de ouro) ou drogas citotóxicas, como a ciclofosfamida, azatioprina ou metotrexato. Estas drogas podem ser usadas isoladamente ou em combinação. O tratamento com AINE normalmente é inefetivo.
6. **Prognóstico.** Como nos seres humanos, o tratamento da artrite imunomediada pode ser infrutífero, com a contínua evolução da doença. O prognóstico para a doença não-erosiva é melhor do que na erosiva. Aproximadamente 50% dos animais com artrite não-erosiva podem eventualmente ser beneficiados com a terapia, enquanto que

quase todos os animais com doença erosiva necessitam de terapia por toda a vida e podem piorar apesar do tratamento.
- B. **Artrite associada com neoplasia**
  1. **Revisão**
     a. **Apresentação clínica.** Os processos neoplásicos envolvendo as articulações são relativamente incomuns. Dor e claudicação de duração variável são sintomas típicos presentes.
     b. **Diagnóstico**
        (1) **O exame clínico** freqüentemente revela uma articulação inflamada, dolorida e edemaciada.
        (2) **As radiografias** podem demonstrar somente edema de tecido mole ou podem revelar lise de extremidades ósseas adjacentes.
        (3) **Diagnóstico diferencial.** O principal diagnóstico diferencial para a lise de extremidades de ossos adjacentes é com a artrite infecciosa e artrite reumatóide (erosiva).
  2. **Sarcoma de célula sinovial** é o tumor maligno mais comum envolvendo articulações. O tumor é originário das células mesenquimais primitivas fora da membrana sinovial. Metástase é observada no momento do diagnóstico em aproximadamente 25% dos pacientes. A *amputação* é a terapia de escolha e a maioria dos animais sobrevive por três anos ou mais.
  3. **Osteossarcoma.** Neoplasia óssea primária tipicamente não atravessa a articulação. Entretanto, em conseqüência de sua localização na região da metáfise, o osteossarcoma pode interferir com a função normal da articulação e acarretar edema periarticular. As articulações do carpo, ombro e joelho são mais comumente afetadas. O tratamento pode incluir *quimioterapia, amputação* ou procedimento *preservador do membro*.
- C. **Artrite infecciosa**
  1. **Artrite bacteriana** é o tipo mais comum de artrite infecciosa.
     a. **Etiologia**
        (1) **Causa hematógena** ocorre raramente em pequenos animais.
           (a) As causas hematógenas podem estar associadas com infecção umbilical ou abcesso de linfonodo retrofaríngeo em animais jovens.
           (b) Em animais adultos, a causa hematógena pode estar associada com infecções do trato urogenital, pele, oral, respiratória ou cardíaca (p. ex., endocardite).
        (2) **Traumatismo penetrante.** A artrite bacteriana tambem pode ocorrer após cirurgias, injeções articulares ou ferimentos acidentais.
     b. **Os sinais clínicos** de artrite bacteriana incluem estabelecimento agudo de dor e claudicação – ambos podendo ser graves – acompanhados de aumento de temperatura local e efusão articular detectados à palpação. Os sinais clínicos sistêmicos podem ser vagos e incluem desconforto, febre e anorexia. Se a difusão hematógena é a causa da artrite, os sinais clínicos podem ser específicos envolvendo o sistema orgânico relacionado.
     c. **Diagnóstico**
        (1) **Imagens radiográficas.** No início da doença, a distensão articular e o edema podem ser as únicas alterações radiológicas, enquanto que brilho endocondral e DAD são detectados em casos crônicos (aqueles com mais de 3 meses).
        (2) **Exames laboratoriais**. A confirmação da artrite séptica é feita por artrocentese e cultura bacteriana.
           (a) **A artrocentese** revela grande número de células inflamatórias (> 40. 000/ mm^3 com > 90% de neutrófilos) que podem estar degeneradas e, possivel-

mente, bactérias. Uma coloração de gram pode ser útil para identificação bacteriana preliminar. O líquido sinovial normalmente é turvo, apresenta viscosidade reduzida e pode ter uma aparência purulenta grosseira com ou sem sangue.

    (b) Cultura bacteriana. Pode ser difícil obter sucesso na cultura bacteriana do líquido sinovial ou do espaço articular por causa da propensão das bactérias em aderir à membrana sinovial. A cultura bacteriana é melhor realizada pela colocação de líquido sinovial em um meio de cultura em uma proporção de 1: 9 (líquido para cultura), ou através da obtenção de uma biópsia sinovial para cultura. O esfregaço do líquido sinovial freqüentemente resulta em ausência de crescimento bacteriano, mesmo nas articulações sabidamente sépticas.

        (i) *Staphylococcus, Streptococcus* e coliformes são as bactérias mais comumente isoladas.

        (ii) Se não ocorreu lesão penetrante, culturas de sangue podem auxiliar na identificação do microorganismo.

  d. O tratamento imediato é imperativo por causa da destruição articular resultante da liberação de enzimas degenerativas pelas bactérias, neutrófilos e condrócitos. O *tratamento intravenoso com antibiótico* adequado deve ser instituído. A irrigação da articulação com *agulha por artrocentese* ou *desbridamento cirúrgico e lavagem articular* também estão recomendados.

2. Outras causas de artrite infecciosa

  a. Doença por ricketsia. *Febre spotted (pontilhada) das montanhas rochosas* e *erliquiose* são doenças causadas por ricketsias transmitidas por carrapatos. O diagnóstico é baseado nos sinais clínicos e achados laboratoriais, incluindo trombocitopenia, teste sorológico e resposta ao tratamento (p. ex., tetraciclina, doxiciclina ou cloranfenicol). Se a artropartia esta associada, a análise do líquido sinovial revela uma elevação de eritrócitos e um aumento na porcentagem de neutrófilos.

  b. Doença por espiroqueta. *Borreliose* é causada por uma espiroqueta, *Borrelia burgdorferi*, que tem como vetores primários carrapatos. A doença é caracterizada por febre aguda ou crônica, anorexia, letargia, enrijecimento e dor articular intermitente e recorrente. O líquido sinovial apresenta contagem elevada de leucócitos (aproximadamente 40. 000/mm^3) com 80% de neutrófilos. O diagnóstico é baseado nos sinais clínicos, análise do líquido sinovial, sorologia ou isolamento do microorganismo e na resposta ao tratamento (p. ex., tetraciclina).

IV. DISTÚRBIOS ARTICULARES CONGÊNITOS E DE DESENVOLVIMENTO

  A. Osteocondrose é um distúrbio do processo normal de ossificação endocondral. A *osteocondrite dissecante* (OCD) é uma forma de osteocondrose que se desenvolve quando a cartilagem hialina fratura verticalmente, formando abas de cartilagem e permitindo a comunicação do líquido sinovial com o respectivo osso subcondral (veja Capítulo 16 V B 3). Ela afeta mais freqüentemente o ombro, o cotovelo, o joelho e o tarso. As lesões de OCD normalmente são tratadas por excisão cirúrgica da aba da cartilagem do osso subcondral para estimular o sangramento e o preenchcimento do defeito ósseo com fibrocartilagem.

    1. Ombro. A osteocondrose é mais freqüentemente observada na articulação do ombro.

a. **Diagnóstico**
   (1) **Exame clínico** revela dor à extensão ou flexão da articulação.
   (2) **Confirmação radiográfica.** Uma região radiolucente é visível no bordo caudal da cabeça do úmero (Figura 18-1).
b. O **prognóstico** para o retorno da função após o tratamento cirúrgico é excelente [veja Capítulo 16 V B 3 d (1)].

2. **Cotovelo.** A osteocondrose do cotovelo ocorre no aspecto medial do côndilo umeral. Está freqüentemente associado com um *processo coronóide medial fragmentado (PCMF) da ulna* (cúbito) (veja IV B 2 a).

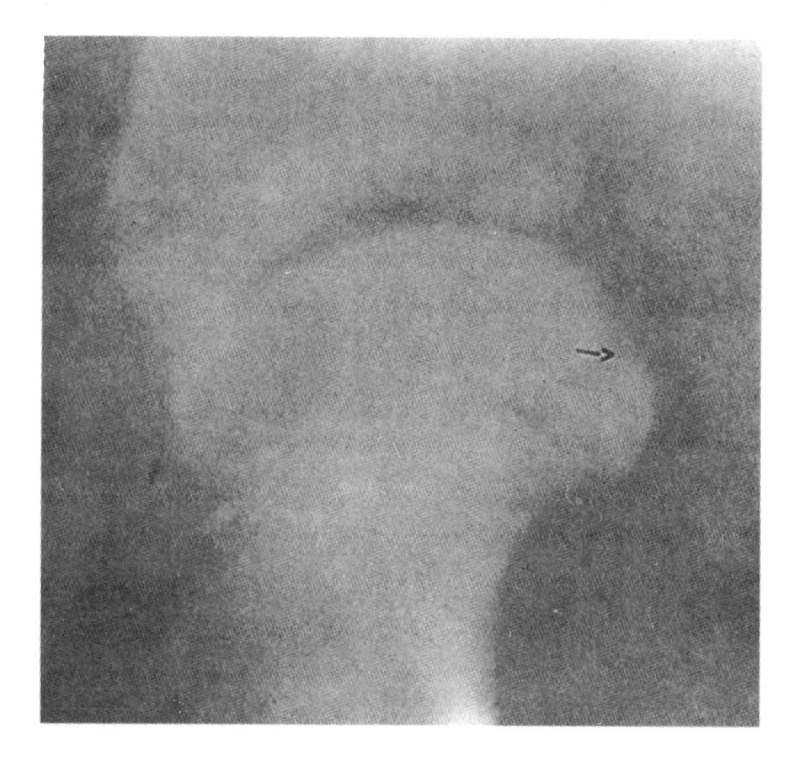

FIGURA 18-1 Osteocondrose da cabeça do úmero. É visível um defeito radiolucente no osso subcondral (*seta*).

a. **Diagnóstico**
   (1) **Confirmação radiográfica** de um defeito radiolucente pode ser difícil. A vista craniocaudal é normalmente mais valiosa, mas as radiografias só conseguem demonstrar alterações osteoartríticas da cabeça do rádio, do côndilo medial do úmero, do processo coronóide e da região anconeal.
   (2) **Cirurgia exploratória** freqüentemente é necessária para confirmar a presença de lesão de OCD.
b. O **prognóstico** é favorável após o tratamento cirúrgico se a doença concorrente (p. ex., PCMF) ainda não produziu alterações degenerativas articulares acentuadas.

3. **Joelho.** O aspecto medial do côndilo femoral lateral é a localização clássica de osteocondrose no joelho, mas a doença pode ocorrer também no côndilo medial.
   a. **Diagnóstico**
      (1) **Sintomas.** Efusão articular está presente com freqüência.

(2) A **confirmação radiográfica** da alteração é necessária; a visão craniocaudal é a mais valiosa. A fossa do longo tendão digital extensor, localizado no côndilo lateral, não deve ser confundida com uma lesão de OCD.
  b. O **prognóstico** de recuperação é favorável com o tratamento cirúrgico.
4. Tarso. A crista troclear medial do astrágalo é a localização típica para um defeito de osteocondrose, exceto nos cães Rottweiler, nos quais a lesão é freqüentemente encontrada na crista troclear lateral.
  a. Diagnóstico
    (1) Sintomas. São comuns a efusão e a hiperextensão da articulação tibiotársica.
    (2) Confirmação radiográfica é difícil e freqüentemente requer vistas múltiplas do tarso, incluindo vistas oblíquas e com articulação flexionada.
  b. Prognóstico. Como alguns cães não apresentam melhora com cirurgia, o valor do tratamento cirúrgico é duvidoso. O prognóstico a longo prazo após a cirurgia de OCD do astrágalo é reservado em virtude da instabilidade e da degeneração articular associadas com as lesões da crista troclear.

B. Displasia
  1. Displasia coxofemural (quadril) é a alteração ortopédica congênita mais comum em caninos.
    a. Etiologia. A displasia coxofemural é resultante da combinação de fatores nutricionais, ambientais e genéticos. A contribuição genética é poligênica. A contribuição nutricional é reconhecida porque a obesidade e o rápido ganho de peso estão associados com os casos mais graves de displasia em cães predispostos. Os fatores ambientais incluem o exercício excessivo e o crescimento rápido.
    b. Fatores predisponentes. Animais de raças grandes ou gigantes são mais predispostos, embora cães pequenos e gatos possam ser afetados.
    c. Apresentação clínica
      (1) Cães jovens
        (a) Articulação flácida (frouxa) é o principal sinal indicativo de displasia coxofemural em cães jovens. Os sinais de Ortolani e Bardens são usados para detectar a flacidez. Como os animais não-sedados podem reagir às manipulações necessárias para a realização dos testes, os resultados mais consistentes são obtidos quando o paciente é sedado ou anestesiado.
          (i) O **sinal de Ortolani** é detectado com a colocação do animal em decúbito dorsal e forçando os ossos femorais dorsalmente. Os membros são então lentamente abduzidos. Um sinal de Ortolani está presente quando a cabeça do fêmur palpada assenta-se (se aloja) no acetábulo à medida que o membro é abduzido (Figura 18-2).
          (ii) O **sinal de Bardens** é detectado exercendo uma força lateral sobre o fêmur, enquanto palpa-se a cabeça do fêmur. O movimento lateral palpável da cabeça do fêmur é considerado um sinal positivo.
        (b) Outros sinais reconhecidos pecocemente (4-12 meses de idade) incluem claudicação do tipo "salto de coelho". Os músculos dos membros posteriores podem estar pobremente desenvolvidos. É observada a manifestação de dor na flexão e extensão da articulação coxofemural.
      (2) Cães idosos. Os sinais em cães adultos são típicos de DAD.
        (a) Claudicação e dor intermitente ou constante.
        (b) A flacidez articular está ausente ou menos pronunciada em virtude da estabilização articular associada com o engrossamento da cápsula articular, fibrose periarticular e produção de osteófito periarticular.

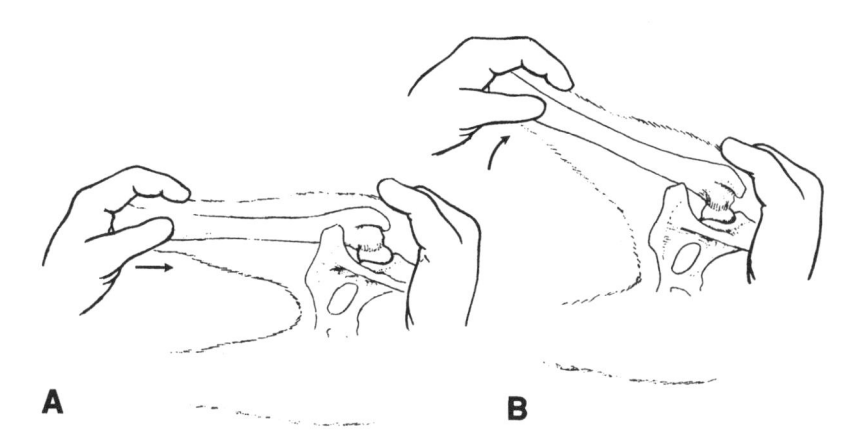

FIGURA 18.2 Sinal se Ortolani. (A) Subluxação resultante de displasia coxofemural pode ser demonstrada empurrando o joelho proximalmente e paralelo ao fêmur. (B) A redução da subluxação resulta num "baque" que é detectado com a outra mão na região do trocanter maior, quando o joelho é abduzido. (Segundo BRINKER, W. O.; PIERMATTEI, D. L.; FLO., G. L.: *Handbook of Small Animal Orthopedics and Fractures Treatment*, 2nd ed. Philadelpis, W. B. Saunders, 1990, p. 277).

(c) A amplitude do movimento está reduzida.
(d) A crepitação é mais observada durante a palpação do que em animais jovens.
(e) O animal normalmente não é tolerante a manipulações mais enérgicas da articulação coxofemural a menos que esteja sedado.
d. **Diagnóstico.** A doença é confirmada *radiograficamente*. Normalmente, vistas radiográficas padrões recomendadas pela Fundação Ortopédica para Animais (*Orthopedic Foundation for Animal*, dos EUA) tomadas quando o animal tem 2 anos de idade são usadas para determinar se o animal é livre de displasia.
(1) Achados radiográficos compatíveis com displasia coxofemural incluem:
(a) Acetábulo superficial, cabeça do fêmur achatada ou ambos.
(b) Cobertura pobre (menos de 50%) da cabeça do fêmur pelo acetábulo em animais jovens (p. ex., subluxação) (Figura 18-3).
(c) Esclerose óssea subcondral.
(d) Remodelamento do colo do fêmur (em cães velhos).
(e) Formação de osteófito periarticular.
(2) Embora geralmente relacionadas, a gravidade das alterações radiológicas e o grau de claudicação podem ser altamente discrepantes.
(3) Uma vista radiográfica do bordo acetabular dorsal é usada por alguns cirurgiões para avaliar os candidatos a uma osteotomia pélvica tripla.
(4) Recentemente foi descrito um método de estresse radiográfico para avaliar quantitativamente o afrouxamento da articulação coxofemural. São aplicados compressão e movimentação sobre a articulação coxofemural e então são feitas medidas da cabeça do fêmur em relação ao acetábulo para identificar a frouxidão (complacência) da articulação.
e. **Tratamento**
(1) O manejo **não-cirúrgico** inclui restrição de exercício, redução de peso, medicação antiinflamatória e modificadores de líquido sinovial (veja II A 4 a).
(2) **Cirúrgico**
(a) **Ressecção de músculo** ou **tendão pectíneo** tem sido usada para aliviar a dor decorrente da concussão anormal da cabeça do fêmur contra a superfície

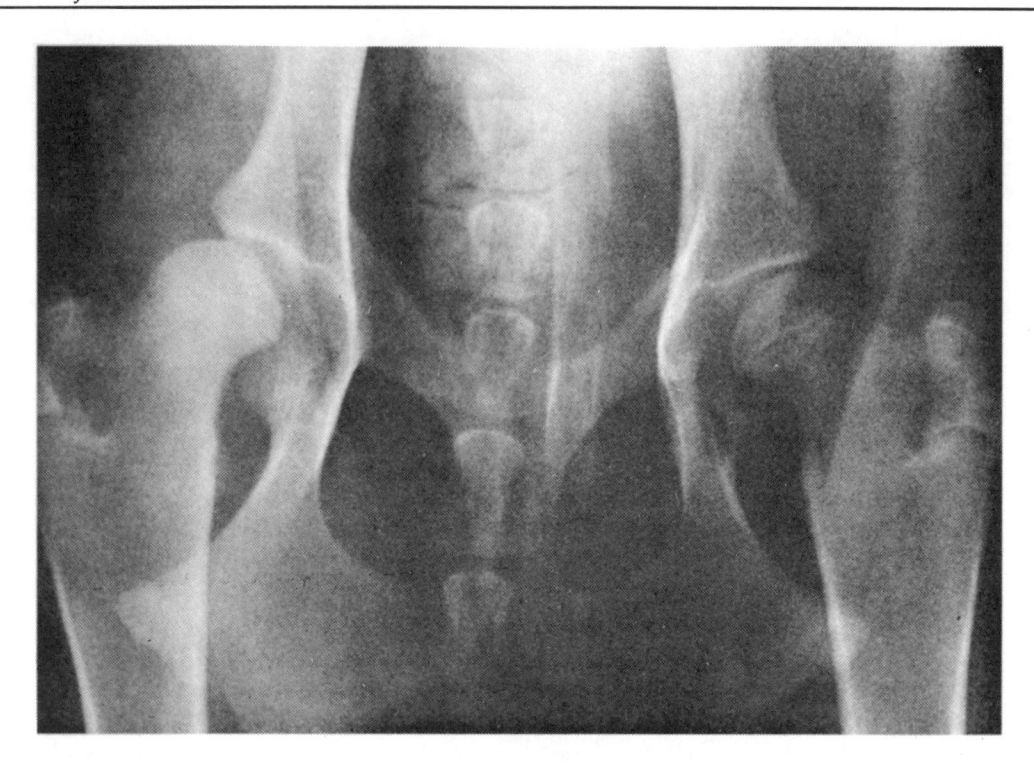

FIGURA 18-3 Displasia coxofemural bilateral em um cão jovem. Notar o assentamento inadequado das cabeças do fêmur no acetábulo.

dorsal do acetábulo. Para este procedimento é usado um acesso medial para alcançar o músculo pectíneo, e o músculo e/ou o tendão são removidos da origem (inserção). Os benefícios clínicos a longo prazo deste procedimento ainda estão em debate, pois a DAD continua evoluindo.
- **(b) Osteotomia pélvica tripla**
    - **(i) Indicações.** O procedimento é realizado em cães jovens com sintomas e subluxação, sem DAD secundária. O valor da osteotomia pélvica tripla em cães assintomáticos com articulação complacente (frouxa) e alterações radiográficas é controverso.
    - **(ii) Procedimento.** São feitos cortes no ílio, ísquio e púbis para permitir a rotação do acetábulo de forma a haver uma maior cobertura da cabeça do fêmur pelo acetábulo. O segmento do ílio é preso em sua nova posição angulada com uma placa. A osteotomia do ílio normalmente consolida dentro de 6-8 semanas, mas em cães bilateralmente afetados o procedimento unilateral pode ser feito com intervalo de 3-6 semanas um do outro.
- **(c) Ostectomia de cabeça e colo do fêmur** é realizada como um procedimento de alívio para eliminar a fonte de dor associada com a displasia.
    - **(i) Indicações.** A ostectomia da cabeça e colo do fêmur pode ser realizada em animais adultos e jovens.
    - **(ii) Procedimento.** A cabeça e o colo do fêmur são excisados usando um acesso craniolateral à articulação coxofemural. A osteotomia é angulada do trocanter maior para o menor e é aplainada com um raspador ósseo.

É criado, com isso, uma pseudo-artrose que tem como base a cápsula articular remanescente, o tecido fibroso escarificado e o suporte do membro pelos músculos glúteos.

(iii) **Prognóstico.** A atividade pós-operatória precoce e a fisioterapia estão associadas com um bom prognóstico. A colocação de tecido muscular entre o acetábulo e a porção de colo do fêmur remanescente permanece uma medida controversa para a recuperação do paciente.

(d) **Implante coxofemural total** com prótese sintética tem a maior capacidade de restabelecer a função mecânica normal do quadril. Oitenta por cento dos animais com displasia bilateral readquirem função satisfatória após a cirurgia unilateral.

(i) **Procedimento.** A cabeça e o colo do fêmur afetados são excisados usando um acesso craniolateral. O acetábulo e o canal medular femoral são raspados e o material ósseo removido é usado para promover a aderência da prótese ao osso. A prótese total de quadril soldada é a forma de implante mais comumente usada, embora estejam sendo estudados os implantes não-soldados.

(ii) **Prognóstico.** Aproximadamente 90-95% dos animais apresentam função normal ou aproximadamente normal após o implante. Assepsia cirúrgica estrita e cuidados pós-operatórios adequados são indispensáveis para o sucesso do procedimento.

2. **Displasia de cotovelo** é o termo que descreve a incongruência generalizada do cotovelo associado com processo coronóide medial fragmentado da ulna (PCMF), processo anconeal desunido (PAD) ou osteocondrose do côndilo medial do úmero. Estas condições podem existir isoladamente ou associadas.

   a. **PCMF** resulta do desenvolvimento anormal ou de forças anormais aplicadas na região.

   (1) **Fatores predisponentes.** Esta doença é mais freqüentemente observada em cães de raças grandes, especialmente no Retriever Labrador. Pode ocorrer em cães de qualquer idade, mas normalmente se manifesta em cães de 6 meses ou mais.

   (2) **Sinais clínicos.** É caracterizada por claudicação leve à moderada que agrava com o exercício. O exame clínico pode revelar edema do aspecto medial da articulação e dor na palpação desta região.

   (3) **Diagnóstico.** A confirmação radiográfica freqüentemente é difícil e requer vistas oblíquas da articulação do cotovelo ou tomografia computadorizada. Freqüentemente a única evidência radiológica é a produção de osteófito periarticular na região do processo anconeal, epicôndilo medial ou cabeça do rádio (Figura 18-4). A exploração cirúrgica é usada freqüentemente para confirmar a doença.

   (4) É recomendado **tratamento** por excisão cirúrgica do processo coronóide fragmentado através de abordagem medial.

   (5) **Prognóstico.** A cirurgia normalmente melhora a sintomatologia, mas não a normalidade, pois as alterações degenerativas podem evoluir.

   b. **PAD**

   (1) **Fatores predisponentes.** PAD ocorre tipicamente em cães de raças grandes, como o Pastor Alemão. Raças pequenas condodistróficas como o Basset também podem ser afetadas.

(2) Diagnóstico.
  (a) A claudicação normalmente é intermitente e exacerbada pelo exercício. Normalmente está presente efusão articular.
  (b) O diagnóstico é confirmado radiograficamente quando se observa uma fise anconeal aberta em um animal com 20 semanas de idade ou mais (veja Figura 18-4B). Como os discos de crescimento do processo anconeal normalmente não fecham antes de 20 semanas de idade, o diagnóstico não pode ser confirmado até este período.
(3) Tratamento. A excisão cirúrgica do processo anconeal é o método mais freqüentemente utilizado. A estabilização cirúrgica com parafuso pode ser tentada, mas requer alinhamento anatômico e redução, o que pode não ser possível em muitos casos.
(4) Prognóstico. A excisão cirúrgica promove uma boa recuperação funcional, embora a artrite possa progredir. A presença de DAD antes da cirurgia piora o prognóstico.

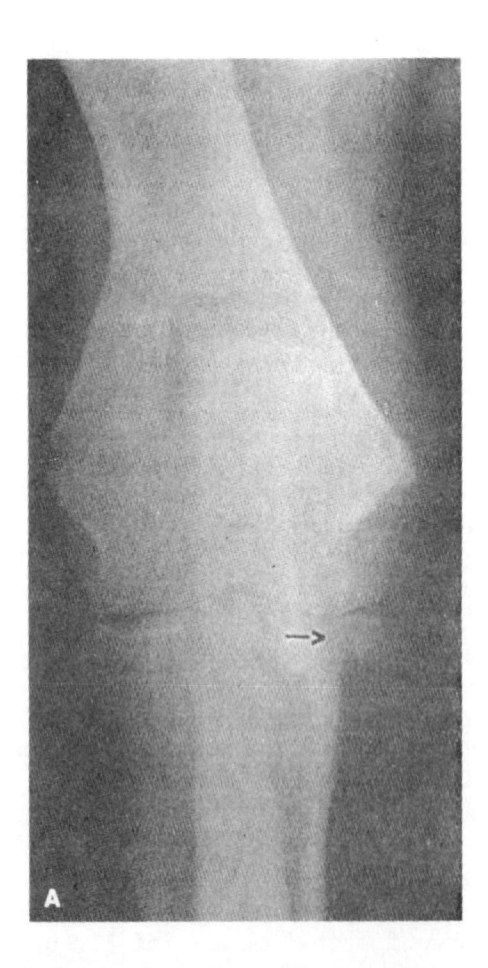

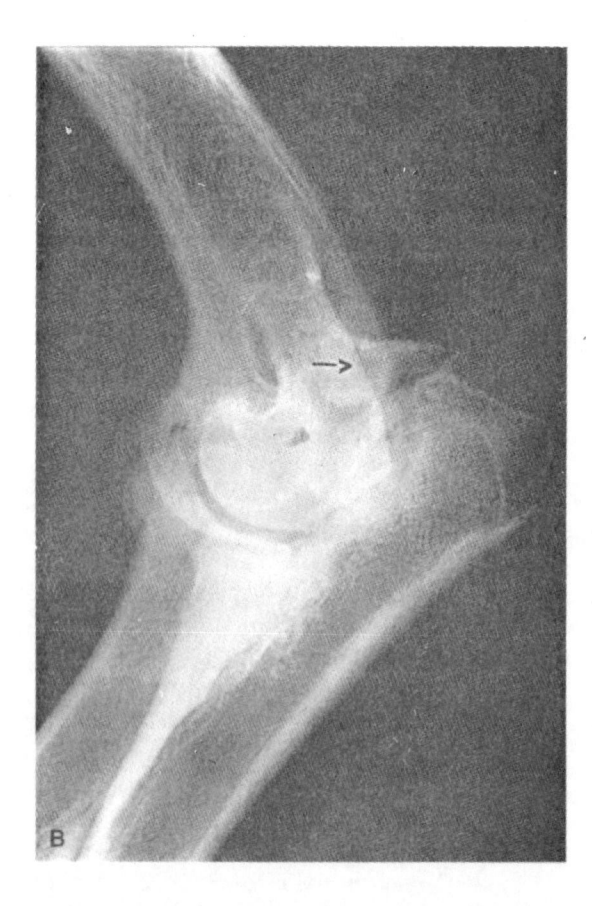

FIGURA 18-4 Uma articulação do cotovelo de um canino com processo coronóide medial fragmentado (PCMF) e processo anconeal desunido (PAD) da ulna. (*A*) Vista craniocaudal mostra a formação de osteófito periarticular (*seta*) ao longo do bordo medial do rádio. (*B*) Projeção lateromedial mostra PAD (*seta*) e osteofitose ao longo do bordo cranial do rádio.

C. **Doença de Legg-Calvé-Perthes** (necrose asséptica da cabeça do fêmur) é discutida no Capítulo 16 V B 6.
D. **Luxação congênita**
   1. **Luxação de patela** (rótula) ocorre quando a patela não articula com a cavidade troclear, mas é situada lateral ou medialmente de sua própria localização. A *luxação medial* ocorre tipicamente em cães de raças pequenas e a *luxação lateral* em cães de raças grandes, embora qualquer cão possa ter luxação medial ou lateral.
      a. **Fisiopatogenia.** A luxação patelar raramente ocorre como um evento isolado e acredita-se que esteja associada com deformidade do membro posterior.
         (1) As anomalias associadas com a **luxação patelar medial** incluem coxa vara, arqueamento lateral do fêmur e rotação interna da tíbia proximal, fossa troclear pouco profunda, arqueamento da tíbia e hipopalsia do côndilo femural medial (Figura 18-5).
         (2) Para a *luxação lateral* congênita, as rotações e arqueamentos são invertidos (p.ex., coxa valga, arqueamento medial do fêmur, rotação externa da tíbia proximal e hipoplasia do côndilo femural lateral).
      b. **Classificação.** Um sistema de graduação de I a IV é usado para descrever a gravidade da luxação patelar.
         (1) **Grau I:** A patela pode ser forçada para fora da fossa troclear, mas retorna a posição inicial quando a força externa é removida. A deformidade e a claudicação são mínimas.
         (2) **Grau II:** A patela se move livremente para dentro e para fora da fossa troclear. Uma claudicação infreqüente do tipo "salto" ocorre quando a patela luxa. A andadura normal se restabelece quando a patela se reposiciona espontaneamente.

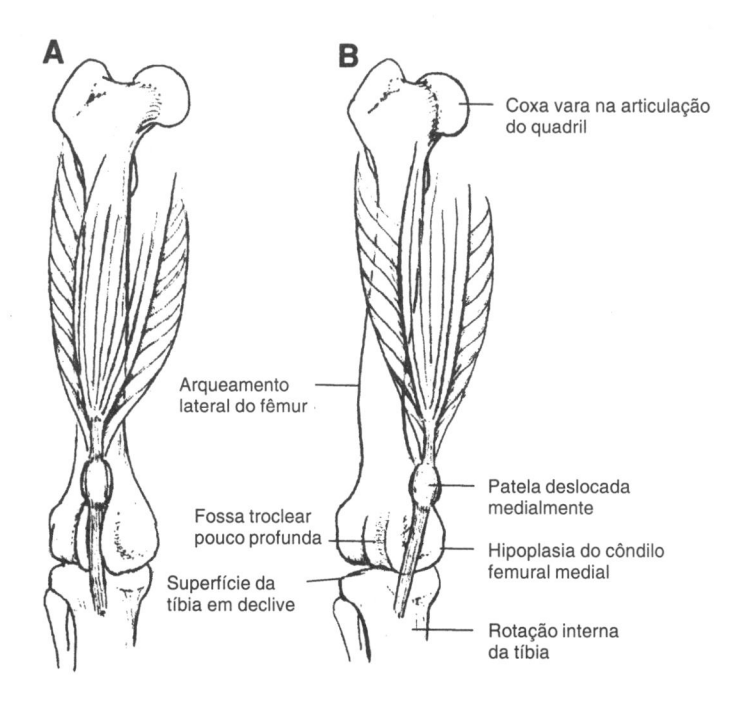

FIGURA 18-5 (A) Membro pélvico normal. (B) Deformações ósseas associadas com luxação patelar medial congênita.

(3) **Grau III:** A patela está naturalmente fora da fossa troclear, mas pode ser forçada de volta para sua posição normal. A claudicação ocorre freqüentemente e tende a ser mais constante do que nos pacientes de grau II.

(4) **Grau IV:** Esta é a deformidade mais grave. A patela está fora da fossa troclear e não pode ser forçada de volta para sua posição normal. A claudicação e a deformidade do membro são graves. Em uma luxação de grau IV, a tíbia está rotada internamente 90° em relação ao fêmur. O animal pode não conseguir se locomover por causa da posição flexionada do membro posterior.

c. **Apresentação clínica.** Normalmente o sintoma presente é a claudicação intermitente ou contínua. A claudicação tende a estar ausente ou ser leve no grau I e piora com o aumento dos graus de luxação patelar ou lesões no ligamento cruzado cranial e no menisco médio.

d. O **tratamento** depende da gravidade e da evolução da doença.

(1) **Indicações para cirurgia.** O tratamento de animais assintomáticos é controverso. Se não há sintomas e a luxação patelar é detectada em exame de rotina, o tratamento pode não estar indicado. Alguns cirurgiões acreditam que a luxação de patela pode predispor o cão a modificações degenerativas maiores e, portanto, mesmo os animais assintomáticos deveriam ser operados. A maioria dos cirurgiões, todavia, acredita que somente os cães com claudicação têm benefício com a cirurgia.

(2) **Opções de tratamento** envolvem uma combinação de procedimentos ortopédicos e sobre tecidos moles para manter a patela dentro da fossa troclear. Em geral, quanto maior a gravidade da luxação, maior o número de técnicas necessárias.

(a) **Técnicas sobre os tecidos moles**

(i) **Imbricação ou pregueamento.** A cápsula articular e a fáscia do lado oposto à luxação são fixadas para promoverem a estabilização da patela. Fios de sutura sintéticos absorvíveis ou não-absorvíveis podem ser usados em sutura de colchoeiro.

(ii) **Liberação.** A cápsula articular e a fáscia do lado oposto da luxação são incisadas para permitir que a patela seja tracionada para o lado oposto pela técnica de imbricação. Não é necessário o fechamento destas camadas profundas inicialmente, no entanto, a cápsula articular deve ser suturada se possível.

(iii) **Sutura de sesamóide.** Uma sutura ou tira da fáscia lata é colocada ao redor do sesamóide em direção oposta à luxação e através do ligamento patelar ou da crista da tíbia. Isto traciona a patela e rota o membro na direção oposta da luxação e auxilia a alinhar a patela na fossa troclear (Figura 18-6).

(b) **Técnicas ortopédicas**

(i) **Transposição da crista da tíbia.** É realizada uma osteotomia e a crista da tíbia é movida em direção oposta à da luxação. Isto realinha a crista da tíbia e a fossa troclear de forma que a patela possa repousar dentro da fossa troclear.

(ii) **Trocleoplastia.** Todas as técnicas de trocleoplastia aprofundam a fossa troclear. A técnica mais simples em animais adultos é a *sulcoplastia troclear*, que envolve a utilização de um formão ou lima para remover a cartilagem articular e o osso subcondral, aprofundando a fossa troclear de forma que a patela permaneça no lugar. Uma técnica mais trabalhosa, mas que preserva a cartilagem e, desta forma, é a técnica preferida, é a *ressecção*

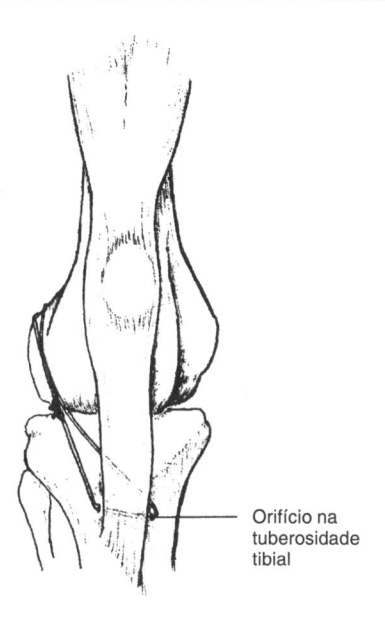

FIGURA 18-6 Técnica de sutura sesamóide para redução de luxação patelar medial. Fio de sutura não-absorvível é passado ao redor do sesamóide lateral e através da tuberosidade tibial para rotar externamente a tíbia. (Redesenhado e modificado com permissão de BRINKER, W. O. ; PIERMATTEI, D. L. ; FLO, G. L. : *Handbook of Small Animal Orthopedics and Fracture Treatment*, 2nd ed. Philadelphia, W. B. Saunders, 1990, p. 384).

trocleoplástica em forma de cunha, na qual um pedaço de osso em forma de V é cortado da tróclea e então recolocado depois de aprofundamento do leito (Figura 18-7).

(iii) **Condroplastia troclear.** Em pacientes jovens, uma aba de cartilagem pode ser elevada e recobrir o osso subcondral removido. O enxerto, ainda ligado proximal e distalmente, é colocado de volta sobre a deformação óssea para promover uma base cartilaginosa hialina para a articulação patelar.

(iv) **Outras técnicas.** Osteotomia corretiva, artrodese do joelho ou amputação podem ser considerados nos casos de luxação de grau IV se o animal não consegue caminhar e outros procedimentos corretivos são inadequados.

Osteotomia corretiva. Cortes transversais são feitos no fêmur, na tíbia ou em ambos e os ossos são rotados para alinhar a patela na fossa troclear. A estabilização óssea normalmente é realizada através de fixação interna usando uma placa e parafusos.

Atrodese de joelho [veja II A 4 b (1)]. Para compensar a perda de comprimento ósseo durante a curetagem da cartilagem e do osso, o joelho é fixado em uma angulação ligeiramente superior (130-150°) à da articulação contralateral.

Amputação de membro (veja Capítulo 16 V D 1 b) envolve ressecção média do fêmur ou desarticulação na articulação coxofemural, usando os músculos ligados para recobertura de tecido mole.

A   **B**   **C**   **D**

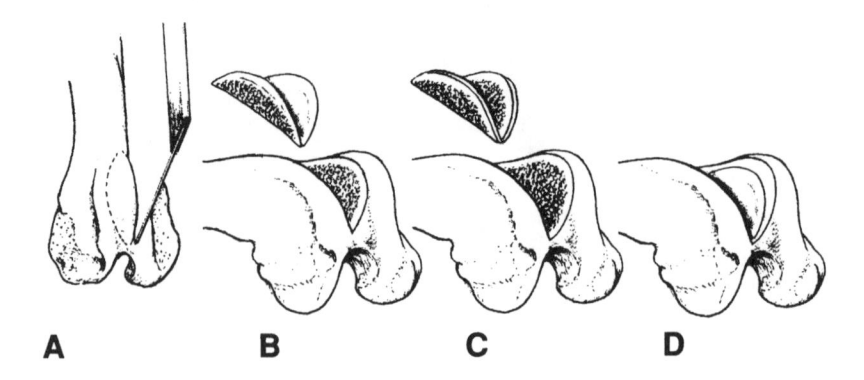

FIGURA 18-7 Ressecção trocleoplástica em forma de cunha. (A) Localização dos cortes medial e lateral. (B) Remoção em cunha osteocondral. (C) Aprofundamento do leito troclear pela remoção de uma segunda camada em cunha. (D) Colocação da cunha endocondral original (p. ex., aquela retirada da superfície cartilaginosa) sobre o leito troclear. (Redesenhado com permissão de BOONE, E. C. ; HOHN, R. B. ; WEISBRODE, S. E. : Trochlear recession wedge technique for patellar luxation: an experimental study. *J. Am. Anim. Hosp. Assoc.*, 19: 735, 1983).

   e. Prognóstico. O prognóstico para a recuperação com cirurgia é favorável para os graus I e II, reservado para o grau III e desfavorável para o grau IV.
 2. Luxação do ombro. Pode ocorrer luxação cranial, caudal, medial e lateral. A luxação medial congênita do ombro está tipicamente associada com cães de raças pequenas. É comum a incongruência concorrente da cavidade glenóide e a cabeça proximal do úmero e, portanto, é preferível deixar esta malformação sem tratamento se o animal não apresenta dor ou tem somente claudicação leve. A artrodese ou a excisão artoplástica da cabeça do úmero pode ser realizada se o animal está claudicando e tem dor.
 3. Luxação do cotovelo. A luxação congênita do cotovelo está tipicamente associada com incongruência grave da fossa do olécrano e do úmero distal. Pode ser tentada a intervenção cirúrgica usando um pino transarticular ou fixador externo, mas normalmente a articulação permanece incongruente e com degeneração e o prognóstico é reservado.

V. CONDIÇÕES TRAUMÁTICAS

A. Considerações gerais
 1. Fraturas da extremidade (fise) e superfície articular podem causar fechamento prematuro do disco de crescimento, acarretando encurtamento do membro e desvio de angulação (veja Capítulo 16 II A 2 a). Estas anomalias prejudicam as articulações adjacentes e causam articulação incorreta e DAD.
 2. Luxações resultam de torções de terceiro grau e ruptura de cápsula articular. A DAD secundária também é uma complicação das luxações.
 3. Torções
   a. Classificação. As torções são classificadas de acordo com o grau de lesão tecidual.
    (1) Torções de primeiro grau envolvem estiramento ou dilaceração mínima do ligamento. Podem estar presentes inflamação leve, edema, fragilidade e dor.

(2) **Torções de segundo grau** envolvem dilaceração parcial do ligamento. Inflamação, edema, fragilidade e dor têm intensidade moderada.

(3) **Torções de terceiro grau** tem dilaceração completa do ligamento que pode resultar em instabilidade articular. Inflamação, edema, fragilidade e dor são intensos.

b. **O diagnóstico** pode ser difícil.
   (1) **Diagnóstico diferencial.** As torções normalmente são diagnosticadas por exclusão, quando fraturas e outras causas de claudicação não são identificadas.
   (2) **Radiografia.** As torções de terceiro grau podem ser diagnosticadas através de radiografia de estresse; um espaço articular anormal é observado quando são aplicadas forças angulares sobre a articulação.

c. O **tratamento** é baseado na gravidade da lesão.
   (1) **Tratamento conservador.** Torções de primeiro e segundo graus, e de terceiro grau estáveis, são tratadas com *repouso e imobilização com bandagem*. Os AINEs podem ser úteis na redução da inflamação aguda e do desconforto.
   (2) **Tratamento cirúrgico.** Se a articulação está instável, a reparação cirúrgica, tanto por sutura direta do ligamento quanto por técnicas de prótese de ligamento (p. ex., sutura de apoio nas terminações ósseas adjacentes) pode ser necessária. A artrodese da articulação pode ser necessária em casos crônicos e graves de lesão ligamentosa múltipla.

B. **Lesões do ombro**
   1. **Fraturas** envolvendo a superfície articular da escápula ou do úmero proximal são incomuns.
      a. **Escápula.** As fraturas articulares da escápula são melhor tratadas por fixação interna com pinos, arames ou pequenos placas e parafusos [veja capítulo 16V A 2 c]. O prognóstico para retorno da função normal é desfavorável se a congruência articular não se recupera após a cirurgia.
      b. **Úmero proximal.** Fraturas Salter-Harris Tipo I e II do úmero proximal podem ser reparadas satisfatóriamente com a *redução fechada e imobilização* com tipóia de Velpeau ou *com a redução aberta e fixação interna* com pinos intramedulares (veja capítulo 16 V A 3 a).
   2. **Luxações** podem ser mediais ou laterais, mas ocorrem tipicamente laterais em cães de raças grandes. É recomendada a estabilização cirúrgica pela transposição do tendão do biceps se a redução não pode ser mantida com a tipóia de Velpeau (para luxação medial) ou bandagem de Spica (para luxação lateral).

C. **Lesões do cotovelo**
   1. **Fraturas**
      a. **Fraturas do côndilo lateral do úmero** são comuns em animais jovens e ocorrem também em cães adultos, especialmente em Cocker Spaniel.
         (1) **Tipos de fraturas de côndilo**
            (a) **A fratura de Salter-Harris do Tipo IV** ocorre tipicamente quando os cães saltam de uma superfície e alcançam o chão com os membros anteriores, transmitindo forças excessivas sobre o rádio e forçando o côndilo lateral do úmero para fora.
            (b) **Fraturas em T e Y** envolvendo tanto o côndilo medial do úmero quanto o lateral também podem ocorrer e criam uma instabilidade até maior do que as fraturas de côndilo lateral do úmero.

(2) **O tratamento cirúrgico destas cirurgias é imperativo para uma recuperação satisfatória** (veja Capítulo 16 V A 3 c). Imobilização com gesso, tala ou bandagem é inadequada e acarreta um grave comprometimento articular.

(3) **Complicações.** Embora infreqüente, a lesão de Salter-Harris do Tipo IV nos discos de crescimento do rádio e cúbito (ulna) pode ocorrer em resposta a forças aplicadas sobre o membro que causam fraturas distais do úmero. Isto pode acarretar deformação angular do membro (veja Capítulo 16 V A 4 c). São indicados exames freqüentes durante o período de convalescença para monitorizar o desenvolvimento destas anomalias. Exames radiográficos devem ser realizados se há suspeita de deformação angular do membro constatado ao exame clínico.

b. **Fraturas da cabeça do fêmur e da fossa troclear da ulna (cúbito)** devem ser tratadas por fixação interna rígida com alinhamento anatômico da superfície articular. As fraturas de cabeça do fêmur são difíceis de reparar em virtude do pequeno tamanho dos fragmentos e da proximidade com estruturas neurovasculares vitais.

c. **Fraturas de Monteggia** são uma combinação de luxação cranial da cabeça do rádio e fratura da porção proximal do corpo da ulna. O tratamento consiste do realinhamento e fixação interna da ulna e sutura do ligamento colateral do rádio rompido [veja Capítulo 16 V A 4 (a) (2)].

2. **Luxação** do cotovelo é quase sempre lateral (p. ex., luxação lateral da ulna com relação ao úmero). A grande crista epicondilar medial do úmero previne efetivamente a luxação medial. Lesão do ligamento colateral é possível mas nem sempre confirmada. A redução fechada e coaptação externa normalmente é bem-sucedida em casos agudos. Caso isso não ocorra, pode ser realizada a redução aberta e a estabilização com coaptação externa.

3. **Lesão isolada do ligamento colateral** é detectada forçando a articulação a abrir medial e lateralmente. Esta lesão normalmente não requer intervenção cirúrgica e cicatriza com medidas conservadoras e imobilização temporária. A reparação pode ser feita pela recolocação de um fragmento isolado ou pelo emprego da técnica de prótese de ligamento (p. ex., usando fios metálicos ou sutura não-reabsorvível em forma de 8).

D. **Lesões do carpo**

1. **Fraturas.** Normalmente ocorrem *modificações degenerativas secundárias* com fratura de qualquer dos ossos do carpo.

a. **Fraturas de rádio e osso carpal acessório** são raras, exceto em animais de trabalho e corrida. O método de fixação depende do grau de comunicação.

(1) Fraturas altamente cominutivas normalmente são tratadas com coaptação externa, porque o tamanho dos fragmentos é pequeno para suportar pinos ou parafusos.

(2) As fraturas que incluem fragmentos grandes podem ser tratadas com pinos ou parafusos, ou por coaptação externa se o deslocamento é mínimo.

b. **Fraturas dos ossos carpais numerados** ocorrem menos freqüentemente e normalmente são tratados com talas, excisão de fragmentos ou, menos freqüentemente, por fixação interna.

2. **Hiperextensão** é a lesão mais comum e ocorre quando forças excessivas são aplicadas ao carpo, normalmente após saltos de superfícies elevadas. Ela pode ocorrer em vários níveis simultaneamente, incluindo o carpo antebraquial, o carpo médio e a articulação carpometacarpiana.

a. **Apresentação clínica.** A dilaceração das estruturas ligamentosas de sustentação do carpo (p. ex., o ligamento carpal palmar e a fibrocartilagem palmar) resulta na forma de apoio local característica desta lesão. O animal tipicamente tenta caminhar com o membro lesionado, particularmente após a diminuição da lesão, entretanto a função não melhora com o tempo.
b. **Tratamento.** *Artrodese* normalmente é necessária nessas torções de terceiro grau. A imobilização com tala ou gesso geralmente não tem sucesso.
   (1) **Artrodese pancarpal** esta indicada na ruptura completa da articulação radiocarpal ou de toda a articulação do carpo.
   (2) **Artrodese parcial** está indicada para lesões que envolvem as articulações medial e distal do carpo e podem preservar a função da articulação antebraquiocarpal. Ela é realizada pela fusão das articulações carpometacarpiana e carpal média.
c. **Prognóstico.** A recuperação da função do membro após a artrodese parcial ou pancarpal é boa. As complicações incluem a quebra e a irritação pelas placas, necessitando da remoção do implante.
3. **Lesões de arrastamento** do carpo ocorrem quando o membro fica enlaçado entre um pneu e o pavimento e o animal é arrastado por uma distância. Ocorre perda superficial de pele, músculos e tendões e, freqüentemente, do osso e ligamentos colaterais. Pode ocorrer luxação completa do carpo. Estas feridas são normalmente muito contaminadas. *Se a articulação torna-se infectada, ocorre lesão grave da cartilagem articular.*
   a. **Tratamento.** São necessários tratamento como ferida aberta [p. ex., desbridar tecido mole, lavagem com solução poliônica (p. ex., lactato de Ringer) e antibiótico sistêmico] e estabilização.
      (1) **Fixação externa** permite a estabilização da articulação sem restringir o acesso aos tecidos moles lesionados. Uma vez tratadas adequadamente as lesões de tecido mole, a articulação lesionada pode ser definitivamente tratada. Em casos menos graves, a estabilização temporária com um fixador externo ou coaptação podem permitir a formação de suficiente tecido de cicatrização, eliminando a necessidade de tratamento adicional.
      (2) **Técnicas de prótese do ligamento** e **artrodese** podem ser usadas para possibilitar a estabilização articular mais rígida. O tratamento é baseado na quantidade e qualidade de cartilagem articular remanescente. Se ocorre luxação completa do carpo, pode ser necessária a *artrodese pancarpal* para preservar o membro.
   b. O **prognóstico** é reservado, embora muitos pacientes recobrem a ambulação satisfatória apesar da aparência devastadora da lesão inicial. *A amputação não deve ser realizada rotineiramente* como conduta inicial nestes casos. Freqüentemente se obtém sucesso com cuidados adequados da ferida e fixação externa.
E. **Lesões falangeanas.** *A luxação da articulação interfalangeana* é uma lesão incomum mas dolorida, que pode ser devastadora para um cão de trabalho. É recomendado o tratamento por *redução aberta e imbricação da articulação.* Outras alternativas incluem *artrodese* e *amputação* do dígito.
F. **Lesões do quadril**
   1. **Fraturas**
      a. **Fraturas de acetábulo** são comuns e normalmente requerem intervenção cirúrgica (veja Capítulo 17 II E 3).
      b. **Fratura da cabeça do fêmur** ocorre como uma fratura de Salter-Harris do Tipo I em animais jovens e é referida como uma *fratura capital da fise* [veja Capítulo 16 V A 7

a (1)]. Esta fratura é tratada por redução aberta e estabilização com múltiplos pinos pequenos ou fios de Kirschner (Figura 18-8) ou um parafuso. Alternativamente, pode ser feita ostectomia da cabeça e colo do fêmur [veja IV B 1 e (2) (c)].
   c. **Fraturas de colo do fêmur** ocorrem em animais adultos. As técnicas de reparação são semelhantes às usadas para as fraturas da cabeça do fêmur.
2. **Luxação.** A luxação coxofemural traumática normalmente resulta em deslocamento cranial ou dorsal da cabeça do fêmur em relação com o acetábulo.
   a. **Redução fechada** é realizada com o animal sob anestesia geral para reduzir o tônus muscular e a resistência à manipulação.
      (1) Técnica
         (a) As luxações craniodorsais são reduzidas externamente rotando o membro e fechando caudodistalmente até que a cabeça do fêmur se aloje no acetábulo. A articulação é então submetida a uma série de movimentos com pressão sobre o trocanter maior para se certificar da inexistência de cápsula entre a cabeça do fêmur e o acetábulo.
         (b) Uma vez reduzido, o posicionamento é confirmado radiograficamente.
         (c) O membro é colocado em uma tipóia de Ehmer para manter abdução, rotação interna e flexão da articulação coxofemural. O membro permanece na tipóia por 10-14 dias.
      (2) Índice de sucesso. A redução é mantida em aproximadamente 50% dos cães que são tratados com redução fechada imediatamente após a lesão. Os casos crônicos têm uma taxa de sucesso reduzida.

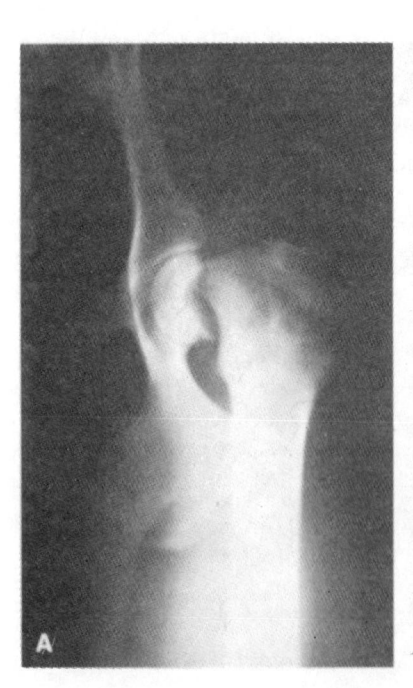

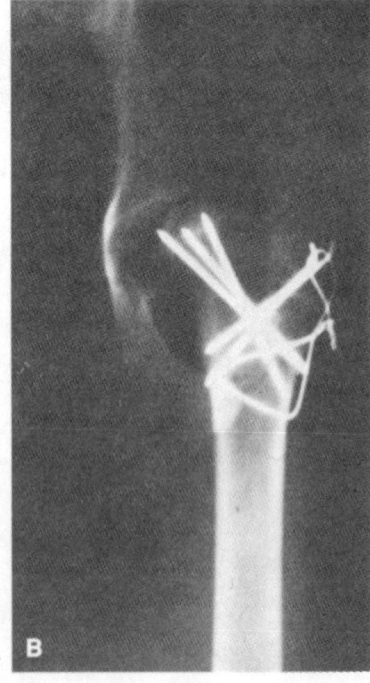

FIGURA 18-8 (A) Uma fratura-separação total da fise e uma fratura do trocanter maior. (B) A fratura-separação da fise sendo reduzida e estabilizada com 3 fios de Kirschner divergentes. A fratura do trocanter maior sendo reduzida e estabilizada usando 2 fios de Kirschner e 1 fio metálico em tensão.

b. **Redução aberta** é realizada se a fechada recidiva.
   (1) **Técnicas** incluem capsulorrafia, transposição trocantérica, técnicas de prótese de cápsula, colocação de pino transacetabular ou pino De Vita, aplicação de fixador externo flexível e pino de Toggle.
   (2) **Índice de sucesso.** Semelhante à redução aberta, alguns animais não conseguem manter a redução. A *ostectomia da cabeça e colo do fêmur e a colocação de prótese de quadril* permanecem como opções.

G. **Lesões no joelho**
  1. **Lesões dos ligamentos**
     a. A lesão do **ligamento cruzado cranial** ocorre por causas traumáticas e por degeneração crônica do ligamento. A avulsão óssea na inserção do ligamento cruzado cranial ocorre de forma infreqüente.
        (1) **Apresentação clínica.** O aparecimento agudo de claudicação e dor é típico. A dor normalmente diminui após 3- 5 dias, mas a claudicação persiste por muito mais tempo. Os animais não-tratados podem começar a perder peso após 2-4 semanas da lesão, se não mais cedo. Se a dor e a grave claudicação persistem, suspeita-se de lesão concorrente de menisco médio. A lesão parcial do ligamento cruzado cranial resulta em claudicação crônica preservando o membro afetado de apoio do peso, que não experimenta melhora e freqüentemente piora.
        (2) O **diagnóstico** é feito pela detecção de movimento cranial anormal (de gaveta) durante flexão e extensão. Lacerações (rupturas) parciais do ligamento são mais difíceis de diagnosticar por causa da ausência do movimento cranial. O diagnóstico destas rupturas é baseado na história de claudicação crônica, achados clínicos de alargamento fibroso do aspecto medial da articulação (p. ex., espessamento medial) e leve movimento cranial (normalmente maior na flexão do que na extensão) e evidência radiográfica de DAD secundária.
        (3) **Tratamento.** A intervenção cirúrgica normalmente é benéfica, particularmente em cães ativos pesando mais de 15 kg. O objetivo da cirurgia é reduzir a movimentação cranial anormal e a rotação interna da tíbia. Uma variedade de técnicas está disponível e são classificadas como intracapsulares ou extracapsulares. A artrotomia é realizada para examinar a lesão do menisco. Apesar dos extensos debates sobre as técnicas de reparação, o índice global de sucesso clínico é aproximadamente 85%.
           (a) **Técnicas intracapsulares** envolvem a passagem de um pedaço de tecido autógeno (p. ex., *fascia lata* ou ligamento patelar) através da articulação para mimetizar biomecanicamente o ligamento cruzado cranial. A tira é presa no côndilo lateral com um parafuso ósseo ou suturada ao periósteo. Os procedimentos descritos incluem:
              (i) **Técnica Paatsama:** Passagem da tira de *fascia lata* através de um túnel perfurado no côndilo lateral e tíbia proximal.
              (ii) **Técnica sobre o topo** (*over-the-top*): Colocação de porções do tendão patelar ou uma combinação de tendão patelar e *fascia lata* através da articulação e sobre o aspecto caudolateral do côndilo femural lateral.
              (iii) **Técnica por baixo e por cima** (*under-and-over*): Passagem da tira de *fascia lata* abaixo do ligamento intermeniscal na articulação e então sobre o côndilo lateral.
              (iv) **Técnica de Brinker:** Passagem da *fascia lata* medialmente através da tuberosidade tibial e então na articulação.

(b) **Técnicas extracapsulares**
   (i) **Técnicas de sutura** envolvem a colocação de sutura com monofilamento ao redor do sesamóide lateral e através de um orifício perfurado na crista da tíbia. Variações da técnica incluem a colocação de duas suturas laterais e uma medial (técnica de imbricação modificada) ou a colocação de suturas da porção lateral do sesamóide para a porção distal do ligamento patelar (técnica de DeAngelis).
   (ii) **Transposição da cabeça da fíbula** envolve o avanço da cabeça da fíbula cranialmente e sua fixação na tíbia com pino e fio metálico. A estabilização da articulação é realizada pelo ligamento colateral esticado, fixando a cabeça da fíbula.
   (iii) **Imbricação** da cápsula articular e tecido retinacular pode ser feita como estabilização primária, mas sua principal indicação é no auxílio de técnicas intracapsulares ou outras extracapsulares. O avanço lateral da inserção do bíceps femural ou o avanço medial da inserção do sartório também possibilitam a estabilização da articulação por tecido mole.
(4) **Lesão do menisco médio** freqüentemente acompanha a lesão do ligamento médio cranial. Suspeita-se de lesão do menisco médio se um estalo é palpado ao exame clínico do menisco e é confirmado durante a artrotomia. Se o menisco médio está lesado, deve ser realizada *meniscectomia parcial ou completa*. Experimentalmente, a meniscectomia causa maior dano à articulação. Clinicamente, todavia, a diferença entre meniscectomia parcial e total permanece controversa. O prognóstico para cães com ruptura de ligamento cruzado e lesão do menisco geralmente é menos favorável do que para aqueles com menisco intacto.
b. O **ligamento cruzado caudal** raramente é lesionado como estrutura isolada. A ruptura do ligamento cruzado está freqüentemente associada com outras lesões do joelho, como ruptura do ligamento cruzado e do ligamento colateral.
   (1) **Diagnóstico.** A lesão do ligamento cruzado caudal é caracterizado por movimento anormal de gaveta (*drawer*). O diagnóstico é prejudicado pela dificuldade de distinguir o movimento irregular caudal e cranial.
   (2) **Tratamento.** O tratamento cirúrgico desta lesão pode ser necessário somente por insucesso do tratamento conservador. Grandes suturas, com fio não-absorvível, têm sido usadas entre o tendão patelar e a cabeça da fíbula ou no aspecto caudoproximal da tíbia para reduzir o movimento caudal anormal da articulação do joelho. Todavia, os resultados têm sido insatisfatórios.
c. Lesão **isolada do ligamento colateral medial e lateral** ocorre de forma infreqüente. A lesão colateral está freqüentemente associada com lesões do ligamento cruzado cranial e caudal e do menisco médio.
   (1) **Diagnóstico.** A lesão é diagnosticada pelo exame clínico pela aplicação de forças lateral e medial levando a articulação para o lado.
   (2) **Tratamento.** A reparação é realizada por artrotomia com a tentativa de suturar o ligamento, recolocação do fragmento isolado ou apoio com prótese de ligamento e imbricação articular. Se indicados, a reparação do ligamento cruzado e a meniscectomia são realizadas.
2. **Luxação**
   a. **Luxação do joelho.** A lesão dos ligamentos colaterais medial e lateral e do ligamento cruzado resulta em luxação do joelho, uma lesão devastadora (grave). A reparação é realizada pela estabilização individual das lesões. Um método alternativo que tem funcionado satisfatoriamente em gatos e cães pequenos é a colocação de pino

transarticular. Este método é mais simples do que a reparação de cada lesão individualmente. Apesar da possibilidade de tratamento, o prognóstico é desfavorável.
   b. **Luxação patelar traumática** ocorre de forma infreqüente em cães. A condição é caracterizada pelo estabelecimento agudo de claudicação, dor e edema do joelho normalmente após exercício intenso. A estabilização cirúrgica pela sutura da ruptura na cápsula articular e imbricação do retináculo adjacente normalmente é bem-sucedida.
 3. Fraturas
   a. **Fraturas distais do fêmur do Tipo Salter-Harris I e II** ocorrem mais freqüentemente do que fraturas similares na tíbia proximal. Estas fraturas são melhor estabilizadas com pequenos pinos de Steinmann usados como pinos cruzados dinâmicos ou fixos, pinos de Rush ou fios metálicos de Kirschner (Figura 18-9).
   b. **Fraturas articulares** envolvendo o joelho não são comuns. As fraturas articulares devem ser tratadas com redução anatômica precisa e estabilização por meio de pinos, parafusos, placas ou a combinação destes tratamentos.
   c. **Fraturas patelares** são raras e devem ser tratadas pela estabilização com pino e fio metálico se há fragmentos grandes ou por patelectomia parcial.
H. **Lesões do tarso**
 1. **Fraturas e luxações de ossos társicos** ocorrem em animais de *performance* ou não. Em virtude do pequeno tamanho dos ossos, as lesões são difíceis de tratar. A fixação externa algumas vezes é benéfica em animais não-destinados a trabalho. Se os fragmentos são grandes, a fixação interna com parafusos e fios metálicos de Kirschner normalmente é benéfica.
   a. **Fratura de calcâneo** deve ser estabilizada com fios de Kirschner ou fios de tensão para neutralizar as forças difusoras do tendão calcâneo.
   b. **Fraturas do osso tarsal central** em Greyhounds de corrida requerem fixação com parafuso.

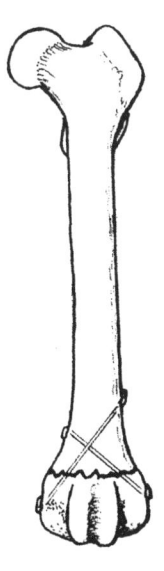

FIGURA 18-9 Pinos cruzados fixos intramedularmente para reparação de fratura da extremidade distal do fêmur usando pequenos pinos ou grandes fios de Kirschner.

c. **Luxação dos pequenos ossos társicos** podem ser tratadas com artrodese parcial do tarso usando uma placa ou pino e suporte externo.
d. **Lesão grave da articulação talocrural** pode ser tratada com artrodese pantarsal com uma placa ou fixador externo.
2. **Fraturas dos maléolos medial e lateral** envolvem a superfície articular. Ocorre instabilidade articular porque os ligamentos colaterais estão ligados a esta estrutura. A reparação anatômica é necessária para minimizar a DAD secundária e é realizada usando pequenos parafusos, pinos ou pinos e fios em bandagem de tensão.
3. **Lesões por arrastamento** do tarso ocorrem quando o membro fica enlaçado entre um pneu e o pavimento e o animal é arrastado por uma distância. O tratamento é semelhante ao da lesão do carpo por arrastamento (veja V D 3).

LEITURAS SELECIONADAS

ALEXANDER, J. W. : Canine hip dysplasia. *Vet. Clin. North Am. : Small Anim. Pract.* W. B. Saunders, 1992, 22 (3): 503-743.

ALTMAN, R. D. ; DEAN, D. D. ; MUNIZ, O. E. ; et al. : Therapeutic treatment of canine osteoarthritis with glycosaminoglycan polysulfuric ester. *Arthritis Rheum.* 32: 1300-7, 1989.

BENNETT, D. ; MAY, C. : Joint disease of dogs and cats. In: *Textbook of Internal Medicine,* 4th ed. Editted by ETTINGER, S. J. and FELDMAN, E. C. Philadelphia, W. B. Saunders, 1994, pp. 2032-2075.

BRINKER, W. O. PIERMATTEI, D. L., FLO, G. L. : *Handbook of Small Animal Orthopedics and Fracture Treatment.* 2nd ed. Philadelphia, W. B. Saunders, 1990.

GILSON, S. D. ; PIERMATTEI, D. L. ; SCHWARTZ, P. D. : Treatment of humeroulnar subluxation with a dynamic proximal ulnar osteotomy. *Vet. Surg.* 18: 114-22, 1989.

HUBER, M. L. ; BILL, R. L. : The use of polysulfate glycosaminoglycan in dogs. *Comp. Contin. Educ.* 16: 501-5, 1994.

JOHNSON, J. M. ; JOHNSON, A. L. ; EURELL, J. C. : Histological appearance of naturally occurring canine physeal fractures. *Vet. Surg.* 23: 81-6, 1994.

KORVICK, D. L. ; JOHNSON, A. L. ; SCHAEFFER, D. J. : Surgeons' preferences in treating cranial cruciate ligament ruptures in dogs. *J. Am. Vet. Med. Assoc.* 205: 1318-24, 1994.

LIPOWITZ, A. J. : Degenerative joint disease. In: *Textbook of Small Animal Surgery,* 2nd ed. Edited by SLATTER, D. Philadelphia, W. B. Saunders, 1993, pp. 1921-84.

MANLEY, P. A. : The hip joint. In: *Textbook of Small Animal Surgery,* 2nd ed. Edited by SLATTER, D. Philadelphia, W. B. Saunders, 1993, pp. 1786-1805.

MOORE, G. A. : Degenerative joint disease. Pharmacology and therapeutics of treatment. *Vet. Med. Rep.* 2: 89-96, 1990.

ROUSH, J. K. : Stifle surgery. *Vet. Clin. North. Am. : Small Anim. Pract.* Philadelphia, W. B. Saunders, 1993, *23 (4)* : 691-914.

SCHIAVINATO, A. ; LINI, E. ; GUIDOLIN, et al. : Intraarticular sodium hyaluronate injections in the Pond-Nuki experimental model of osteoarthritis in dogs: II. Morphological findings. *Clin. Orthop.* 241: 286-99, 1989.

SMITH, G. K. ; BIERY, D. N. ; GREGOR, T. P. : New concepts of coxofemoral joint stability and the development of a clinical stess radiographic method for quantitating hip join laxaty in the dog. *J. Am. Vet. Med. Assoc.* 196: 59-70, 1990.

TODHUNTER, R. J. LUST, G. : Polysulfate glycosaminoglycan in the treatment of osteoarthritis. *J. Am. Vet. Med. Assoc.* 204: 1245-51, 1994.

VAIL, D. M. ; POWERS, B. E. ; GETZY, D. M. ; el al. : Evaluation of prognostic factors for dogs with synovial sarcoma: 36 cases (1986-1991). *J. Am. Vet. Med. Assoc.* 205: 1300-7, 1994.

19

Cabeça

Alan J. Schulman

I. ANATOMIA

A. **Ossos** (Figura 19-1). Os ossos da cabeça (p. ex., aqueles do crânio, face, mandíbula e maxila) são constituídos de ossos compactos, ossos densos e ossos esponjosos.
B. **Cavidades.** A cabeça pode ser dividida em um número de cavidades. Por exemplo:
   1. A **cavidade craniana** contém o cérebro.
      a. A cobertura da cavidade cranial é a *calvária*, que é formada pelos ossos parietal e frontal. A base é formada pelos ossos esfenóides rostralmente e caudalmente pelo osso basioccipital. A parede caudal é formada pelo osso occipital e a parede rostral é formada pela lâmina cribiforme do osso etmóide. As paredes laterais são formadas pelos ossos temporal, parietal e frontal.
      b. Como o cérebro é fechado dentro dos limites rígidos do crânio, há um limite no qual os constituintes intracranianos (p. ex., parênquima cerebral, líquido cerebroespinhal e sistema vascular) podem se expandir antes de causar um aumento na **pressão intracraniana.**
   2. A **cavidade nasal** contem a porção facial do trato respiratório.
   3. Os **seios paranasais** incluem o seio maxilar, o frontal e o esfenóide.
C. **Vascularização**
   1. **Suprimento arterial.** A artéria carótida e seus ramos suprem a cabeça. O suprimento vascular do cérebro é divido em circulação rostral e caudal.
      a. A **circulação rostral** é derivada da artéria carótida externa.
      b. A **circulação caudal** é derivada da artéria basilar que se origina da artéria vertebral.
      c. O **círculo arterial do cérebro** (o **círculo de Willis**) é encontrado na base do cérebro; é formado por ramos da carótida interna e por artérias basilares.

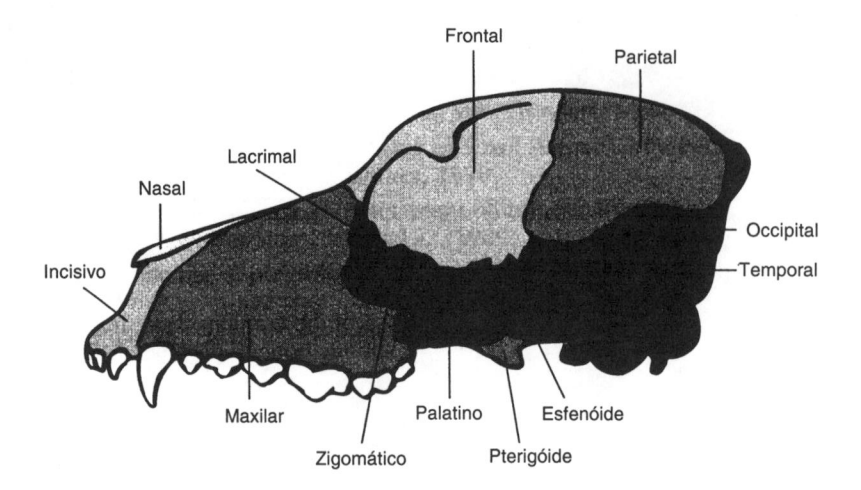

FIGURA 19-1 Ossos da cabeça, vista lateral. Foram removidos a mandíbula e o arco zigomático. (Redesenhado com permissão segundo EVANS, H. E. : *Miller's Anatomy of the Dog*, 3rd ed. Philadelphia, W. B. Saunders, 1993, p. 114).

2. **Drenagem venosa.** O sangue do cérebro é drenado nos seios dorsais e é transportado para o seio maxilar, jugular interna e veias vertebrais, bem como para os plexos venosos vertebrais. O principal canal de retorno do sangue venoso da cabeça é a veia jugular externa.

II. CONSIDERAÇÕES GERAIS

A. **Avanços na cirurgia craniana.** Instrumentos precisos de diagnóstico (p. ex., radiografia, imagem por ressonância magnética, tomografia computadorizada, imagem nuclear) têm permitido numerosos avanços na cirurgia do crânio. Técnicas avançadas de anestesia e cirurgia têm reduzido a morbidade e a mortalidade dos pacientes.

B. **Objetivos da intervenção cirúrgica**
   1. O objetivo primário da **cirurgia cranial** é prevenir ou reverter lesões ao tecido nervoso. As lesões neurológicas que ocorrem imediatamente após o traumatismo são potencialmente reversíveis se tratadas de forma imediata e apropriada.
   2. Os principais objetivos da **reparação das fraturas mandibulares e maxilares** são o restabelecimento acurado da oclusão dental, o restabelecimento da função mastigatória e a reversão da obstrução respiratória e comunicação oronasal ou ambos.

III. CONDIÇÕES DO CRÂNIO TRATADAS COM CIRURGIA

A. **Traumatismo**
   1. **Considerações pré-operatórias**
      a. **Exame.** Normalmente é seguro assumir que um animal com fratura de crânio foi submetido a um traumatismo craniano grave. Embora o proprietário possa estar preocupado com a aparência externa do animal, é necessário um exame clínico

completo para avaliar as lesões limitantes da sobrevivência que afetam outros sistemas orgânicos.
- (1) Os **sistemas cardiopulmonar, urinário, gastrintestinal** e **musculoesquelético** devem ser avaliados e adequadamente tratados.
- (2) **A palpação e o exame visual da área afetada** são necessários para determinar o grau de lesão. O exame completo da cavidade oral e do crânio, usando técnicas de imagem se necessário, é realizado de forma mais adequada após a estabilização do animal e ele estar apto a ser anestesiado com segurança (veja III A 1 b).

b. **Estabilização.** Na ausência de deterioração neurológica, a anestesia e a intervenção cirúrgica devem ser proteladas, enquanto o animal está estável. As considerações próprias sobre a cirurgia intracraniana (p. ex., redução da pressão intracraniana) são discutidas no Capítulo 21 I A – C.
- (1) **Garantia de ventilação adequada.** A preservação das vias aéreas é um objetivo predominante.
  - (a) A boca e as vias aéreas superiores devem ser inspecionadas quanto à existência de corpos estranhos ou outras causas de obstrução.
  - (b) Radiografias torácicas, auscultação e análise de gases sangüíneos também podem ser usadas para avaliar a adequação da respiração.
- (2) **Garantia de perfusão tecidual adequada.** Uma vez sendo estabilizada a ventilação, a condição circulatória deve ser avaliada.
  - (a) A qualidade do pulso deve ser avaliada e a pressão sangüínea deve ser medida. Todavia, animais jovens e até então sadios podem apresentar pulso normal ou próximo do normal, bem como a pressão sangüínea inalterada, apesar de hemorragia contínua, até o ponto em que se desenvolve choque irreversível por falha dos mecanismos compensatórios. Neste momento, o início de medidas terapêuticas agressivas de suporte ou apoio pode ser muito tarde.
  - (b) A perfusão periférica pode ser avaliada com o uso de oxímetro transcutâneo.
  - (c) O volume de sangue circulante deve ser avaliado, baseado no fluxo urinário e na pressão venosa central e mantido se necessário.
    - (i) A infusão de pequenos volumes de solução salina hipertônica e colóides proporciona o suporte cardiovascular sem agravar o edema cerebral e aumentar a pressão intracraniana.
    - (ii) A hemorragia deve ser controlada.

c. **Anestesia**
- (1) Em animais com fraturas causando má-oclusão dental, um tubo endotraqueal pode impedir a manipulação da mandíbula e impedir a avaliação da oclusão durante a reparação da fratura. Nestes animais, a intubação deve ser complementada com faringostomia ou traqueostomia.
- (2) Os protocolos de anestesia para cirurgia intracraniana são discutidos no Capítulo 21 I C.

2. **Princípios básicos de reparação de fraturas de crânio e mandíbula**
   a. **Preparação asséptica padrão** é realizada no campo operatório e um tubo endotraqueal com balonete é inflado para prevenir aspiração de sangue e líquido de lavagem. Compressas de gaze podem ser colocadas no orofaringe para prevenir a aspiração das cavidades nasal e oral.
   b. **Tratamento com antibióticos.** Como as fraturas da cavidade oral são abertas e contaminadas, antibióticos de amplo espectro são administrados pré-cirurgicamente para prevenir infecção cerebral que pode ter efeitos devastadores.

c. **Desbridamento completo de tecidos inviáveis** e remoção de corpos estranhos devem ser realizados.
d. **Deve ser evitado traumatismo adicional** [p. ex., ao sistema nervoso central (SNC), dentes ou tecidos moles].
e. **Fixação estável** deve ser usada para neutralizar as forças dispersoras na linha de fratura.
f. **Cuidados pré-operatórios**
   (1) **Fraturas extra-orais.** Os sintomas de alteração do SNC e a obstrução das vias aéreas (em casos envolvendo os ossos turbinados nasais) devem ser tratados.
   (2) **Fraturas da cavidade oral.** Os cuidados pós-operatórios envolvem a alimentação pastosa (exceto quando a reparação envolve oclusão forçada, que exige uma dieta líquida ou nutrição parenteral) e prevenção de traumatismo autoinduzido pela reparação da fratura. O tratamento antibiótico inicial deve ser feito com a administração de um agente específico (baseado nos resultados de culturas bacterianas e testes de sensibilidade de amostras obtidas durante a cirurgia).
3. **Fraturas do maxilar inferior** são relativamente comuns em cães e gatos, representando aproximadamente 3% e 15% de todas as fraturas, respectivamente. As fraturas de sínfise mandibular predominam nos gatos, enquanto que as fraturas na região pré-molar predominam em cães (Figura 19-2).
   a. **Fratura-separação da sínfise mandibular**
      (1) **Reparação com fio metálico circunferencial** (Figura 19-3) é o método mais comumente usado para reparar fratura-separação de sínfise mandibular. São necessárias aproximadamente 4 semanas de fixação para permitir consolidação suficiente.

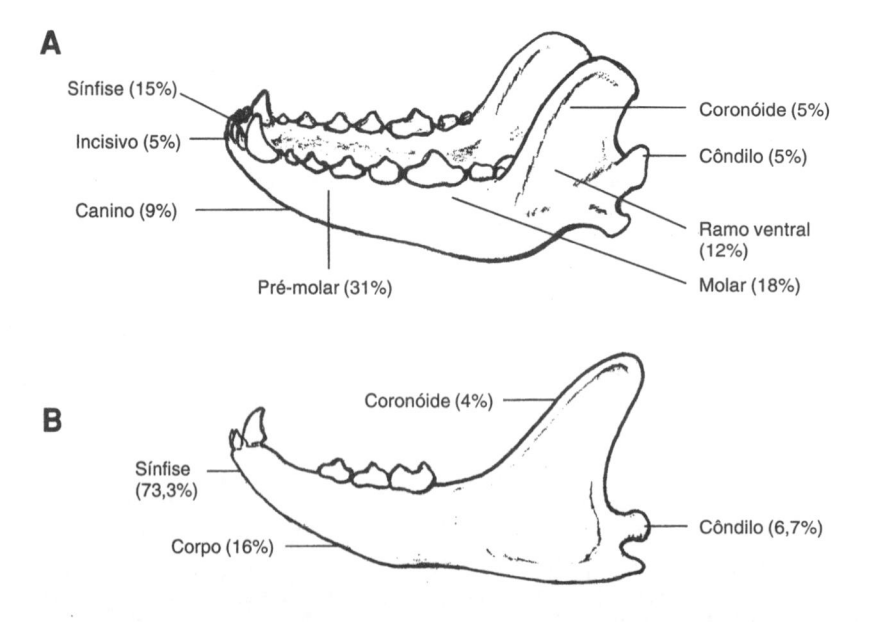

FIGURA 19-2 Localizações comuns de fraturas mandibulares em (A) cães e (B) gatos. [(A) Redesenhado e modificado com permissão segundo UMPHLET, R. C.; JOHNSON, A. L.: Mandibular fracture in the dog: a retrospective study of 157 cases. *Vet. Surg.* 19(4): 273, 1990. (B) Redesenhado e modificado com permissão segundo UMPHLET, R. C.; JOHNSON, A. L.: Mandibular fracture in the cat: a retrospective study. *Vet. Surg.* 17(6): 334, 1988].

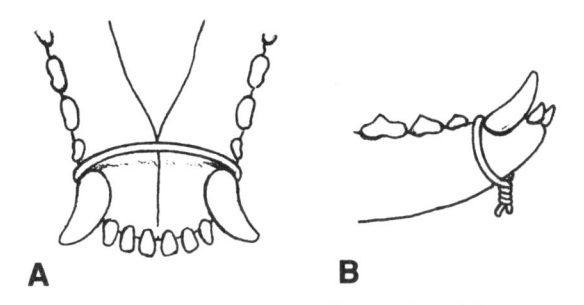

FIGURA 19-3 Técnica de tração circunferencial com fio metálico em fratura simples – separação de sínfise. (*A*) Uma agulha hipodérmica é usada para passar um fio da aço inoxidável de calibre 18-22 abaixo da mucosa mandibular e caudal aos dentes caninos, envolvendo a mandíbula. (*B*) As extremidades do fio metálico são torcidas juntas para promover a redução. Se os caninos são divergentes, o fio metálico é torcido em forma de 8 ao redor dos dentes caninos, e, em alguns casos, recoberto com acrílico intra-oral (não-mostrado). (Redesenhado com permissão segundo NUNAMAKER, D. M.: Fractures and dislocations of the mandible. In: *Textbook of Small Animal Orthopedics*. Edited by: NEWTON, C. D.; NUNEMAKER, D. M. Philadelphia, J. B. Lippincott, 1985, p. 302).

(2) **Pinos transmandibulares interfragmentares** ou **fixação com parafuso** podem ser indicados para estabilização adicional em animais grandes ou se houve perda tecidual ou lesão significativa.

b. **Fraturas do corpo mandibular (ramo horizontal).** Ocorre uma grande variedade de fraturas nesta região e normalmente afetam os alvéolos e dentes. A presença de dentes no foco de fratura dificulta a consolidação óssea: se os dentes estão fraturados, lesados ou infectados, normalmente são removidos a menos que contribuam para a estabilização da fratura.

(1) **A fixação com esparadrapo (ou fita adesiva)** no focinho pode fornecer bons resultados quando é necessária a estabilização temporária da fratura de mandíbula ou ainda como medida auxiliar na fixação interna. A fixação no focinho com esparadrapo, também pode ser usada como método primário na reparação de fraturas estáveis com deslocamento mínimo.

(a) A mandíbula contralateral intacta funciona como uma "tala" que auxilia a estabilização.

(b) Uma abertura de 0,5 a 1,5 cm entre os incisivos superior e inferior deve ser garantida para permitir a preensão de alimento. Alternativamente, a boca pode ser mantida fechada com fita adesiva se estiverem sendo usadas técnicas de alimentação extra-orais.

(c) Problemas comuns com relação à fixação com esparadrapo incluem intolerância, dermatite de contato e prolongamento do tempo de consolidação.

(2) **A fixação interarcada** pode ser mais eficaz no tratamento de fraturas rostrais em gatos e braquicefálicas em cães do que a aplicação de fitas adesivas nasais.

(a) Enlaçamento bilateral com fios metálicos colocados entre a mandíbula e o maxilar para manter a oclusão dental (Figura 19-4A).

(b) Alternativamente, pinos especiais podem ser colocados na superfície bucal de todo o quarto canino e fixado com fio metálico ou acrílico.

(3) **Talas acrílicas intra-orais** são meios de fixação de fácil colocação, relativamente baratos, recomendados em fraturas rostrais ao primeiro molar.

(a) Uma vez reduzida a fratura e restabelecida adequadamente a oclusão, a tala é elaborada e o fio metálico ortopédico é incorporado na tala para permitir a fixação dos dentes.

(b) As complicações incluem potencial lesão da mucosa (em virtude da reação exotérmica produzida, enquanto o acrílico é aplicado) e acúmulo de alimento, fragmentos e exudato no local da fratura.

(4) **A fixação com fio metálico interdental** (veja Figura 19-4B) funciona melhor quando há dentes sólidos e estáveis de ambos os lados de uma fratura relativamente estável. A incorporação de 2 dentes de cada lado da fratura proporciona uma melhor estabilidade cirúrgica.

(a) Dependendo do tamanho do animal é usado um fio metálico de calibre 18-24.

(b) Deve ser evitada a utilização de fios metálicos muito grossos para evitar o desvio do bordo ventral da mandíbula.

(5) **Fixação com fio metálico interfragmentar** (veja Figura 19-4C). Pequenas fraturas oblíquas e transversas simples podem ser estabilizadas com fio metálico em técnica de cerclagem simples. A fixação interfragmentar com fio metálico não é recomendada para a estabilização de fraturas altamente cominutivas associadas com perda óssea, pois a redução e a estabilização ficam dificultadas.

(6) **Pinos intramedulares** têm sido usados para reparar fraturas de corpo mandibular; todavia, é muito comum a união incompleta e a oclusão inadequada em resposta ao alinhamento incorreto e à estabilidade inadequada. Estas complicações ocorrem em virtude da dificuldade da passagem dos pinos através do denso osso mandibular. Outras complicações incluem a lesão de vasos, nervos e raízes ósseas, bem como necrose térmica do osso associada com perfuração enérgica.

(7) **A fixação com placa e parafusos** de fraturas mandibulares complexas e bilaterais (veja Figura 19-4D) proporciona uma excelente estabilidade e redução anatômica, permitindo o restabelecimento da oclusão dental imediatamente após a cirurgia. O equipamento especializado de colocação de placas (p. ex., placas de reconstrução, em "T", "L" ou miniplacas) permite uma enorme versatilidade nas abordagens para reparação de fraturas.

(a) Teoricamente, as placas devem ser aplicadas próximas ao bordo alveolar (dorsal) que se constitui no lado de tensão da mandíbula. Todavia, a aplicação de placas nesta área causa erosão gengival e lesão de raízes dentárias e de estruturas neurovasculares.

(b) A colocação ventrolateral de placas proporciona uma redução acurada e rígida com rápido retorno da função.

(8) **Dispositivos de fixação óssea percutânea** são excelentes para o tratamento de fraturas cominutivas complexas associadas com perda óssea e traumatismo grave de tecidos moles.

(a) Esta técnica proporciona estabilidade rígida com dissecção mínima de tecidos e excelente versatilidade.

(b) O acrílico pode substituir barras mais pesadas e pinos associados com aparelhos de metal. O acrílico é adaptável e facilmente maleável para tratar fraturas bilaterais e múltiplas (veja Figura 19-4E).

(9) **Mandibulectomia parcial** [veja Capítulo 10 I G 2 f (2)] pode ser usada como um procedimento de recuperação em casos em que a fixação primária falhou ou o traumatismo e a infecção prejudicam a redução e a estabilidade.

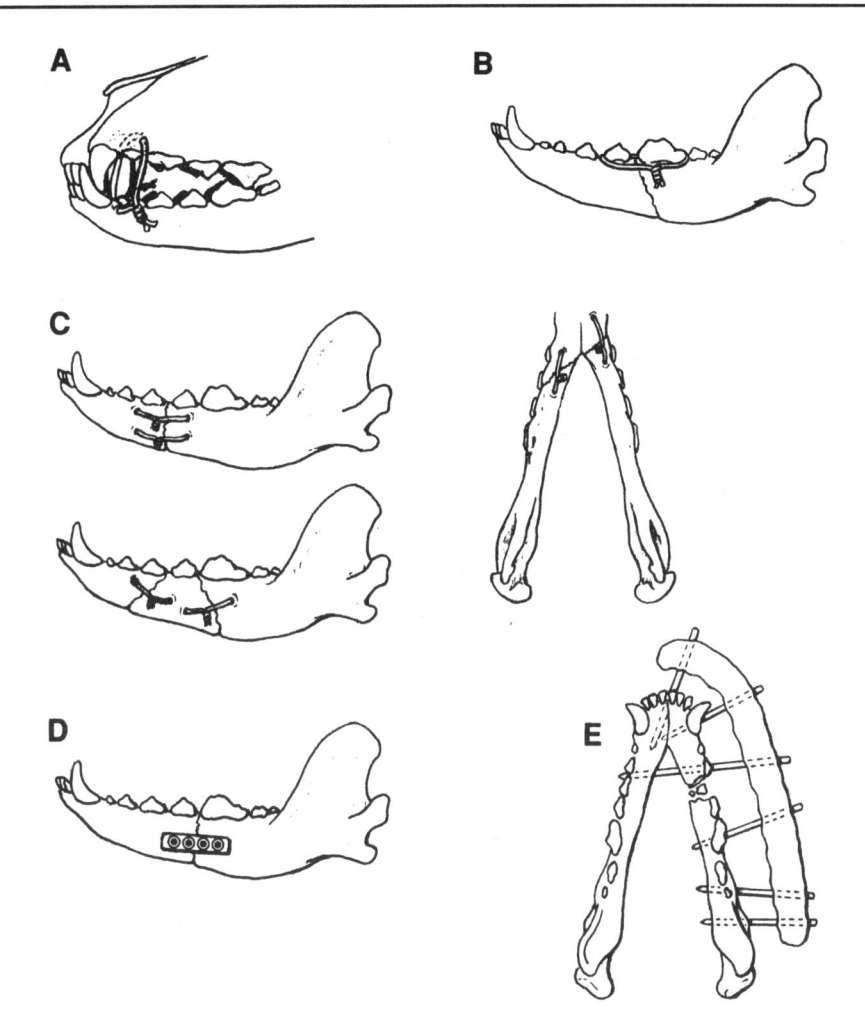

FIGURA 19-4 Reparação de fraturas do corpo mandibular. (**A**) A fixação interarcada é eficaz para o tratamento de fraturas rostrais em gatos e braquicefálicas em cães. Alças bilaterais de fio metático são passadas através de orifícios abertos na mandíbula e maxilar. As alças são torcidas, amarradas de forma suficiente a manter a oclusão; é deixado espaço suficiente entre os dentes para permitir a preensão de líquidos e alimentos pastosos. (Redesenhado com permissão segundo EGGER, E. L. : Skull and mandibular fractures. In: SLATTER, D. : *Textbook of Small Animal Surgery*, 2nd ed. Philadelphia, W. B. Saunders, 1993, p. 1912). (**B**) Técnica de fixação com fio metálico interdental. O fio metálico é passado ao redor da base de dentes adjacentes à fratura. Alternativamente, o fio metálico é passado através de orifícios perfurados entre as raízes de dentes adjacentes (não-mostrado). (Redesenhado com permissão segundo BRINKER, W. O. ; PIERMATTEI, D. L. ; FLO, G. L. : Fractures and dislocations of the upper and lower jaw. In: *Handbook of Small Animal Orthopedics and Fracture Management*. Philadelphia, W. B. Saunders, 1983, p. 186). (**C**) Técnica de fixação com fio metálico interfragmentar. A técnica de fixação interfragmentar com fio metálico é mais eficaz quando a mandíbula oposta está intacta, pelo menos dois fios metálicos são colocados ao redor do local da fratura, os fios metálicos são orientados em ângulo reto em relação à linha de fratura e são passados de forma a evitar as raízes dos dentes. (Redesenhado com permissão segundo BRINKER, W. O. ; PIERMATTEI, D. L. ; FLO, G. L. : Fractures and dislocations of the upper and lower jaw. In: *Handbook of Small Animal Orthopedics and Fracture Management*. Philadelphia, W. B. Saunders, 1983, p. 187). (**D**) Placa e parafusos ósseos. Uma pequena placa é aplicada sobre a fratura, próxima ao bordo ventral do osso, para evitar as raízes dentárias e o canal medular da mandíbula. (**E**) Aplicação percutânea de dispositivo de fixação óssea sobre fratura de mandíbula. Um aparelho perfurador é usado para fazer orifícios entre as raízes dos dentes para a inserção de pinos de fixação através de pequenas incisões de pele. O acrílico é moldado ao redor dos pinos, deixando-se secar. Alternativamente, a fratura pode ser reduzida e estabilizada temporariamente com a conexão de pinças ou barras, enquanto o acrílico é aplicado e enquanto enrijece.

(10) Ligação intra-oral de dentes caninos tem sido usada para estabilizar fraturas de mandíbula e luxações em cães e gatos. Um composto dental é aplicado nos dentes e a boca é mantida aberta para permitir a alimentação após a cirurgia.

c. **Fraturas do ramo vertical e côndilo**

(1) **Tratamento conservador.** As fraturas do ramo vertical e do côndilo freqüentemente são tratadas por fixação com *fita adesiva (esparadrapo)* e *fixação com fio metálico interarcada,* porque a abordagem é difícil e o osso do ramo vertical é fino e fraco.

(2) **Tratamento cirúrgico.** A *aplicação de uma pequena placa* ou *uma "mini" placa* ou ainda um *fio metálico interfragmentar* por intermédio de um acesso lateral permite a redução acurada (precisa). É importante preservar os músculos masseter e digástrico, a artéria, a veia e o nervo facial e a glândula parótida e seu ducto.

4. **Fraturas do maxilar superior**

a. **Diagnóstico.** As fraturas do maxilar superior são facilmente diagnosticadas por observação direta e palpação.

(1) **Sintomas.** Os animais exibem tipicamente epistaxe, sangramento pela boca, dificuldade respiratória (respiração com a boca aberta) e aparência desfigurada com graus variáveis de má-oclusão dentária.

(2) **Radiografias** podem delinear a extensão completa da lesão.

b. **Tratamento**

(1) **Fraturas pré-maxilares (osso nasal e incisivo).** Felizmente, muitas fraturas pré-maxilares apresentam deslocamento mínimo e consolidam rapidamente sem estabilização cirúrgica.

(a) **Indicações para o tratamento cirúrgico.** O tratamento é indicado quando estão presentes má oclusão, comunicação oronasal, deformidade nasal grave ou obstrução de vias aéreas.

(b) **Métodos de tratamento.** Enquanto o animal está anestesiado, os ossos são realinhados e a oclusão é verificada com relação à arcada dentária inferior. A estabilização por meio de pinos e fios metálicos é semelhante à descrita para fraturas mandibulares.

(2) **Fraturas maxilares.** Como nas fraturas pré-maxilares, a maioria das fraturas maxilares é simples e com deslocamento mínimo que consolida adequadamente sem estabilização cirúrgica. Como esses ossos apresentam uma camada cortical fina, a fixação interna rígida é difícil de ser alcançada.

(a) **Indicações para o tratamento cirúrgico**

(i) **Fraturas múltiplas** e **fraturas com depressão óssea** necessitam de redução, elevação do fragmento e estabilização.

(ii) Em alguns casos, fraturas altamente cominutivas podem exigir redução anatômica, e *a obtenção de um resultado cosmético (plástico) desejado deve ser confrontado contra* as perdas de vascularização de fragmentos ósseos *induzidas pelo procedimento cirúrgico,* o que pode acarretar *seqüestro ósseo.*

(b) **Métodos de tratamento.** Os métodos de redução fechada e fixação são semelhantes aos empregados nas fraturas mandibulares. Como o fechamento é importante no sentido de prevenir o desenvolvimento de enfisema subcutâneo pós-operatório, deve-se ter o cuidado de preservar o periósteo.

(3) **Fraturas com avulsão** do osso alveolar e dentes são reduzidas e estabilizadas pela colocação de fios de Kirschner múltiplos divergentes através do fragmento no palato duro.

(a) Deve-se ter o cuidado de evitar as raízes dentárias.

(b) Se um fragmento de fratura por avulsão não pode ser abordado ou é perdido, está disponível um número de técnicas de recobertura com abas de mucosa para evitar a formação de fístula oronasal.
5. **Fraturas de palato duro**
   a. **Diagnóstico.** Os animais com fraturas palatinas podem apresentar sintomas mínimos a menos que a fratura esteja associada com outras fraturas mais graves. Na maioria dos casos, está presente uma *ruptura completa da mucosa*, tornando o diagnóstico mais simples.
   b. **Tratamento.** A fixação com fio metálico interdental e a reparação da mucosa com sutura simples normalmente é suficiente para estabilizar estas lesões (Figura 19-5).
6. **Fraturas do arco zigomático**
   a. **Diagnóstico.** As fraturas nesta região freqüentemente estão associadas com edema de tecido mole periorbital, disfunção mastigatória e dor ao abrir e fechar a boca.

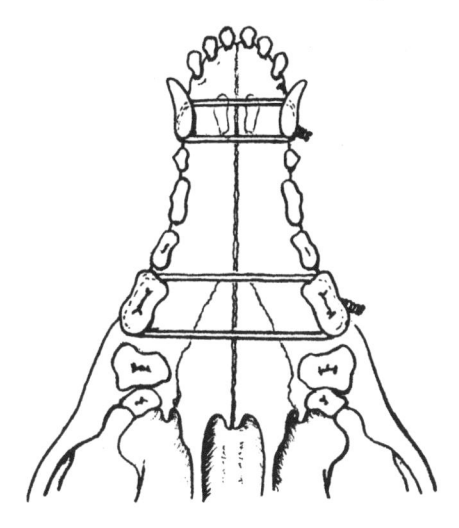

FIGURA 19-5 Técnica de fixação com fios metálicos interdentais em fraturas longitudinais do palato duro.

   b. **Tratamento**
      (1) **Fraturas não-deslocadas** não necessitam de intervenção cirúrgica.
      (2) **Fragmentos deprimidos** podem lesar o globo ocular ou interferir na mastigação e requerem elevação e estabilização.
         (a) **Técnicas de fixação com fio metálico interfragmentar** normalmente são suficientes nas fraturas simples.
         (b) Nas fraturas altamente cominutivas, em que a reconstrução não é obtida, é necessária a **ressecção do arco**.
7. **Fraturas do osso occipital.** Embora relativamente incomuns, as fraturas do côndilo occipital podem ocorrer e o potencial de lesão ao cérebro e ao tronco cerebral é grande. O tratamento destas fraturas é conservador *(sustentação cervical até a união completa)*, pois a exposição cirúrgica é difícil e a fixação interna não apresenta proporcionalmente resultados favoráveis.
8. **Fraturas da caixa craniana**
   a. **As fraturas extracranianas** não penetram os ossos da caixa craniana que envolve o cérebro.

(1) **Diagnóstico.** As fraturas extracranianas estão associadas com edema de tecidos moles, crepitação e enfisema subcutâneo. Os sintomas neurológicos dependem dos efeitos concussivos da lesão.

(2) **Tratamento**

    (a) A maioria das fraturas extracranianas não requer cirurgia.

    (b) **A fixação pode ser necessária** por razões estéticas (p. ex., em fraturas com depressão do seio frontal) ou se os fragmentos da fratura invadem a órbita e colocam o globo ocular em perigo.

b. **As fraturas intracranianas** penetram a caixa craniana e, potencialmente, o parênquima cerebral. Estas fraturas são raras; mas quando ocorrem, *a detecção e o tratamento de lesões do SNC têm precedência sobre os procedimentos de reparação da fratura.*

(1) **Fraturas lineares não-deslocadas** podem não requerer intervenção cirúrgica.

(2) **Fraturas com depressões.** A porção fragmentada do osso deve ser elevada. São realizadas perfurações em locais adjacentes à fratura e um elevador ósseo encurvado é passado através dos orifícios para elevar cuidadosamente o fragmento.

(3) **Fraturas altamente cominutivas** são difíceis de tratar. Fragmentos agudos múltiplos podem facilmente perfurar as meninges, os seios venosos ou o parênquima cerebral; portanto, os fragmentos individuais devem ser removidos para evitar a ocorrência de lesões neurológicas.

B. **Neoplasias**

1. **Neoplasias orais** são discutidas no Capítulo 10 I G 2.

2. **Neoplasias craniofaciais** (p. ex., osteossarcoma, sinocondrossarcoma, osteocondrossarcoma).

    a. **Tratamento.** Os tumores que invadem a cavidade oral podem ser tratados por *ressecção craniofacial.*

        (1) A dificuldade desta ressecção depende da localização do tecido doente. A ressecção de partes da caixa craniana ou de ossos nasofaciais pode resultar em invasão cirúrgica das passagens nasal, sinusal, orbital ou cavidade intracraniana.

        (2) É necessária atenção cuidadosa à técnica cirúrgica e ao manejo anestesiológico na ressecção de tumores que requeiram a remoção de uma porção substancial da caixa craniana.

    b. **Cuidados pós-operatórios**

        (1) **A administração de fluidoterapia intravenosa** e **analgésicos sistêmicos** pode ser necessária durante o período pós-operatório imediato.

        (2) Um **colar elizabetano** pode ser necessário para evitar o traumatismo auto-induzido no local da cirurgia.

C. **Anormalidades na articulação temporomandibular** podem ocorrer secundariamente ao traumatismo ou displasia.

1. **Osteopatia craniomandibular** é uma doença óssea proliferativa da mandíbula e da ampola timpânica que causa desconforto mastigatório e dor.

    a. A **etiologia** é desconhecida.

    b. **Tratamento**

        (1) **O tratamento cirúrgico** não promove melhora clínica consistente.

        (2) **Tratamento medicamentoso.** Os agentes antiinflamatórios esteróides e não-esteróides são usados para aliviar a dor. As funções experimentam melhora na maioria dos animais, mas são incapazes de manter a condição nutricional normal.

2. **Luxações da articulação temporomandibular** podem ocorrer como uma lesão isolada de forma uni ou bilateral ou associadas com fraturas mandibulares.

a. Diagnóstico
   (1) Na **luxação unilateral** e **deslocamento rostral** do côndilo, os dentes caninos mandibulares desviam rostralmente e para fora do local da luxação.
   (2) No **deslocamento caudal** do côndilo, os dentes caninos mandibulares desviam caudalmente e em direção do local da luxação.
b. Tratamento
   (1) **A redução fechada** é normalmente exitosa e é acompanhada pela colocação de um apoio transversal através da parte posterior da boca, aplicando pressão para fechá-la e manipulando a mandíbula de forma a reencaixar o côndilo com a superfície articular temporal. Se a articulação permanece estável após a redução fechada, pode ser usado um fio metálico sobre o focinho ou interdental para evitar nova luxação.
   (2) **Redução aberta** está indicada se a redução fechada não obteve sucesso. É usada sutura de imbricação sobre a cápsula articular para imobilizá-la.
   (3) **Ressecção condilar** e **pseudo-artrose** (p. ex., formação de uma falsa articulação sustentada por tecido fibroso) pode ser necessária nos casos refratários ou quando ocorre lesão articular significativa.
   (4) **Fixação** do côndilo mandibular ao processo zigomático do osso temporal com sutura de poliéster não-absorvível tem sido usada com sucesso no tratamento de gatos com luxações recorrentes.
3. **Fechamento mandibular inferior intermitente (boca aberta)**
   a. **Patogenia.** O fechamento intermitente da mandíbula inferior, mantendo a boca aberta, está associado com displasia da articulação temporomandibular que causa subluxação articular. A subluxação da articulação temporomandibular alterada desloca lateralmente o processo coronóide contralateral ou provoca seu contato com o aspecto ventral do arco zigomático adjacente. Esta interferência mecânica impede o fechamento bucal.
   b. **Tratamento.** *Excisão da porção rostroventral do arco zigomático envolvido* evita a ocorrência de episódios futuros.

LEITURAS SELECIONADAS

BENNET, J. W. ; KAPATKIN, A. S. ; MARETTA, S. M. : Dental composite for the fixation of mandibular fractures and luxations in 11 cats and 6 dogs. *Vet. Surg.* 23: 190-4, 1994.

BRINKER, W. O. ; PIERMATTEI, D. L. ; FLO, G. S. : *Handbook of Small Animal Orthopedics and Fracture Treatment*. Philadelphia, W. B. Saunders, 1990, pp. 230-4.

CAPON, T. M. : Traumatic temporomandibular joint luxation in a cat and treatment by condylar tethering. *Vet. Comp. Ortho. Traum.* 8: 61-5, 1995.

DEWEY, C. W. ; BUDSBERG, S. C. ; OLIVER, J. E. : Principles of head trauma management in dogs and cats – parts I & II. *Compend. Contin. Educ. Pract. Vet.* 15(2) : 177-93, 199-220, 1993.

DEWEY, C. W. ; DOWNS, M. O. ; ARON, D. N. : Acute traumatic intracranial hemorrhage in dogs and cats. *Vet. Comp. Ortho. Traum.* 6: 153-9, 1993.

KIRBY, R. : Treatment of dogs and cats with severe head injuries in the first 24 hours. *Prog. Vet. Neurol.* 5: 2-74, 1994.

LANTZ, G. C. : Surgical correction of unnusual temporomandibular joint conditions. *Compend. Contin. Educ. Pract. Vet.* 13: 1570-6, 1991.

SLATTER, D. : *Textbook of Small Animal Surgery*, 2nd ed. Philadelphia, W. B. Saunders, 1993, pp. 521-530, 1910-1921, 2272-6.

PARTE IV

Neurocirurgia

20

Introdução à Neurocirurgia

RODNEY S. BAGLEY

I. VISÃO GERAL DO SISTEMA NERVOSO. O sistema nervoso pode ser dividido em 3 áreas principais de acordo com a função.

A. Sistema nervoso intracraniano
   1. **Estruturas supratentoriais (cérebro anterior)** (p. ex., os *hemisférios cerebrais, núcleos da base, diencéfalo* e *parte rostral do mesencéfalo*) estão localizadas rostrais ao tentório do cerebelo (Figura 20-1).
      a. **Funções.** Estas estruturas estão associadas com *funções conscientes* (p. ex., *movimento, sensibilidade e audição*). O diencéfalo controla muitas *funções autonômicas*.
      b. **Os sintomas produzidos por lesões supratentoriais unilaterais** incluem:
         (1) Uma deficiência na resposta contralateral acompanhada por atividade reflexa à luz normal e função do VII nervo craniano normal.
         (2) Hemiparesia contralateral.
         (3) Déficit na sensibilidade facial contralateral.
         (4) Convulsões.
         (5) Anormalidades no corportamento.
         (6) Andar em círculo ou com o pescoço flexionado (normalmente para o lado da lesão), andar anormal ("pacing"), pressionamento da cabeça.
         (7) Alterações da consciência.
   2. **Estruturas infratentoriais** estão localizadas caudais ao tentório cerebelar (veja Figura 20-1).
      a. **Pedúnculo cerebral** (p. ex., *mesencéfalo caudal, ponte* e *medula oblonga*).
         (1) Funções. O pedúnculo cerebral controla muitas funções fisiológicas (p. ex., *pressão sangüínea, respiração, temperatura corporal e sono*). Além disso, o pedúnculo cerebral abriga a maioria dos *núcleos nervosos craniais* (Tabela 20-1) e a *formação reticular*, que tem um papel importante na consciência.

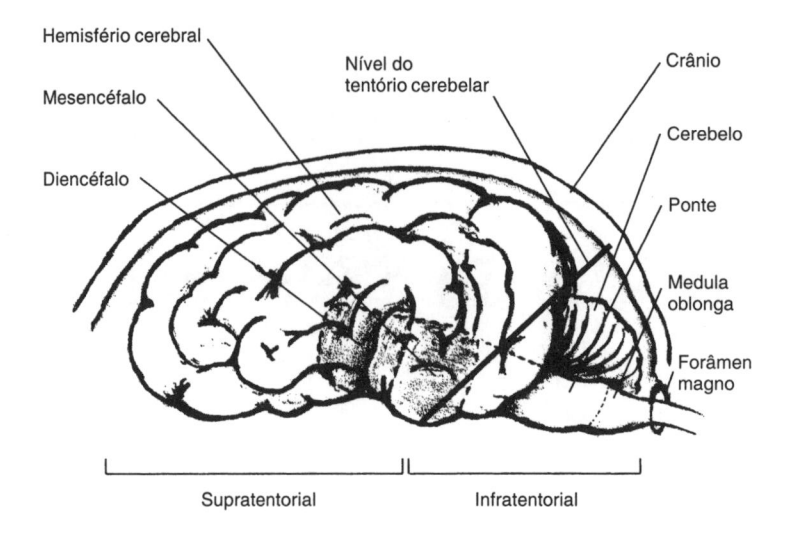

Figura 20-1 Classificação das estruturas intracranianas baseadas em sua relação com o tentório cerebelar.

        (2) Sintomas produzidos por lesões do pedúnculo cerebral. As lesões no pedúnculo cerebral podem produzir hemiparesias ipsilaterais ou alterações da consciência. Os nervos craniais de III a XII são os mais freqüentemente afetados.
    b. Cerebelo
        (1) Função. O cerebelo controla a freqüência, a extensão e a força do movimento.
        (2) Os sintomas produzidos por lesões cerebelares incluem ataxia, dismetria, tremores, deficiência de meneio (ipsilateral à lesão) e anormalidades pupilares.

TABELA 20-1
Nervos craniais

Número	Nome	Resumo da função
I	Olfatório	Olfato
II	Óptico	Visão
III	Oculomotor	Movimento ocular, constrição pupilar
IV	Troclear	Movimento ocular
V	Trigêmio	Sensibilidade na cabeça e olhos; músculos motores da mastigação
VI	Abducente	Movimento ocular
VII	Facial	Controle dos músculos motores da expressão facial; gosto; lacrimejamento
VIII	Vestibulococlear	Equilíbrio; orientação espacial; audição
IX	Glossofaríngeo	Deglutição, gosto
X	Vago	Deglutição, inervação autonômica do TGI e coração; gosto
XI	Espinhal acessório	Movimento do músculo trapézio
XII	Hipoglosso	Movimento da língua

GI = gastrintestinal

B. **Medula Espinhal.** A medula é dividida funcionalmente em *sistema neurônio motor superior (NMS)* e *sistema neurônio motor inferior (NMI)*. Pela determinação do membro alterado e então pela identificação do sintoma no NMS ou NMI no membro afetado, pode ser localizada uma lesão envolvendo um segmento específico da medula.
   1. **O NMS** é composto de fibras descendentes no interior da substância branca da medula que não saem do sistema nervoso central (SNC).
      a. **Função.** O NMS influencia o NMI tanto positiva quanto negativamente.
      b. **Os sintomas produzidos por lesões no NMS** incluem perda da função motora, hipo a normorreflexia, hipertonia ou normotonia e atrofia muscular devido ao desuso (moderado e de estabelecimento lento).
         (1) **As paresias** indicam uma causa neurológica para a disfunção motora e que algum grau da função motora está presente. Elas podem ocorrer com lesões do NMS ou NMI.
            (a) **Tetraparesia (quadriparesia)** é uma alteração neurológica de *todos os membros*.
            (b) **Paraparesia** é uma alteração neurológica de *ambos os membros pélvicos*.
            (c) **Hemiparesia** é uma alteração neurológica de *um membro torácico e do membro pélvico ipsilateral*.
            (d) **Síndrome medular central.** Raramente ambos os membros torácicos são mais afetados que os membros pélvicos. A síndrome medular central resulta do envolvimento preferencial do trato espinhal que termina nos membros torácicos.
         (2) **Plegia** implica a perda da função motora voluntária. Os mesmos prefixos usados para descrever paresias podem ser aplicados nas plegias.
      c. **Localização das lesões** (Figura 20-2)

C1 – C5: sintomas no NMS, todos os membros

C6 – T2: sintomas NMI, membros torácicos
sintomas NMS, membros pélvicos

T3 – L3: sintomas NMS, membros pélvicos

L4 – S3: sintomas NMI, membros pélvicos

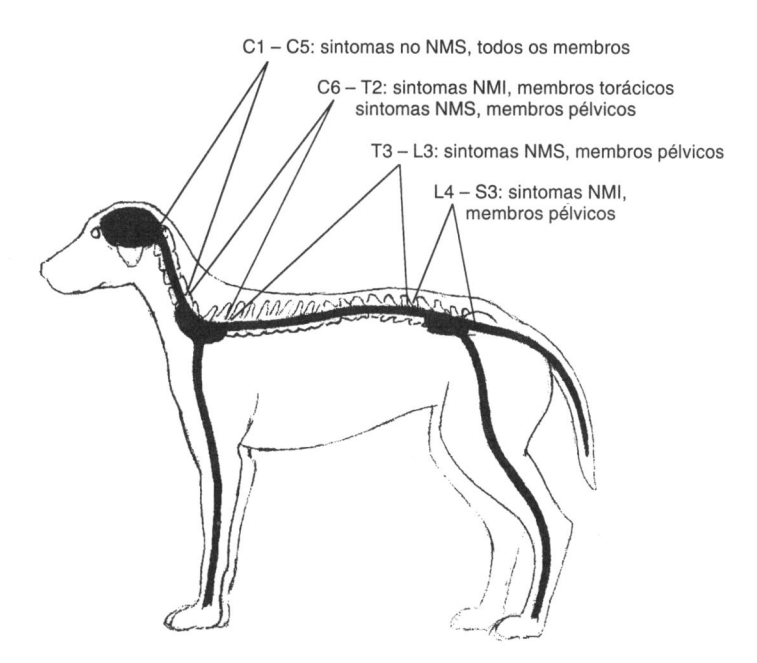

Figura 20-2 Áreas funcionais da medula. É possível localizar a lesão na medula espinhal através da identificação de sinais do neurônio motor superior (NMS) ou neurônio motor inferior (NMI) nos membros.

(1) Se as funções intracranianas estão normais e há **sintomas de NMS em todos os membros,** a lesão está localizada no segmento medular *C1 – C5.*
(2) Se há **sintomas de NMS nos membros pélvicos** somente, então a lesão está localizada no segmento *T3 – L3* da medula.
2. O **NMI** deixa o SNC, formando a via final comum para a realização de uma função.
   a. Os corpos celulares do NMI que fornecem inervação aos **membros torácicos** se localizam na *intumescência cervical.* Os corpos celulares do NMI que fornecem inervação para os **membros pélvicos** se localizam na *intumescência lombossacral.*
   b. *Sintomas produzidos por lesões no NMI* incluem paresia ou plegia, hiporreflexia ou arreflexia, hipotonia ou atonia e atrofia muscular neurogênica (estabelecimento agudo e grave).
      (1) Observe que **paresia ou plegia podem ocorrer tanto em lesões do NMS quanto do NMI.**
      (2) Como os nervos simpáticos que inervam o olho saem da medula entre os segmentos T1 – T3, pode ser observada **síndrome de Horney** (p. ex., *miose, enoftalmia, ptose, vasodilatação e prolapso da membrana nictitante*) ipsilateral à lesão quando há lesão unilateral desta área.
      (b) Como o nervo torácico lateral responsável pelo reflexo tronco cutâneo é formado e deixa a coluna entre os segmentos C8 – T1, pode ocorrer **perda do movimento tronco cutâneo** ipsilateral na lesão unilateral desta área.
   c. **Localização das lesões** (veja Figura 20-2)
      (1) Se há a suspeita de uma lesão medular **causando sintomas NMI nos membros torácicos e sintomas NMS nos membros pélvicos,** provavelmente haja lesão em *C6 – T2.*
      (2) Se **sintomas NMI** estão presentes *somente nos membros pélvicos* suspeita-se de lesão no segmento *L4 – S3.*
C. **Sistema nervoso periférico (SNP).** O SNP inicia a partir do forâmen intervertebral.
   1. **Histologia**
      a. **Células de Schwann.** Podem existir tanto axônios mielinizados quanto amielinizados em um nervo periférico, contudo, *todos os nervos mielinizados por células de Schwann são membros do SNP.*
      b. **Elementos do tecido conjuntivo**
         (1) O **endoneuro** recobre os axônios individuais mielinizados e os axônios agrupados amielinizados.
         (2) O **perineuro** envolve grupos de fibras nervosas (feixes) e forma a barreira sangue-nervo.
         (3) O **epineuro** é a camada de tecido conjuntivo mais externa.
   2. **Sintomas produzidos por lesões do SNP**
      a. As lesões do **SNP, junção neuromuscular (JNM)** e, ocasionalmente, **músculo** podem produzir sintomas NMI (veja I B 2 b).
      b. As lesões restritas à **JNM** e ao **músculo** podem causar fraqueza muscular sem outros sintomas neurológicos evidentes.

II. DIAGNÓSTICO DE ALTERAÇÕES NEUROLÓGICAS

A. O **exame físico** e **neurológico** permite *a definição e a localização da lesão.*
B. **Diagnósticos diferenciais.** Após ter sido localizada a lesão, deve ser elaborada uma lista apropriada de diagnósticos diferenciais.

C. **Exames auxiliares**
   1. **Doenças intracranianas**
      a. **Tomografia computadorizada** e **imagem por ressonância magnética** podem ser usadas para determinar a integridade estrutural do SNC (Figura 20-3).
         (1) Em animais com suspeita de doença cerebral estrutural, o estudo das imagens deve ser realizado **previamente** à coleta de líquido cefalorraquidiano (LCR) (veja II C 1 b), porque a coleta de LCR na presença de aumento da pressão intracraniana pode causar hérnia cerebral.
         (2) Se forem observadas lesões estruturais no cérebro com exames de imagem avançada, o risco da coleta de LCR pode sobrepujar os benefícios.

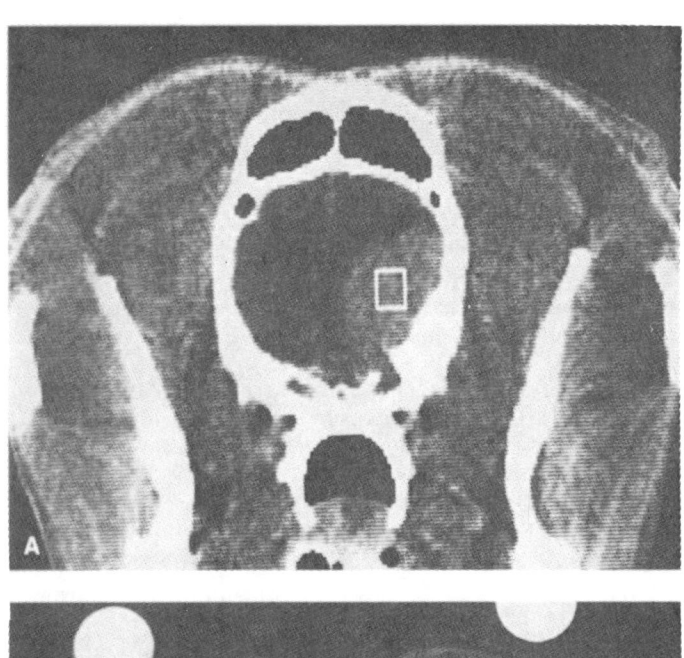

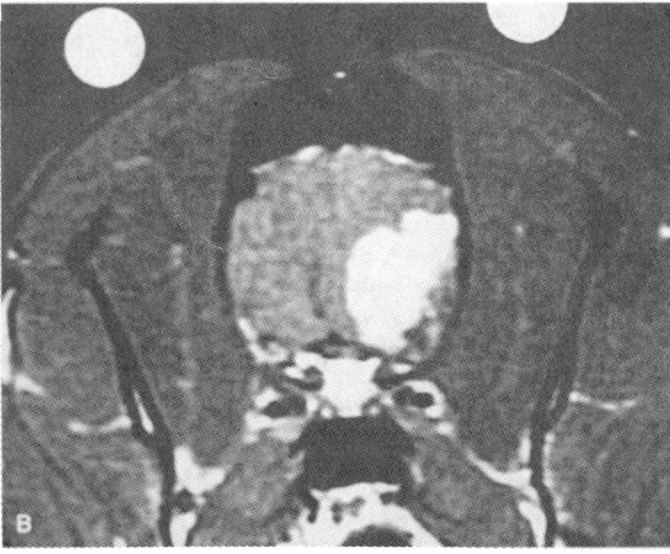

FIGURA 20-3 Imagens ao nível do lobo frontal de um cão com menangioma. (A) Tomografia computadorizada com contraste aumentado. (B) Imagem de ressonância magnética com contraste aumentado de T1.

b. A **análise do LCR** pode ser útil na definição de processos inflamatórios envolvendo o cérebro. Sua utilidade, todavia, é limitada pela ausência de especificidade. Por exemplo, muitos cães com tumor cerebral apresentam alterações inflamatórias detectadas na análise do LCR; portanto, são necessários testes adicionais para determinar a causa real da inflamação (p. ex., tumor, infecção ou degeneração).
   c. O **eletroencefalograma** pode ser útil na avaliação de encefalopatia não-estrutural e na localização de focos convulsivos. Todavia, o eletroencefalograma freqüentemente não fornece informações adicionais além das obtidas pelo exame de imagens e avaliação do LCR em animais com doença estrutural do cérebro.
   d. **Teste do potencial auditório evocado no tronco cerebral,** freqüentemente indicado para o diagnóstico de surdez, pode fornecer informações sobre a integridade do tronco cerebral.
   e. **Angiografia** e **venografia** são úteis na avaliação da integridade arterial e venosa do cérebro. Além disso, estes resultados podem fornecer informações com relação à integridade estrutural de regiões intracranianas ao redor dos vasos. Por exemplo, a venografia dos seios cavernosos fornece informações sobre lesões estruturais de alguns nervos craniais e da hipófise.
2. **Anomalias da medula espinhal**
   a. São usadas **radiografias** e **mielografias** para determinar se está presente uma lesão compressiva ou expansiva da medula.
      (1) **Radiografias exploratórias** podem ser úteis na definição de anomalias vertebrais (p. ex., fraturas, luxações, neoplasias e discoespondilites).
      (2) **A mielografia** pode ser usada para localizar lesões de medula e determinar onde a lesão se relaciona com as meninges e parênquima medular (Figura 20-4). Duas vistas radiográficas (p. ex., uma dorsoventral e uma lateral) são imperativas para o diagnóstico preciso.
         (a) Uma lesão extradural resulta em desvio do eixo de uma ou de ambas as colunas de contraste na vista dorsoventral ou na lateral.
         (b) Uma lesão intradural extramedular produz um padrão mielográfico clássico do sinal do suporte da bolinha de golfe quando o contraste delimita a lesão.
         (c) Uma lesão intramedular resulta em movimento abaxial das colunas de contraste em ambas as vistas, dorsoventral e lateral.
   b. **Tomografia computadorizada** e **imagem por ressonância magnética** podem ser úteis quando a mielografia não fornece resultado definitivo (Figura 20-5).
      (1) **A tomografia computadorizada** é mais adequada para identificação de alterações vertebrais.
      (2) **As imagens por ressonância magnética** são mais úteis para visualização de lesões periespinhais e intra-espinhais.
   c. A **análise do LCR** pode ser útil no diagnóstico de lesões inflamatórias ou neoplásicas.
   d. **Potenciais evocados** (p. ex., potenciais medulares evocados, potenciais magnéticos evocados e potenciais somato-sensitivos evocados) podem permitir a localização da lesão e prever o prognóstico em alguns casos.
3. **Alterações do SNP**
   a. **Testes de velocidade de condução nervosa (VCN)** avaliam a integridade de nervos periféricos.
   b. **Potenciais tardios** (ondas F e ondas H) fornecem informações relacionadas com a integridade do nervo periférico proximal, de raízes nervosas e de corpos celulares dentro da substância cinzenta da medula.

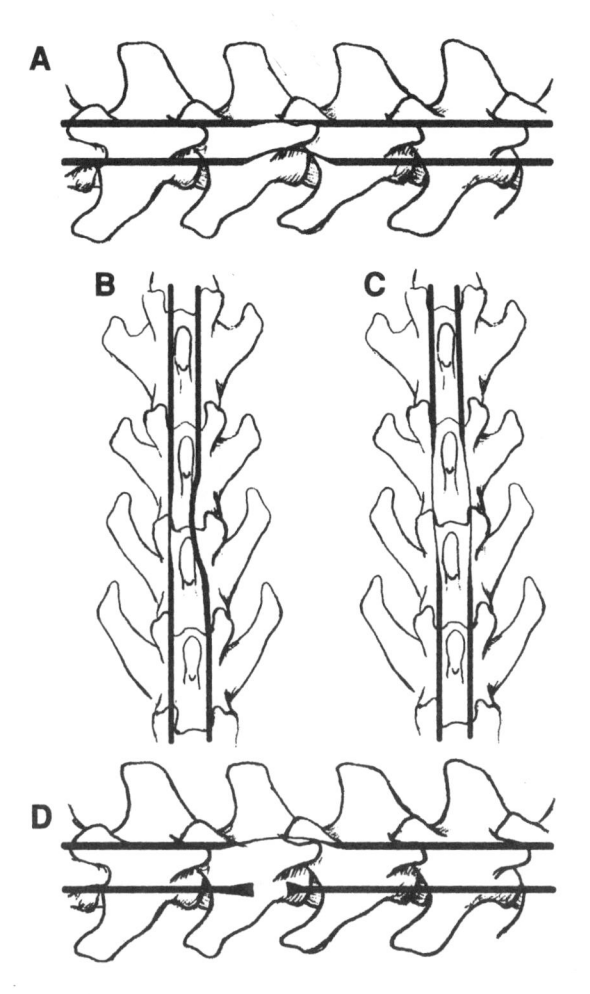

FIGURA 20-4 Representação esquemática de anormalidades detectadas por mielografia. (A) Uma lesão extradural compressiva ventral (vista lateral). (B) Uma lesão extradural compressiva lateral (vista ventrodorsal). (C) Uma lesão nervosa intramedular (vista ventrodorsal). (D) Uma lesão extramedular intradural (vista lateral).

        c. **Eletromiografia** fornece evidências de doenças musculares.
           (1) Potenciais fibrilatórios e ondas positivas agudas são sugestivas de desnervação muscular.
           (2) **Eletromiografia de fibras isoladas** e **respostas diminuídas** podem ser usadas para avaliar a JNM.
        d. **Biópsias de nervos periféricos** ou **músculos** também são usadas para avaliar a morfologia destas estruturas (veja Capítulo 23).

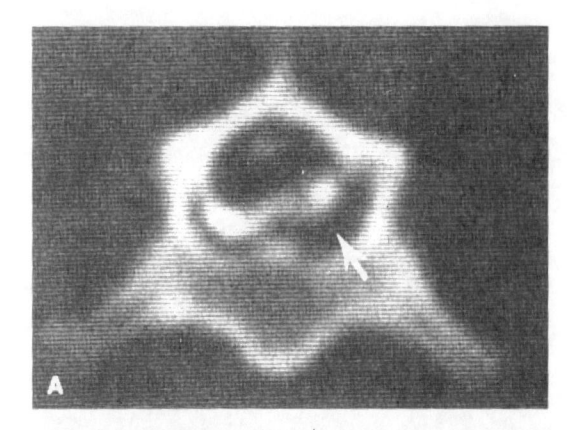

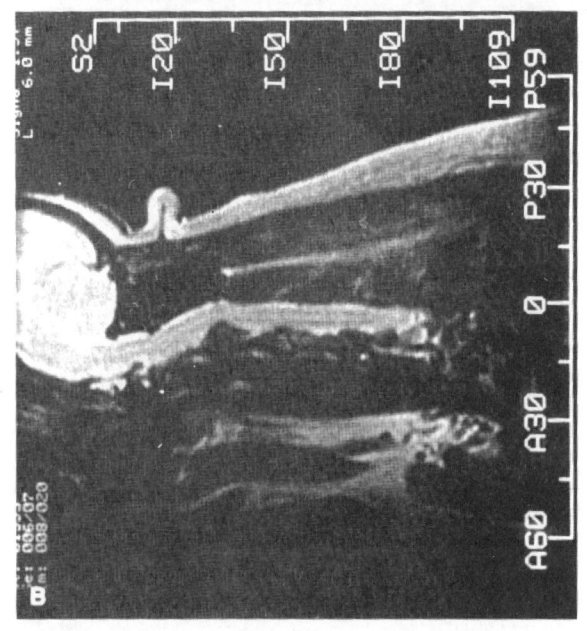

FIGURA 20-5 (A) Imagem de tomografia computadorizada da medula. Nota-se uma lesão compressiva ventral e lateral (seta). O diagnóstico definitivo foi extrusão de disco intervertebral. (B) Imagem de ressonância magnética não-aumentada por contraste (sagital T_2) da medula cervical mostrando uma hérnia de disco intervertebral em C2-C3 (seta).

LEITURAS SELECIONADAS

BRAUND, K. G. : *Clinical Syndromes in Veterinary Neurology*, 2nd ed. St. Louis, Mosby, 1994.

CHRISMAN, C. L. : *Problems in Small Animal Neurology*, 2nd ed. Philadelphia, Lea & Febiger, 1991.

DELAHUNTA, A. : *Veterinary Neuroanatomy and Clinical Neurology*, 2nd ed. Philadelphia, W. B. Saunders, 1983.

OLIVER, J. R. Jr. ; LORENZ, M. D. : *Handbook of Veterinary Neurology*, 2nd ed. Philadelphia, W. B. Saunders, 1993.

21

Cérebro

Rodney S. Bagley

I. CONSIDERAÇÕES PRÉ-OPERATÓRIAS

A. **Avaliação pré-operatória**
   1. A avaliação pré-operatória de animais com suspeita de doença intracraniana necessita de uma precisa **localização neuroanatômica** da lesão (veja Capítulo 20 I A, II C 1).
   2. Em muitos casos, independente da doença primária, a doença intracraniana pode resultar em **alterações fisiopatológicas** intracranianas comuns.
      a. **A pressão intracraniana aumentada** é comum na doença intracraniana estrutural.
         (1) **Doutrina (teoria) de Monro-Kellie.** Dentro dos domínios do crânio, o parênquima cerebral, o sangue e o líquido cefalorraquidiano (LCR) existem em equilíbrio com uma pressão intracraniana estável. Qualquer aumento no volume de um destes componentes deve ser compensado igualmente pela diminuição de um ou dos outros dois componentes intracranianos ou a pressão intracraniana irá aumentar. Existe um ponto máximo de compensação, após o qual um aumento contínuo no volume intracraniano causa elevações dramáticas na pressão intracraniana.
         (2) **Efeitos.** Com a elevação dramática da pressão intracraniana, *a função cerebral é alterada* e a *hérniação cerebral* é comum.
      b. **O edema cerebral** pode ser classificado como vasogênico, citotóxico ou intersticial.
         (1) **Edema vasogênico** é o resultado de alterações na permeabilidade vascular (p. ex., na *barreira sangue-cérebro*). Este edema, que é causado freqüentemente por tumores cerebrais, ocorre comumente na substância branca do cérebro.
         (2) **Edema citotóxico** é um edema intracelular resultante da insuficiência de energia dentro do neurônio. Causas tóxicas e metabólicas freqüentemente causam este tipo de edema.

(3) **Edema intersticial** no interior do cérebro é causado somente por hidrocefalia.
    c. **Hemorragia** no interior do cérebro pode ocorrer espontaneamente ou secundária a traumatismo encefálico. A hemorragia pode ser *intraparenquimal* ou *subdural;* a hemorragia extradural é incomum porque a dura-máter normalmente está fortemente aderida à calvária.
    d. **Convulsões** são mais comumente associadas a doenças no interior das estruturas supratentoriais.
B. O **tratamento medicamentoso perioperatório** de animais com doença intracraniana é importante para reduzir a morbidade e a mortalidade.
    1. **Redução da pressão intracraniana** é realizada pela administração de diuréticos, corticosteróides ou hiperventilação de animais intubados.
        a. **Tratamento diurético**
            (1) **Manitol,** um diurético osmótico, diminui o edema cerebral rapidamente e é usado em situações agudas e graves [que ameaçam a vida (1-2g/kg intravenoso)]. Embora haja risco de aumento de sangramento com o manitol, a ocorrência de hematoma epidural ou subdural significativo é rara, enquanto que edema é comum.
            (2) **Furosemida,** um diurético de alça, é usado para potencializar os efeitos do manitol. Furosemida (0,7-1mg/kg intravenoso) é administrado aproximadamente 15 minutos após o manitol.
        b. **Administração de corticosteróides** (p. ex., metilprednisolona e dexametasona) pode diminuir a pressão intracraniana pela diminuição do edema cerebral. Além disso, os corticosteróides têm efeitos antiinflamatórios.
        c. A **hiperventilação** diminui a pressão parcial de dióxido de carbono arterial. A vascularização cerebral é diretamente responsiva a concentrações de dióxido de carbono arterial, desta forma a diminuição da pressão parcial de dióxido de carbono arterial causa vasoconstrição de vasos cerebrais e diminui o fluxo sangüíneo ao cérebro, acarretando diminuição da pressão intracraniana.
    2. **Controle das convulsões.** Muitos animais com doença supratentorial apresentam convulsões.
        a. **Diazepam,** administrado por via intravenosa, é usado no combate agudo da atividade convulsiva.
        b. **Fenobarbital** e **brometo de potássio** administrados por via oral são mais comumente usados no controle das convulsões crônicas.
    3. **Controle da infecção**
        a. As cefalosporinas podem ser administradas profilaticamente para diminuir a incidência de infecção cerebral.
        b. Sulfa-trimetoprima, cloranfenicol ou ampicilina podem ser usadas para tratar infecções bacterianas no cérebro. O cloranfenicol potencializa os efeitos do fenobarbital; portanto, não devem ser administrados concomitantemente.
C. **Anestesia.** É de importância fundamental o conhecimento dos efeitos de anestésicos injetáveis e inalantes sobre o fluxo sangüíneo cerebral, a pressão intracraniana e os mecanismos auto-regulatórios que mantêm a pressão de perfusão cerebral normal.
    1. **Fluidoterapia** deve ser instituída como apoio circulatório; deve-se ter cuidado para evitar o agravamento do edema cerebral.
    2. **Escolha do protocolo.** Não há protocolo ideal para a cirurgia intracraniana; todavia, os agentes dissociativos, halotano e enflurano, devem ser evitados. A administração intravenosa de barbitúricos é recomendada para a indução, e o isoflurano e opióides são indicados para a manutenção da anestesia.

3. **A depressão respiratória deve ser evitada.** A ventilação assistida ou a hiperventilação podem auxiliar na redução da pressão parcial de dióxido de carbono arterial, desta forma prevenindo a vasodilatação cerebral e o aumento da pressão intracraniana.

II. CIRURGIA INTRACRANIANA

A. **Indicações** incluem o diagnóstico e o tratamento de uma variedade de doenças intracranianas.
   1. **Biópsia de tecido cerebral** pode ser necessária para o diagnóstico definitivo de encefalopatia difusa ou encefalite.
   2. **Remoção de tumorações** é realizada por meio de craniotomia.
   3. **Traumatismo.** Animais com traumatismo craniano podem necessitar de cirurgia intracraniana para remover fragmentos ósseos, desbridar tecidos anormais e evacuar hematoma subdural.
   4. **Controle de convulsões.** Em pacientes humanos, a cirurgia tem sido usada para controlar convulsões que são pobremente controladas com as medicações anticonvulsivantes correntemente disponíveis.
      a. **Calosotomia** (p. ex., divisão longitudinal do corpo caloso) elimina um conduto potencial de geração de convulsão.
      b. **Ressecção focal.** Se um discreto foco de convulsão pode ser localizado, a ressecção cirúrgica do foco pode eliminar a atividade elétrica anormal causadora da convulsão.
   5. **Implantação de anastomose ventriculoperitoneal e artefatos para monitorização da pressão intracraniana** requerem cirurgia intracraniana.
B. Procedimentos
   1. **Craniotomia** e **craniectomia** permitem a exposição do cérebro. Durante a craniotomia, uma porção do crânio é removida e o osso removido é recolocado no final da cirurgia. Durante a craniectomia, o osso craniano não é recolocado, desta forma fornecendo espaço para o cérebro edemaciar.
      a. **Considerações pré-operatórias.** Para minimizar a ocorrência de traumatismo cerebral durante a craniotomia e incisão da dura-máter, devem ser feitas tentativas de diminuir a pressão intracraniana previamente à cirurgia.
      b. **Abordagem.** Tem sido descritas uma série de acessos para a cirurgia cerebral. Acredita-se que o acesso ao cérebro de caninos é limitado pela presença dos canais vasculares normais dentro do crânio; no entanto, como as técnicas de cirurgia intracraniana continuam a ser desenvolvidas, esta consideração pode perder sua validade.
         (1) O acesso **lateral rostrotentorial** permite a visualização dos aspectos laterais do hemisfério cerebral ipsilateral (Figura 21-1 A). O arco zigomático pode ser removido para aumentar a exposição ventral.
         (2) O acesso **rostrotentorial bilateral** expõe os aspectos dorsais dos hemisférios cerebrais e o seio sagital dorsal.
         (3) O acesso **caudotentorial (suboccipital)** permite a visualização da região dorso-caudal do cerebelo e do pedúnculo cerebral (Figura 21-1 B).
         (4) O acesso **transfrontal** é usado para expor as porções rostrais do cérebro. Como a abordagem desta área é realizada via seio frontal, a taxa de infecção pós-operatória aumenta.

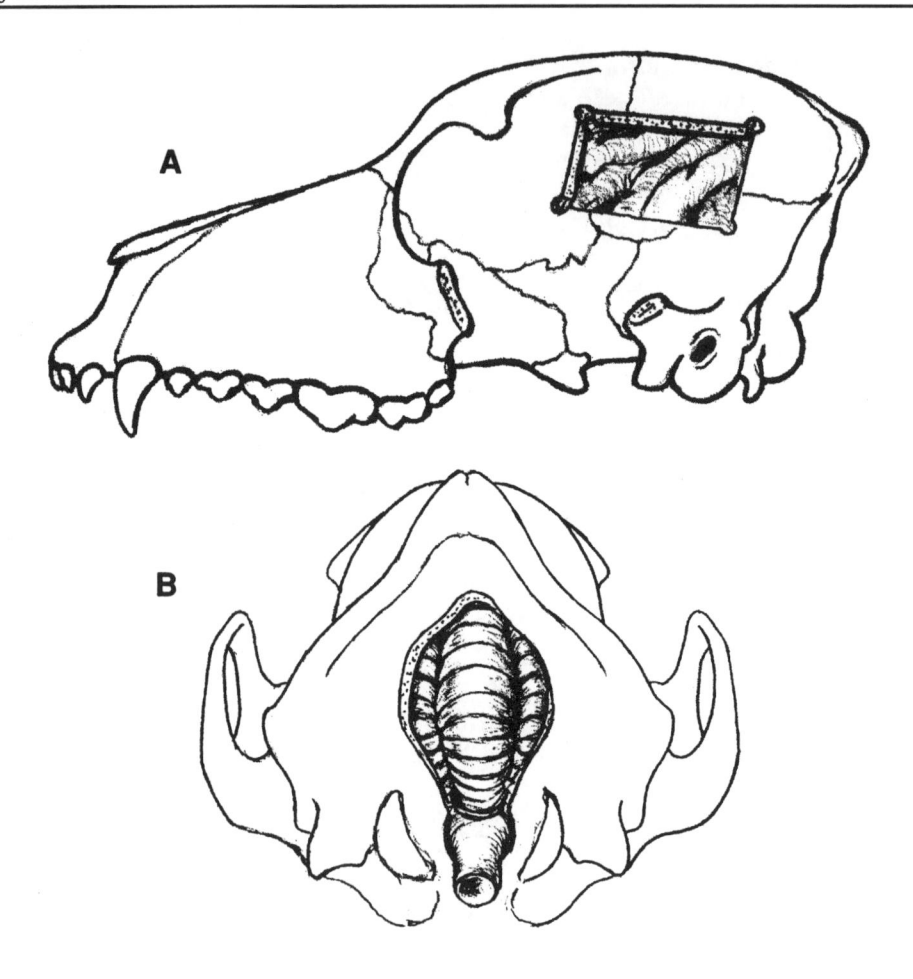

FIGURA 21-1 (A) Acesso lateral rostrotentorial. (B) Acesso caudotentorial (suboccipital).

  (a) O fechamento da dura-máter pode diminuir os riscos de infecção cerebral associados com este acesso.
  (b) A colocação de enxerto de tecido adiposo autógeno ou de uma esponja de gelatina absorvível no seio frontal antes do fechamento também pode diminuir os riscos de infecção.
 (5) O acesso **frontal radical** combina os acessos rostrossensorial lateral e transfrontal.
 (6) O acesso **transfenoidal ventral** do cérebro pode ser usado para a remoção cirúrgica da hipófise.
c. **Exposição do cérebro.** Após a dissecção do periósteo da musculatura de cobertura, uma porção do crânio é removida usando uma furadeira a ar de alta velocidade ou por meio de um craniótomo. A dura-máter é incisada cuidadosamente (Figura 21-2).
d. **Ressecção ou biópsia**
 (1) **Lesões corticais e biópsias**
  (a) Tumores podem ser removidos pelo estabelecimento de um plano de dissecção ao redor da lesão. Se a lesão está encapsulada, o tumor pode ser incisado,

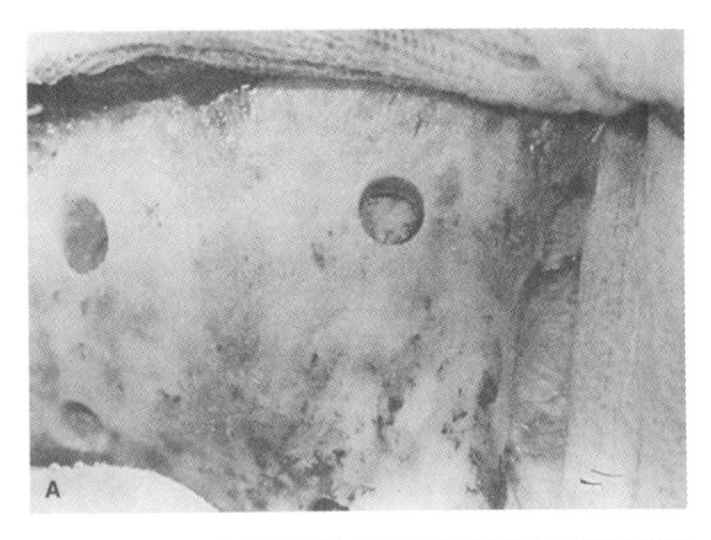

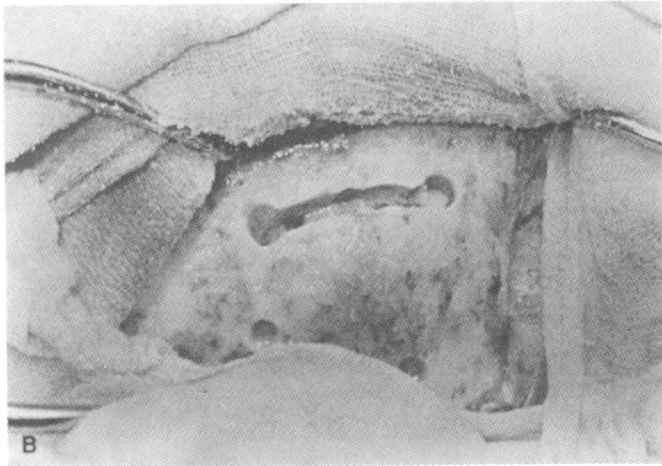

FIGURA 21-2 Exposição do cérebro durante uma craniotomia/craniectomia. (A) São feitos 2 orifícios na face lateral do crânio em preparação para a craniotomia rostrossensorial. A dura-máter pode ser observada no fundo de cada orifício. (B) Os orifícios são conectados por meio de uma furadeira a ar de alta velocidade.

o centro removido e a cápsula retirada para evitar manipulação desnecessária do cérebro.
   (b) Biópsias corticais são coletadas se não forem encontradas lesões óbvias ou se há suspeita de um processo patológico difuso.
(2) **Lesões subcorticais.** Se a lesão não é visível na superfície do cérebro, pode ser necessária uma incisão no córtex.
   (a) O ultra-som pode ser útil na definição de lesões abaixo da superfície cerebral.
   (b) O córtex é penetrado através de uma das convoluções para evitar a lesão de vasos que repousam dentro dos sulcos do cérebro. A incisão através do córtex é melhor realizada com a parte afiada de um elevador de periósteo do tipo Freer ou dissecador de Penfield.

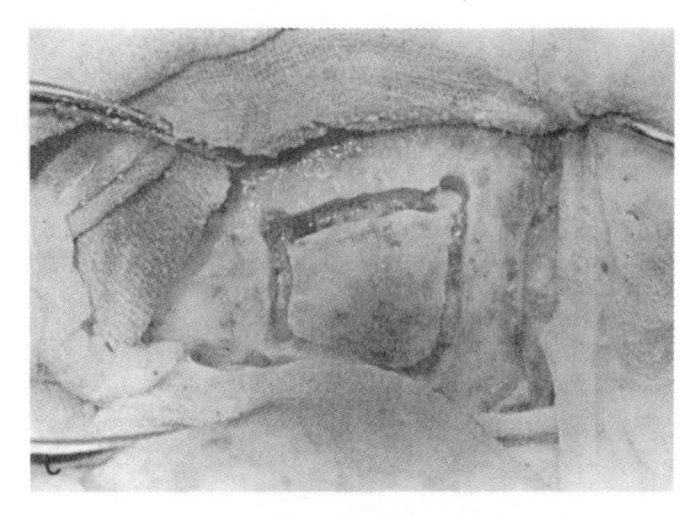

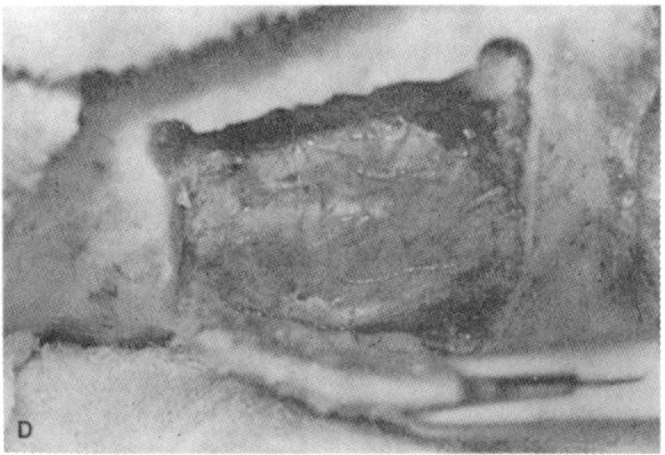

FIGURA 21-2 (continuação) (C) Todos os orifícios são conectados de forma semelhante para isolar a aba craniana. (D) O fragmento ósseo é removido, expondo a dura-máter subjacente.

        (c) A hemorragia é controlada com esponjas de gelatina e cautério bipolar. Vasos grandes podem ser ocluídos com suturas (seda 4-0) ou pequenas pinças vasculares. Em alguns casos o cautério bipolar pode ser acoplado ao instrumento metálico de sucção para proceder concomitantemente à coagulação e à sucção.

    e. Fechamento. Após a realização da ressecção ou da biópsia, o cérebro exposto é recoberto pela dura-máter, um enxerto da fáscia do músculo temporal ou por uma esponja absorvível de gelatina. Freqüentemente, com a manipulação cirúrgica, ocorre edema cerebral, e os fragmentos de crânio não são recolocados para a acomodação deste edema. O cérebro abaixo do local da craniectomia é então protegido somente pelo músculo temporal e a fáscia.

2. Anastomose ventriculoperitoneal é usada para tratar hidrocefalia.

    a. Acesso. O acesso é o mesmo descrito para a craniotomia até o ponto em que o músculo temporal é removido do crânio.

b. **Exposição.** Em vez de remover uma grande porção do crânio, como na craniotomia, é feito um pequeno orifício sobre o aspecto dorsolateral na região occipital.
c. **Aplicação da anastomose** (Figura 21-3)
   (1) A dura-máter é incisada e a ligação ventrículo peritoneal avança através da dura-máter e córtex até entrar no ventrículo lateral em seu aspecto caudal. A ligação avança rostralmente de forma que a ponta esteja localizada laterorostral no ventrículo.
   (2) A ligação é levada por um "túnel" subcutâneo aberto por uma incisão cranial, em direção caudal até uma pequena incisão feita atrás da última costela. A extremidade peritoneal da ligação é avançada para dentro do abdômen e fixada com suturas.
d. **Complicações decorrentes da colocação da anastomose**
   (1) **Traumatismo cerebral iatrogênico** pode ocorrer por progressão da sonda.
   (2) **Hemorragia** pode resultar da laceração direta de vasos intracranianos. Pode ocorrer hemorragia subdural quando é usada uma pressão muito baixa na sonda, causando uma redução rápida do tamanho do ventrículo e permitindo a lesão de pequenos vasos cerebrais.

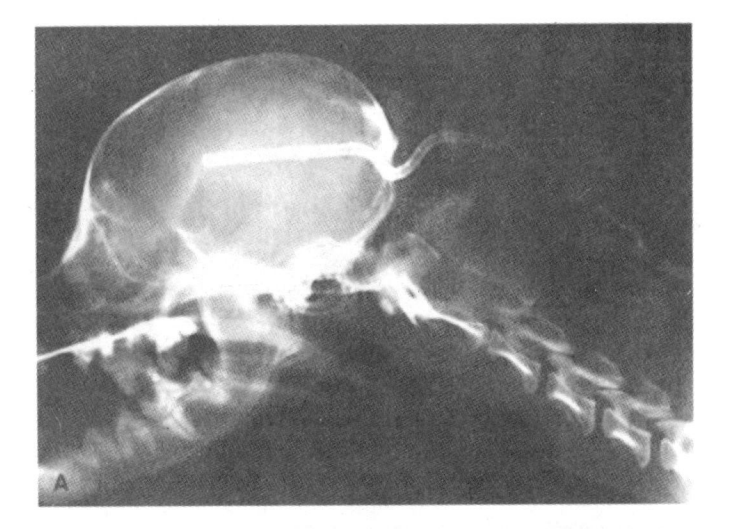

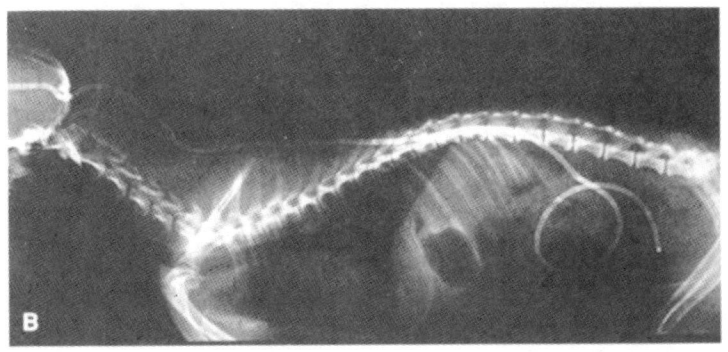

FIGURA 21-3 Radiografia lateral de um cão com anastomose ventriculoperitoneal. Uma das extremidades da ligação é colocada no ventrículo lateral (A) e a outra é estendida até a cavidade peritoneal (B).

(3) Pode ocorrer **oclusão** da sonda de ligação.
(4) **Infecção** pode resultar da contaminação da sonda de ligação.
3. **Monitorização da pressão intracraniana.** Um instrumento para medida da pressão intracraniana pode ser inserido no interior do ventrículo, no espaço subdural ou no parênquima cerebral. O dispositivo mais comumente usado é um sistema de cabo com fibra óptica.
   a. A colocação requer a perfuração de um pequeno orifício na região lateral do crânio.
   b. O cateter de fibra óptica é introduzido dentro do parênquima cerebral e preso por um fixador craniano.
C. Os **cuidados pós-operatórios** de um animal que necessitou de uma intervenção cirúrgica intracraniana envolvem monitorização intensa dos sinais vitais e da função neurológica. Estudos de imagem (p. ex., tomografia computadorizada) podem ser realizados imediatamente após a cirurgia para avaliar a extensão da lesão removida.
   1. Como os aumentos da pressão intracraniana podem causar bradicardia e alterações respiratórias, a **freqüência cardíaca** e a **respiração** devem ser cuidadosamente monitorizadas.
   2. **Tamanho da pupila, simetria** e **responsividade pupilar** à luz devem ser avaliados para identificar uma possível hérnia cerebral.
   3. Animais em decúbito devem ser mantidos sobre superfícies macias e serem virados freqüentemente para diminuir a incidência de **úlceras de decúbito** e **atelectasia pulmonar.** A auscultação torácica deve ser realizada diariamente para detectar os sintomas precoces de **pneumonia,** que também é comum nesses animais.
   4. **As fezes** devem ser *monitorizadas quanto à evidência de sangue,* pois pode ocorrer úlcera gastrintestinal em animais que recebem corticosteróides para tratar doença intracraniana.
   5. A **incisão** deve ser *monitorizada diariamente* com vistas a sinais de *infecção.* Uma cobertura macia sobre a incisão diminui o edema incisional pós-cirúrgico.

III. ALTERAÇÕES INTRACRANIANAS

A. **Doenças degenerativas e de armazenamento** são raras. Os exemplos incluem *degeneração neuronal multissistêmica* (observada nos cães Cocker Spaniel), *encefalopatia espongiforme* (observada em cães das raças Retriever Labrador, Samoyeds, Terrier, Dálmata e em gatos Egípcios Mau), e *degeneração neuronal multissistêmica cromatolítica* (observada em cães Terrier).
   1. **Etiologia.** As doenças de armazenamento são resultantes de um erro inato do metabolismo e da ausência de uma enzima necessária para a degradação de substâncias endógenas. Estas doenças normalmente são específicas de uma raça e de caráter congênito.
   2. **Patogenia.** Substâncias inadequadamente metabolizadas acumulam nos neurônios ou células de sustentação, resultando em disfunção.
   3. **Diagnóstico**
      a. **Os sintomas** iniciam nos animais jovens e são progressivos.
      b. **A medida dos níveis enzimáticos** nas células ou líquidos orgânicos (p. ex., LCR e urina) ou na necropsia é usada para o diagnóstico definitivo da doença.
   4. **Tratamento.** Não há tratamento efetivo para doenças degenerativas. O transplante de medula óssea tem sido usado experimentalmente para tratar fucosidose (uma doença de armazenamento) em cães.

B. **Anomalias** afetam comumente o cérebro anterior (prosencéfalo), mas também podem envolver o tronco cerebral e o cerebelo.
  1. **Hidrocefalia**
     a. **Etiologia.** A hidrocefalia pode ser congênita ou adquirida em resposta a uma obstrução do sistema ventricular (p. ex., por inflamação, hemorragia ou neoplasia).
        (1) Cães Chiuaua, Pomeranos e Malteses apresentam alta incidência de hidrocefalia congênita, aparentemente resultante de obstrução do sistema ventricular durante um estágio crítico de desenvolvimento embrionário.
        (2) Em gatos Siameses a hidrocefalia hereditária é transmitida por um gene autossômico recessivo.
     b. **Diagnóstico**
        (1) **Os sintomas** incluem alterações mentais e convulsões.
        (2) **O ultra-som** revelará hidrocefalia se estiver presente fontanela (ponto macio).
        (3) **Tomografia computadorizada** ou **imagem por ressonância magnética** confirma a dilatação ventricular e permite uma visão mais global do sistema ventricular.
        (4) **Coleta de LCR e sua análise** são usadas para medir a pressão intracraniana e excluir causas inflamatórias.
     c. **Opções de tratamento** incluem os corticosteróides ou os inibidores da anidrase carbônica e ligação ventriculoperitoneal com dreno.
  2. **Lissencefalia,** que pode ser observada mais comumente em cães Lhasa Apso, é a ausência de convoluções e sulcos.
  3. **Hidranencefalia, exencefalia** e **anencefalia** são incomuns, normalmente presentes ao nascimento, e resultam em morte neonatal ou precocemente na infância.

C. **Doenças metabólicas sistêmicas** (p. ex., hepáticas, renais ou encefalopatia pancreática, hipo ou hiperglicemia, desbalanceamento de sódio, potássio e cálcio e distúrbios ácido-básicos) podem alterar a função cerebral.
  1. **Diagnóstico** é baseado no exame clínico e nas alterações patológicas.
  2. **Tratamento** da doença sistêmica existente normalmente melhora os sintomas relacionados com o SNC.

D. **Doenças neoplásicas**
  1. **Tumores cerebrais primários** incluem meningiomas, gliomas (p. ex., astrocitoma, oligodendroglioma, ependimoma) e tumores do plexo coróide. Pode ocorrer também tumor de hipófise.
     a. **Menangiomas** são os tumores cerebrais primários mais comuns em cães e gatos, especialmente, em cães dolicocéfalos.
        (1) **Fonte.** Os menangiomas se originam da *camada aracnóide das meninges.*
        (2) **Diagnóstico**
           (a) **Os sintomas** refletem a área do tumor, a menos que seqüelas fisiopatológicas secundárias (p. ex., aumento da pressão intracraniana) tenham danificado adicionalmente áreas cerebrais.
           (b) **Estudos de imagem avançada** normalmente revelam a presença de tumorações extra-axiais, com contraste aumentado.
           (c) A **biópsia** é necessária para o diagnóstico definitivo.
        (3) Opções de **tratamento** incluem remoção cirúrgica e radiação.
     b. **Gliomas** tendem a ocorrer em cães de raças braquicefálicas.
        (1) **Fonte.** Os gliomas se originam de células do *parênquima* cerebral.
        (2) **Diagnóstico.** Imagem por ressonância magnética normalmente é melhor na definição destes tipos de tumores.

(3) **Opções de tratamento** incluem remoção cirúrgica, radiação e quimioterapia (com carmustina ou lomustina).
  c. **Tumores do plexo coróide**
    (1) **Fonte.** Os tumores do plexo coróide se originam de células do *plexo coróide* e ocorrem dentro ou muito próximas ao *sistema ventricular*.
    (2) **Opções de tratamento** incluem a remoção cirúrgica. O tratamento com radiação pode ser menos eficaz do que em outros tumores primários.
 2. **Tumores cerebrais secundários** são metastáticos de tumores primários extracranianos. Os exemplos incluem hemangiossarcoma, alguns linfossarcomas e vários carcinomas.
E. **Processos inflamatórios**
 1. **Etiologia**
   a. **Doenças infecciosas** que podem afetar o cérebro incluem:
     (1) **Doenças virais** (p. ex., cinomose, parvovirose, parainfluenza, herpesvírus, peritonite infecciosa felina, vírus da imunodeficiência felina, pseudo-raiva e raiva).
     (2) **Doença bacterianas** (p. ex., *Staphylococcus, Streptococcus* e *Pasteurella*).
     (3) **Doenças causadas por riquétsias** (p. ex., febre pontilhada das Montanhas Rochosas e erliquiose).
     (4) **Doenças causadas por espiroquetas** (p. ex., borreliose e leptospirose).
     (5) **Doenças causadas por fungos** (p. ex., blastomicose, histoplasmose, criptococose, coccidioidomicose e aspergilose).
     (6) **Doenças causadas por protozoários** (p. ex., toxoplasmose e neosporose).
     (7) **Doenças parasitárias** (p. ex., *Toxocara* e larvas migrantes de *Dirofilaria*).
     (8) **Doenças não-classificadas** (p. ex., prototecose).
   b. **Causas não-infecciosas** (p. ex., meningoencefalite granulomatosa e encefalite idiopática) são mais comuns do que as doenças infecciosas.
 2. **Diagnóstico**
   a. **Os sinais clínicos** normalmente refletem o envolvimento multifocal no SNC.
   b. **A análise do LCR** normalmente revela células inflamatórias, aumento de proteínas ou ambos.
     (1) Outras doenças estruturais, como neoplasia cerebral, também podem produzir inflamação do SNC e devem ser excluídas como causa com estudos de imagens avançados.
     (2) Raramente os microrganismos são detectados no LCR.
     (3) Culturas para doenças infecciosas podem ser realizadas com o LCR para estabelecer a etiologia infecciosa.
 3. **Tratamento**
   a. Se é diagnosticado um microrganismo, deve ser iniciada a **terapia antibiótica** apropriada.
   b. Se a causa infecciosa não é diagnosticada, os **corticosteróides** normalmente são úteis na redução da inflamação do SNC.
   c. **A terapia por radiação do cérebro** tem sido usada para tratar meningoencefalite granulomatosa com sucesso em um pequeno número de cães.
F. **Alterações idiopáticas**
 1. **Epilepsia** para a qual não é encontrada uma causa estrutural ou metabólica é observada comumente provocando convulsões em cães adultos jovens.
 2. **Narcolepsia.** Os cães afetados apresentam eventos episódicos de sono durante o dia, normalmente durante a alimentação.

3. **Catalepsia** é semelhante à narcolepsia e é caracterizada por períodos de hipotonia muscular aguda. O animal, todavia, parece permanecer consciente.
G. **Traumatismo** (veja também o Capítulo 19 III A 8 b)
   1. **Etiologia**
      a. **Exógena.** O cérebro pode ser traumatizado exogenamente por acidente automobilístico, por armas de fogo ou pancada na cabeça. As lesões exogenamente induzidas são categorizadas como *concussão* (p. ex., o resultado de uma violenta pancada na cabeça), *contusão* (p. ex., ferimento no cérebro) ou *laceração*, dependendo da gravidade da lesão.
      b. Lesões **endógenas** podem ocorrer em qualquer doença que afeta o cérebro.
   2. **Patogenia.** As seqüelas do traumatismo incluem lesões físicas, hemorragia, edema e aumento da pressão intracraniana.
   3. O **tratamento** é concentrado no controle da seqüelas fisiopatológicas.
      a. **Cirurgia de descompressão** pode ser necessária para remover fragmentos de ossos cranianos ou outros tecidos.
      b. **Craniectomia** pode ser útil no controle da elevação da pressão intracraniana.
H. **Substâncias tóxicas** (p. ex., organofosforados, metaldeído, estricnina e chumbo) e *agentes terapêuticos administrados em quantidades excessivas* (p. ex., metronidazol) afetam o cérebro primariamente ou alteram as funções metabólicas sistêmicas.
I. **Alterações vasculares cerebrais** são causas incomuns de doenças em animais (quando comparadas com humanos).
   1. **Considerações gerais**
      a. **Etiologia.** Trombose e hemorragia podem ocorrer espontaneamente; secundariamente ao tratamento com drogas (p. ex., L-asparaginase e anticoagulantes), trombocitopenia ou outros tipos de sangramento ou associadas com traumatismo, hipertensão, hipotireoidismo, aterosclerose ou infecção sistêmica (embolia séptica).
      b. Os **sinais clínicos** são de estabelecimento agudo; estudos avançados de imagem e angiografia podem auxiliar no diagnóstico.
      c. O **tratamento** é de apoio.
   2. **Encefalopatia isquêmica felina** é uma necrose isquêmica que ocorre nos hemisférios cerebrais de gatos. O enfarte ocorre na artéria cerebral média.
      a. Os **sinais clínicos** refletem a doença unilateral do cérebro anterior.
      b. O **tratamento** é de apoio.
J. **Doença cerebelar**
   1. **Abiotrofia** resulta da perda de substâncias vitais necessárias para a sobrevivência de neurônios.
      a. **Raças predispostas.** As doenças abiotróficas são mais freqüentemente observadas em cães das raças Terrier Kerry Blue, Gordon Setter, Collie Rough, Collie Border e Bullmastiff, Samoyeds, Airedales, Finnish Harrier, Retriever Labrador, Retriever Dourado, Beagle, Cocker Spaniel, Cairn Terrier e Dinamarquês são afetados menos freqüentemente.
      b. **Diagnóstico.** Os sinais clínicos, que têm evolução lenta, normalmente são aparentes em cães de pelo menos 1 ano de idade. Em cães da raça Gordon Setter tem sido descrito um aparecimento de degeneração cerebelar mais tardio.
   2. **Hipomielinização** e **desmielinização** resultam em sintomas de tremores semelhantes aos da doença cerebelar.

3. **Distrofia neuroaxonal** e **leucoencefalomielopatia** são doenças de cães da raça Rottweiler caracterizadas por ataxia e hipermetria.
   a. **Os sintomas** iniciam em fase de adulto jovem e podem ser semelhantes aos observados na lesão da medula.
   b. O **diagnóstico** normalmente é realizado por necropsia; a mielografia e a análise do LCR são normais.
4. **Malformações congênitas** do cerebelo são observadas ocasionalmente.
   a. **Hipoplasia caudal vermiforme** tem sido descrita em cães; dilatação ventricular (malformação de Dandy-Walker) também é observada em animais.
   b. **Hipoplasia cerebelar** tem sido reconhecida em cães das raças Chow Chow, Setter Irlandês e Fox Terrier. Animais da duas últimas raças também podem apresentar lissencefalia concomitantemente.
   c. **Hipoplasia cerebelar** em gatos é quase sempre decorrente de infecções *in utero* ou perinatais com o vírus da panleucopenia.

K. Doenças nervosas cranianas
1. **Síndrome dos seios cavernosos.** As lesões dos seios cavernosos (p. ex., estrutura venosa que repousa sobre o assoalho do crânio e reveste a hipófise) podem envolver os nervos cranianos III, IV, VI, o ramo oftálmico do V e o sistema nervoso simpático. As causas incluem *neoplasias* e *doença granulomatosa*.
2. **Neoplasia** (p. ex., *tumores de bainha nervosa*) raramente envolvem um nervo craniano isoladamente; todavia, o V nervo craniano pode ser preferencialmente afetado. *Linfomas e leucemia* podem envolver nervos cranianos isoladamente ou em conjunto.
3. **Neurite idiopática** parece envolver alguns nervos craniais.
   a. **Neurite do trigêmeo** envolve o ramo mandibular do V nervo craniano, resultando em incapacidade de fechamento mandibular. Os sinais clínicos normalmente melhoram em 2-4 semanas, independentemente de tratamento.
   b. **Doença vestibular idiopática felina** e **doença vestibular geriátrica canina.**
      (1) **Etiologia.** Acredita-se que estas doenças sejam causadas por inflamação do nervo vestibular.
      (2) Os **sinais clínicos** sugerem uma anomalia vestibular periférica que normalmente melhora dentro de 2-4 semanas.
4. **Otite interna média** pode acarretar alterações dos nervos craniais VII e VIII, bem como o sistema simpático (síndrome de Horner).

LEITURAS SELECIONADAS

DEWEY, C. W. ; DOWNS, M. O. ; ARON, D. N. : Acute traumatic intracranial hemorrage in dogs and cats. *Vet. Comp. Orthop. Trauma.* 6: 153-9, 1993.

GORDON, L. E. ; THACHER, C. ; MATTHIESEN, D. T. : Results of craniotomy for treatment of cerebral meningioma in 42 cats. *Vet. Surg.* 23: 94-100, 1994.

KIRBY, R. : Treatment of dogs and cats with severe head injuries. *Prog. Vet. Neurol.* 5: 72-4, 1994.

KORNEGAY, J. N. : Phatogenesis of diseases of the central nervous system. Edited by SLATTER, D. *Textbook of Small Animal Surgery*, 2nd ed. Philadelphia, W. B. Saunders, 1022-37, 1993.

LECOUTEUR, R. A. : Brain tumors of dogs and cats – diagnosis and management. *Vet. Med. Rep.* 2: 332-42, 1990.

NIEBAUER, G. W. ; DAYRELL-HART, B. L. ; SPECIALE, J. : Evaluation of craniotomy in dogs and cats. *J. Am. Vet. Med. Assoc.* 198: 89-95, 1991.

OLIVER, J. E. JR. : Surgical approaches to the canine brain. *Am. J. Vet. Res.* 29: 353-78, 1969.

22

Medula Espinhal e Vértebras

RODNEY S. BAGLEY

I. PROCEDIMENTOS CIRÚRGICOS. O objetivo da cirurgia espinhal normalmente visa descomprimir a medula e estabilizar a coluna.

A. Técnicas de descompressão
 1. **Hemilaminectomia.** A lâmina (osso) de um dos lados da vértebra é removida com uma furadeira a ar de alta velocidade e broca (trépano) ou rugina para obtenção de acesso ao espaço epidural e tubo dural (Figura 22-1).
    a. **Indicações.** A hemilaminectomia é indicada quando é necessário o acesso aos aspectos ventral e lateral da medula para descompressão ou exploração de área perirraquidiana.
    b. **Técnica.** A hemilaminectomia é executada mais facilmente na região toracolombar da coluna e com maior dificuldade na região cervical, porque a região cervical apresenta maior cobertura muscular e deve-se ter cuidado para evitar a artéria cervical que corre lateralmente através das vértebras cervicais.
       (1) Acesso. É usado o *acesso dorsal*. Tem sido descrito também um *acesso lateral* na coluna cervical.
       (2) Exposição. A musculatura epaxial lateral é elevada do processo espinhoso lateral dorsal e da lâmina lateral da vértebra.
       (3) Remoção do osso. As facetas articulares que recobrem o disco afetado são removidas com a rugina e é criada uma falha na lâmina com a rugina ou furadeira a ar de alta velocidade e trépano.
       (4) Remoção do material compressivo. O material do disco herniado ou tumores são cuidadosamente removidos por aspiração e capturados com sonda romba ou aguda ou ainda instrumentos dentários.

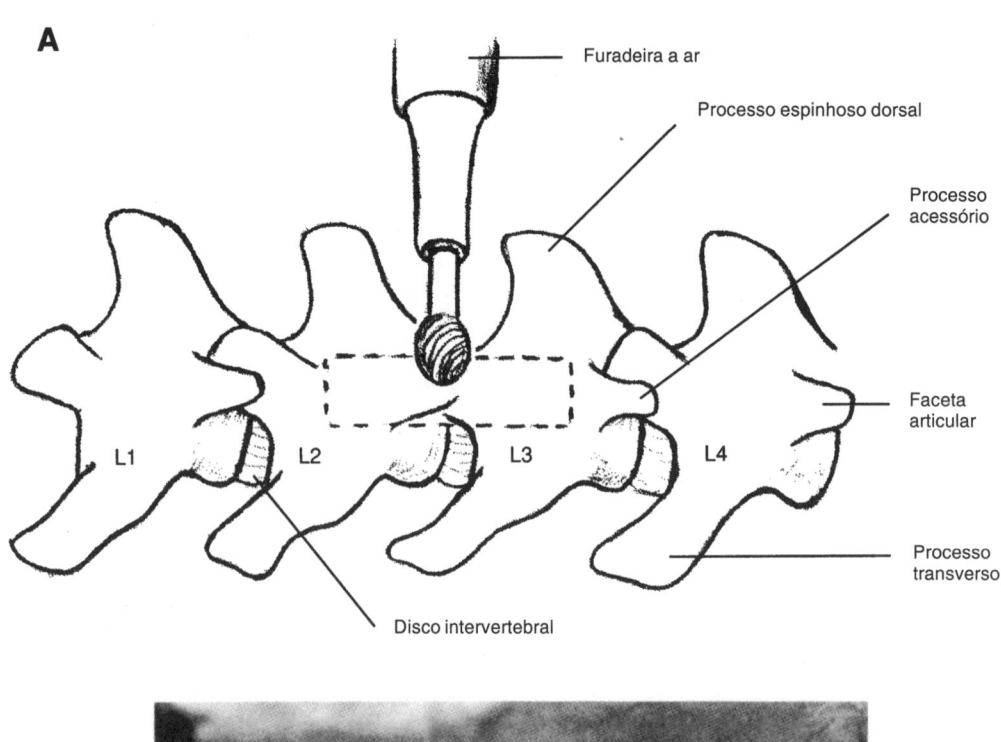

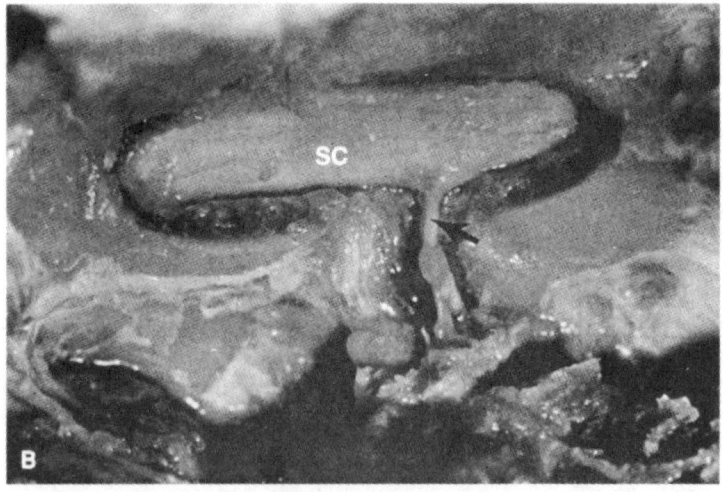

FIGURA 22-1 (A) Visão lateral esquemática do local para remoção óssea para uma hemilaminectomia. As facetas articulares recobrindo os espaços dos discos afetados são removidas e uma furadeira a ar com alta rotação e uma rugina são usadas para criar a mossa da laminectomia. **(B)** Exposição da medula (M) e das raízes nervosas (seta).

5. **Fechamento.** Uma esponja de gelatina ou enxerto de tecido adiposo autógeno é colocada na falha criada pela laminectomia para evitar a formação de uma "membrana sobre a laminectomia" (p. ex., adesão do músculo epaxial e tecido fibroso resultante da compressão da medula). A fáscia toracodorsal é aposta ao longo da linha média. O tecido subcutâneo e a pele são apostos de forma rotineira.
   c. **Vantagens.** A hemilaminectomia permite a exposição das raízes nervosas e da medula sem criar instabilidade vertebral. Além disso, este procedimento requer

somente a dissecção de tecidos moles e é facilmente associado com a fenestração de disco adjacente.
   d. **Desvantagens** da hemilaminectomia incluem a necessidade de localização acurada do local da lesão (normalmente através de mielografia) e o risco de traumatismo iatrogênico a raízes nervosas e hemorragia dos seios vertebrais.
2. **Laminectomia dorsal**
   a. **Indicações.** A laminectomia dorsal é usada para ter acesso a lesões que estão localizadas dorsal, lateral ou ventralmente no canal vertebral (Figura 22-2); todavia, pode ser necessária a manipulação da medula para remover as lesões do assoalho do canal vertebral.
   b. **Técnica.** Três tipos de laminectomias dorsais são descritas: *Funkquist Tipos A e B*, e a *dorsal modificada*. Houve problemas com a formação de membrana sobre a laminectomia com a técnica de Funkquist Tipo A, e a impossibilidade de exposição ventral limitou o procedimento Tipo B. A laminectomia dorsal modificada permite melhor exposição do aspecto ventral ao mesmo tempo que diminui o risco da formação de membrana sobre a laminectomia.
      (1) **Acesso.** É usado o *acesso dorsal*.
      (2) **Exposição.** A dissecção e o afastamento dos músculos são realizados em ambos os lados da vértebra para expor todo o aspecto dorsal.
      (3) **Remoção do osso.** É criada uma mossa dorsalmente sobre o disco intervertebral afetado. As facetas articulares caudais das vértebras craniais são removidas durante a criação da mossa, mas as facetas articulares craniais das vértebras caudais são deixadas intactas.
      (4) **Remoção do material compressivo** é idêntica à da hemilaminectomia.
      (5) **Fechamento** é semelhante ao usado para a hemilaminectomia.
   c. **As vantagens** da laminectomia dorsal incluem o acesso aos aspectos dorsal e dorsolateral da medula. Desta forma, nem sempre é necessária uma localização

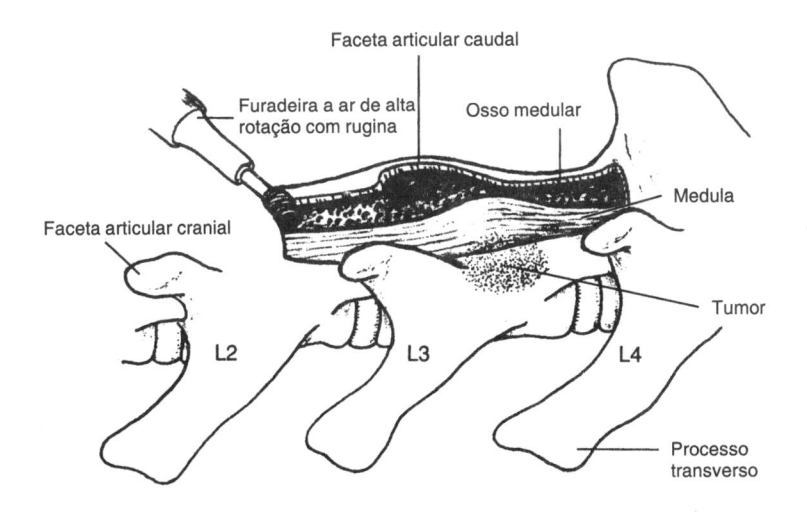

FIGURA 22-2 Visão esquemática dorsal mostrando a extensão da remoção óssea durante uma laminectomia dorsal. (Redesenhado, com permissão, segundo HARARI, J. & MARKS. S. L. : Surgical treatments for intervertebral disc disease. *Vet. Clin. North Am. Small Anim. Pract.* 22(4) : 909, 1992).

acurada. Há também menor risco de penetrar nos seios vertebrais ventrais, quando comparado com o procedimento da hemilaminectomia.

d. **Desvantagens** da laminectomia dorsal incluem exposição inadequada do aspecto ventral da coluna, instabilidade da coluna (se comparado com a hemilaminectomia), necessidade de dissecção bilateral de tecidos moles e aumento da morbidade cirúrgica acarretando um período de recuperação prolongado (quando comparado com a hemilaminectomia).

3. **Descompressão por ranhura (abertura) ventral**
   a. **Indicações.** A descompressão por ranhura ventral é indicada para descompressão na região cervical (Figura 22-3).
   b. **Técnica**
      (1) **Acesso.** As vértebras são acessadas por intermédio de uma *incisão na linha média cervical ventral.*
      (2) **Exposição.** Os músculos esternomastóideo e esternoióideo são separados ao longo da linha média. A traquéia, o esôfago e bainha carotídea são afastados para permitir o acesso aos músculos grande *colli*. Os músculos grande *colli* são separados ao longo da linha média e refletidos lateralmente para possibilitar o acesso ao corpo vertebral ventral.
      (3) **Remoção do osso**
         (a) Uma **espondilectomia** é realizada sobre o disco intervertebral com uma furadeira a ar de alta rotação e rugina.

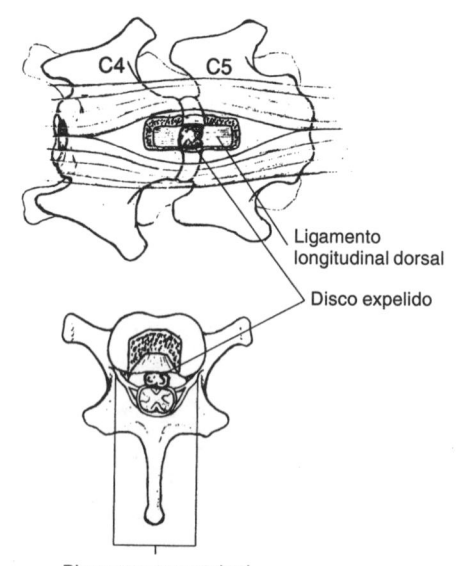

FIGURA 22-3 Descompressão cervical ventral (ranhura, abertura). É feita uma incisão na linha média cervical ventral para expor as vértebras cervicais, e os músculos são afastados. É feita uma abertura (ranhura) no disco afetado, e o material do disco expelido ou estrutura anormal é removido do canal vertebral. (Redesenhado, com permissão, segundo HARARI, J. & MARKS. S. L. : Surgical treatments for intervertebral disc disease. *Vet. Clin. North Am. Small Anim. Pract.* 22(4) : 903, 1992).

(b) A abertura não deve ser mais larga do que metade de um corpo vertebral em sua largura e não mais comprido do que um terço do que cada corpo vertebral vizinho para evitar a laceração do seio vertebral e a fratura iatrogênica do osso. Foi descrita **uma abertura em cone invertido** para diminuir a possibilidade de fratura óssea iatrogênica.

(4) **Descompressão.** Após a remoção do osso, as estruturas ligamentosas anormais (p. ex., ligamento anular dorsal e ligamento longitudinal dorsal) ou material do disco expelido (rompido) são removidas do interior do canal vertebral.

    (a) **Tração linear.** O material é removido do canal, enquanto as vértebras são tracionadas com instrumental de retenção ou por tração cuidadosa da cabeça do animal. Esta tração linear abre o espaço intervertebral, permitindo o acesso à medula para remover os tecidos.

    (b) Considera-se a descompressão finalizada quando se consegue visualizar a medula.

(5) **Fechamento.** Os músculos grande *colli*, esternoióideo e esternomastóideo são reposicionados e os tecidos subcutâneos e pele são fechados de forma rotineira.

c. **Vantagens** incluem descompressão e acesso ao aspecto ventral da medula no local onde a ruptura (extrusão) é localizada mais freqüentemente.

d. **Desvantagens** incluem hemorragia dos seios vertebrais ventrais, instabilidade de coluna em virtude da remoção de quantidades excessivas do corpo vertebral e, possivelmente, fratura óssea.

4. **Fenestração (cirurgia não-descompressiva da medula)** é um procedimento profilático no qual os anel fibroso dos disco intervertebrais é incisado e o núcleo polposo é removido. A remoção do núcleo polposo pode evitar a extrusão deste tecido dentro do canal vertebral. O canal vertebral não é penetrado durante este procedimento.

a. **Indicações**

(1) **Tratamento.** A fenestração está indicada em animais com dor resultante de protrusão moderada de disco, secundária à progressão do núcleo pulposo, embora os benefícios terapêuticos sejam duvidosos.

(2) **Profilaxia.** A fenestração pode prevenir a extrusão de núcleos pulposos anormais. O sucesso na prevenção da extrusão de disco pela fenestração é diretamente proporcional à quantidade de núcleo pulposo removido.

b. **Técnica.** A fenestração pode ser realizada como um procedimento primário ou associada com outros procedimentos de descompressão.

(1) **Acesso**

    (a) Na **região toracolombar,** a incisão das inserções musculares do processo acessório expõe o espaço lateral do disco. As raízes nervosas e as estruturas vasculares associadas são retraídas cranialmente, o anel fibroso do disco intervertebral é incisado e o núcleo pulposo é removido com uma cureta de fenestração ou com um removedor de tártaro dentário.

    (b) Na **região cervical** é utilizado um *acesso* cirúrgico semelhante ao da abertura (fenda) ventral.

(2) **Fechamento.** A fáscia, os tecidos subcutâneos e a pele são fechados de forma semelhante ao fechamento da laminectomia.

B. **Técnicas de estabilização**

1. **Indicações**

a. A estabilização de segmentos vertebrais freqüentemente é necessária **após traumatismo** ou em casos de **malformação**. Em humanos, a estabilização está indicada quando 2 ou mais dos compartimentos a seguir estão lesionados.

(1) O **compartimento ventral (anterior)** é composto pelo ligamento longitudinal ventral e o anel fibroso ventral.
(2) O **compartimento intermediário** inclui o anel fibroso dorsal, o corpo vertebral dorsal e o ligamento longitudinal dorsal.
(3) O **compartimento dorsal** inclui as facetas e cápsulas articulares, o ligamento *flavum*, o arco vertebral dorsal e pedículo, o processo espinhoso dorsal e o ligamento interespinhoso.

b. **Instabilidade atlantoaxial** ou **lombossacral** e malformação de vértebra cervical ou má-articulação (*síndrome oscilatória*) são situações especiais em que a estabilização vertebral é benéfica.

2. **Técnicas**
   a. **Estabilização externa** (p. ex., com *talas* e *bandagens*) pode ser insuficiente como modalidade primária de tratamento, porque é difícil estabilizar rigidamente a coluna vertebral usando estes artefatos. As talas idealmente deveriam diminuir a mobilidade acima e abaixo dos segmentos vertebrais instáveis.
   b. **Estabilização interna.** Tem sido usada uma variedade de *implantes* que incluem placas de aço flexíveis, parafusos ósseos, pinos, cimento de metilmetacrilato e aparelhos de fixação externa (Figura 22-4).

II. ALTERAÇÕES DA MEDULA ESPINHAL E VÉRTEBRAS

A. **Doença degenerativa**
   1. **Doença do disco intervertebral** afeta mais freqüentemente as porções cervical e toracolombar da medula.
      a. **Tipos**
         (1) **Doença de disco intervertebral Hansen I** é observada em cães jovens de raças condodistróficas (p. ex., Dachshund, Shi Tzu, Pequinês, Beagle).
            (a) **Patogenia.** A degeneração do disco está associada com metaplasia condróide do disco, acarretando comumente *extrusão de disco*.
            (b) **Sintomas** são normalmente **agudos** e incluem *paresia, plegia* e *hiperestesia focal*.
         (2) **Doença de disco intervertebral tipo Hansen II** é observada freqüentemente em cães adultos de raças não-condrodistróficas.
            (a) **Patogenia.** A degeneração do disco está associada com metaplasia fibróide, acarretando *protrusão de disco*.
            (b) Os **sintomas** são normalmente *crônicos* e incluem *paresia* e *hiperestesia focal*.
      b. O **diagnóstico** é baseado no exame neurológico, radiografias de coluna e mielografia.
      c. As opções de **tratamento** incluem repouso, administração de drogas antiinflamatórias (p. ex., metilprednisolona), acupuntura, fenestração, descompressão cirúrgica e quimionucleólise (p. ex., injeção de enzimas no disco). A estimulação elétrica da medula tem sido usada experimentalmente e pode apresentar implicações clínicas futuras.
      d. **Prognóstico** depende da gravidade, duração e velocidade de estabelecimento da doença. A protelação da cirurgia (p. ex., além de 24-48 horas) piora o prognóstico.
         (1) O prognóstico é melhor em animais com funções motora e sensitiva intactas.
         (2) Animais agudamente paralisados, especialmente aqueles com perda da sensibilidade dolorosa profunda (p. ex., aqueles que apresentaram hérnia de disco explosiva) têm um prognóstico desfavorável.

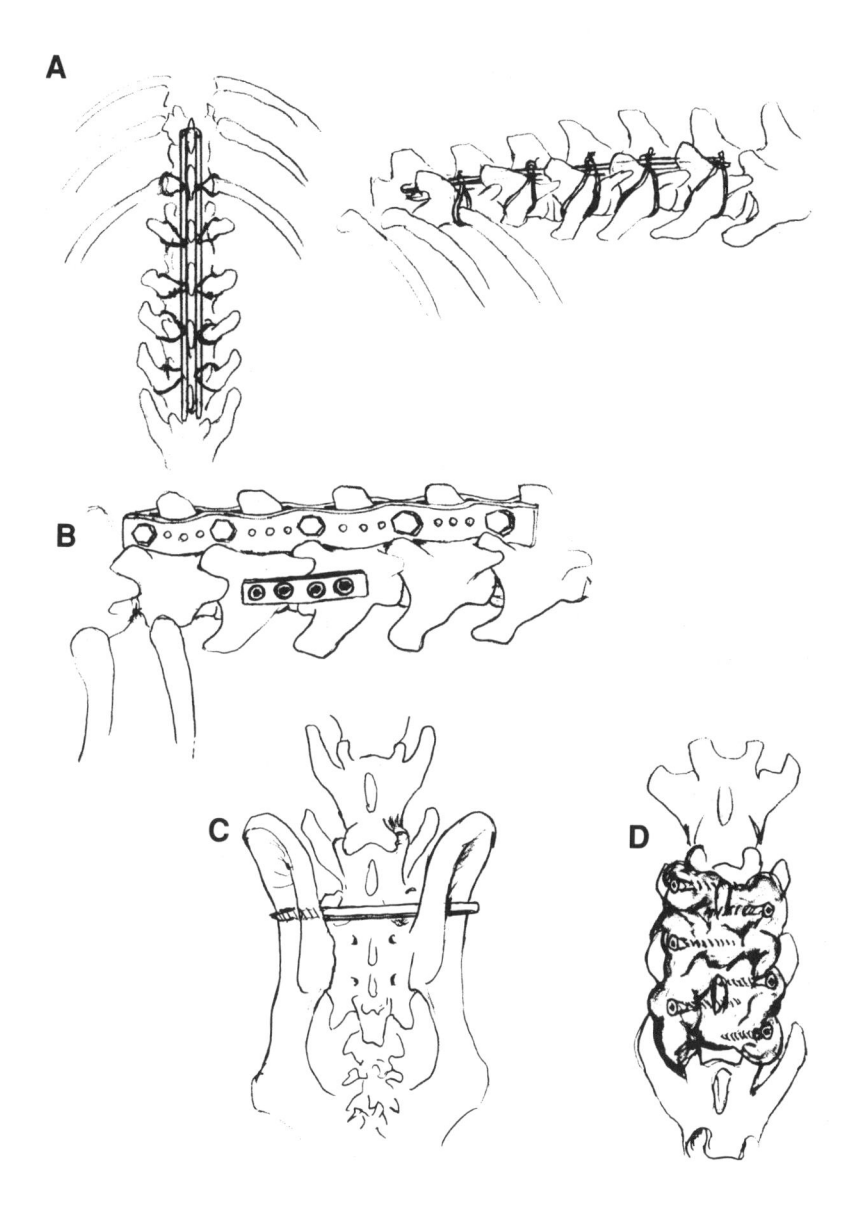

FIGURA 22-4 (A) Pinos de Steinmann e fios metálicos ortopédicos usados para estabilizar uma fratura/luxação em um cão de porte pequeno ou médio. Os pinos são colocados ao redor dos processos espinhosos e os fios metálicos são presos ao redor dos processos transversos e dos pinos. A técnica pode ser auxiliada pela fixação dos pinos aos processos articulares por meio de fios metálicos. (B) Placas ósseas aplicadas nas vértebras lombares para estabilizar uma fratura/luxação. Uma placa dorsal plástica é fixada por parafusos colocados entre os processos espinhosos, e uma placa metálica é aplicada nos corpos vertebrais. As complicações decorrentes da colocação de placa dorsal incluem a migração da placa ou fratura iatrogênica do processo. (C) Um pino de Steinmann transilial é usado para estabilizar uma luxação lombossacral. O pino é colocado atrás do processo espinhoso de L7 e no topo das facetas articulares de L7 – S1. (D) Parafusos ósseos ou pinos são colocados nos corpos vertebrais e recobertos por cimento de metilmetacrilato (ou osso) para estabilizar uma fratura vertebral ou luxação. (A, B, e C redesenhados, com permissão, segundo BORJRAB, M. J. : *Current Techniques in Small Animal Surgery,* 3rd ed. Philadelphia, Lea & Febiger, 1990, pp. 644, 645, 646).

2. **Mielopatia degenerativa** afeta mais comumente cães Pastores Alemães de idade média a idosos; todavia, outros cães de raças grandes também podem ser afetados.
   a. **Etiologia e patogenia.** A etiologia da mielopatia degenerativa é desconhecida; as alterações histopatológicas envolvem degeneração da substância branca e modificações da substância cinzenta no corno dorsal.
   b. **Diagnóstico**
      (1) **Sinais clínicos** incluem paraparesias de evolução lenta resultante da lesão do neurônio motor superior (NMS). Dor na coluna não está presente.
      (2) **Radiografias da coluna** e **mielografia** não conseguem revelar lesão compressiva.
      (3) **A análise do líquido cefalorraquidiano (LCR)** (usando a técnica de coleta lombar) pode revelar resultados normais ou proteína aumentada.
   c. O **tratamento** inclui exercício forçado para manter o tônus musculoesquelético, suplementação vitamínica e tratamento com ácido ε–aminocapróico.
   d. O **prognóstico** normalmente é desfavorável devido à natureza progressiva da doença e o resultado variável do tratamento.
3. **Espondilomielopatia cervical caudal (síndrome oscilatória, malformação ou má-articulação de vértebra cervical)** afeta mais comumente cães de meia-idade a idosos das raças Pinscher-Doberman e Dinamarqueses jovens.
   a. **Etiologia e patogenia.** A espondilomielopatia cervical caudal é freqüentemente resultante de má-articulação vertebral e instabilidade. As deformações ósseas subseqüentes ou a hipertrofia do ligamento *flavum* ou do anel fibroso dorsal causam compressão da medula, ocorrendo mais freqüentemente na área cervical caudal (C5 – C7).
   b. **Diagnóstico.** É necessária mielografia (em flexão, extensão e tração) para identificar a localização e a natureza da lesão. Tomografia computadorizada e imagem por ressonância magnética também podem ser úteis.
   c. **Tratamento**
      (1) **Casos simples (leves)** podem ser tratados com repouso, drogas antiinflamatórias e um colete de pescoço.
      (2) **Lesões causando deficiência motora progressiva** são tratadas com procedimentos de descompressão ou estabilização ou ambos.
         (a) **Descompressão ventral** ou, menos freqüentemente, *laminectomia dorsal* é realizada para tratar lesões ciáticas compressivas (p. ex., hérnia de disco).
         (b) **Descompressão ventral** e **estabilização de corpo vertebral** com uma placa, parafusos, enxerto ósseo ou metilmetacrilato são usadas nas lesões dinâmicas como hipertrofia de anel (Figura 22-5).
   d. **Prognóstico.** Os procedimentos são de execução complexa, estão associados com grau elevado de morbidade e apresentam um prognóstico reservado a desfavorável dependendo da gravidade das lesões.
      (1) Em geral, 75% dos cães que conseguem caminhar antes da cirurgia obtêm estabilização e melhora dos sintomas após a cirurgia.
      (2) Somente 50% dos animais que não conseguiam ficar de pé antes da cirurgia irão apresentar um prognóstico favorável.
4. **Síndrome da cauda eqüina (doença lombossacral)** afeta mais freqüentemente cães de idades médias e idosos de raças grandes.
   a. **Etiologia e patogenia.** A síndrome da cauda eqüina ocorre em virtude de estenose do canal vertebral lombossacral (p. ex., por saliência do anel fibroso ou malformação óssea). O canal estenósico comprime os nervos periféricos terminais que

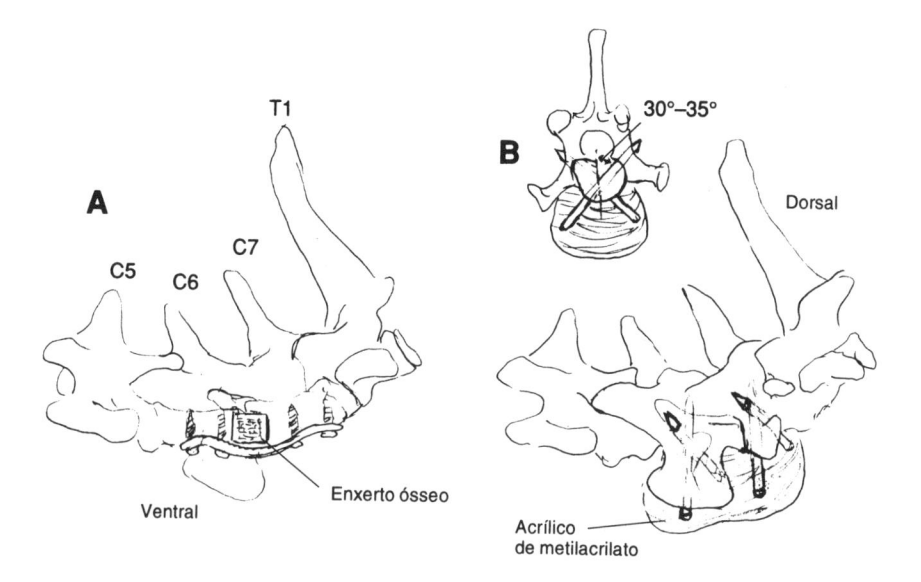

FIGURA 22-5 Técnicas de estabilização cervical ventral para o tratamento da síndrome oscilatória (*Wobbler*). (A) Uma placa flexível de Lubrae e enxerto ósseo são usados para manter a tração linear. (B) Cimento de metilmetacrilato e pinos são usados para separação de superfícies articulares. (Redesenhado com permissão segundo BORJRAB, M. J.: *Current Techniques in Small Animal Surgery*, 3rd ed. Philadelphia, Lea & Febiger, 1990, pp. 582,583).

deixam a medula caudalmente. Neoplasias ou infecções na região de L7 – S1 podem produzir sintomas semelhantes.

b. **Diagnóstico.**
   (1) **Os sinais clínicos** incluem dor lombossacral, incontinência fecal e urinária, atonia da cauda e paraparesia ciática de neurônio motor inferior (NMI) em resposta à compressão de terminações nervosas lombares, sacrais e coccígeas (p. ex., a cauda eqüina).
   (2) **Radiografia lombossacral** e **mielografia** podem mostrar a lesão se o canal dural termina caudal à junção lombossacral.
      (a) **Epidurografia** e **discografia** podem ser úteis para a visualização da lesão.
      (b) **Eletromiografia** dos membros pélvicos, ânus e cauda pode revelar evidências de compressão nervosa e enlaçamento.
      (c) **Tomografia computadorizada** e **imagem por ressonância magnética** podem auxiliar na identificação da lesão.

c. **O tratamento** envolve repouso, drogas antiinflamatórias e cirurgia de descompressão e estabilização de medula e vértebras.
   (1) **Descompressão dorsal** e **facetectomia unilateral** (isto é, excisão do processo articular) ou **foraminotomia** (isto é, alargamento do forâmen intervertebral) é realizada para reduzir a compressão de raízes nervosas.
   (2) **Descompressão dorsal** e **tração/fusão em L7 – S1** são realizadas por alguns cirurgiões utilizando parafusos, pinos e enxerto ósseo para fixar a vértebra em posição estendida (esticada), reduzir a compressão do anel dorsal e abrir o forâmen intervertebral.

d. **Prognóstico** é favorável em animais sem comprometimento sistêmico e que não apresente deficiências motoras graves.

B. **Anomalias** podem atingir qualquer área da medula ou vértebras, embora a área lombar caudal seja mais comumente afetada.
   1. **As anomalias vertebrais** incluem espinha bífida, vértebras fundidas (em bloco) e hemivértebras. A *instabilidade atlantoaxial* é uma alteração comum que afeta a primeira e a segunda vértebras cervicais de cães jovens e pequenos.
      a. **Etiologia e patogenia.** Traumatismos na medula e compressão ocorrem em virtude de má-articulação das vértebras C1 – C2 decorrente de anomalias ligamentosas ou ausência ou malformação do processo odontóide.
      b. **Diagnóstico**
         (1) **Os sinais clínicos** incluem tetraparesia, ataxia e dor cervical.
         (2) **Radiografia cervical** confirma o diagnóstico. Freqüentemente, radiografias laterais revelam alargamento de espaço entre o arco do atlas e o processo espinhoso dorsal do áxis.
      c. **Tratamento**
         (1) **Casos leves** podem ser tratados com repouso, drogas antiinflamatórias e apoio com bandagem externa.
         (2) **Casos moderados a graves.** A estabilização cirúrgica ventral das articulações C1 – C2 usando pinos ou parafusos é recomendada para animais com sintomas neurológicos moderados a graves.
   2. **Anomalias da medula** incluem disrafismo medular, siringomielia, meningocele, mielocele e meningomielocele.
      a. **Os sinais clínicos** sugestivos de anomalias medulares normalmente estão presentes em animais jovens.
      b. **Radiografias exploratórias, mielografia e técnicas de imagem avançada** são úteis para o diagnóstico.
C. **Neoplasia**
   1. **Tipos.** A neoplasia medular é caracterizada de acordo com a localização do tumor em relação com a medula e as meninges.
      a. **Tumores extradurais** tem origem externa a dura-máter. Estes tumores incluem os *ósseos* (p. ex., osteo, fibro e condrossarcoma), *vasos sangüíneos* (p. ex., hemangiossarcoma), *matriz óssea* (plasmacitoma e mieloma múltiplo) e *tecido adiposo* (p. ex., lipoma e lipossarcoma), bem como *lesões metastáticas* (p. ex., carcinoma e linfoma).
      b. **Tumores intradurais (extramedulares)** surgem dentro ou abaixo da dura-máter mas fora da medula. *Menangioma* e *tumores de bainha nervosa* são mais comuns.
      c. **Tumores intramedulares** têm origem na medula. *Astrocitoma* e *ependioma* são os mais comuns.
   2. **Diagnóstico**
      a. **Os sinais clínicos** dependem da localização e da natureza do tumor. Em geral, os tumores intramedulares produzem sintomas agudos não-dolorosos.
      b. **Radiografias, mielografias e técnicas de imagem avançadas** são úteis no diagnóstico.
   3. **O tratamento** impõe a remoção cirúrgica. Corticosteróides são usados para reduzir o edema e a inflamação do tecido nervoso.
   4. **O prognóstico** depende do tipo de tumor e da extensão da tumoração excisada.
D. **Processos inflamatórios**
   1. **Causas primárias** de inflamação de medula são incomuns. *Toxoplasmose* e *meningoencefalomielite granulomatosa* são exemplos.

2. **Causas secundárias** de inflamação de medula incluem *discoespondilite*, uma infecção do disco intervertebral mais freqüentemente associada com uma infecção bacteriana (p. ex., por *Staphylococcus aureus, Brucella canis,* ou *Escherichia coli*).
   a. **Patogenia.** Os sistemas geniturinário, cardiovascular ou digestivo são as fontes mais comuns de êmbolos sépticos.
   b. **Diagnóstico**
      (1) Os **sintomas** incluem dor medular, atrofia e paresia de músculos paramedulares, pirexia e letargia.
      (2) **Radiografias exploratórias** (que revelam lise óssea, esclerose e colapso), **culturas de sangue** e **urina** e **sorológico de *Brucella*** são muito úteis para o diagnóstico definitivo.
   c. **Tratamento.** A discoespondilite é tratada efetivamente com tratamento antibiótico prolongado, baseado nos resultados de culturas bacterianas e testes de sensibilidade. Antes da identificação da bactéria causadora, normalmente são usadas as cefalosporinas.
E. **Traumatismo**
   1. **Etiologia.** Muito freqüentemente as alterações da medula são causadas por fraturas vertebrais ou subluxações decorrentes de acidentes automotivos ou, menos freqüentemente, por ferimentos com armas de fogo.
   2. **Patogenia.** Como a medula é circundada por ossos (isto é, as vértebras) e o parênquima medular é semi-sólido, qualquer mudança no diâmetro do canal medular resulta em deslocamento da medula e pressão.
      a. Aumentos na pressão intramedular podem produzir **isquemia, hemorragia** e **edema.**
      b. **Teoria da lesão secundária.** A isquemia, hemorragia e edema perpetuam a lesão da medula e podem ser mais prejudiciais à medula do que a própria lesão mecânica inicial.
         (1) **Mediadores supostos** deste processo auto-sustentável incluem a liberação de *neurotransmissores excitatórios, endorfinas, catecolaminas* e *radicais livres* após a lesão inicial.
         (2) Rotineiramente, *as medidas terapêuticas* são direcionadas para neutralizar os efeitos destes produtos inerentes ao traumatismo. Atualmente, as tentativas de combater isoladamente cada mediador não têm proporcionado melhora terapêutica considerável.
   3. **Diagnóstico**
      a. **Os sinais clínicos** são normalmente de estabelecimento agudo e podem evoluir ou estacionar, dependendo da gravidade e estabilidade da lesão. A maioria das lesões ocorre na junção da porção móvel com a imóvel da coluna (p. ex., nas regiões atlantooccipital, cervicotorácica, toracolombar e lombossacral).
      b. **Radiografia exploratória, mielografia** e **exame neurológico** são realizados normalmente após o animal estar recuperado do choque inicial. As radiografias podem revelar uma lesão estática; o deslocamento de vértebras pode ser reduzido anteriormente ao exame.
      c. **Biópsia, ressecção** ou **durotomia** podem fornecer informações diagnósticas bem como ser usadas terapeuticamente.
   4. O **tratamento** envolve repouso, administração intravenosa de metilprednisolona e fixação cirúrgica ou descompressão nos animais com lesões progressivas, graves ou instáveis.

5. O **prognóstico** é favorável nos animais que têm sensibilidade dolorosa intacta. Cuidados de enfermagem, que incluem colocação sobre superfície macia, evacuação da bexiga e intestino e fisioterapia, incluindo hidroterapia, são críticos para uma recuperação funcional.

F. **Doença vascular.** *Embolia fibrocartilaginosa (EFC)* pode afetar a medula. A intumescência cervical ou lombar é afetada mais freqüentemente.
 1. **Predisposição de raças.** Os cães de raças não-condrodistróficas são afetados. Um aumento de incidência da doença tem sido observado em Schnauzer miniatura.
 2. **Diagnóstico**
  a. Os **sinais clínicos** refletem um aparecimento agudo de disfunção medular que não progride após as primeiras 24 h.
   (1) Embora muitos cães apresentem vocalização como se estivessem sentindo dor no início da doença, **não é observada hiperestesia medular** durante a palpação.
   (2) A ausência de dor é útil para diferenciar EFC de extrusão de disco intervertebral ou de outra doença medular compressiva.
  b. **Radiografia exploratória, mielografia** e **análise de LCR** normalmente estão normais.
 3. **Tratamento.** Não há tratamento rotineiro efetivo para EFC. Em animais com sensibilidade dolorosa profunda intacta, observam-se melhoras após 2 semanas do aparecimento dos sintomas.
  a. **Cuidados de enfermagem** do animal com plegia são imperativos.
  b. **Corticosteróides** são usados freqüentemente durante a fase aguda de surgimento da doença, mas uma avaliação objetiva de seus benefícios para o caso não é disponível.
 4. O **prognóstico** é baseado na gravidade da disfunção neurológica.

LEITURAS SELECIONADAS

BOJRAB, M. J. (ed) : *Current Techniques in Small Animal Surgery*, 3rd ed. Philadelphia, Lea & Febiger, 1990, pp. 579-648.

BRACKEN, M. B. ; SHEPHARD, M. J. ; COLLINS, W. F. : A randomized, controlled trial of methyl prednisone or naloxone in the treatment of acute spinal cord injury. *N. Engl. J. Med.* 322: 1405-12, 1990.

CARBERRY, C. C. ; FLANDERS, J. A. ; DIETZE, A. E. : Neurosurgical management of thoracic and lumbar spinal fractures and fracture/luxations in the dog and cat: a review of 17 casos. *J. Am. Anim. Hosp. Assoc.* 25: 43-54, 1989.

MCCARTHY, R. J. ; LEWIS, D. D. ; HOSGOOD, G. : Atlantoaxial subluxation in dogs. *J. Com. Contin. Educ. Pract.* 17: 215-24, 1995.

MCKEE, W. W. : Comparison of hemilaminectomy and dorsal laminectomy for the treatment of thoracolumbar disc protrision in dogs. *Vet. Rec.* 130: 296-300, 1994.

MOORE, M. M. (ed) : Diseases of the spine. *Vet. Cli. North Am. Small Anim. Pract.* 22(4) : July, 1992.

SEIM, H. B. (ed) : Nervous system. In: *Textbook os Small Animal Surgery*, 2nd ed. Edited by SLATTER, D. Philadelphia, W. B. Saunders, 1993, pp. 984-1121.

SELCER, R. R. ; BUBB, W. J. ; WALKER, T. L. : Management of vertebral column fractures in dogs and cats: 211 cases (1977-1985). *J. Am. Vet. Med. Assoc.* 198: 1965-8, 1991.

TOOMBS, J. P. ; COLLINS, L. G. ; GRAVES, G. M. : Colonic perforation in corticosteroid-treated dogs. *J. Am. Vet. Med. Assoc.* 188: 145-50, 1986.

WHEELER, S. J. SHARP, N. J. : *Small Animal Spinal Disorders: Diagnosis and Surgery* St. Louis, Mosby-Wolfe, 1994.

23

Nervos Periféricos e Músculos

Rodney S. Bagley

I. NERVOS PERIFÉRICOS

A. **Medidas pré-operatórias**
   1. Quando o **traumatismo** é a causa de alterações nervosas periféricas, devem ser feitas tentativas para determinar a extensão da lesão.
      a. **Classificação da lesão**
         (1) **Neuropraxia** é uma interrupção funcional do nervo periférico, mas não uma alteração anatômica.
         (2) **Axonotmese** é mais grave do que a neuropraxia. Os axônios são rompidos dentro do nervo, embora o nervo permaneça intacto.
         (3) **Neurotmese** é um rompimento completo do nervo com separação anatômica de todos os axônios.
      b. **Avaliação diagnóstica.** Eletromiografia, testes de velocidade de condução nervosa (VCN) e potenciais tardios podem ser usados para determinar a extensão e a localização de lesões nervosas periféricas (veja Capítulo 20 II C 3).
   2. Quando a fonte de disfunção do nervo periférico é **não-traumática**, é importante determinar a localização da doença (p. ex., nervo periférico simples contra nervos múltiplos) a fim de poder realizar a biópsia do nervo afetado com sucesso através de amostra representativa do processo patológico.
      a. A avaliação deve ser feita para **identificar doença sistêmica** (p. ex., neoplasia, insulinoma, diabete melito ou hipotiroidismo).
      b. **Avaliações diagnósticas** para determinar a extensão e a localização da doença de um nervo periférico são semelhantes aos descritos em I A 1 b.
B. **Procedimentos cirúrgicos**
   1. **Anastomose**
      a. **Princípios gerais**

(1) Nervos seccionados cicatrizam entre as extremidades se o segmento proximal emite extensões de axônio que encontram o segmento distal. Tubos orientadores podem ser colocados ao redor das extremidades do nervo para favorecer a formação de canais axonais no coto distal.

(2) Se há distância excessiva entre as extremidades nervosas seccionadas ou tensão excessiva entre as extremidades após a anastomose, a regeneração irá falhar.

b. **Técnicas**

(1) **Sutura.** Extremidades (cotos) de nervos rompidos podem ser suturadas (unidas) pelos métodos a seguir.

(a) **Reparação epineural** é a técnica preferida e proporciona reparação suficiente na maioria dos casos. Nesta técnica, 4-6 suturas são realizadas de maneira circunferencial ao redor do nervo.

(b) **Reparação perineural** é mais trabalhosa e normalmente requer habilidade microcirúrgica e magnificação, entretanto pode proporcionar um melhor alinhamento anatômico dos feixes.

(2) **Laser, aglutinadores de fibrina ou material de coagulação** permitem a reparação sem sutura. Destas técnicas, o método a laser parece ser o mais promissor.

(3) **Enxerto de nervo.** Se a reparação primária não é exeqüível em virtude da distância excessiva entre os bordos terminais, um enxerto autógeno de nervo pode ser usado para facilitar a reparação.

2. **Biópsia** de um nervo periférico afetado freqüentemente é útil para o diagnóstico de uma alteração nervosa periférica e para o esclarecimento da causa patológica primária (p. ex., inflamação, degeneração, anormalidades primárias da mielina ou doença axonal primária).

a. **Escolha do local da biópsia.** Os nervos comumente submetidos à biópsia incluem o peroneal e tibial nos membros pélvicos e o radial cutâneo e ulnar nos membros torácicos. Para a escolha do local de biópsia, devem ser observados os seguintes critérios.

(1) O nervo deve **executar uma função não-essencial.**

(2) O nervo deve ser **afetado pela doença.**

(3) O nervo deve estar **presente em sua localização anatômica.**

(4) O nervo deve ser normalmente **protegido de compressão** e **traumatisno recorrente.**

(5) O **acesso cirúrgico não deve lesionar vasos sangüíneos, tendões ou articulações vizinhas.**

(6) A região deve ser **capaz de recuperar-se bem após a intervenção.**

(7) **Devem existir registros** quantitativos normais *sobre a morfologia do nervo.*

b. **Técnica**

(1) **Biópsia segmentar.** Se todo o nervo pode ser utilizado (p. ex., um ramo sensitivo), um pequeno segmento do nervo é removido.

(2) **Biópsia fascicular.** (Figura 23-1). Mais comumente, um nervo misto é submetido à biópsia. Não mais do que um terço do diâmetro do nervo deve ser removido para evitar lesão iatrogênica.

c. **Análise da amostra.** Alterações patológicas nos nervos periféricos podem ser difíceis de detectar com os procedimentos e avaliações histológicas rotineiras. É recomendável que a amostra de nervo periférico seja avaliada por um patologista experiente em microscopia do tecido nervoso periférico.

(1) **Análise morfométrica** determina a porcentagem de fibras de um certo diâmetro dentro de um nervo utilizando microscópio eletrônico.

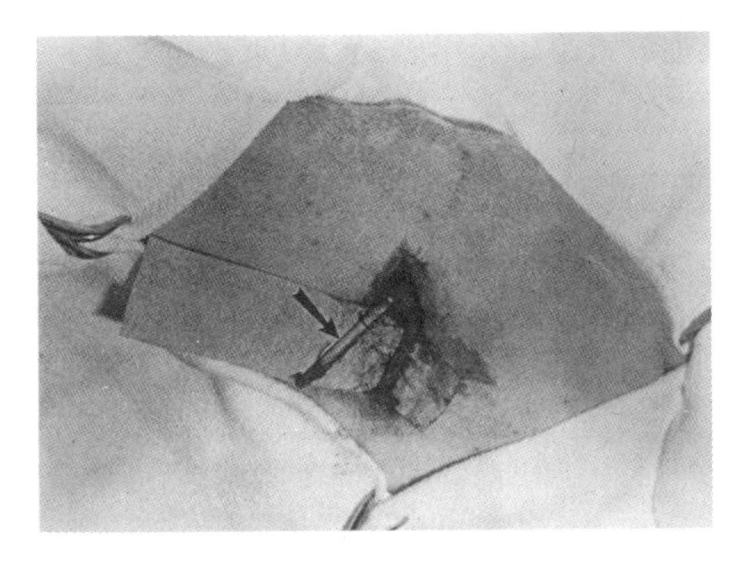

FIGURA 23-1 Biópsia fascicular do nervo peroneal. A porção do nervo a ser removida é presa a uma vareta de madeira estéril (seta).

   (2) **Análise da textura da fibra**, que é util para a avaliação de doenças desmielinizantes, avalia fibras individualmente em um plano longitudinal.
  d. **Cuidados pós-operatórios.** O local da biópsia é monitorizado quanto à inflamação. Algum edema no local da incisão é esperado, todavia uma bandagem com leve pressão é usada por 1-3 dias após a cirurgia para minimizar o edema.
 3. **Descompressão**
  a. **Hemilaminectomia** ou **foraminectomia** são usadas para descomprimir nervos periféricos no interior do canal medular ou no forâmen intervertebral que se tornou comprimido por alguma doença da medula espinhal. Por exemplo, hipertrofia óssea, fibrose de anel ou outras estruturas ligamentosas podem comprimir os nervos L7 ou sacral periférico na síndrome da cauda eqüina (doença lombossacral).
  b. **Neurólise** (isto é, a liberação cirúrgica de um nervo periférico comprimido) pode ser necessária para descomprimir nervos periféricos cuja compressão se estabeleceu pela presença de tecido fibroso, cartilaginoso ou ósseo, subseqüente à reparação (cicatrização) óssea ou de tecido mole cicatricial.
C. **Distúrbios do sistema nervoso periférico (SNP)**
 1. **Traumatismo**
  a. **Avulsão do plexo braquial** ocorre mais comumente em um dos membros torácicos após traumatismo por atropelamento.
   (1) **Patogenia.** A contusão ou separação da raiz nervosa da medula espinhal causa disfunção aguda, não-dolorosa e não-progressiva (p. ex., monoparesia ou monoplegia).
   (2) **Tratamento.** Na avulsão parcial podem ser realizadas a *transposição musculotendão* ou *artrodese carpal*. Em casos graves, a *amputação* pode ser necessária para evitar a mutilação.
   (3) **Prognóstico** depende da gravidade da lesão nervosa. A perda da sensibilidade dolorosa nos membros torácicos é indicativa de prognóstico desfavorável.

b. Traumatismo ortopédico. Os nervos periféricos podem ser lesionados se o traumatismo ortopédico é contínuo. Por exemplo, a lesão do nervo radial tem sido associada com fraturas de úmero, e lesão dos nervos ciático, pélvico e pudendo freqüentemente está associada com fraturas pélvicas. Fraturas vertebrais também podem causar lesão de nervos periféricos.

c. Traumatismo iatrogênico. Os nervos periféricos podem ser traumatizados durante cirurgias ortopédicas. O nervo ciático, por exemplo, pode ser lesado por pinos intramedulares usados para reduzir uma fratura de fêmur. O tratamento envolve a remoção ou redirecionamento do pino.

2. **Neoplasias**
    a. **Tumores de bainha nervosa** do SNP incluem *schwannoma (tumor de células de Schwan), nerofibromas* e *neurofibrossarcoma*.
       (1) **Localização.** Tumores de bainha nervosa afetam comumente os nervos do *plexo braquial*. Na *medula espinhal*, eles ocorrem mais comumente como *lesões intradurais, extramedulares*.
       (2) **Características.** Os tumores da bainha nervosa são *localmente invasivos* e *de evolução metastática lenta*.
       (3) **Diagnóstico**
           (a) **Os sintomas** incluem *claudicação crônica, progressiva*. O exame clínico pode evidenciar *atrofia, hiporreflexia tendendo à arreflexia* e *dor axilar*. Ocasionalmente, uma *tumoração* é palpável na região axilar.
           (b) **Eletromiografia** revela evidências de *desnervação* no músculo do membro, sugerindo uma causa neurogênica em vez de ortopédica para a claudicação.
           (c) **Mielografia** pode ser indicada se o tumor invade a medula espinhal.
           (d) **Tomografia computadorizada** ou **imagens por ressonância magnética** podem revelar uma tumoração na região periespinhal ou axilar.
           (e) **Cirurgia exploratória** do plexo braquial deve ser considerada se há uma forte suspeita de tumor na bainha nervosa.
       (4) **Tratamento**
           (a) Como estes tumores são normalmente de evolução lenta e localmente invasivos, a **ressecção radical local** é importante.
           (b) Se estes tumores envolvem nervos dos membros torácicos, a **amputação** é freqüentemente indicada a menos que a lesão bem localizada e os bordos ao redor do tumor possam ser adequadamente alcançados.
           (c) Se o tumor invade em direção ao canal espinhal ou seu interior, freqüentemente é necessária **hemilaminectomia** para remover a porção do tumor do interior do canal vertebral.
       (5) **Prognóstico.** Quando o tumor invade a medula, o prognóstico geral é desfavorável.
    b. **Linfossarcoma** pode envolver as raízes nervosas e os nervos periféricos, especialmente em gatos.
3. **Processos inflamatórios**
    a. **Neurite crônica** é idiopática. A condição pode ser recidivante ou autolimitante e responsiva a corticosteróides.
    b. **Neurite do plexo braquial** é uma inflamação idiopática ou alérgica que envolve primariamente os nervos do plexo braquial. Os sintomas são semelhantes àqueles dos tumores e lesões do plexo braquial. Tratamentos definitivos não têm sido encontrados, mas os corticosteróides apresentam resultados benéficos.

c. **Toxoplasmose** e **neosporose** são neuropatias infecciosas. O tratamento inclui a administração de sulfonamida – trimetoprima ou clindamicina.
4. **Neuropatias metabólicas.** Doenças metabólicas sistêmicas [p. ex., *hipotiroidismo, diabete melito, insulinoma* e *hiperlipidemia* (em gatos)] podem alterar a fisiologia neuronal, causando neuropatia.
5. **Neuropatias relacionadas com toxinas**
   a. **Metais pesados** (p. ex., mercúrio e chumbo) podem causar lesão de nervos periféricos.
   b. **Botulismo** e **paralisia por carrapato** estão associados com toxinas que afetam a junção neuromuscular (JNM).
   c. **Organofosforados** podem causar uma neuropatia crônica que é caracterizada primariamente por fraqueza muscular.
6. **Neuropatias paraneoplásicas** têm sido observadas *em associação com* doenças neoplásicas sistêmicas (p. ex., *linfoma, insulinoma* e vários *carcinomas*).
7. **Neuropatias congênitas ou hereditárias.** Várias neuropatias periféricas ocorrem em animais jovens e são consideradas congênitas ou hereditárias.
   a. **Hipomielinização** e **axonopatia** são observadas em Malamutes, Dálmatas e Golden Retriever.
   b. **Neuropatia axonal gigante** é observada em Pastores Alemães.
   c. **Neuropatia hipertrófica** afeta Mastiffs tibetanos.
   d. **Axonopatia progressiva** é observada em Boxer.
   e. **Neuropatia sensitiva** é observada em Pointer inglês e Dachshunds.
   f. **Leucodistrofia de células globóides** ocorre mais comumente em cães West Highland e Terrier Cairn.

II. MÚSCULOS

A. A **biópsia muscular** fornece informações sobre diagnóstico e prognóstico em uma variedade de alterações musculares congênitas, degenerativas, inflamatórias e metabólicas. Além disso, a biópsia muscular é útil para eliminar causas potenciais de miopatias para alcançar o diagnóstico.
   1. **Indicações.** Um animal com *concentrações elevadas de creatinina cinase* ou *estudos eletromiográficos anormais* deve sofrer uma biópsia muscular a menos que já tenha sido identificada uma causa para as anormalidades.
   2. **Escolha do local da biópsia.** Os critérios são semelhantes aos usados para escolher o local para biópsia de nervo (veja I B 2 a).
      (a) **Biópsia** de um músculo *não deve alterar a função*.
      (b) O músculo deve estar *afetado pela doença*.
      (c) **Devem existir dados** quantitativos normais *sobre a morfologia muscular. Os grupos musculares que forem penetrados por uma agulha de eletromiografia* devem ser selecionados para evitar falsa interpretação ou lesão muscular iatrogênica.
      (d) O músculo deve ser de fácil acesso **cirúrgico** e, se possível, este acesso *deve permitir a biópsia combinada de músculo e nervo*.
      (e) O local deve estar associado com **dor pós-operatória mínima.**
   3. **Técnica**
      a. **Acesso.** O local de biópsia é preparado assepticamente para cirurgia. Uma incisão é realizada na pele e fáscia que recobrem o músculo para sua exposição.

b. Excisão. Um segmento do músculo é pinçado com fórceps e um cilindro de tecido é ressecado com tesoura ou lâmina de bisturi.

c. Fechamento. A fáscia e o tecido subcutâneo são fechados com sutura absorvível e a pele é fechada com sutura não-absorvível.

d. Preservação da amostra. Não é necessário manter o músculo distendido com pinças de biópsia se forem feitas análises histológicas rotineiras, todavia é importante a manutenção do músculo distendido para avaliações em microscopia eletrônica.

4. **Análise da amostra.** As amostras de músculos obtidas na biópsia são analisadas de forma diferente dos outros tecidos. O contato com um patologista especialista em músculo auxiliará o cirurgião na coleta e remessa do tecido muscular de forma apropriada.

    a. **Avalição histoquímica de enzimas** para a determinação do tipo de fibra requer músculo fresco congelado.

        (1) A refrigeração de amostras de músculos é necessária para manter suas propriedades citoquímicas e histoquímicas até que a amostra seja congelada.

        (2) De forma ideal, o músculo deve ser congelado dentro de uma hora após a coleta. O músculo é rapidamente imerso em um recipiente de isopentano, um preservativo, que foi resfriado a um ponto logo acima do de congelamento pela imersão em nitrogênio líquido.

    b. **Fixação em formalina** proporciona informações limitadas com relação à patologia muscular.

    c. **A análise por microscopia eletrônica** exige extensão da amostra e fixação o mais rápido possível utilizando glutaraldeído.

5. **Cuidados pós-operatórios** são semelhantes aos adotados na biópsia de nervo (veja I B 2 d).

B. **Alterações do músculo.** Os sintomas de miopatia são relacionados primariamente com fraqueza.

    1. **Traumatismo**

        a. **Contratura do infra-espinhoso** ocorre em cães de caça e produz rotação externa do membro e adução da articulação do cotovelo. A ressecção da porção fibrosa do músculo tendinoso resulta em recuperação completa.

        b. **Contratura do quadríceps** é uma séria conseqüência da fratura de fêmur e reparação cirúrgica inadequada em cães jovens (Figura 23-2).

            (1) **Patogenia.** A adesão entre o músculo quadríceps e o tecido periostal fixa o membro em extensão.

            (2) **Tratamento.** A ressecção cirúgica do tecido fibroso freqüentemente é infrutífera em virtude da gravidade e cronicidade da lesão. A amputação do membro pode ser necessária.

            (3) **Prevenção** em termos de dissecção cirúrgica delicada, fixação estável da fratura, bandagem em flexão e fisioterapia pós-operatória deve ser realizada rotineiramente.

    2. **Miopatias idiopáticas**

        a. **Miopatia fibrótica** é uma fibrose muscular idiopática progressiva que afeta mais freqüentemente os músculos semitendinosos. A liberação cirúrgica dos tecidos afetados produz resultados inconsistentes.

        b. **Miosite ossificante** é uma forma não-neoplásica de ossificação heterotópica que afeta tecidos conjuntivos fibrosos e o musculoesquelético, freqüentemente próximo da articulação do quadril. A ressecção cirúrgica de uma tumoração calcificada encapsulada traz resultados compensadores.

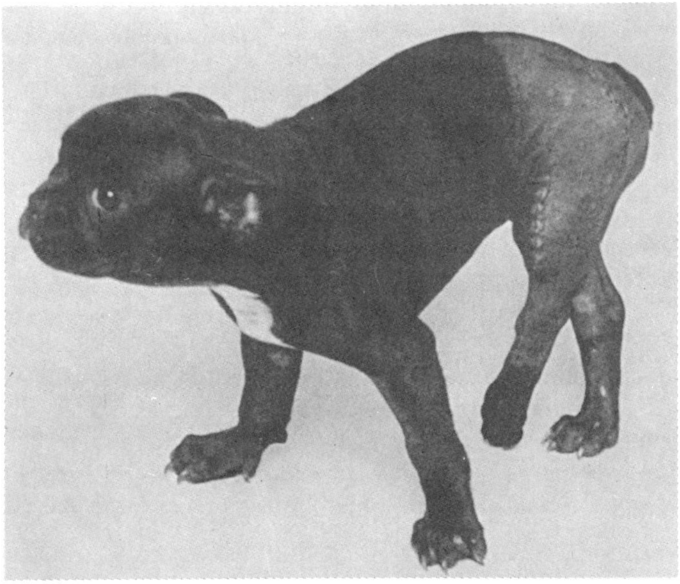

FIGURA 23-2 Contratura do quadríceps após reparação cirúrgica de fraturas de extremidades proximal e distal de fêmur. O posicionamento do membro é caracterizado por hiperextensão das articulações do joelho e calcanhar. (Reimpresso com permissão de HODGES, C. C. : Postoperative physical therapy. In: *Surgical Complications and Wound Healing*. Editado por HARARI, J. Philadelphia, W. B. Saunders, 1993, p 401.

3. **Processos inflamatórios** podem estar associados com doença infecciosa ou não-infecciosa.
    a. As **doenças infecciosas** que afetam os músculos incluem *toxoplasmose, neosporose, infestação por dirofilária, clostridiose, triquinose* e *leptospirose* (em gatos).
        (1) **Sintomas.** Freqüentemente é observada hiperextensão dos membros pélvicos em cães jovens afetados com toxoplasmose ou neosporose.
        (2) **Sorologia** normalmente é útil no diagnóstico de doenças infecciosas.
        (3) **Biópsia muscular** pode revelar o microrganismo.
    b. **Miosite não-infecciosa** freqüentemente é uma alteração imunomediada.
        (1) **Polimiosite** é um distúrbio muscular sistêmica.
            (a) **Diagnóstico**
                (i) **Sintomas.** Os sintomas mais comuns são dor muscular e fraqueza.
                (ii) **Sorologia.** Creatinina cinase freqüentemente está elevada no sangue.
                (iii) **Eletromiografia** pode revelar alterações.
            (b) **Tratamento.** Corticosteróides podem ser úteis.
        (2) **Miosite mastigatória (eosinofílica)** é uma doença que afeta primariamente os músculos da cabeça. A reação imune parece ser específica de fibras musculares do tipo 2M destes músculos.
            (a) **Patogenia.** Inicialmente os músculos estão edemaciados e doloridos. Em casos crônicos o músculo torna-se fibrótico.
            (b) **Tratamento** corticosteróides podem ser úteis.
        (3) **Dermatomiosite** é uma doença imunomediada que afeta pele e músculo, sendo mais comumente observada em cães das raça Shetland Sheepdogs e Collies.

4. **Miopatias metabólicas** são incomuns.
   a. **Miopatia de armazenamento lipídico** tem sido observada em cães com outros tipos de miopatia. São características mialgia pouco localizada, fraqueza e atrofia.
   b. **Miopatia mitocondrial** tem sido descrita em ninhadas de cães Old English Sheepdog. Fraqueza episódica foi associada com acidose láctica de exercício.
   c. **Distúrbios eletrolíticos** (p. ex., hipopotassemia) pode resultar em doença muscular.
   d. **Rabdomiólise de exercício** e **hipertermia maligna** são possíveis causas de doença muscular.
   e. **Doenças endócrina** (p. ex., hiperadrenocorticismo e hipotiroidismo) estão associadas com miopatia.
   f. **Doenças de armazenamento** (p. ex., doença de armazenamento de glicogênio Tipo VII) e **deficiências enzimáticas** [p. ex., deficiência de fosfofrutocinase (FFQ) em Springer Spaniel] podem estar associadas com miopatia.
5. **Miopatias congênitas** ou **hereditárias** têm sido descritas em Retriever Labrador (*deficiência muscular do Tipo II*), Golden Retrievers (*distrofia muscular*) e Chow Chow (*miotonia*).

LEITURAS SELECIONADAS

BLOOMBERG, M. : Muscles and tendons. In: *Textbook of Small Animal,* 2nd ed., Satter, D. Philadelphia, W. B. Saunders, 1993, pp 1996-2019.

BRAUND, K. G. : *Clinical Syndromes in Veterinary Neurology.* St. Louis, C. V. Mosby, 1994, pp 376-422, 450-6.

BRAUND, K. G. : Nerve and muscle biopsy techniques. *Prog. Vet. Neurology.* 2:35-6, 1991.

BREHM, D. M. ; VITE, C. H. ; STEINBERG, H. S. : A retrospective evaluation of 51 cases of peripheral nerve sheath tumors in the dog. *J. Am. Anim. Hosp.* 31:349-59, 1995.

CUDDON, P. A. : Feline neuromuscular diseases. *Feline Pract.* 22:7-13, 1994.

KILLINGSWORTH, C. R. : Repair of injured nerves, tendons, and muscles. In: *Surgical Complications and Wound Healing in the Small Animal Practice.* Hahari, J. Philadelphia, W. B. Saunders, 1993, pp 169-202.

RODKEY, W. G. : Peripheral nerve surgery. In: *Textbook of Small Animal Surgery,* 2nd ed., Slatter, D. Philadelphia, W. B. Saunders, 1993, pp 1135-41.

SCOTT-MONCRIEFF, J. C. ; HAWKINS, E. C. ; COOK, J. R. : Canine muscle disorders. *Comp. Contin. Educ. Pract. Vet.* 12:31-9, 1990.

Parte V
Exame de Auto-avaliação

QUESTÕES PARA ESTUDO

INSTRUÇÕES: Cada uma das questões numeradas ou das afirmativas incompletas nesta seção é seguida de respostas ou de conclusões da afirmativa. Selecione **a resposta** ou **conclusão** que é a **melhor** em cada caso.

1. A reparação de uma fratura transversa de fêmur em um cão Retriever Labrador de 2 anos de idade deve ser classificada em que categoria de risco cirúrgico?
   (1) Estado físico I
   (2) Estado físico II
   (3) Estado físico III
   (4) Estado físico IV
   (5) Estado físico V

2. Qual dos seguintes materiais de sutura é o mais indicado para o fechamento de tecido intra-oral após uma cirurgia maxilar ou mandibular?
   (1) Catgut simples
   (2) Catgut cromado
   (3) Polidioxanona ou polipropileno
   (4) Seda
   (5) Poliamida

3. Duas características da cicatrização em segunda intenção são:
   (1) Necrose tecidual e formação de tecido de granulação
   (2) Inflamação persistente e drenagem da ferida
   (3) Epitelização e contração de pele
   (4) Fibrose acarretando formação de tecido cartilaginoso
   (5) Edema tecidual e deiscência da ferida

4. Qual das afirmações a seguir é verdadeira em relação à reconstrução traqueal?
   (1) Em cães, não mais de 10% da traquéia pode ser removida.
   (2) Em cães, um máximo de 5 anéis podem ser removidos com segurança.
   (3) O exercício pós-operatório é recomendado para estimular a respiração.
   (4) A técnica de cartilagem dividida é preferida para preservar o tamanho do lume.
   (5) Anastomose sobreposta de anéis cartilaginosos acarreta um alinhamento anatômico mais preciso.

5. Qual das drogas a seguir pode ser usada para estimular o apetite?
   (1) Morfina
   (2) Butorfanol
   (3) Diazepam
   (4) Acetilpromazina
   (5) Ioimbina

6. Estenose anal é uma complicação de qual dos seguintes procedimentos?
   (1) Saculectomia anal
   (2) Excisão de tumor
   (3) Criocirurgia
   (4) Descamação e fulguração
   (5) Ressecção e drenagem aberta

7. Qual das seguintes afirmativas caracteriza melhor a estenose aórtica?
   (1) Ela ocorre mais freqüentemente em cães de raças pequenas.
   (2) Ela envolve lesão subvalvular.
   (3) Ela causa hipertrofia ventricular direita.
   (4) Normalmente é necessário tratamento cirúrgico imediato.
   (5) Ela normalmente requer cirurgia de transplante de retalho

8. Qual dos tratamentos a seguir é o de escolha na colecistite necrosante?
   (1) Colecistotomia e lavagem da vesícula biliar
   (2) Colecistotomia com tubo
   (3) Colecistectomia
   (4) Colecistoduodenostomia
   (5) Colecistojejunostomia

9. Paralisia de mandíbula com manutenção da boca aberta é melhor tratada com:
   (1) Injeção intralesional de corticosteróides
   (2) Ressecção parcial do arco zigomático
   (3) Administração sistêmica de corticosteródes
   (4) Artrodese da articulação
   (5) Fisioterapia oral prolongada

10. Um cão de 6 anos de idade com sintomas gastrintestinais moderados recorrentes tem laparotomia exploratória marcada em vista de suspeita de obstrução intestinal. Quais os testes pré-operatórios mínimos requeridos?
    (1) Eletrocardiograma e exame de urina
    (2) Contagem sangüínea completa (CSC) e exame de urina
    (3) Química sangüínea e exame de urina
    (4) Gasometria sangüínea e exame de urina
    (5) Contagem sangüínea completa (CSC), química sangüínea e exame de urina

11. Que nervo craniano é responsável pelo controle da expressão facial, gosto e lacrimejamento?
    (1) XI (espinhal acessório)
    (2) IX (glossofaríngeo)
    (3) VII (facial)
    (4) V (trigêmeo)
    (5) III (oculomotor)

12. Qual dos itens a seguir requer a reparação cirúrgica de uma fratura pélvica?
    (1) Fratura púbica cominutiva não-deslocada
    (2) Luxação sacroilíaca moderadamente deslocada
    (3) Fratura do corpo do íleo deslocada medialmente
    (4) Fratura do corpo isquiático

13. Qual dos tranqüilizantes a seguir é comumente usado em medicina veterinária?
    (1) Atropina
    (2) Glicopirrolato
    (3) Megluminato de flunixina
    (4) Acepromazina
    (5) Atipamezol

14. Em cães, a osteomielite bacteriana é mais freqüentemente causada por:
    (1) *Pasteurella*
    (2) *Staphylococcus*
    (3) *Streptococcus*
    (4) *Escherichia coli*
    (5) *Proteus*

15. Qual das afirmativas a seguir é verdadeira em relação à torção esplênica aguda?
    (1) Ela requer medicação antibiótica intravenosa imediata.
    (2) Ela requer um estudo gastrintestinal superior contrastado para o diagnóstico.
    (3) Ela pode ser tratada através da rotação do animal.
    (4) Ela produz uma evolução com períodos de melhoria e agravamento alternados.
    (5) Ela pode ser uma emergência limitante da sobrevivência e requer administração imediata de fluidoterapia intravenosa.

16. Qual dos seguintes itens é a causa mais comum da ruptura do ducto biliar em pequenos animais?
    (1) Traumatismo
    (2) Colelitos
    (3) Coledocólitos
    (4) Colecistite necrosante
    (5) Neoplasia

17. Qual das afirmativas a seguir é verdadeira em relação à fenestração?
    (1) Ela permite descompressão de medula espinhal.
    (2) Ela permite avaliação da medula espinhal para determinação de prognóstico.
    (3) Ela previne futuras hérnias de disco.
    (4) É usada no tratamento de neoplasia espinhal.
    (5) Ela requer antibioticoterapia concomitante.

18. Qual das afirmativas a seguir é verdadeira com relação ao apoio nutricional de animais desnutridos (famintos), lesionados ou doentes?
    (1) Mamíferos necessitam de menos gorduras.
    (2) A densidade calórica da dieta deve ser diminuída pela redução do conteúdo de gordura.
    (3) Triglicerídeos de cadeia média são preferíveis por facilitarem a digestão e a absorção.
    (4) Triglicerídeos de cadeia longa são preferidos por facilitarem a digestão e a absorção.
    (5) Fibras da dieta devem ser reduzidas.

19. Qual dos nervos a seguir deve ser evitado durante a ablação total do canal auditivo?
    (1) Nervo facial
    (2) Nervo hipoglosso
    (3) Nervo lingual
    (4) Nervo trigêmeo
    (5) Nervo vestibular

20. Qual a tumoração mediastinal mais comum em gatos?
    (1) Carcinoma de células escamosas
    (2) Linfossarcoma
    (3) Timoma
    (4) Abcesso mediastínico
    (5) Pneumomediastino

21. Uma luxação patelar média que pode ser facilmente reduzida de modo manual e causa claudicação periódica deve ser classificada como grau:
    (1) I.
    (2) II.
    (3) III.
    (4) IV.
    (5) V.

22. Qual é a camada sustentadora para suturas no esôfago?
    (1) Epitélio
    (2) Mucosa
    (3) Submucosa
    (4) Muscular
    (5) Serosa

23. Os anti-sépticos de pele mais eficazes são:
    (1) Álcool isopropílico e álcool etílico
    (2) Iodopovidona e clorexidina
    (3) Clorexidina e cloreto de benzalcônio
    (4) Cloreto de benzalcônio e hexaclorofeno
    (5) Hexaclorofeno e clorexidina

24. Qual dos seguintes fármacos permite a destruição seletiva das zonas fasciculada e reticular?
    (1) Mitotano
    (2) Metimazol
    (3) Propranolol
    (4) Carbimazol
    (5) Iodo radioativo (^{131}I)

25. Qual das afirmativas a seguir é verdadeira em relação ao traumatismo de coluna?
    (1) Desenvolve-se mais freqüentemente nas regiões espinhais estáticas (p.ex., vértebras torácicas).
    (2) Produz lesões estáticas, não-progressivas.
    (3) Requer intervenção cirúrgica imediata.
    (4) Ocorre mais freqüentemente nas junções estáveis e segmentos móveis da medula (p.ex., vértebras cervicotorácicas ou toracolombares).

26. Rinotomia e turbinectomia são indicadas no tratamento de:
    (1) Adenocarcinoma nasal
    (2) Aspergilose nasal
    (3) Criptococose nasal
    (4) Rinite bacteriana crônica irresponsiva
    (5) Fístula oronasal

27. Dor na articulação do quadril (coxofemural) e claudicação em um cão jovem saudável de raça pequena estão associadas mais comumente com:
    (1) Necrose femural asséptica
    (2) Artrite séptica
    (3) Sarcoma de célula sinovial
    (4) Displasia de coxofemural
    (5) Neuropraxia ciática

28. Qual das seguintes afirmativas é verdadeira com relação à utilização de opióides como um agente indutor?
    (1) Os opióides devem ser administrados após pré-oxigenação.
    (2) Gatos necessitam de doses elevadas.
    (3) O opióde deve ser administrado em pequenas doses em cães imaturos.
    (4) Os opióides devem ser administrados após a alimentação.

29. Qual dos seguintes procedimentos envolve a sutura do coto uterino à parede abdominal, atingindo uma porção da bexiga, desta forma prejudicando a função esfincteriana?
    (1) Vaginopexia
    (2) Colpossuspensão
    (3) Uretroplastia
    (4) Cistoplastia
    (5) Relocação cística

30. Quando são usados antibióticos profiláticos?
    (1) Para tratar feridas contaminadas
    (2) Imediatamente anterior à cirurgia prolongada
    (3) Por via oral durante 10 dias após cirurgia de bexiga
    (4) Por via oral, 2 dias antes de procedimentos eletivos
    (5) Topicamente em feridas abertas, antes do fechamento

31. Saculite anal crônica recorrente deve ser tratada com:
    (1) Colopexia
    (2) Saculectomia anal
    (3) Amputação da cauda
    (4) Enemas
    (5) Amputação de reto e anastomose

32. Obstrução aguda de vias aéreas superiores decorrente de edema pós-operatório de cirurgia de laringe, ameaçando a sobrevivência e requerendo traqueostomia imediata deve ser classificada em que categoria de risco cirúrgico?
    (1) Estado físico II
    (2) Estado físico III
    (3) Estado físico IV
    (4) Estado físico V

33. O tumor cerebral primário mais comum no cão e no gato é:
    (1) Meningeoma
    (2) Linfossarcoma
    (3) Astrocitoma
    (4) Glioma
    (5) Tumor de plexo coróide

34. Qual dos seguintes itens pode prejudicar a sustentação peso corporal?
    (1) Fratura de acetábulo
    (2) Fratura de púbis
    (3) Fraturas de vértebras coccígeas
    (4) Ruptura de tendão pré-púbico
    (5) Hérnia de diafragma

35. Um tumor mandibular rostral envolvendo a sínfise deve ser tratado com:
    (1) Mandibulectomia rostral bilateral
    (2) Mandibulectomia rostral unilateral
    (3) Hemimandibulectomia total
    (4) Maxilectomia rostral parcial
    (5) Mandibulectomia horizontal segmentar

36. Otite bacteriana crônica externa e média é mais adequadamente tratada com:
    (1) Ressecção do pavilhão auricular
    (2) Osteotomia da bula
    (3) Ressecção de parede lateral
    (4) Ablação de canal horizontal
    (5) Ablação total do canal auditivo e osteotomia da bula

37. Qual a sutura preferida para anastomose término-terminal de esôfago?
    (1) Sutura de inversão em camada simples
    (2) Sutura de inversão em camada dupla
    (3) Sutura de eversão em camada simples
    (4) Sutura de aposição em camada dupla
    (5) Sutura de aposição em camada simples

38. Claudicação da articulação do ombro em um grande cão jovem de desenvolvimento rápido deve ter como causa provável:
    (1) Tendossinovite de bíceps
    (2) Carcinoma de célula sinovial
    (3) Osteossarcoma
    (4) Osteocondrite dissecante (OCD)
    (5) Luxação medial

39. O defeito cardíaco congênito mais comum em cães é:
    (1) Ducto arterioso patente (DAP)
    (2) Arco aórtico persistente para a direita (AAPD)
    (3) Estenose aórtica
    (4) Defeito de septo ventricular
    (5) Estenose pulmonar

40. O halotano é um anestésico inalante útil caracterizado por:
    (1) Um valor de concentração alveolar mínima (CAM) menor do que do metoxiflurano
    (2) Uma indução mais rápida do que o metoxiflurano
    (3) Sua utilidade para uso em animais com patologia intracraniana
    (4) Sua ausência de sensibilização do miocárdio
    (5) Sua habilidade de promover analgesia no período de recuperação

41. Extensão dos membros posteriores e adesão do músculo da coxa ao fêmur são característicos de:
    (1) Leptospirose
    (2) Contratura de infra-espinhoso
    (3) Miosite ossificante
    (4) Contratura de quadriceps
    (5) Miopatia fibrótica

42. O risco de tumores de mama pode ser reduzido em grande parte se a ovarioisterectomia é realizada:
    (1) 1 ano após o primeiro estro
    (2) 2 anos após o primeiro estro
    (3) A qualquer momento da vida da cadela
    (4) Após 7 anos de idade
    (5) Antes do primeiro estro

43. Um gato com 10 anos de idade e doença hepática crônica caracterizada por hipoproteinemia, anemia e perda de peso corporal deve ser levado a exame de biópsia. Que anestésico seria mais apropriado?
    (1) Isoflurano
    (2) Halotano
    (3) Metoxiflurano
    (4) Cetamina
    (5) Tiamilal

44. Ataxia, dismetria, tremores e anomalias pupilares podem sugerir lesão no:
    (1) Cerebelo
    (2) Cérebro
    (3) Medula
    (4) Bulbo
    (5) Mesencéfalo

45. Qual das afirmativas a seguir é verdadeira com relação à fratura pélvica e reparação (consolidação)?
    (1) O tempo de reparação (consolidação) é prolongado.
    (2) Fraturas expostas (abertas) são comuns.
    (3) Fraturas de tuberosidade isquiática deslocadas medialmente comprometem o canal pélvico.
    (4) A redução de fraturas de íleo resulta em auto-redução de fraturas de ísquio.
    (5) É necessária uma segunda cirurgia para remover as placas acetabulares.

46. A luxação patelar lateral é melhor tratada com:
    (1) Suporte externo (p.ex., gesso) por 2 meses
    (2) Sutura de embricação lateral
    (3) Incisão auxiliar de alívio medial
    (4) Sutura de imbricação medial
    (5) Transposição de tuberosidade tibial lateral

47. Qual dos seguintes métodos é usado para tratar cirurgicamente hidrocefalia?
    (1) Anastomose ventriculoperitoneal
    (2) Calosotomia
    (3) Remoção transfenoidal da hipófise
    (4) Craniotomia
    (5) Hemisferectomia

48. A necessidade energética de um cão em tratamento de câncer é igual a:
    (1) Necessidade de energia em repouso (NER)
    (2) Metade da NER
    (3) Uma vez e meia a NER
    (4) O quadrado da NER
    (5) Duas vezes e meia da NER

49. Em um cão grande, musculoso, de 2 anos de idade, com uma fratura moderadamente cominutiva do fêmur, qual dos seguintes métodos proporciona uma rígida estabilidade e o retorno mais rápido à função do membro?
    (1) Tala
    (2) Um grande pino intramedular
    (3) Fixação esquelética externa
    (4) Placa e parafusos
    (5) Parafusos ósseos e fios metálicos

50. Efusão pericádica crônica recorrente é tratada mais efetivamente com:
    (1) Valvuloplastia com balão
    (2) Pericardiocentese
    (3) Pericardiectomia
    (4) Pericardiotomia
    (5) Vagotomia

51. A hipofisectomia transfenoidal é recomendada mais adequadamente para o tratamento de qual das seguintes condições?
    (1) Gastrinoma
    (2) Insulinoma
    (3) Hiperadrenocorticismo hipófise-dependente
    (4) Carcinoma adrenocortical
    (5) Adenoma de paratiróide

52. Uma complicação comum após ressecção maxilar ou mandibular é:
    (1) Desfiguramento (deformação)
    (2) Visão prejudicada
    (3) Disfonia
    (4) Disfagia
    (5) Deiscência da ferida

53. Em gatos brancos, que neoplasia está associada com dermatite solar das pontas das orelhas?
    (1) Carcinoma de células escamosas
    (2) Linfosarcoma
    (3) Mastocitoma
    (4) Condrossarcoma
    (5) Leucemia

54. Qual dos seguintes procedimentos está associado com o maior grau de morbidade do paciente com esplenomegalia?
    (1) Biópsia percutânea
    (2) Agulha de aspiração guiada por ultra-sonografia
    (3) Biópsia por punção intra-operatória
    (4) Biópsia por incisão intra-operatória
    (5) Esplenectomia parcial

55. Lesão de tecido da paratiróide durante a cirurgia de tiróide produz:
    (1) Hipercalcemia
    (2) Hipocalcemia
    (3) Hiperpotassemia
    (4) Hipopotassemia
    (5) Hipernatremia

56. Qual é o tratamento de escolha para um hematoma auricular?
    (1) Ablação do pavilhão auricular
    (2) Tratamento com antibiótico oral
    (3) Quimioterapia
    (4) Drenagem cirúrgica
    (5) Osteotomia da bulla

57. Qual dos seguintes tratamentos é recomendado para a hiperplasia prostática benigna?
    (1) Castração
    (2) Terapia estrogênica
    (3) Marsupialização
    (4) Drenagem
    (5) Prostatectomia

58. Qual das seguintes drogas pode ser contra-indicada em um gato de 7 anos de idade com obstrução urinária causada por cálculo renal e urinário?
    (1) Acepromazina
    (2) Tiamilal
    (3) Halotano
    (4) Isoflurano
    (5) Cetamina

59. Desvio abaxial do meio de contraste nas posições dorsoventral e lateral durante a mielografia indica:
    (1) Medula espinhal normal
    (2) Discoespondilite
    (3) Edema intramedular
    (4) Neoplasia dural
    (5) Osteossarcoma de vértebra

60. Qual das afirmativas a seguir é verdadeira com relação ao fechamento secundário da ferida?
    (1) Realiza-se entre 24-48 horas após o ferimento.
    (2) Realiza-se entre 5-6 dias após a lesão.
    (3) Retarda a cicatrização da ferida.
    (4) Realiza-se antes da formação de tecido de granulação.
    (5) Requer drenagem da ferida.

61. Qual dos materiais de sutura a seguir é mais conveniente para a maioria das cirurgias vasculares?
    (1) Catgut cromado
    (2) Polipropileno
    (3) Polidioxanona
    (4) Poliglactina 910
    (5) Ácido poliglicólico

62. Qual o acesso cirúrgico que proporciona a maior exposição da cavidade torácica?
    (1) Toracotomia com rotação de costela (PIVOT)
    (2) Toracotomia com ressecção de costela
    (3) Esternotomia mediana
    (4) Toracotomia intercostal

63. A forma mais grave de lesão de nervo periférico é denominada:
    (1) Neuropraxia
    (2) Axonotmese
    (3) Neurotmese
    (4) Mielomalácia
    (5) Miotonia

64. Deslocamento cranioventral de uma fratura pubiana pode levar à:
    (1) Miocardite traumática
    (2) Hérnia diafragmática
    (3) Neuropraxia ciática
    (4) Hérniação caudal de vísceras abdominais
    (5) Osteoartrite degenerativa

65. Qual das seguintes afirmativas é verdadeira em relação ao tratamento de displasia de quadril (coxofemural)?
    (1) Medicação antiinflamatória, restrição de exercício e redução do peso normalmente são ineficazes.
    (2) Osteotomia pélvica tripla deve ser realizada antes que ocorram alterações articulares degenerativas.
    (3) A retirada da cabeça e colo do fêmur promove doença articular progressiva.
    (4) A reposição total do quadril deve ser realizada antes que seja alcançada a maturidade esquelética.
    (5) Capsulorrafia irá prevenir a ocorrência de subluxação da cabeça do fêmur.

66. Vinte esponjas cirúrgicas embebidas de sangue foram coletadas durante uma celiotomia e ressecção intestinal. Quanto líquido foi perdido aproximadamente?
    (1) 100 ml
    (2) 200 ml
    (3) 300 ml
    (4) 400 ml
    (5) 500 ml

67. Qual dos itens a seguir é uma complicação da esplenectomia total?
    (1) Infecção bacteriana
    (2) Infecção viral
    (3) Anemia
    (4) Hemorragia
    (5) Torção gástrica

68. Qual a afirmativa verdadeira com relação às hérnias diafragmáticas de origem traumática?
    (1) São melhor diagnosticadas pelo estudo radiográfico com contraste de bário por via oral.
    (2) São consideradas emergências cirúrgicas; a cirurgia deve ser realizada dentro de 24 h.
    (3) São mais comumente circunferenciais.
    (4) Não necessitam de reparação se o animal é assintomático.
    (5) São mais facilmente reparadas por meio de toracotomia.

69. Convulsões, andar em círculo, mudanças de comportamento e hemiparesia contralateral poderiam sugerir lesão no(a):
    (1) Medula espinhal
    (2) Sistema nervoso periférico (SNP)
    (3) Sistema musculoesquelético
    (4) Proencéfalo
    (5) Tronco cerebral

70. O tratamento cirúrgico para osteocondrite dissecante (OCD) da cabeça do úmero é:
    (1) Ressecção de aba e curetagem subcondral óssea
    (2) Lavagem articular com solução antibiótica
    (3) Lavagem articular com solução esteróide
    (4) Aplicação de uma tala *spica*
    (5) Fixação esquelética externa

71. Qual é a melhor técnica de preparação da pele para cirurgia?
    (1) Esfregar vigorosamente para erradicar bactérias foliculares.
    (2) Esfregar com movimentos paralelos ao local de incisão.
    (3) Esfregar em círculo começando perifericamente.
    (4) Esfregar em círculo começando no local de incisão, movendo para fora.

72. Qual das condições a seguir está associada com paralisia traumática unilateral, aguda, não-dolorosa de membro anterior em um cão Brittany Spaniel de 6 anos de idade?
    (1) Tumor de medula
    (2) Hérnia de disco cervical
    (3) Avulsão de plexo braquial
    (4) Discoespondilite cervical
    (5) Instabilidade atlantoaxial

73. Modificações radiográficas indicadoras de doença articular degenerativa (DAD) incluem:
    (1) Esclerose óssea subcondral
    (2) Transparência óssea subcondral
    (3) Produção óssea periostal recente e lise
    (4) Alargamento do espaço articular
    (5) Aumento da densidade óssea intramedular

74. Nutrição parenteral total (NPT) deve ser indicada em um animal com:
    (1) Cardiomiopatia
    (2) Cálculo urinário
    (3) Ureter ectópico
    (4) Pancreatite
    (5) Tumor esplênico

75. Piotórax é tratado mais adequadamente por:
    (1) Drenagem de líquido torácico e antibióticos
    (2) Lavagem torácica com iodopovidona
    (3) Exercício para desfazer a aderência pleural
    (4) Umidificação do ambiente
    (5) Quimioterapia

76. Qual das afirmativas é verdadeira com relação ao padrão de sutura usado no intestino delgado?
    (1) Sutura de esmagamento é útil para evitar vazamento.
    (2) Sutura de inversão é útil para evitar edema.
    (3) Sutura de eversão é útil para evitar a aderência.
    (4) Sutura de aposição é preferida para fechamentos sem complicações.
    (5) Grampeamento com agrafes previne o vazamento e a formação de abcesso.

77. Qual é o nível crítico de contaminação bacteriana que determinará infecção de ferida?
    (1) 10^1 bactérias/g de tecido
    (2) 10^2 bactérias/g de tecido
    (3) 10^3 bactérias/g de tecido
    (4) 10^4 bactérias/g de tecido
    (5) 10^5 bactérias/g de tecido

78. Qual é a abordagem cirúrgica para uma esplenectomia total?
    (1) Incisão na fossa paralombar
    (2) Incisão na linha média abdominal ventral
    (3) Incisão esquerda através do músculo reto abdominal
    (4) Incisão paracostal direita
    (5) Incisão com ressecção da décima terceira costela

79. Em qual das seguintes articulações a osteocondrose tem o pior prognóstico com relação ao restabelecimento funcional?
    (1) Ombro
    (2) Cotovelo
    (3) Joelho
    (4) Tarso
    (5) Carpo

80. Em gatos, a neoplasia renal maligna mais comum é:
    (1) Carcinoma de células escamosas
    (2) Carcinoma de células tubulares
    (3) Nefroblastoma
    (4) Fibrossarcoma
    (5) Linfoma

81. Qual das afirmativas a seguir é uma vantagem da nutrição parenteral total (NPT)?
    (1) A contaminação relacionada com a cateterização pode ser evitada.
    (2) As necessidades nutricionais de um animal com vômitos podem ser alcançadas.

(3) As complicações metabólicas são mínimas.
(4) É um procedimento tecnicamente simples.
(5) A produção de imunoglobulina secretória A (IgA-S) é aumentada.

82. A hipotensão intra-operatória deve ser tratada com:
    (1) Aumento da profundidade da anestesia
    (2) Aumento do nível de vaporização
    (3) Indução de hipotermia
    (4) Aumento da velocidade de administração intravenosa de cristalóides
    (5) Administração de fenotiazínicos

83. Fratura e avulsão da tuberosidade supraglenóide da escápula deve ser tratada com:
    (1) Fixação com bandagem de tensão usando parafusos ou pinos e fios de aço
    (2) Ostectomia de fragmentos
    (3) Fixação esquelética externa
    (4) Bandagem do tipo Robert-Jones no membro

84. Qual dos seguintes itens é uma complicação freqüente da fratura de acetábulo e sua reparação cirúrgica?
    (1) Miocardite traumática
    (2) Osteoartrite degenerativa
    (3) Hematoma de tecido mole
    (4) Contratura de quadríceps
    (5) Comprometimento do canal pélvico

85. A ressecção sem a recolocação de parte da calota do crânio é denominada:
    (1) Craniotomia
    (2) Craniectomia
    (3) Durotomia
    (4) Laminectomia
    (5) Fenestração

86. O antibiótico mais freqüentemente usado para prevenção de infecções cirúrgicas é:
    (1) Penicilina
    (2) Ampicilina
    (3) Cefazolina
    (4) Cloranfenicol
    (5) Tetraciclina

87. O tratamento de escolha para o hemangiossarcoma esplênico em cães é:
    (1) Irradiação
    (2) Quimioterapia
    (3) Transfusão
    (4) Esplenectomia
    (5) Terapia antibiótica

88. Adenoma de glândula ceruminosa do canal vertical do ouvido pode ser tratado mais adequadamente por:
    (1) Osteotomia da bula
    (2) Ablação do canal vertical do ouvido
    (3) Ablação do canal horizontal do ouvido
    (4) Ablação total do canal do ouvido

89. Que tipo de cálculo cístico é mais freqüentemente associado com anastomose portossistêmica?
    (1) Fosfato de amônia e magnésia
    (2) Urato
    (3) Cistina
    (4) Silicato
    (5) Fosfato de cálcio

90. Em cães, as infecções abdominais associadas com lesões ou cirurgias gastrintestinais são mais freqüentemente causadas por:
    (1) *Pasteurella*
    (2) *Staphylococcus*
    (3) *Streptococcus*
    (4) *Escherichia coli*
    (5) *Proteus*

91. Reparação óssea anormal caracterizada por uma fenda persistente da fratura e formação excessiva de calo ósseo é denominada:
    (1) União óssea secundária
    (2) União óssea primária
    (3) União inativa
    (4) Má-união
    (5) Desunião hipertrófica

92. Traumatismo de membros anteriores em cães de caça que produzem rotação externa do membro e adução da articulação do cotovelo é:
    (1) Contratura de infra-espinhoso
    (2) Contratura de quadriceps
    (3) Contratura de bíceps
    (4) Contratura de tríceps
    (5) Miopatia fibrótica

93. Luxação traumática do cotovelo normalmente é em:
    (1) Direção medial em conseqüência da contração do músculo tríceps
    (2) Direção lateral em conseqüência de obstrução medial pelo côndilo umeral
    (3) Direção cranial em conseqüência da contração do músculo bíceps
    (4) Direção caudal em conseqüência da contração dos músculos flexores
    (5) Direção cranial em conseqüência da contração dos músculos pronador e supinador

94. Fratura-separação da sínfise mandibular em gatos é tratada mais adequadamente com:
    (1) Compressão interfragmentar com parafuso
    (2) Aplicação de cianocrilato
    (3) Técnicas ortopédicas com fios de aço
    (4) Aplicação de miniplacas ósseas
    (5) Fixação esquelética externa

95. A duração da ação dos tiobarbitúricos pode ser prolongada em um:
    (1) Greyhound
    (2) Gato Siamês
    (3) Gato Manx
    (4) Pastor Alemão
    (5) Dachschund

96. O fechamento prematuro da epífise ulnar distal como resultado de um traumatismo causa:
    (1) Desvio lateral do carpo
    (2) Desvio medial do carpo
    (3) Rotação interna do carpo
    (4) Deslocamento caudal do carpo

97. Pólipos nasofaringeanos em gatos requerem qual dos seguintes métodos de excisão da massa e pedúnculo?
    (1) Ressecção da parede lateral
    (2) Osteotomia ventral bula
    (3) Ablação total do canal auricular
    (4) Ablação da parede vertical
    (5) Ressecção do pavilhão auricular

INSTRUÇÕES: As questões ou afirmativas incompletas desta seção têm uma redação negativa indicada por uma palavra em itálico, tal como *não, menos* ou *exceto*. Selecione a **resposta** ou **complementação** que é a **melhor** em cada caso.

98. Todas as afirmativas em relação à fenda palatina primária são verdadeiras *exceto*:
    (1) A fenda palatina primária é mais comum em machos de raças braquicefálicas
    (2) Normalmente é uma doença congênita;
    (3) Ocorre mais freqüentemente do lado esquerdo
    (4) Ocorre mais freqüentemente como lesão simples
    (5) É uma fenda anterior do forâmen incisivo

99. A ligação cirúrgica de uma anastomose extra-hepática congênita simples é realizada em um Yorkshire Terrier de 1 ano de idade. As pressões portal e a venosa central antes da ligação eram 6 cm de H_2O e 2 cm de H_2O, respectivamente. Qual das seguintes afirmativas *não pode ser* um indicador para a ligação parcial da anastomose?
    (1) Peristaltismo intestinal aumentado
    (2) Pulsação vascular intestinal aumentada
    (3) Palidez e cianose do pâncreas
    (4) Aumento da pressão portal para 24 cm de H_2O
    (5) Aumento da pressão venosa central para 3 cm de H_2O

100. Todos os seguintes itens diminuem a pressão intracraniana *exceto*:
    (1) Manitol
    (2) Furosemida
    (3) Corticosteróides
    (4) Hiperventilação
    (5) Hipoventilação

101. Todas as seguintes afirmativas são verdadeiras em relação à peritonite *exceto*:
    (1) A causa mais comum de contaminação é a deiscência cirúrgica.
    (2) A fonte mais comum de contaminação é o trato gastrintestinal.
    (3) As taxas de mortalidade são menores com drenagem abdominal aberta do que sem drenagem.
    (4) O fechamento de um abdôme aberto deve ser retardado até que as culturas bacterianas sejam negativas.
    (5) A observação de bactérias intracelulares na abdominocentese é indicativa de peritonite séptica.

102. A cesariana é recomendada para todas as seguintes condições *exceto*:
    (1) Distocia obstrutiva
    (2) Inércia uterina primária causando distocia
    (3) Inércia uterina secundária irresponsiva à ocitocina
    (4) Distocia não-obstrutiva sem inércia uterina primária
    (5) Distocia mecânica

103. Considerações quanto à escolha do local de realização de biópsia de nervo periférico incluem todos os itens a seguir *exceto*:
    (1) A integridade do nervo
    (2) Sua proximidade de vasos sangüíneos
    (3) O tipo de nervo
    (4) A função do nervo
    (5) A velocidade de cicatrização do local incisado

104. O retardamento da cicatrização do cólon e o aumento da morbidade após ressecção e anastomose de cólon resulta de todos os seguintes fatores *exceto:*
    (1) A rápida velocidade de lise do colágeno comparado com a síntese
    (2) O suprimento sangüíneo do segmento
    (3) A perda da serosa
    (4) O elevado conteúdo bacteriano
    (5) O estresse mecânico das fezes sólidas

105. Colapso traqueal de Grau IV foi diagnosticado em um Poodle Toy de 11 anos de idade. Todos os seguintes fatores afetam seriamente ou podem piorar o prognóstico *exceto:*
    (1) A idade do animal
    (2) O grau de colapso traqueal
    (3) O colapso bronquial concomitante
    (4) O envolvimento da traquéia torácica
    (5) A paralisia laringeana concomitante

106. O manejo cirúrgico de uma doença articular degenerativa progressiva (DAD) pode incluir todos os seguintes procedimentos *exceto:*
    (1) Artrodese
    (2) Recolocação articular
    (3) Excisão articular
    (4) Amputação de membro
    (5) Lavagem articular

107. Todos os seguintes sinais são comuns na síndrome braquicefálica *exceto:*
    (1) Paralisia de laringe
    (2) Hipoplasia de traquéia
    (3) Palato mole alongado
    (4) Narinas estenóticas
    (5) Sáculos laringeanos evertidos

108. Todos os itens a seguir são vantagens da hemilaminectomia quando comparada com a laminectomia dorsal *exceto:*
    (1) A localização precisa da lesão é desnecessária.
    (2) A morbidade do paciente é reduzida.
    (3) Facilidade de fenestração de disco adjacente.
    (4) Preservação da estabilidade da vértebra.
    (5) Menor dissecção de tecidos moles.

109. O suprimento de sangue arterial do estômago é realizado por todos os vasos a seguir *exceto:*
    (1) artéria esplênica
    (2) artéria gástrica esquerda
    (3) artéria hepática
    (4) artéria gastroduodenal
    (5) artéria celíaca

110. Todas as seguintes afirmativas em relação à neoplasia pulmonar primária em cães são verdadeiras *exceto:*
    (1) Ocorre mais comumente no lobo pulmonar caudal direito
    (2) Radiograficamente é caracterizada mais comumente como um nódulo simples
    (3) É comum em cães idosos de raças grandes
    (4) É diagnosticada mais freqüentemente como fibrossarcoma
    (5) O tempo médio de sobrevivência é pelo menos 1 ano se não há metástase em linfonodos traqueobronquiais

111. Um gato gravemente doente necessita de todos os aminoácidos a seguir *exceto:*
    (1) Arginina
    (2) Taurina
    (3) Leucina
    (4) Lisina
    (5) Glutamina

112. A síndrome de Horner é caracterizada por todos os itens a seguir *exceto:*
    (1) Midríase
    (2) Miose
    (3) Ptose
    (4) Enoftalmia
    (5) Vasodilatação

113. As técnicas de correção de estenose pulmonar incluem todas as seguintes *exceto:*
    (1) Valvuloplastia com balão
    (2) Valvuloplastia cega
    (3) Enxerto (transplante) de retalho
    (4) Bandagem arterial pulmonar
    (5) Valvulectomia

114. Fístula perianal pode ser tratada com todos os seguintes meios *exceto:*
    (1) Excisão cirúrgica e drenagem aberta
    (2) Cauterização química
    (3) Crioterapia
    (4) Cauterização elétrica
    (5) Antibióticos por via oral e amolecedores de bolo fecal

INSTRUÇÕES: Cada grupo de itens desta seção consiste de opções numeradas seguidas de um conjunto de itens numerados. Para cada item, selecione **a opção** que mais se associe com o mesmo. Cada opção numerada pode ser associada uma, mais do que uma ou nenhuma vez.

Questões de 115-118
Correlacione cada uma das alterações com a bandagem apropriada.
(1) Bandagem com flexão do carpo
(2) Muleta de Velpeau
(3) Tala plástica ou de alumínio envolvente
(4) Muleta de Robinson
(5) Muleta de Ehmer

115. Usada após lesão ou cirurgia de articulação escapular

116. Usada após reparação de luxação de quadril

117. Usada após lesões de tendão flexor ou lesões ortopédicas de membros anteriores

118. Usada após a reparação de fraturas ou luxações distais da articulação carpal ou tarsal

Questões de 119-123
Correlacione cada uma das fraturas pélvicas com o tratamento apropriado.
(1) Inserção de um pino ou parafuso ósseo
(2) Aplicação de placa óssea e parafuso
(3) Ressecção de cabeça e colo do fêmur
(4) Fixação com bandagem de tensão
(5) Muleta ou funda que impede apoiar o peso corporal
(6) Fio de aço em forma de 8

119. Fratura altamente cominutiva e irreparável de acetábulo

120. Fratura oblíqua de íleo

121. Luxação sacroilíaca

122. Fratura que afeta os dois terços craniais do acetábulo

123. Fratura em avulsão de tuberosidade isquiática

Questões 124-128
Correlacione cada apresentação clínica com o diagnóstico correto.
(1) Discoespondilite
(2) Síndrome da cauda eqüina
(3) Instabilidade atlantoaxial
(4) Mielopatia degenerativa
(5) Espondilomielopatia cervical caudal (síndrome oscilatória)

124. Um Pastor Alemão com 10 anos de idade com paralisia progressiva de neurônio motor superior mas sem evidência de dor medular ou compressão

125. Um Pincher Doberman com 8 anos de idade com incontinência urinária e fecal, atonia de cauda e paresia ciática de neurônio motor inferior

126. Um Rottweiler de 4 anos de idade com dor medular; radiografias revelam lise ao redor do espaço do disco

127. Um Dinamarquês de 2 anos de idade com flexão cervical ventral e tetraparesia progressiva

128. Um Terrier Yorkshire com dor cervical alta e tetraparesia

RESPOSTAS E EXPLICAÇÕES

1. **A resposta é 2** *[Tabela 1-2].*
   A reparação de uma fratura fechada acompanhada de traumatismo de tecido mole colocaria o paciente na classificação II. Pacientes nas classes III e IV deveriam ter fraturas abertas (expostas) ou cominutivas com traumatismo tecidual moderado a grave. Pacientes na classe I são geralmente submetidos à cirurgia eletiva e não apresentam alterações no exame clínico.

2. **A resposta é 3** *[Capítulo 10 I G 2 f].*
   Polidioxanona ou polipropileno estão recomendados para o fechamento de feridas intra-orais em conseqüência de sua resistência, durabilidade e natureza não-reativa destes materiais. Polidioxanona é não-absorvível, enquanto que o polipropileno é absorvível.

3. **A resposta é 3** *[Capítulo 4 II B 2, 3].*
   A cicatrização em segunda intenção é caracterizada por epitelização e contração da pele. Necrose tecidual, inflamação persistente, edema, deiscência e drenagem da ferida retardam a cicatrização. Formação de fibrose e tecido cartilaginoso não estão relacionados com o processo de cicatrização de tecidos moles.

4. **A resposta é 4** *[Capítulo 7 IV C].*
   A técnica de cartilagem dividida é preferida na reconstrução da traquéia, pois permite a aposição anatômica de anéis e preserva o tamanho do lume de forma mais adequada que com outras técnicas, como aposição intacta de anéis, sutura de ligamentos anulares ou superposição de cartilagem. Em cães, 20-60% da traquéia (8-23 anéis) podem ser removidos com segurança. O exercício é restrito no pós-operatório.

5. **A resposta é 3** *[Capítulo 5 IV B 1 b].*
   Os benzodiazepínicos, como o diazepam ou oxazepam, são estimulantes do apetite úteis. Morfina e butorfanol são opióides. Fenotiazinas (p.ex., acetilpromazina) são tranqüilizantes. Ioimbina é usada para reverter os efeitos de agentes agonistas adrenérgicos α_2.

6. **A resposta é 3** *[Capítulo 10 V C 5 e (1)].*
   A criocirurgia, que é usada para tratar fístula perianal e adenomas, depende de tecidos necrosados e degenerados. Edema, fezes fétidas e estenose anal (que ocorre em até 47% dos animais tratados) são complicações da criocirurgia. A complicação da descamação e fulguração é a recidiva. A ressecção traz o risco de incontinência. As complicações da saculectomia incluem fístula, incontinência, hemorragia transoperatória, tenesmo pós-operatório e disquezia.

7. **A resposta é 2** *[Capítulo 8 II B 3].*
   Estenose aórtica está associada com formação de tecido fibrocartilaginoso subvalvular. Ela ocorre tipicamente em cães de raças grandes e causa hipertrofia ventricular esquerda. O tratamento cirúrgico é normalmente reservado para aqueles cães com gradiente de pressão sangüínea aórtica sistólica maior do que 70 mm Hg. As técnicas cirúrgicas para correção de estenose aórtica incluem valvuloplastia cega, arteriotomia aberta e valvulectomia e colocação de canal (conduto). Enxerto de retalho não é recomendado, pois os animais não conseguem tolerar os resultados da insuficiência valvular aórtica.

8. **A resposta é 3** *[Capítulo 11 III E 2 e].*
   Colecistectomia é o tratamento de escolha da colecistite necrosante aguda ou crônica. A colecistite necrosante pode acarretar ruptura da vesícula; portanto, a remoção cirúrgica da vesícula é de caráter preventivo e tecnicamente exige menores demandas que a colecistotomia, colecistoduodenostomia ou colecistojejunostomia. Além disso, a manipulação da vesícula biliar, que é necessária nas outras opções cirúrgicas, pode acarretar na sua ruptura e disseminação da infecção.

9. **A resposta é 2** *[Capítulo 19 III C 3].*
   Paralisia intermitente de mandíbula com manutenção da boca aberta está associada com displasia da articulação temporomandibular, que causa subluxação articular. A subluxação de uma articulação temporomandibular alterada causa deslocamento lateral do processo coronóide contralateral ou acarreta seu contato com o aspecto ventral do arco zigomático adjacente. Esta interferência mecânica impede o fechamento da boca; desta forma, a ressecção parcial da porção rostroventral do arco zigomático evita os episódios de paralisia intermitente de mandíbula. Os corticosteróides não conseguem resolver as alterações anatômicas

responsáveis por esta condição. A artrodese poderia fundir a articulação em uma posição cerrada e dificultar a mastigação.

10. **A resposta é 5** *[Tabela 1-1; Tabela 1-3].*
    Admitindo que não estão presentes sintomas sistêmicos graves da doença, o cão deve ser classificado no estado físico III. Os exames mínimos para um cão com 6 anos de idade, da classe III, incluem contagem sangüínea completa, química do sangue e exame de urina.

11. **A resposta é 3** *[Tabela 20-1].*
    O nervo facial (VII nervo craniano) é um nervo motor dos músculos da expressão facial e tem papel importante no paladar e lacrimejamento. O nervo espinhal acessório (XI nervo craniano) é um nervo motor do músculo trapézio. O nervo glossofaríngeo (IX nervo craniano) tem papel importante na deglutição e paladar. O nervo trigêmeo (V nervo craniano) é um nervo sensitivo da cabeça e olho e motor para músculos da mastigação. O nervo oculomotor (III nervo craniano) influencia o movimento ocular e constrição pupilar.

12. **A resposta é 3** *[Capítulo 17 II C 1].*
    Segmentos de íleo deslocados medialmente podem comprometer o canal pélvico e constituem uma indicação para tratamento cirúrgico. Uma fratura cominutiva púbica não-deslocada normalmente é consolidada sem intervenção (reparação *in situ*). Fraturas de corpo isquiático normalmente estão associadas com fraturas de íleo ou acetábulo; a reparação primária desses ossos normalmente produz realinhamento praticamente normal dos segmentos isquiáticos. Portanto, a reparação cirúrgica do corpo isquiático raramente é necessária. Deslocamento moderado da articulação sacroilíaca não requer reparação cirúrgica a menos que esteja presente grande instabilidade ou claudicação.

13. **A resposta é 4** *[Capítulo 2 I C 2].*
    Os tranqüilizantes fenotiazínicos, como a acepromazina, são agentes pré-anestésicos extremamente populares porque são baratos e exercem efeitos bastante previsíveis. A atropina e o glicopirrolato são anticolinérgicos que produzem broncodilatação e midríase além de bloquearem a bradicardia induzida por estimulação parassimpática. Megluminato de flunixina é um potente inibidor de prostaglandina usado para tratar dor e inflamação associados a doenças musculoesqueléticas. Atipamezol é usado para reverter os efeitos da medetomidina.

14. **A resposta é 2** *[Tabela 3-4].*
    Os microorganismos mais freqüentemente associados à osteomielite em cães são os *Staphylococcus*. *Pasteurella* está associada com infecção de tecidos moles em gatos. *Escherichia coli* está freqüentemente associada com feridas traumáticas ou incisões próximas ao trato gastrintestinal. Infecções por *Streptococcus* normalmente envolvem o trato urogenital e cavidade oral. *Proteus* está associado com queimaduras e infecções do trato urogenital.

15. **A resposta é 5** *[Capítulo 15 IV C 1 b].*
    A torção esplênica aguda requer a reposição imediata de líquidos intravenosos, porque o seqüestro de sangue no baço leva à hipovolemia. A torção esplênica é um problema anatômico (mecânico) que não está associado à infecção; portanto, a administração intravenosa de antibióticos não é eficaz. A realização de um estudo gastrintestinal superior para chegar a um diagnóstico pode acarretar a morte do animal, pois a torção esplênica aguda é uma condição grave que requer intervenção imediata. O tratamento compreende manipulação direta do baço; a rotação do animal pode ser ineficiente e ineficaz. O curso com agravamentos e melhoras é típico da torção esplênica crônica que ocorre em aproximadamente 25% dos casos, não do curso agudo.

16. **Resposta é 1** *[Capítulo 11 III D 1].*
    Os traumatismos causam 98% das rupturas de ductos biliares; os restantes são causados por colelitíase. Os cáculos biliares (coledocolitos) causam somente 2% das rupturas de ductos biliares. Colelitos (cálculos vesicais) causam a maioria das rupturas da vesícula biliar. A colecistite necrosante envolve a necrose e ruptura da vesícula biliar, não dos ductos biliares. As neoplasias podem causar obstrução dos ductos biliares, mas não a ruptura.

17. **A resposta é 3** *[Capítulo 22 I A 4].*
    A fenestração previne hérnias de disco futuras se forem removidas quantidades suficientes de núcleo pulposo. A descompressão da medula espinhal ou sua avaliação exigem cirurgias descompressivas como

hemilaminectomia ou laminectomia dorsal. Neoplasia de medula requer cirurgia descompressiva.

18. **A resposta é 3** *[Capítulo 5 III C-D].*
Em pacientes estressados, os triglicerídeos de cadeia média são digeridos e absorvidos facilmente, independente de enzimas pancreáticas ou biliares ou ainda digestão de sal. Animais criticamente doentes têm necessidade de gorduras aumentada. O aumento do conteúdo de gorduras na dieta aumenta a densidade calórica da mesma. As fibras da dieta auxiliam a normalizar a motilidade intestinal e aumentam a colônia bacteriana do cólon; o nível da dieta não deve ser reduzido em um paciente criticamente doente.

19. **A resposta é 1** *[Capítulo 14 III B 2 b (2)].*
O nervo facial está localizado imediatamente ventral à porção horizontal do canal auditivo externo e meato acústico. A lesão do nervo facial pode levar à paralisia ou paresia pós-operatória.

20. **A resposta é 2** *[Capítulo 9 V C 1 a].*
O linfossarcoma é a tumoração mediastínica mais comum em gatos (e cães). O timoma é mais comum em cães do que em gatos. Carcinoma de células escamosas e abcesso são causas incomuns de tumorações mediastínicas em gatos. O pneumomediastino não causa massa mediastínica por si só, mas pode causar distensão do mediastino. É uma condição rara.

21. **A resposta é 2** *[Capítulo 18 IV D 1 b].*
Uma luxação medial de patela de grau II é caracterizada por claudicação infreqüente e redução manual ou espontânea do deslocamento. Estes animais não apresentam sintomas graves ou deformações ósseas. As luxações de grau I raramente ocorrem e não requerem redução manual. Luxações de grau III ocorrem com freqüência e requerem redução manual. Luxações de grau IV causam claudicação persistente e a patela não consegue ser recolocada na fossa troclear. Não existe luxação de grau V.

22. **A resposta é 3** *[Capítulo 10 II B 2 b (1)(a)].*
A submucosa é a principal camada sustentadora de suturas no esôfago e outros órgãos gastrintestinais.

23. **A resposta é 2** *[Capítulo 3 II B 2 b; Tabela 3-2].*
Iodopovidona e clorexidina são os agentes anti-sépticos mais eficazes e freqüentemente usados. Iodopovidona e clorexidina matam 99% das bactérias acessíveis dentro de 30 segundos após a aplicação; eles têm efetividade variável contra esporos, vírus, protozoários e fungos. Quando usados isoladamente, os álcoois alifáticos são ligeiramente menos efetivos do que a iodopovidona e clorexidina, mas a combinação com cada um deles aumenta a eficácia do álcool. O hexaclorofeno e o cloreto de benzalcônio são de uso limitado como anti-sépticos de pele; o hexaclorofeno não é recomendado para uso como anti-séptico pré-operatório de pele e o cloreto de benzalcônio só é recomendado para limpeza de áreas não-estéreis.

24. **A resposta é 1** *[Capítulo 13 I B 1 d (1); II B 2 d].*
O mitotano é usado para destruição seletiva do córtex adrenal como tratamento de hiperadrenocorticismo para reduzir a síntese excessiva de glicocorticóides. Metimazole, carbomazole e iodeto radioativo bloqueiam a síntese de hormônio tiroideano. O propranolol bloqueia os efeitos de concentrações excessivas de hormônios tiroideanos no coração.

25. **A resposta é 4** *[Capítulo 22 II E 3 a].*
O traumatismo de coluna ocorre, mais freqüentemente, no encontro de segmento estável com segmento móvel (p.ex., regiões cervicotorácica ou toracolombar). O traumatismo de coluna produz lesões de gravidade e reversibilidade variáveis. Nem sempre são necessárias intervenções cirúrgicas imediatas.

26. **A resposta é 4** *[Capítulo 9 III C 1 c (1)].*
A rinite bacteriana crônica que não responde ao tratamento antibiótico freqüentemente requer rinotomia e turbinectomia. Rinites fúngicas crônicas, como as causadas por *Aspergillus* ou *Criptococcus*, são tratadas com antifúngicos sistêmicos ou tópicos. A rinotomia só está indicada para estas condições quando não é possível obter um diagnóstico ou é necessário estabelecer drenagem; a turbinectomia não está indicada. Adenocarcinoma nasal é tratado mais efetivamente com radiação; ocasionalmente é necessário remover as tumorações cirurgicamente. As fístulas oronasais são corrigidas

pela técnica de aba (enxerto) de mucosa gengival/bucal ou aba mucoperiostal, ou ambas.

27. **A resposta é 1** *[Capítulo 16 V B 6].*
A necrose asséptica da cabeça do fêmur (doença de Legg-Calvé-Perthes) causa destruição óssea e dor subseqüente, com claudicação em cães jovens de raças pequenas. Infecção ou neoplasia não são comuns em cães jovens e saudáveis, e displasia de quadril ocorre, mais freqüentemente, em cães grandes de raças de crescimento rápido. Neuropraxia ciática está associada com fraturas pélvicas ou femurais ou colocação inadequada de pino em fratura de fêmur.

28. **A resposta é 1** *[Capítulo 2 II A 5].*
Os opióides produzem depressão respiratória; portanto, é recomendável pré-oxigenação antes da indução com opióides. Doses elevadas de opióides produzem excitação e delírios em gatos. Os opióides não devem ser agentes de escolha em cães jovens e saudáveis, pois são necessárias doses elevadas para facilitar a intubação endotraqueal e, mesmo assim, a intubação pode não ser obtida. Se possível, nenhum agente pré-anestésico ou anestésico deve ser administrado após a alimentação em virtude dos riscos de regurgitação e pneumonia por aspiração.

29. **A resposta é 2** *[Capítulo 12 IV B 3 e (2) (a)(i)].*
A colpossuspensão é usada para aumentar a pressão uretral através da sutura do coto uterino à parede abdominal e envolvendo o colo da bexiga, o que aumenta a pressão uretral e melhora a incontinência. Na vaginopexia, a vagina é suturada à parede abdominal. Na uretroplastia, a uretra é envolvida por apoios fasciais. Cistoplastia e recolocação cística envolve a bexiga, mas não o útero.

30. **A resposta é 2** *[Capítulo 2 III A 1; Tabela 3-3].*
Antibióticos profiláticos são normalmente administrados por via intravenosa antes de procedimentos prolongados (i.e., aqueles com duração superior a 2 horas). Feridas contaminadas já estão infectadas por bactérias, portanto os antibióticos para tratá-las devem ser em esquema "terapêutico", "não-profilático". Não há evidências de que a antibioticoterapia por períodos prolongados após a cirurgia diminua a incidência de infecção. Os procedimentos eletivos não envolvem rotineiramente a profilaxia antibiótica; a administração oral de antibióticos 2 dias antes pode produzir cepas resistentes ou níveis teciduais insuficientes no momento da cirurgia. A utilização tópica não proporciona concentrações séricas e teciduais adequadas no momento da possível contaminação.

31. **A resposta é 2** *[Capítulo 10 V C 4].*
A saculite anal que não responde ao tratamento necessita de ressecção (p.ex., saculectomia) e drenagem do processo, pois infecta os tecidos. A amputação de reto e a anastomose estão indicadas nos prolapsos graves com presença de tecido necrosado, friável e edemaciado. A amputação da cauda pode ser indicada na fístula perianal. Colopexia está indicada em prolapsos retais crônicos e recidivantes.

32. **A resposta é 3** *[Tabela 1-2].*
Uma condição limitante de sobrevivência como a obstrução de vias aéreas superiores resultante de edema pós-operatório da laringe coloca o paciente na categoria IV (E revela que a cirurgia foi realizada como emergência). Classificações II e III indicam distúrbios sistêmicos leves a moderados. A classificação V é reservada para pacientes moribundos ou comatosos.

33. **A resposta é 1** *[Capítulo 21 III D 1 a].*
Meningiomas são os tumores cerebrais primários mais comuns em pequenos animais. Gliomas que incluem astrocitomas tendem a ocorrer em cães braquicefálicos. Tumores de plexo coróide ocorrem no interior ou nas proximidades do sistema ventricular e são menos comuns do que meningiomas e gliomas. Os linfossarcomas podem acarretar metástase no cérebro.

34. **A resposta é 1** *[Capítulo 17 II C 1 a, E 3].*
O acetábulo tem um papel importante na sustentação do peso corporal nos membros pélvicos. O púbis é o local de inserção para músculos abdominais; a ruptura do tendão pré-púbico pode acarretar hérnia abdominal. As vértebras coccígeas fornecem sustentação para a cauda. A hérnia diafragmática pode afetar as funções cardiopulmonar e gastrintestinal.

35. **A resposta é 1** *[Capítulo 10 I G 2 f].*
A mandibulectomia rostral bilateral está indicada para ressecção de tumores envolvendo a sínfise mandibular.

36. A resposta é 5 *[Capítulo 14 III B-C].*
Otite externa e média de origem bacteriana crônica requer ressecção do canal externo (ablação) e drenagem da bula.

37. A resposta é 4 *[Capítulo 10 II B 2 b].*
O fechamento do esôfago em dupla camada com pontos simples isolados (aposicionados) é preferido na anastomose término-terminal. Este tipo de sutura facilita a cicatrização, a aproximação dos tecidos e a rigidez da parede. As técnicas de inversão e eversão são raramente usadas para o fechamento esofageano.

38. A resposta é 4 *[Capítulo 16 V B 3].*
A osteocondrose da cabeça do úmero é uma causa comum de claudicação da articulação da escápula em cães de raças grandes e crescimento rápido. Sarcoma de células sinoviais e osteossarcoma ocorrem mais freqüentemente em cães adultos e idosos. Tendossinovite de bíceps ocorre em cães adultos, freqüentemente como seqüela de osteocondrite dissecante não-tratada. A luxação medial da escápula ocorre como lesão congênita em raças pequenas e Toys.

39. A resposta é 1 *[Capítulo 8 II B 1].*
Ducto arterioso patente (DAP) é o defeito cardíaco congênito mais comum em cães. Estenose pulmonar é a segunda mais freqüente, estenose aórtica a terceira e persistência de arco aórtico à direita (PAAD) o quarto mais comum. O defeito de septo ventricular é o defeito cardíaco congênito mais comum em gatos.

40. A resposta é 2 *[Capítulo 2 II B 4 c; Tabela 2-4].*
O halotano produz indução e recuperação mais rápidas que o metoxiflurano por causa de sua baixa solubilidade. A concentração alveolar mínima (CAM) é um indicador de potência; halotano, com uma CAM de 0,87 é menos potente que o metoxiflurano, com CAM de 0,23. O metoxiflurano pode produzir analgesia no período de recuperação, não o halotano. O halotano, um potente vasodilatador cerebral, está contra-indicado para uso em animais com patologias intracranianas. O halotano, como todos os anestésicos inalantes, sensibiliza em algum grau o miocárdio.

41. A resposta é 4 *[Capítulo 23 II B 1 b].*
A contratura do quadríceps produz extensão do membro posterior como resultado da adesão fibrosa envolvendo o fêmur, periósteo e músculos quadríceps após traumatismo ou cirurgia. A contratura do infra-espinhoso é observada em cães de caça e é caracterizada pela rotação externa do membro com adução da articulação do cotovelo. Miosite ossificante é uma forma de ossificação heterotópica que afeta tecidos conectivos fibrosos e musculoesqueléticos, freqüentemente próximo à articulação com o quadril. Miopatia fibrótica afeta mais freqüentemente os músculos semitendinosos. Leptospirose causa dores musculares em gatos.

42. A resposta é 5 *[Capítulo 12 V D 1].*
A ovarioisterectomia realizada antes do primeiro estro (cio) tem o efeito máximo na redução do desenvolvimento de neoplasia de glândula mamária. Este efeito protetor é perdido após ciclos estrais subseqüentes. O desenvolvimento do tumor, desta forma, é dependente do hormônio (estrógeno).

43. A resposta é 1 *[Capítulo 2 II B 4 d].*
O isoflurano é o anestésico inalante inerte mais potente. Ele é exalado inalterado, portanto não sofre metabolismo hepático. Além disso, o isoflurano mantém um fluxo sangüíneo hepático melhor que o halotano e metoxiflurano. Halotano, metoxiflurano, cetamina e barbitúricos, como o tiamilal, requerem metabolismo hepático e portanto podem ser inadequados para este animal.

44. A resposta é 1 *[Capítulo 20 I A 2 b].*
O cerebelo controla a freqüência, a amplitude e a força do movimento. Desta forma, lesões nesta área podem produzir sintomas de ataxia, dismetria, tremores e alterações pupilares. As lesões de estruturas supratentoriais (p.ex., cerebelo) são caracterizadas por atividade reflexa pupilar ao estímulo luminoso normal, função normal do VII nervo craniano, acompanhada por perda contralateral de resposta ao susto (meneio), hemiparesia, convulsões, alterações de comportamento, andar em círculos, desvio lateral da cabeça e pressão da cabeça. Lesões do tronco cerebral, que incluem as do mesencéfalo, manifestam-se mais freqüentemente como distúrbios das funções dos nervos cranianos III e XII. Lesões da coluna vertebral normalmente produzem paresias e plegias.

45. **A resposta é 4** *[Capítulo 17 I A 1; II D 1-2].*
Em virtude da estrutura da pelve em forma de caixa, as fraturas raramente atingem somente um osso pélvico, e a estabilização do segmento cranial normalmente proporciona o alinhamento de outros fragmentos. Desta forma, a redução e a estabilização de fraturas de íleo auxiliam a redução de fraturas isquiáticas com deslocamento. As fraturas pélvicas geralmente consolidam rapidamente, pois a área é bem vascularizada e suprida, e a presença de ossos porosos é abundante. Fraturas do íleo ou acetábulo deslocadas medialmente podem comprometer o canal pélvico. Os implantes não são rotineiramente removidos após a consolidação óssea em virtude da baixa incidência de problemas associados com sua permanência, portanto uma segunda cirurgia invasiva é desnecessária. A maioria das fraturas de pelve é fechada em virtude da abundante cobertura muscular da área.

46. **A resposta é 4** *[Capítulo 18 IV D 1 d (2)].*
O tratamento apropriado para luxação lateral de patela inclui incisões laterais de alívio e fixação ou imbricação para realinhar a patela. A imobilização externa com gesso não é realizada como tratamento para luxação de patela. Suturas de imbricação lateral e transposição da tuberosidade tibial são usadas para luxações mediais.

47. **A resposta é 1** *[Capítulo 21 II B 2].*
A anastomose ventriculoperitoneal é usada para tratar hidrocefalia. A ligação ventriculoperitonial transfere o excesso de líquido cefalorraquidiano (LCR) para a cavidade abdominal, onde é absorvido. Calosotomia (isto é, divisão longitudinal do corpo caloso) pode eliminar convulsões recalcitrantes pela remoção do conduto potencial de geração da convulsão. A remoção transfenoidal da hipófise é usada para tratar tumores hipofisários. A craniotomia envolve somente a remoção de porção da calota craniana e pode não ser eficaz para tratar hidrocefalia. A hemisferiotomia envolve a remoção de um dos hemisférios cerebrais.

48. **A resposta é 3** *[Capítulo 5 III A 3; Tabela 5-2].*
A necessidade energética na doença (NED) é calculada pela multiplicação de um fator que representa a gravidade da doença pela necessidade energética de repouso (NER). Estes fatores variam de 1,25-2; para pacientes com câncer, a NER é normalmente multiplicada por um fator variando entre 1,35-1,5.

49. **A resposta é 4** *[Capítulo 16 V A 7 b].*
Uma placa óssea e parafusos conseguem proporcionar maior estabilidade e retorno funcional mais rápido na reparação de uma fratura de fêmur. A inserção intermuscular percutânea necessária para fixadores externos pode limitar a mobilidade pós-operatória do paciente. Uma tala externa ou um pino intramedular não conseguem estabilizar os fragmentos ósseos em virtude das forças difusoras associadas com os músculos do membro. Parafusos e fios metálicos não proporcionam estabilidade adequada à fratura; eles são auxiliares importantes usados em combinação com placas e pinos.

50. **A resposta é 3** *[Capítulo 8 III A 4 b].*
A pericardiectomia é usada para reduzir a produção de efusão pericárdica e o tamponamento cardíaco. A pericardiocentese não é eficaz para efusão pericárdica recorrente crônica, pois a recorrência da efusão é freqüente. Pericardiotomia é uma técnica em que somente há a incisão do pericárdio; é possível que cicatrize ou que haja aderência ao coração e desta forma é inefetiva. Valvuloplastia com balão e vagotomia não são técnicas relacionadas com o pericárdio.

51. **A resposta é 3** *[Capítulo 13 I B 1 e (2)].*
A hipofisectomia transfenoidal é usada para remover a hipófise no hiperadrenocorticismo hipófise dependente. O acesso oral é através de incisão no palato mole e osso esfenóide. O objetivo é remover a fonte de produção excessiva do hormônio adenocorticotrófico (ACTH). A cirurgia abdominal é usada para gastrinomas, insulinomas e carcinomas adrenais. Os tumores de paratiróide são tratados por excisão cirúrgica da glândula da região cervical.

52. **A resposta é 5** *[Capítulo 10 I G 2 f].*
A deiscência ocorre freqüentemente após a cirurgia mandibular ou maxilar. Tensão excessiva, colocação inadequada da sutura, uso de eletrocautério, uso concomitante de radiação e quimioterapia e recidiva de tumorações são fatores que contribuem no mesmo sentido. A deiscência é observada em 60% dos animais que recebem radiação pré-operatória 42% para os que recebem

radiação pós-operatória, e 100% em pacientes que receberam quimioterapia e radiação. Oitenta por cento de deiscências foram associadas com maxilectomia caudal. Cinqüenta por cento das deiscências foram associadas com tumor local recidivante.

53. A resposta é 1 *[Capítulo 14 III A 2 c].*
O carcinoma de células escamosas está associado com dermatite solar em gatos brancos. Linfossarcoma e condrossarcoma são tumores do mediastino e da cavidade torácica, respectivamente.

54. A resposta é 1 *[Capítulo 15 III A 1].*
A biópsia percutânea de abcessos esplênicos pode acarretar ruptura, peritonite e septicemia. A aspiração com agulha fina guiada por ultra-sonografia em um baço aumentado é tecnicamente fácil e reduz os riscos de morbidade e mortalidade. A biópsia por meio de uma incisão ou punção é relativamente livre de complicações pós-operatórias. A esplenectomia parcial, por se tratar de procedimento aberto, é mais direta e associada com uma menor morbidade do paciente.

55. A resposta é 2 *[Capítulo 13 II B 2 e (1)].*
A lesão do tecido paratiroideano afeta a produção de paratormônio (PTH), acarretando redução da concentração plasmática de cálcio e aumento dos níveis de fosfato. Nestes pacientes, a suplementação de cálcio e vitamina D é necessária até que a função da paratiróide retorne ao normal. Os níveis de potássio e sódio não são afetados, a menos que também esteja presente uma doença funcional do rim.

56. A resposta é 4 *[Capítulo 14 III A 1].*
A drenagem cirúrgica esvazia um hematoma auricular (isto é, uma coleção excessiva de sangue dentro de uma cartilagem auricular fraturada) e evita recidiva. A osteotomia da bula está indicada para otite média resultante de lesões crônicas inflamatórias, infecciosas ou neoplásicas.

57. A resposta é 1 *[Capítulo 12 VI C 1 d (2)].*
A hiperplasia prostática benigna pode ser tratada com a castração para reduzir os efeitos da testosterona. A terapia com estrógeno pode causar metaplasia e aumento prostático. Marsupialização, drenagem e prostatectomia não são necessárias, porque a castração é eficaz e simples de realizar.

58. A resposta é 5 *[Capítulo 2 II A 4].*
As cicloexilaminas, como a cetamina, estão contra-indicadas em animais com doença renal em virtude da inabilidade de excretar metabólitos ativos e conseqüentemente prolongar a recuperação. Acepromazina, tiamilal, halotano e isoflurano podem ser usados com segurança, pois são excretados por via pulmonar ou metabolismo hepático.

59. A resposta é 3 *[Capítulo 20 II C 2 a (2)].*
As lesões intramedulares produzem edema e desvio abaxial do meio de contraste durante a mielografia tanto na vista dorsoventral quanto lateral. A mielografia normal raramente mostra os espaços subaracnóides como duas linhas paralelas de contraste. Discoespondilite é uma doença extradural vertebral localizada ao redor do disco. A neoplasia dural produz mais freqüentemente um padrão mielográfico intradural e extramedular. O osteossarcoma de vértebra resulta em um padrão mielográfico extradural.

60. A resposta é 2 *[Capítulo 4 II C].*
O fechamento secundário de ferida, ou cicatrização em terceira intenção, é realizado após a formação de tecido de granulação pelo menos 5-6 dias após a ferida. A cicatrização nesta ferida não é retardada. Ao contrário, está aumentada, pois a ferida está na fase de reparação – a fase inflamatória já ocorreu. Em virtude da natureza aberta e granulosa desta ferida, a infecção bacteriana é reduzida, não se desenvolvem espaços mortos ou acúmulos de líquidos, portanto, a drenagem da ferida é desnecessária.

61. A resposta é 2 *[Capítulo 8 IV C 1 c (2)].*
O polipropileno é um material de sutura vascular útil por ser não-absorvível, inerte, monofilamentoso e apresentar reduzido potencial trombogênico comparado com outras suturas. Catgut cromado, polidioxanona, poliglactina 910 e ácido poliglicólico são materiais de sutura absorvíveis e portanto, inadequados. O catgut cromado é absorvido rapidamente e induz reação inflamatória. Poliglactina 910 é um material de sutura multifilamentar com considerável acúmulo de tecido, desta forma pode ser danoso ao endotélio.

62. **A resposta é 3** *[Capítulo 9 III C].*
A esternotomia mediana proporciona o acesso total à cavidade torácica. A toracotomia por resseção ou rotação de costela proporciona maior acesso à cavidade torácica que a toracotomia intercostal (lateral), mas proporciona menor exposição que a esternotomia mediana.

63. **A resposta é 3** *[Capítulo 23 I A 1 a].*
Neurotmese é a completa separação do nervo e ruptura de todos os axônios. Neuropraxia é uma anomalia funcional e não-anatômica da função do nervo. Na axonotmese, os axônios no interior do nervo estão separados, mas o nervo permanece intacto. Mielomalácia é o amolecimento e necrose do parênquima da medula espinhal. Miotonia é o aumento da irritabilide e da contratilidade muscular.

64. **A resposta é 4** *[Capítulo 17 I B; II E 5 b].*
O deslocamento cranioventral de fraturas púbicas associadas com ruptura do tendão pré-púbico pode levar à hérnia caudal de vísceras abdominais. Como a cintura pélvica é bem protegida por musculatura, é seguro admitir que um traumatismo que cause uma fratura desses ossos é razoavelmente intenso. De fato, a maioria das fraturas pélvicas envolve traumatismo automotivo ou queda significativa, e lesões concomitantes de tecido mole são comuns (p.ex., hérnia diafragmática e miocardite traumática). Como o nervo ciático corre medial e caudalmente ao acetábulo, as fraturas pélvicas estão freqüentemente associadas com neuropraxia ciática, que normalmente resolve por si só, em 2-3 semanas após a lesão. A osteoartrite degenerativa é uma seqüela comum da fratura de acetábulo que foi inadequadamente estabilizada.

65. **A resposta é 2** *[Capítulo 18 IV B 1 e].*
A osteotomia pélvica tripla para rotar o acetábulo é realizada como tratamento da displasia coxofemural em cães jovens que não apresentam evidência radiológica ou à palpação de doença articular degenerativa. A terapia conservadora, incluindo medicação, restrição de peso corporal e de exercício, podem ser úteis em animais moderadamente afetados ou animais idosos. A excisão da cabeça e colo do fêmur produzem uma falsa articulação ou pseudo-artrose, para eliminar o desconforto da doença. A recolocação total do quadril está reservada para animais adultos com claudicação e dor não-controladas por outros tratamentos. A capsulorrafia, ou estreitamento da cápsula articular, pode ser eficaz para luxações traumáticas agudas de quadril normal. O acetábulo pouco profundo, que é característico da displasia coxofemural, pode não conseguir apoiar a cabeça do fêmur, não importando o quanto a cápsula articular seja estreitada.

66. **A resposta é 2** *[Capítulo 1 IV A 1 a (1) (c)].*
Esponjas cirúrgicas embebidas de sangue contêm aproximadamente 10 ml de líquido, portanto, este animal perdeu aproximadamente 200 ml de líquido durante o procedimento cirúrgico.

67. **A resposta é 4** *[Capítulo 15 III D].*
A hemorragia resultante da ligadura inadequada dos vasos esplênicos pode ocorrer após cirurgia de baço. A produção de células da linhagem vermelha e branca pela matriz óssea não é afetada pela esplenectomia; portanto, infecções bacterianas ou virais e anemia não são complicações. Como a esplenectomia não envolve a manipulação do estômago, a torção gástrica é uma complicação improvável. Todavia, a torção gástrica algumas vezes é indicação para esplenectomia.

68. **A resposta é 3** *[Capítulo 9 V F 1 b, c].*
As hérnias diafragmáticas de origem traumática estão mais comumente associadas com rupturas circunferenciais do diafragma e menos associadas com rupturas radiais. Os estudos usando bário por via oral estão associados com elevada freqüência de resultados falso-negativos; contraste positivo ou negativo na peritoniografia ou ultra-sonografia são métodos de diagnóstico com resultado mais fidedigno. As hérnias diafragmáticas de origem traumática são consideradas emergências cirúrgicas somente quando há penetração do estômago e distensão com gás ou ainda quando ocorre a presença de encarceramento intestinal, obstrução, ruptura ou hemorragia ativa. Em situações não-emergenciais, a cirurgia deve ser protelada até que o animal esteja estabilizado. A herniorrafia é normalmente realizada por intermédio de celiotomia na linha média; se necessário, a incisão pode se estender através apêndice xifóide e esterno.

69. **A resposta é 4** [Capítulo 20 I A 1 b].
As lesões de estruturas supratentoriais (proencéfalo) (isto é, o cérebro, núcleos da base, diencéfalo e mesencéfalo rostral) produzem convulsões, andar em círculos, hemiparesias e mudanças de comportamento. Estas estruturas estão associadas com as funções conscientes, como movimentos e sensações.

70. **A resposta é 1** [Capítulo 16 V B 3 d].
O tratamento cirúrgico da osteocondrite dissecante (OCD) da cabeça do úmero é a ressecção de aba da cartilagem e curetagem subcondral óssea para estimular o preenchimento do defeito com fibrocartilagem. A lavagem articular com antibióticos ou esteróides pode não produzir qualquer efeito na aba de cartilagem ou osso atingido. Um fixador externo ou tala são desnecessários; a imobilização articular não melhora a recuperação.

71. **A resposta é 4** [Capítulo 2 II B 2 c].
A esfregação (escovação) deve ser branda, usando movimentos circulares diretamente no local da região de incisão. A esfregação vigorosa traz as bactérias de localização folicular para a superfície, onde podem infectar as abrasões produzidas pela escovação. A esfregação deve ser sempre realizada sobre o local de incisão, daí para as margens periféricas.

72. **A resposta é 3** [Capítulo 23 I C 1 a].
A lesão do tipo avulsão do plexo braquial produz paralisia ou plegia unilateral do membro anterior, não-progressiva e não-dolorosa. Um tumor na região cervicotorácica da medula pode produzir sintomas bilaterais e pode não estar associado com lesão traumática aguda. A discoespondilite cervical pode produzir dor cervical e lesões bilaterais e pode não estar associada com traumatismo. Uma instabilidade atlantoaxial produz sintomas bilaterais graves em animais jovens de raças miniatura em conseqüência de flexão ventral do pescoço.

73. **A resposta é 1** [Capítulo 18 II A 3 b].
A doença articular degenerativa (DAD) é caracterizada radiologicamente por esclerose subcondral óssea, estreitamento do espaço articular e formação de osteófito periarticular. A radiolucência (transparência) subcondral óssea pode ser indicativa de avascularização, cistos ou neoplasia. A produção e lise óssea periostal são características de neoplasia ou infecção. A densidade intramedular aumentada pode ser decorrente de inflamação ou sépsis.

74. **A resposta é 4** [Capítulo 5 V A 2 b].
A pancreatite pode se constituir em uma indicação para a nutrição parenteral total. Pela infusão intravenosa de nutrientes é possível evitar a estimulação de enzimas digestivas pancreáticas.

75. **A resposta é 1** [Capítulo 9 V B 4].
O piotórax deve ser tratado inicialmente com drenagem de líquido torácico e tratamento antimicrobiano apropriado. A cirurgia exploratória e possível lobectomia estão indicadas no piotórax crônico, recidivante ou irresponsivo. A adição de agentes antimicrobianos, como iodopovidona, em soluções de lavagem não é recomendada. As adesões pleurais são complicações do quilotórax; o exercício pode agravar os sintomas de comprometimento respiratório. A umidificação ambiental não é indicada porque a viscosidade da secreção de vias aéreas não constitui problema. A quimioterapia não está indicada porque o piotórax não é uma doença neoplásica.

76. **A resposta é 4** [Capítulo 10 IV B 1 c (1) (a)].
Uma sutura de padrão aposicional é preferida sobre a de esmagamento *crushing*, inversão e eversão para promover sutura/fechamento intestinal. A sutura de esmagamento e de eversão de mucosa tendem a causar necrose e inflamação, retardando a cicatrização. A sutura de eversão produz também a formação de aderências. As suturas de inversão reduzem o diâmetro do lúmen intestinal e comprometem o suprimento de sangue, resultando em edema, necrose e retardo na cicatrização da mucosa. As complicações pós-operatórias imediatas dos agrafes incluem vazamento e formação de abcesso.

77. **A resposta é 5** [Capítulo 3 I A 1].
Ocorre infecção da ferida quando a contaminação bacteriana atinge o nível crítico de 10^5 bactérias/g de tecido. Quando as defesas normais do organismo estão inibidas (p.ex., na presença de tecido necrosado ou material estranho), o limiar para infecção é mais baixo.

78. **A resposta é 2** *[Capítulo 15 III C].*
A abordagem do abdôme na linha média ventral proporciona acesso ao baço. A fossa paralombar, o músculo reto abdominal esquerdo, paracostal direita e ressecção da décima terceira costela são abordagens que não provêem o acesso direto sobre o baço.

79. **A resposta é 4** *[Capítulo 18 IV A 4].*
A osteocondrose do tarso tem o pior prognóstico em virtude da estabilidade articular resultante da lesão e da cirurgia. Em conseqüência da localização da lesão na crista troclear medial ou lateral do astrágalo, a articulação tarsal pode se tornar estável. A excisão cirúrgica de aba de cartilagem também causa instabilidade. Esta condição ainda não foi descrita no carpo.

80. **A resposta é 5** *[Capítulo 12 I C 3 a (2)].*
O linfoma é a tumoração renal maligna mais comum. Carcinoma de células escamosas, nefroblastoma e fibrossarcoma ocorrem menos freqüentemente que linfoma em gatos. Em cães, o carcinoma de células tubulares é a tumoração mais freqüente. Tumores renais primários são incomuns tanto em cães quanto em gatos.

81. **A resposta é 2** *[Capítulo 5 V A 3-4].*
A nutrição parenteral total (NPT) pode ser administrada para animais com vômitos ou diarréia. Sépsis, distúrbios metabólicos e produção diminuída de imunoglobulina A secretória (IgA-S) são complicações associadas com NPT. Em geral a alimentação entérica é preferível à NPT, quando as condições permitem. Complicações técnicas como oclusão do cateter, deslocamento ou desconexão são comuns.

82. **A resposta é 4** *[Capítulo 2 II C 1 b].*
Hipotensão intra-operatória requer reposição de líquidos com administração intravenosa de cristalóides. O aumento do nível do vaporizador pode aumentar a profundidade da anestesia, o que é indesejável nesta situação. A hipotermia é uma causa comum de recuperação anestésica prolongada; a indução da hipotermia não é recomendada. Os fenotiazínicos diminuem a pressão sangüínea e não são indicados.

83. **A resposta é 1** *[Capítulo 16 V A 2 c (3)].*
As fraturas de acrômio e tuberosidade supraglenóide da escápula são melhor estabilizadas usando a técnica de bandagem em tensão. A estabilização é necessária para contrapor a tração exercida pelo músculo bíceps braquial. A osteotomia pode remover o ponto de inserção dos músculos do ombro. A fixação externa é muito incômoda e não consegue estabilizar adequadamente os fragmentos ósseos. A bandagem Robert-Jones não permite uma fixação segura dos segmentos ósseos separados.

84. **A resposta é 2** *[Capítulo 17 II E 3 a (1)].*
A osteoartrite degenerativa pode ocorrer secundariamente à lesão ou à inadequada estabilização ou reconstrução de fraturas de acetábulo. A osteoartrite degenerativa é resultante de traumatismo da cartilagem durante a lesão inicial ou durante a reparação cirúrgica, ou devido a traumatismo pós-operatório resultante de incongruência da superfície articular.

85. **A resposta é 2** *[Capítulo 21 II B 1].*
Durante a craniectomia, uma porção da calota craniana é removida mas não recolocada durante a cirurgia. A craniectomia fornece espaço para o cérebro edemaciar, o que ocorre com freqüência no pós-operatório. Durante a craniotomia, a porção removida da calota craniana é recolocada. A durotomia envolve a incisão da dura-máter, tanto na área intracraniana quanto na da medula espinhal. Laminectomia e fenestração são cirurgias de coluna.

86. **A resposta é 3** *[Capítulo 3 II B].*
As cefalosporinas como a cefazolina são usadas mais freqüentemente na prevenção de infecções de feridas cirúrgicas em virtude de sua característica bactericida e de seu espectro de atividade. A cefazolina tem atividade *in vitro* de 99% contra *Staphylococcus* e 90% de atividade contra *Escherichia coli*, as bactérias mais freqüentemente isoladas de feridas de pequenos animais submetidos a cirurgias.

87. **A resposta é 4** *[Capítulo 15 IV A 2 a-b].*
O hemangiossarcoma é melhor tratado pela esplenectomia total. Irradiação, quimioterapia, transfusão ou terapia antibiótica não têm efeito.

88. **A resposta é 2** *[Capítulo 14 III B 1 b].*
A ablação do canal vertical permite a completa remoção do mesmo, incluindo tumorações (p.ex., adenoma de glândula ceruminosa). A ablação total do canal está indicada para lesões hiperplásicas irreversíveis, infecções bacterianas crônicas ou lesões

neoplásicas (p.ex., carcinomas e sarcomas) que causam oclusão do canal auditivo e dor. A osteotomia da bula está indicada na otite média crônica.

89. **A resposta é 2** *[Capítulo 12 III C 1 a (2) (d)].*
Cálculos vesicais do tipo urato estão associados com anastomose portossistêmica. A função hepática inadequada associada com ligação portossistêmica acarreta elevação dos níveis sangüíneos de ácido úrico e amônia, que podem causar a formação de cálculos do tipo urato. Cálculos de fosfato de magnésio (estruvita) podem estar associados com infecções bacterianas. Cálculos do tipo cistina resultam da incapacidade de absorção de cistina nos túbulos proximais dos rins. Urolitíase com cálculos do tipo sílica está associada com dietas ricas em grãos de glúten ou casca de soja. Cristais de fosfato de cálcio estão associados com cálcio elevado na urina.

90. **A resposta é 4** *[Tabela 3-4].*
Escherichia coli está associada, mais freqüentemente, com infecções cirúrgicas gastrintestinais ou abdominais. *Pasteurela* está associada com infecção de tecidos moles em gatos. *Staphylococcus* estão associados com infecção óssea. *Streptococcus* e *Proteus* estão associados com infecções urogenitais.

91. **A resposta é 5** *[Capítulo 16 III A, B, C 3 a].*
A desunião (separação) hipertrófica é caracterizada pela consolidação inadequada da fratura com formação periférica de calo na tentativa de formar pontes entre fragmentos instáveis. A desunião pode ser inativa; a desunião inativa não apresenta a formação de calo e esclerose de extremidades ósseas. A união óssea primária é caracterizada pela formação direta de osso sob condições de rígida estabilidade; a separação entre os bordos da fratura é mínima. A união óssea secundária está associada com fendas e movimento no local de fratura, mas o calo formado durante a fase de reparação é eventualmente substituído por osso. Má união é a consolidação não-anatômica da fratura que causa defeitos funcionais e estéticos.

92. **A resposta é 1** *[Capítulo 23 II B 1 a].*
A contratura de infra-espinhoso é uma lesão traumática da articulação do ombro que causa rotação externa e adução do membro. Cães de caça são mais freqüentemente afetados. A contratura de quadríceps é uma séria complicação da reparação cirúrgica inadequada de fraturas de fêmur em cães jovens. Contraturas traumáticas do bíceps e tríceps não têm sido descritas rotineiramente e não causariam rotação externa e adução do membro. A miopatia fibrótica afeta os membros posteriores.

93. **A resposta é 2** *[Capítulo 18 V C 2].*
A luxação traumática do cotovelo ocorre, normalmente, em direção lateral. A obstrução exercida pelo aspecto medial do côndilo umeral evita a luxação medial. As contrações musculares não causam deslocamento ósseo por causa da estabilidade natural da articulação associada com a articulação umeroulnar e tendões e ligamentos regionais.

94. **A resposta é 3** *[Capítulo 19 III A 3 a (1)].*
As técnicas ortopédicas de utilização de fios metálicos (p.ex., fios metálicos em forma de circunferência) são úteis na estabilização de fraturas-separações de sínfise mandibular em gatos. A compressão com parafusos interfragmentares pode ser indicada para animais grandes ou na presença de perda excessiva de tecido. A aplicação de cianoacrilato, uma miniplaca óssea ou um aparelho de fixação externa podem ser excessivos para este tipo de fratura.

95. **A resposta é 1** *[Capítulo 2 II A 1 a (3) (c)].*
A duração de ação de tiobarbitúricos em cães de raça Greyhounds é maior do que em cães sem raça definida ou de outras raças. A duração prolongada da ação contribui para uma recuperação prolongada e irregular nos cães de caça anestesiados com tiobarbitúricos. Por esta razão, metoexital, um oxibarbitúrico, é usado freqüentemente como agente indutor alternativo.

96. **A resposta é 1** *[Capítulo 16 V A 4 c].*
O fechamento prematuro da fise distal da ulna (cúbito) causa o quadro conhecido como *carpus valgus* (isto é, desvio lateral do carpo decorrente do crescimento radial continuado). O desvio medial e a rotação interna do carpo podem ser causados pelo fechamento da área de crescimento (fise) radial distal e crescimento continuado da extremidade distal ulnar. O deslocamento caudal do carpo pode ocorrer com lesões traumáticas carpais, não por deformidade de crescimento.

97. A resposta é 2 *[Capítulo 14 III C 1 b].*
A osteotomia ventral de bula permite a ressecção da base epitelial do pólipo na bula, de massas nasofaríngeas e extração de pedúnculo.

98. A resposta é 4 *[Capítulo 7 III E 1].*
Fenda palatina primária (isto é, fenda anterior ao forâmen incisivo) é observada mais freqüentemente em combinação com fenda palatina secundária, em vez de uma lesão isolada. A fenda palatina primária é uma condição congênita; cães machos e braquicefálicos são afetados mais freqüentemente. O lado esquerdo parece ser afetado mais freqüentemente que o direito.

99. A resposta é 5 *[Capítulo 11 III G 5 b].*
Ligação parcial ou anastomose se caracteriza quando estão presentes sintomas de hipertensão portal como peristaltismo aumentado, cianose visceral e pulsação vascular intestinal aumentada. A pressão portal não deve exceder o máximo de 9 a 10 cm H_2O acima da linha de base (pré-ligação). Em animais com vascularização portal intra-hepática pouco desenvolvida, a pressão venosa central diminui após ligação completa da anastomose em conseqüência da diminuição do retorno venoso cardíaco.

100. A resposta é 5 *[Capítulo 21 I B 1].*
A hipoventilação aumenta a pressão parcial de dióxido de carbono arterial, causando vasodilatação cerebral e aumentando o fluxo sangüíneo cerebral. Por outro lado, a hiperventilação reduz a pressão parcial de dióxido de carbono arterial, causando vasoconstrição cerebral, redução do fluxo sangüíneo cerebral e diminuindo a pressão intracraniana. O tratamento diurético com manitol e furosemida diminui o edema cerebral, diminuindo a pressão intracraniana. Os corticosteróides podem diminuir a pressão intracraniana pela diminuição do edema cerebral. Além disso, os corticosteróides têm propriedades antiinflamatórias. Devem ser feitas tentativas para reduzir a pressão intracraniana antes da cirurgia para minimizar a incidência de traumatismo cerebral durante a cirurgia.

101. A resposta é 4 *[Capítulo 10 IV C 8].*
A maioria das cirurgias com abdôme aberto apresenta culturas bacterianas positivas no momento do fechamento. O fechamento é realizado quando a quantidade de líquido diminui, a qualidade do líquido muda para sanguinolento ou serossanguinolento e as células se tornam menos tóxicas. A causa mais comum de peritonite é a deiscência de sutura gastrintestinal. As bactérias intracelulares são um indicativo de peritonite séptica. A taxa de mortalidade é de 33-48% com drenagem de abdôme aberto e 68% sem ela.

102. A resposta é 4 *[Capítulo 12 V C 5 c (1) – (2)].*
Uma distocia não-obstrutiva sem inércia uterina primária pode ser tratada com ocitocina para estimular as contrações uterinas e tratamento de apoio com líquidos e eletrólitos. Uma distocia obstrutiva, com inércia uterina primária, inércia uterina secundária irresponsiva à ocitocina e distocia mecânica requerem cesariana.

103. A resposta é 3 *[Capítulo 23 I B 2 a].*
O tipo de nervo a sofrer biópsia não é um fator realmente a ser considerado quando se seleciona um local para biópsia. Se todo o nervo pode ser sacrificado, um pequeno segmento do nervo é removido. Se o nervo não pode ser "sacrificado", é realizada uma biópsia fascicular em um nervo misto. O mais importante é que o cirurgião precisa considerar se o nervo escolhido está afetado pela doença que está tentando diagnosticar; se há vasos sangüíneos, tendões ou articulações nas proximidades que possam ser danificados com o acesso cirúrgico; qual a função do nervo (isto é, ele deve ser não-essencial) e se há boas condições de cicatrização no local de incisão.

104. A resposta é 3 *[Capítulo 10 IV B 1 d (2)].*
O esôfago, e não o cólon, não apresenta cobertura serosa, a qual aumenta a cicatrização da ferida operatória. A lise do colágeno excede a síntese por 3-4 dias após a cirurgia, aumentando o risco de deiscência. O suprimento sangüíneo segmentar, o estresse mecânico das fezes sólidas e o elevado conteúdo bacteriano (primariamente bactérias gram-negativas) acarretam elevadas taxas de morbidade e mortalidade após a ressecção e anastomose de cólon.

105. A resposta é 1 *[Capítulo 7 IV A].*
O colapso de traquéia é uma doença de cães de raças miniatura e *Toys* de meia-idade e idosos; todavia, a idade não tem influência no prognóstico. O prognóstico é desfavorável para animais com colapso maior do que o de Grau II, colapso bronqueal, paralisia de

laringe ou envolvimento da porção torácica da traquéia (contra a porção cervical da traquéia). Cinqüenta por cento dos cães com colapso da traquéia apresentam algum grau de colapso bronquial.

106. A resposta é 5 *[Capítulo 18 II A 4 b].*
A doença articular degenerativa e progressiva (DAD) pode ser tratada por fusão articular, ressecção, recolocação ou amputação para aliviar o desconforto. A lavagem articular, juntamente com antibióticos sistêmicos, pode ser útil no tratamento de artrite inflamatória séptica. A lavagem articular não interrompe o progresso da deterioração articular que é característica da DAD.

107. A resposta é 1 *[Capítulo 7 III A].*
Os três principais componentes da síndrome braquicefálica incluem estenose de narina, alongamento do palato mole e eversão dos sáculos laríngeos. A hipoplasia de traquéia também está presente na maioria dos casos. A paralisia de laringe não é uma condição concomitante comum; ao contrário, o colapso de laringe é observado à medida que a doença progride.

108. A resposta é 1 *[Capítulo 22 I A 1 c-d].*
A hemilaminectomia requer uma localização precisa da lesão, porque na cirurgia só há a exposição dos aspectos ventral e lateral da medula espinhal, se comparada com a laminectomia dorsal, onde ocorre a exposição dos aspectos dorsal e dorsolateral da medula. Desta forma, a hemilaminectomia requer dissecção unilateral, e a morbidade associada ao paciente é reduzida. Com laminectomia dorsal, há o risco de ocorrer instabilidade vertebral. O acesso usado na hemilaminectomia facilita a fenestração de discos adjacentes.

109. A resposta é 4 *[Capítulo 10 III A 1].*
O estômago é suprido por 3 ramos da artéria celíaca: artéria gástrica esquerda, artéria hepática e artéria esplênica. As veias gastroduodenal e gastroesplênica drenam o sangue gástrico na veia porta.

110. A resposta é 4 *[Capítulo 7 IV D 2 a].*
O adenocarcinoma e o carcinoma alveolar, e não o fibrossarcoma, são os tumores pulmonares primários mais comuns em cães. A neoplasia pulmonar primária é mais comum em cães idosos de raças grandes. A radiografia normalmente revela um nódulo simples no lobo pulmonar caudal direito. O prognóstico, baseado na excisão ampla e ausência de evidência de metástase, é favorável, com um tempo médio de sobrevivência de pelo menos 1 ano.

111. A resposta é 4 *[Capítulo 5 III C 3].*
A lisina não é necessária para pacientes críticos. Todos os pacientes críticos necessitam de arginina para a cicatrização da ferida, glutamina como uma fonte energética e leucina para retenção de nitrogênio. A suplementação de taurina é necessária em gatos, especialmente se estiverem sendo usadas dietas para humanos por períodos de tempo prolongado.

112. A resposta é 1 *[Capítulo 20 I B 2 b (2)].*
A síndrome de Horner é caracterizada por miose, ptose, enoftalmia e vasodilatação resultante da lesão do neurônio motor inferior (NMI) dos nervos simpáticos no segmento torácico cranial da medula (isto é, T1-T3). Midríase não faz parte da síndrome. A síndrome de Horner está comumente associada com uma grande variedade de doenças do sistema nervoso. Também pode ser uma complicação de cirurgias que envolvem a abordagem de vértebras cervicais.

113. A resposta é 4 *[Capítulo 8 II B 2 c (2)].*
A estenose pulmonar pode ser tratada com valvuloplastia com balão percutâneo, valvulosplastia às cegas através do miocárdio, valvulectomia aberta ou enxerto com material sintético ou natural. A bandagem de artéria pulmonar iria somente aumentar a resistência ao fluxo na artéria pulmonar e desta forma exacerbar o problema.

114. A resposta é 5 *[Capítulo 10 V C 5 d].*
A fístula perianal pode ser tratada com excisão cirúrgica, criocirurgia, cauterização química ou elétrica (p.ex., descamação e fulguração). Os antibióticos, na melhor das hipóteses, possibilitariam alívio temporário, enquanto que fluidificantes (amolecedores) de fezes podem piorar a infecção local. A escolha da modalidade de tratamento é baseada na extensão da doença e no potencial de possíveis complicações.

115 – 118. As respostas são: 115 – 2 *[Capítulo 6 I C 3 a (2) (e)]*, **116 –** 5 *[Capítulo 6 I C 3 c]*, **117 –** 1 *[Capítulo 6 I C 3 a (2) (f)]*. **118 –** 3 *[Capítulo 6 I C 3 a (2) (b)].*
A muleta de Velpeau, que mantém o membro anterior em posição flexionada junto ao

tórax, é usada após lesão ou cirúrgia da articulação escapular.

A muleta de Ehmer é aplicada em membros pélvicos para rotar internamente e abduzir o fêmur após reparação de luxação coxofemural. Uma bandagem de flexão carpal é usada para poupar o membro de apoio do peso corporal após a reparação de lesões de tendão flexor ou ortopédicas de membros anteriores.

Tala envolvente plástica ou de alumínio é aplicada no aspecto palmar ou plantar da bandagem para tratar fraturas e luxações distais da articulação carpal ou társica.

119 – 123. As respostas são: 119 – 3 *[Capítulo 17 II E 3 b (3)]*, **120 – 2** *[Capítulo 17 II E 2 a (3)]*, **121 – 1** *[Capítulo 17 II E 1 a]*, **122 – 2** *[Capítulo 17 II E 3 a, b (2)]*, **123 – 4** *[Capítulo 17 II E 4 b]*.

A ressecção da cabeça e colo do fêmur, que produz pseudo-artrose, é útil no tratamento de fraturas cominutivas irreparáveis de acetábulo.

Uma placa óssea e parafusos aplicados lateralmente são usados para estabilizar fraturas de corpo do íleo, a maioria delas ocorre em sentido oblíquo. Alternativamente, pinos intramedulares ou fios metálicos podem ser usados em cães pequenos e gatos. As luxações sacroilíacas são estabilizadas com pino e parafusos ósseos (com 2 pontos de fixação e de compressão).

Como os dois terços craniais do acetábulo são cruciais na sustentação do peso, a cirurgia é recomendada sobre a terapia conservativa. É usada uma reconstituição aplicada dorsalmente ou placa acetabular. As fraturas em avulsão da tuberosidade isquiática que causam claudicação requerem fixação com bandagem tensionada. As fraturas do corpo isquiático normalmente não requerem cirurgia primária.

124 – 128. As respostas são 124 – 4 *[Capítulo 22 II A 2 b]*, **125 – 2** *[Capítulo 22 II A 4b (1)]*, **126 – 1** *[Capítulo 22 II D 2 b]*, **127 – 5** *[Capítulo 22 II A 3 b]*, **128 – 3** *[Capítulo 22 II B 1 b]*.

A miopatia degenerativa ocorre mais freqüentemente em cães Pastores Alemães. Os sintomas incluem paraparesias progressivas. Dor medular não é evidente ao exame, e radiografias e mielografias não revelam uma lesão compressiva.

Incontinência fecal e urinária, atonia da cauda e paresia ciática de neurônio motor inferior (NMI) são sintomas da síndrome da cauda eqüina (doença lombossacral). A compressão de raízes do nervo ciático produz deficiência motora e sensitiva dos membros posteriores.

A discoespondilite é uma infecção bacteriana de origem sangüínea que afeta a porção final do disco vertebral e o disco associado. Os sinais clínicos incluem dor e pirexia e lise óssea nas radiografias.

Espondilomielopatia cervical caudal (síndrome oscilatória) produz tetraparesia progressiva e ventriflexão do pescoço como resultado da compressão da medula espinhal. Cães Doberman de meia idade e Dinamarqueses jovens são mais freqüentemente afetados.

A instabilidade atlantoaxial ocorre em cães jovens e pequenos e é caracterizada por dor cervical acentuada em resposta à compressão da medula e a separação das vértebras C1 – C2.

Índice

Nota: Os números de páginas em *itálico* indicam figuras; os seguidos de **t** indicam tabelas; os seguidos de **Q** indicam questões e os seguidos de **E** indicam explicações.

A

Abdômen
  infecções do, *Escherichia coli*, 2140Q, 5421E
  palpação do, na avaliação pré-operatória, 3
  penduloso, no hiperadrenocorticismo, 223
Abdominocentese, na ruptura da bexiga, 206
Abiotrofia, 346
Ablação
  do escroto, 222
  do canal auditivo vertical para adenoma ceruminoso de glândula, 2140Q; 542-21E
Abcesso pancreático, tratamento do, 234-235
Abcesso(s)
  fígado, 186
  pancreático, 234-19
  pulmão, 110
Acalasia cricofaringeana, da faringe, 155
Acepromazina, 533Q; 2146E
  como agente pré-anestésico, 29, 30t
Acetábulo, fraturas do, 284-3; *284*, 308
  altamente cominuto, tratamento do, 2143Q, 2156-25E
  complicações do, 2140Q, 542E
  e apoio do peso, 5325Q, 2149E
  tratamento do, 2143Q; 2156-25E
Ácido acetilsalicílico, para tromboembolismo aórtico, 129
Ácido hialurônico, para doença articular degenerativa, 290
Adrenalectomia
  para o feocromocitoma, 226
  para o hiperadrenocorticismo, 225
Agentes ecbólicos, para distocia, 216
Agentes trombolíticos, para tromboembolismo aórtico, 129
Agonistas adrenérgicos, como agentes pré-anestésicos, 29, 30t

Água, necessidades de dieta, 66
Álcoois alifáticos, anti-sépticos e, 46t, 47
Alimentação enteral, 67-72
  contra-indicações, 67
  formulação, 72
  métodos, 67-70
  vantagens, 67
Alimento, cálculo da dose, 65-66
Alodínica, 1921
Amicacina, para o tratamento de ferimentos infectados, 50t
Amígdalas
  condições relacionadas a, 154
  crescimento das, 154
Amigdalectomia, 154
Aminoácidos
  para gatos criticamente doentes, 2142Q, 2156E
  suplementação de, 66
Amônio quaternário, compostos de, anti-sépticos, 46t, 47
Amoxicilina-clavulanato, para ferimentos infectados, 50t
Ampicilina, para ferimentos infectados, 50t
Amputação
  para doenças articulares degenerativas, 291
  membros anteriores, para neoplasias, 273
  membros posteriores, para neoplasias, 273
  membros, para luxação patelar, 304
  para neoplasia do sistema nervoso periférico, 362
  retal, 176
Anal, saculite 177
  tratamento da crônica recorrente anal, 533Q, 2149E
Analgesia
  no tratamento físico, 82
  pós-operatório, 42-2; 42t
  uso de opióides para, dosagens, 42t

preemptiva, 1921
Anastomose
 divisão de cartilagem para reconstrução traqueal, 105-27
 do esôfago, 156
 dos intestinos, 167-2; *168*
 para lesão nervosa periférica, 359
 para trauma uretral, 210
 término-terminal, do esôfago, padrões de sutura para, 5325Q; 2149E
 ureteral, para obstrução da uretra, 203
 vascular e distúrbios vasculares e, 132
Anatomoses
 ligação de
  indicações para, 2142Q, 2155E
  para anastomoses portossistêmicas, 193
 portossistêmicas, 191-194, *191*
  considerações pós-operatórias, 193-194
  e cálculos císticos, 2140Q, 5421E
  prognóstico para, 194
  tratamento do
   cirúrgico, 193
   médico, 192-193
 ventrículo peritoneal, 340-341, *341*
  para hidrocéfalo, 5326Q, 2149E
Anestesia intravenosa, 1921-35, 33t
 cicloexilaminas, 33t, 34-35
 imidazóis, 33t, 34
 opióides, 33t, 35
 fenóis, 33t, 34
Anestesia/anestésicos, 29-42
 considerações pós-operatórias, 42-42, 42t
 considerações pré-anestésicas, 29-34
 considerações pré-operatórias, respiratórias, 91
 em todos os animais, 91
 em raças braquicefálicas, 91
 inalação, 35-40, 38t, 39t
 indução da, 1921-40
 intravenosa, 1921-35
 máquinas e circuitos para, 36-38, 38t
 monitorização intra-operatória, 40
 para cesariana, 216
 para doença intracraniana, 337
 para hérnias diafragmáticas traumáticas, 144
 para traumatismos cranianos, 316
 riscos associados com, 3-3, 3t
Anfiartrose, 287
Angiografia
 com radionuclídeos para tromboembolismo aórtico, 129
 de contraste para fístulas arteriovenosas periféricas, 130
 de contraste positivo, para neoplasias cardíacas, 126
 na doença intracranial, 333
 seletiva em pacientes com ducto arterioso patente, 114
Angiografia de contraste positivo, para neoplasias cardíacas, 126
Angiografia de contraste, para fístula arteriovenosa periférica, 130
Antiinflamatórios não-esteróides para doenças articulares degenerativas, 290
Antibióticos
 para cirurgia hepatobiliar, 184
 para infecção de cicatrizes, 50, 50t

para osteomielite, 271-272
para piotórax, 5328Q, 5419E
para reparação de fraturas de crânio e mandíbula, 316
uso profilático dos
 e controle das infecções, 49-49, 49t
 administração de, 49-49
 indicação para, 49, 49t
 seleção de, 49
indicações para, 533Q, 2149E
procedimentos cirúrgicos que exigem, 49t
Anticolinérgicos como agentes pré-anestésicos, 29, 30t
Anti-sepsia de pele, na preparação do local cirúrgico, 44-47, 46t
Anti-sépticos, agentes para pele, 533Q, 2147E
Antitiróideos, drogas para tumor de tiróide, 229
Ânus, 175-180
 anatomia do, 175
 anomalias congênitas, 176
 condições relacionadas ao, 176-180
 fístulas perianais do, 177-178
 hérnia perianal do, 178-2
 incontinência fecal e, 180
 neoplasias do, 178
 procedimentos cirúrgicos para, 175-176
  considerações gerais, 175-176
Apetite
 estimulantes para o, 67-3, 5321Q, 2144E
 na avaliação nutricional, 60
Apoio de peso, causas impeditivas, 5325Q, 2149E
Arames
 cincunferênciais, para fratura-separação de sínfese mandibular, 316, *316*
 interdental
  para fraturas de palato duro, *321*
  para fraturas mandibulares, *319*, 318
 interfragmentar, para fratura do corpo da mandíbula, *319*, 318
Arames de Kirschner, para recuperação óssea, 255
Arames ortopédicos, para sutura óssea, 256-258
Arco aórtico persistente, 113t, 119-121, *120*
 raças de cães predispostos, 113t
 tratamento de, 121
Arco zigomático, fratura do, 320
Aritenoidectomia parcial, para paralisia da laringe, 100, *102*
Artérias
 do cérebro, 313
 intercostais, 133
Arteriotomia
 aórtica para tromboembolismo, 129
 distúrbios vasculares e, 130
 para estenose aórtica, 119
Articulação
 carpal, fratura ou luxação de, talas para, 2143Q, 2156E-2157E
 cartilaginosa, 287
 do ombro, claudicação devido, 5325Q, 2149E
 fibrosa, 287
 sacroilíaca, luxação da, 281-282, *282*
  tratamento, 2143Q, 2156E-2157E
 sinovial
  anatomia da, 287
  descrição, 287
 temporomandibular
  anormalidades da, 323

luxação, 323
Articulações
    classificação das, 287
    condições traumáticas das, 304-311. V. tb. condições específicas, p.ex., luxação
    distúrbios das, 295-304. V. tb. distúrbios específicos, p.ex., osteocondrose
    displasia do, 296-301
    excisão, para doença articular degenerativa, 291
    lassidez articular na displasia sacral, 296
    temporomandibular, anormalidades da, 323
Artrite
    bacteriana, 293
    e neoplasias, 292-293
    erosiva, 291-19
    infecciosa, 293-295
    imunomediada, 291-292
        drogas contra, 292
    infecciosa, 293-295
    não-erosiva, 291-292
Artrocentese
    para artrite infecciosa, 293
    para osteocondrose, 268
Artrodese
    para hiperextensão carpal, 307
    para doença articular degenerativa, 290
    para lesões ao carpo, 307
    supressora, para luxação patelar, 304
Artrografia, para osteocondrose, 268
Artroplastia
    excisão, para doença articular degenerativa, 291
    para doença articular degenerativa, 290-291
Árvore biliar
    anatomia da, 182
    funções da, 182
Aspiração, agulha fina
    em neoplasia de osso longo, 273
    na osteomielite, 271
Aspirina, veja ácido acetilsalicílico
Assepsia
    agentes para, 46, 46t
    cirúrgica
        na preparação do equipamento, 49
        na preparação do local cirúrgico, 44-49, 46t
        no controle de infecção, 44-49, 46t
    definição, 44
    para reparação de fraturas de crânio e mandíbula, 316
    para ferimento infectado, 50
Atadura(s), 77-81
    aplicações de, 77
    cabeça, 79
    camadas de, 77-79
        primário (contacto), 77
        secundário (intermediário), 77
        terciário (externo), 77-79
    cicatrização de feridas e, 77
    de Ehmer, 80
    de flexão carpal, 80
    flexão carpal, 80
    membros, 77, 79
    não-aderentes, 77
    Robert-Jones, 80, *80*
    patas, 79
    Robert-Jones, 80, *80*
    semioclusivas, 77

técnicas para, 79-81, *79*
tronco, 81
Atlantoaxial, instabilidade, 356
    apresentação clínica, 2143Q, 2157E
Atrioventricular, bloqueio, 127
Atropina, como agente pré-anestésico, 29, 30t
Audição, 236
Avaliação nutricional
    normas para, 62t
    sinais dos sistemas na, 60
Avulsão, fraturas por
    de fêmur, 265
    de osso alveolar e dentes, 320
    de plexo braquial, 5328Q, 5419E
    de tubérculo isquiático, tratamento, 2143Q, 2156E-2157E
Axonotmese, 359

B

Baço, 243-248
    anatomia do, 255
    biópsia do, 245
    condições ralacionadas ao, 246-248
    distúrbios hematológicos imunomediados, 248
    funções do, 243-245
    hemangiossarcoma do, tratamento, 2140Q, 542E
    lesões benignas do, 246
    neoplasia do, 246
    procedimento cirúrgico para, 245-246
        complicações pós-operatórias, 246
    torção do, 246
    traumatismo ao, 246-248
Bactéria
    e osteomielite, 271
    infecção de cicatrizes devidas a, 5328Q, 542E
Bandagens oclusivas, 77
Bandagens, vide ataduras
Barbituratos, ação ultracurta,
    indicações, indução e precauções, 1921-34, 33t
Bardeus, sinal de, 296
Benzodiazepina(s)
    como agente pré-anestésico, 29-1921, 30t
    como estimulante de apetite, 67-68
Bexiga 204-208
    anatomia da, 204
    cálculos císticos da, 204
    distúrbios adquiridos da, 204-208
    distúrbios congênitos da, 204
    neoplasias da, 206-208
    persistência do uraco, 204, *205*
    recolocação cranial, para mecanismo de incontinência do esfíncter uretral, 210-211, *211*
    ruptura, 206
    ruptura da, traumática, risco cirúrgico associado com, 3
    urinária, 204-208.
Bile
    descrição, 181
    excreção de, manutenção da, durante a cirurgia hepatobiliar, 184
Billroth I, 159-161
Billroth II, 161
    para obstrução biliar extra-hepática, 187
Biópsia
    de músculo, 363-365

de nervos periféricos, 359-361, *361*
   em anormalidades do sistema nervoso periférico, 334
   seleção do local, 2142Q, 2155E
   periférico, 334
do baço, 245
do fígado, 184, *185*
   anestesia para, 5325Q, 2149E
   para anastomoses portossistêmicas, 192
em hemangiossarcoma, 276
em neoplasias de ossos longos, 272-273
em osteocondromatose, 268
em osteomielite, 271
na craniotomia e craniectomia, 339-340
para neoplasias cardíacas, 126
para tumores de glândula mamária, 212
para tumores tiróideos, 228
percutânea e morbidade do paciente, 5326Q, 2150E
Blalock-Taussig, procedimento de, para tetralogia de Fallot, 123
Borreliose, 293-295
Bradicardia, 126-128
   tratamento da, 127-128
Braquicefálicas
   raças, considerações anestésicas e respiratórias, 91
   síndrome, 91
      componentes da, 2142Q, 2155E-2156E
Brônquios, anatomia dos, 89
Bupivacaína
   com epinefrina, para dor pós-cirúrgica, 133-135
   para dor pós-operatória, 135
Buprenorfina, na analgesia pós-operatória, 42t
Butorfanol,
   como agente pré-anestésico, 29, 30t
   na analgesia pós-operatória, 42t

C

Caixa craniana, fraturas da, 321
Cálculos císticos, 204-206
   classificação dos, 204-205
   e anastomoses portossistêmicas, 2140Q, 5421E
   formação dos, 204
   tratamento dos, 205-206
Calor terapêutico, para doença articular degenerativa, 290
Calvária, 313
Canal auditivo,
   ablação do
      para otite bacteriana crônica externa, 5325Q, 2149E
      e nervo facial, 533Q, 2146E
   externo
      ablação total do canal da orelha do, 240-241, *241*
      ablação do canal vertical do, 240, *240*
      descrição, 236
      procedimentos cirúrgicos para, 239-241
      ressecção da parede lateral do, 239-240, *239*
   vertical, ablação do, por adenoma de glândula ceruminosa, 2140Q, 542E-5421E
Câncer, veja também carcinoma
   cicatrização de ferimentos e, 59
   tratamento do, necessidades energéticas para, 5326Q, 2149E
Cápsula articular de articulações sinoviais, descrição, 287
Carboidratos, necessidades dietárias, 67
Carcinoma de célula escamosa
   de ossos longos, 276
   do trato respiratório superior, 92
   e dermatite solar do bordo da orelha, 5326Q, 2150E
Carcinoma de célula sinovial, 292
Carcinoma. Veja também lesão(ões); Neoplasia(s), Tumor(es)
   de célula escamosa do trato respiratório superior, 92
Cardíaco
   freqüência, monitorização intra-operatória da, 40
   ruídos, monitorização intra-operatória, 40
Carpo
   desvio lateral do, 2142Q, 5421E
   hiperextensão do, 307
Cartilagem aritenóide, lateralização para paralisia laringeana, 100, *101*
Cartilagem hialina, descrição, 287
Cartilagem, enxertos de, ressecção para osteocondrose, 268
Castração, 221-222. V. tb. orquiectomia
   aberta, 222
   fechada, 222
   para hiperplasia benigna de próstata, 5327Q, 2150E
   para tumores testiculares, 221
Cataplexia, 345
Cateteres
   infláveis para tromboembolismo aórtico, 129
   uretrais permanentes, para traumatismos uretrais, 209-210
Cateteres com balão para tromboembolismo aórtico, 129
Cateterização
   cardíaca, na estenose pulmonar, 115
   para nutrição parenteral total, 73
   urinária
      para lesão peniana, 221
      para obstrução uretral, 209
Cavidade cranial, 313
Cavidade torácica, 133-147
   anatomia da, 133
   ar ou líquidos na, 135
   auscultação da, na avaliação pré-operatória, 21
   considerações pré- e pós-operatórias, 133-135
   condições relacionadas a, 140-147
   exposição da, durante cirurgia, 5327Q, 540E
   hérnias diafragmáticas e, 143-147, *145, 147*
   massas mediastinais da, 142
   mesotelioma e, 143
   piotórax da, 141-142
   pneumomediastino, 142-143
   quilotórax, 140-141, 141t
Cefalosporina(s), para tratamento de infecção de ferimentos, 50t
Cefazolina,
   para infecção de ferimentos, 50t
   para prevenção de infecções cirúrgicas, 2140Q, 542E

Células, de ossos longos, 251
Cerebelo
   descrição, 327
   distúrbios do, 346
   lesões do, 5325Q-5326Q, 2149E
Cérebro, 335-346. Veja também doença intracranial
   considerações pré-operatórias, 335-337
   distúrbios do 342, 346. Veja também doenças específicas, p.ex., hidrocefalia
   doenças de armazenamento do, 342
   doenças degenerativas do, 342
   doenças metabólicas sistêmicas que afetam o, 343
   processos inflamatórios do, 343-345
   toxinas e o, 345
Cesariana
   para distocia, 216
   indicações para, 2142Q-2142Q, 2155E
Cetamina
   indicações, indução e precauções, 33t, 34
   na obstrução urinária, 5327Q, 2150E
Cetoconazol para hiperadrenocorticismo, 225
Cicatrização óssea, 254
   anormal, 2140Q, 5421E
   arames para, 256-258
   auxílio para, 255-259
   fixação esqueletal externa para, 258, *263*
   implantes para, 255-258
   pinos intramedulares para, 255-256, *255*
   placas ósseas para, 256
   transplantes ósseos para, 258-259
Cicloexilamina, indicações, indução e precauções, 33t, 34-35
Cintigrafia nuclear, na osteomielite, 271
Ciprofloxacino, para infecção de cicatrizes, 50t
Circuitos respiratórios, comparação dos, 38t
Circulação do cérebro, 313
Cistectomia
   parcial e neoplasias da bexiga urinária, 208
   total e neoplasias da bexiga, 208
Cisto(s)
   ósseo, 276
   prostático, 218
   renal, 196
   uracal, 204
Cistografia
   de duplo contraste para divertículo uracal, 204, *205*
   de contraste positivo, para ruptura de bexiga, 206
   e neoplasias de bexiga, 208
Cistotomia, ventral, para cálculos císticos, 206
Cistouretrograma, esvaziamento para mecanismo de incontinência esfíncter uretral, 210
Cistouretroplastia, para mecanismo de incontinência esfíncter uretral, 211, *211*
Clindamicina, para infecção de cicatrizes, 50t
Clitóris, hipertrofia do, 215
Cloranfenicol, para infecções de ferimentos, 50t
Cloreto, na estabilização pré-cirúrgica do paciente, 27
Clorexidina
   anti-sepsia e, 46t, 47
   para anti-sepsia de pele, 533Q, 2147E
Coagulação, testes, nos exames pré-cirúrgicos, 25
Colapso laríngeo, 102
Colecistectomia, 185-186
   para colecistite necrotizante, 5321Q, 2144E
   para obstrução biliar extra-hepática, 187

Colecistite, 189
   necrotizante, tratamento , 5321Q, 2144E
Colecistoduodenostomia, 186
   para obstrução biliar extra-hepática, 187
Colecistoenterostomia, para obstrução biliar extra-hepática, 187
Colecistojejunostomia, para obstrução biliar extra-hepática, 187
Colecistostomia, 185
   para obstrução biliar extra-hepática, 187
   tubo, 186
Colectomia, 168-169
Coledocoenterostomia,
   para obstrução biliar extra-hepática, 187
Coledocotomia, 186
Colelitíase, 188-189
Colestase, nutrição parenteral total e, 75
Cólon, cirurgia para cicatrização demorada, 2142Q, 2155E
Colotomia, 168
Colpossuspensão
   descrição, 533Q, 2147E-2149E
   para incontinência do esfíncter uretral, 210-211
Condroplastia troclear, 303-304
   para luxação patelar, 303-304
Condrossarcoma, 274
Constrição esofágica, 158
Contaminação de cicatrizes, 43
   bacteriana, níveis críticos de, 43
   classificação da, 43, 43t
   minimização e prevenção, 43-44
   na sala de exames, 43
   na sala cirúrgica, 43-44
Contração na cicatrização de ferimentos, 54-55, *55*
Contratura
   infra-espinhoso, 365, 2140Q, 5421E
   quadríceps, 365-365, *365*, 363Q, 2149E
Controle de peso, para doença articular degenerativa, 290
Convulsões
   controle das, na doença intracranial, 337
   após ligação de anastomose, 194
Cordão espermático, 217
Cordectomia vocal, para paralisia de laringe, 100, *101*, 102
Corpos estranhos
   cicatrização de ferimentos e, 57
   gastrintestinal, 163-164
   linear, nos intestinos, 171
   obstrução esofágica devida a, 157-158
   rinite crônica devida a, 92
Corticosteróides
   cicatrização de feridas e, 57
   insulinoma e, 232
   para estimulação do apetite, 68
   para doença articular degenerativa, 290
   para pressão intracranial aumentada, 335
Costelas
   anormalidades das, 138
   descrição, 133
   fraturas de, tratamento, 139
   ressecção de, 136-137
Cotovelo
   displasia, 300-301
   fraturas do, 305
   lesões ao, 305-307

luxação do, 304, 305
  traumática, 2142Q, 5421E
osteocondrose do, 295-296
Craniectomia, 337-340
  acessos a, 338, *338*
  descrição, 2140Q, 542E
  exposição do cérebro durante, 339, *339*
  fechamento na, 340
  ressecção e biópsia na, 339-340
Crânio, 313-323
  anatomia do, 313, *314*
  cirurgia para, objetivos, 313-314
  condições relacionadas ao, 314-323. V. tb. condições específicas, p.ex., neoplasia, traumatismos
  considerações gerais, 313-314
  fraturas do, reparação, 316
  neoplasia do, 3212-323
  ossos do, 313, *314*
Craniotomia, v. tb. Craniectomia
Criocirurgia, estenose anal devida a, 5321Q, 2144E
Criptorquidismo, 217-218
Cristalóide(s), intravenoso para hipotensão intra-operatória, 2140Q, 542E
Cúbito, V. Ulna
Cultura de urina, para incontinência do mecanismo de esfíncter, 210
Cura, cicatrização
  retardada após cirurgia colônica, 2142Q, 2155E
Curetagem óssea subcondral, para osteocondrite dissecante, 5328Q, 5419E

D

Debridamento, veja desbridamento
Deiscência
  de ferimentos e ressecção mandibular ou maxilar, 5326Q, 2150E
  na cicatrização de ferimentos, 59
Dentes
  caninos, 318
  condições relacionadas aos, 150
  extrações de, 150
Dermatite
  dobra de lábio, 150
  solar na ponta das orelhas e carcinoma de célula escamosa, 5326Q, 2150E
Dermatomiosite, 365
Desbridamento
  para infecção de ferimentos, 49
  para reparação de fraturas do crânio e mandíbula, 316
Descompressão
  de medula espinhal e vértebras, técnicas, 349-352
  de nervos periféricos, 361-362
  dorsal, para síndrome de cauda eqüina, 356
  ventral, para espondomielopatia cervical caudal, 355, *355*
Desnutrição
  conseqüências da, 60-63
  efeitos sobre cicatrização, 60
  efeitos sobre imunidade, 60-63
Desrotação, para volvodilatação gástrica, 164
Desvio intravesicular de ureter ectópico, 201-202, *203*
Dextrose, na estabilização pré-operatória do paciente, 27

Diabete melito
  cicatrização de ferimentos e, 59
  risco cirúrgico associado com, 25
Diafragma
  adiantamento do, para tumores malignos da parede torácica, 140
  hérnias do, v. tb. hérnias diafragmáticas
  pélvico, músculos perineais do, *168*
Diartrose, 287
Diatermia, ondas-curtas no tratamento físico, 81
Diazepam
  como agentes pré-anestésicos, 29, 30t
  indicações, indução e precauções, 33t, 34
  na estimulação do apetite, 5321Q, 2144E
Diazóxido, insulinoma e, 232
Dieta polimérica, 72
Dietas
  após ligação de anastomoses, 193
  como substituta de refeições, 72
  elementares, 72
  monomérica, 72
  na avaliação pré-operatória, 21
  polimérica, 72
Dilatação gástrica, 164
Dirofilárias ocultas, teste para, na avaliação pré-cirúrgica, 25
Discoespongilite, 356
  apresentação clínica, 2143Q, 2157E
Discos
  herniação de, fenestração e, 533Q, 2146E
  intervertebral, doenças do, 352-353
Displasia de quadril, 296-300
  apresentação clínica, 296-297
  diagnóstico de, 297
  etiologia do, 296
  fatores predisponentes, 296
  tratamento, 5327Q, 540E
  tratamento de, 297-300
Distocia, 215-216
  tratamento da, 216
Distrofia neuroaxonal, 346
Distúrbios cerebrovasculares, cérebro e, 345
Distúrbios congênitos
  cardiovasculares, 112-123, v. tb. Sistema cardiovascular
  da bexiga, 204
  da medula e vértebras, 356
  do cérebro, 342-343
  do cerebelo, 346
  do coração, 5325Q, 2149E
  do reto e ânus, 176
  do sistema nervoso periférico, 363
  do sistema reprodutor feminino, 212
  do sistema reprodutor masculino, 217-218
  do ureter, 201-202, *202*, *203*
  dos músculos, 365
  dos rins, 196
Divertículo
  esofágico, 158
  vesiculouracal, 204, *205*
Doença articular inflamatória, 291-295
Doença articular não-inflamatória, 288-291
Doença de Cushing
  hiperadrenocorticismo e, 223
  dependente da hipófise, tratamento da, 5326Q, 2150E

Doença de disco intervertebral, 352-353
Doença de Lyme, borreliose, artrite infecciosa e, 293-295
Doença degenerativa de articulações, 288-291
    alterações radiográficas na, 5328Q, 5419E
    procedimentos cirúrgicos para, 2142Q, 2155E
    tratamento de, 288-291
Doença intracranial
    anestesia para, 337
    indicações para cirurgia, 337
    considerações pré-operatórias, 335-337
    cuidados pós-operatórios, 341-342
    procedimentos cirúrgicos para, 337-341
    testes para, 331-333
Doença Legg-Calvé-Perthes, 270-271, 301
    descrição, 533Q, 2147E
Doença lombossacral, 356
Doença periodontal, como causa de rinite crônica, 92
Doença respiratória
    avaliação de, pré-operatórias, 89
    considerações anestésicas, 91
Doença vestibular felina idiopática, 346
Doença vestibular geriátrica canina, 346
Doenças infecciosas
    e cérebro, 343-345
    e músculos, 365
Dor
    cirúrgica, analgesia preemptiva para, 1921
    ventilação pós-operatória e, 133-135
Drenagem cirúrgica, para hematoma auricular, 5326Q, 2150E
Drenos cirúrgicos, para infecção de ferimentos, 49-50
Droperidol, como agente pré-anestésico, 29, 30t
Ducto arterioso patente, 113-114, *115*, 113t, 5325Q, 2149E
    raças de cães predispostos, 113t
    tratamento da, 114, *115*
Ducto biliar, ruptura do, causas, 533Q, 2146E
Ducto coclear, 236
Ductos semicirculares, descrição, 236

E

Ecbólico, agente, para distocia, 216
ECG, veja eletrocardiografia
Ecocardiografia
    em neoplasias cardíacas, 126
    na estenose pulmonar, 115
    na seleção pré-cirúrgica, 26
    na síndrome caval, 128
    nas efusões pericárdicas, 123
Ectopia
    do rim, 196
    do ureter, 201-202, *203*
        tratamento da, 201-202, *203*
Edema
    cerebral, 335
    facial em tumores de tiróide, 228
Efusão pericárdica, 123-125
    recorrente crônica, tratamento da, 5326Q, 2150E
    tratamento da, 123-125
Efusão quilosa, características da, 141t
Ehmer, tipóia, 80
Eletrocardiografia (ECG)
    em pacientes com ducto arterioso, 114
    na estenose pulmonar, 115
    na avaliação pré-operatória, 3
    na seleção pré-cirúrgica, 25
    para efusão pericárdica, 123
    para neoplasias cardíacas, 126
Eletroencefalografia (EEG), na doença intracranial, 333
Eletrólitos, tratamento na estabilização do paciente pré-operatório, 27
Eletromiografia (EMG)
    em neoplasias do sistema nervoso periférico, 362
Êmbolo fibrocartilaginoso da medula espinhal, 358
Êmbolos fibrocartilaginosos da medula, 358
Encefalopatia isquêmica felina, 345
Endoscopia, na avaliação pré-operatória da respiração, 89
Energia de manutenção, necessidades, 65
Energia,
    necessidades durante doença, 65, 65t, *74*
    necessidades em repouso, 65, *74*
Enrofloxacino para ferimentos infectados, 50t
Enteroplicação, para intussuscepção intestinal, 170
Enterotomia, 168
    para corpo estranho intestinal linear, 171
Enxertos
    de pele, para tumores malignos da parede torácica, 140
    gengival/bucal, para fístula oronasal, 98-99, *99*
    mucoperióstea, para fístula oronasal, 99, *99*
    muscular, para tumores malignos da parede torácica, 140

    de reposição duplos, para fístulas oronasais, 99
    ressecção, para osteocondrite dissecante, 5328Q, 5419E
Epidídimo, 217
Epilepsia, 345
Epinefrina, bupivacaína com, para dor pós-operatória, 133-135
Episiotomia, para edema vaginal ou prolapso, 215
Epitelização, na cicatrização de ferimentos, 54, *55*
Equilíbrio, 236
Equilíbrio líquido, reavaliação do, na estabilização pré-cirúrgica do paciente, 27
Erliquiose, infecção artrítica e, 293
Escápula
    articulação da, lesão a, ou cirurgias para, fundas para, 2143Q, 2156E-2157E
    fraturas da, 260, 305
        tratamento da, 2140Q, 542E
Escara, tecido, na laringe, 102
Escherichia coli, infecções abdominais devidas a, 2140Q, 5421E
Esclerose óssea subcondral, na doença articular degenerativa, 5328Q, 5419E
Escovação na preparação do local cirúrgico, 47
Escroto
    ablação do, 222
    descrição, 217
Esfíncter uretral, reforço para incontinência do mecanismo de esfíncter, 211
Esofágico, esofageano
    divertículo, 158
    fístula, 158
    estenose, 158
Esôfago, 155-158

anastomose término-terminal do, padrões de suturas, 5325Q, 2149E
anatomia do, 155-156
anormalidades no anel vascular do, 157
condições relacionadas ao, 156-158
divertículo do, 158
estenose, 158
fístula do, 158
megaesôfago, 156-157
neoplasia do, 158
obstrução por corpo estranho, 157-158
perfuração do, 157-158
procedimentos cirúrgicos no, 533Q, 2147E
reconstrução do, 156
ressecção e anastomose do, 156
Esofagotomia, 156
Espaço morto, cicatrização de ferimentos e, 57
Esplenectomia
para volvodilatação gástrica, 164
para hemangiossarcoma esplênico, 2140Q, 542E
parcial, 245
total, 245
acesso cirúrgico, 5328Q, 542E
complicações, 5327Q, 540E-5419E
Espondilomielopatia cervical caudal, 355-356, *355*
apresentação clínica, 2143Q, 2157E
Estabilização
de medula e vértebras, técnicas para, 352, *353*
do corpo vertebral, 355, *355*
do paciente
na avaliação pré-cirúrgica, 26-28
no traumatismo craniano, 314-316
para fraturas acetabulares, 284
Estafilectomia, para síndrome braquicefálica, 91
Estenose
anal, criocirurgia e, 5321Q, 2144E
pilórica, 162, *163*
Estenose aórtica, 113t, 118-28
descrito, 5321Q, 2144E
tratamento de, 119
Estenose pulmonar, 113t, 115-118, *118*
raças de cães predispostas a, 113t
tratamento da, 115-118, *118*, 2142Q-2143Q, 2156E
Estenose subaórtica, 113t, 118-119
raças de cães predispostas, 113t
Esterilização, definição, 44
Esternebra, descrição, 133
Esternotomia
exposição da cavidade peritoneal, 5327Q, 540E
mediana, 137-138, *137*
Esternotomia mediana, 137-138, *137*
posicionamento do paciente, 137
variações de, 138
Esteróides anabólicos, para estímulo do apetite, 68
Estômago, 159-166
anatomia do, 159
cicatrização no, 159
condições pós-operatórias, 159
condições relacionadas ao, 162-166
contaminação do, durante cirurgia, 159
corpos estranhos no, 163-164
descompressão na volvodilatação gástrica, 164
estenose pilórica, 162, *163*
hérnia hiatal, 162
hiperplasia pilórica e, 162-163
intussuscepção gastroesofágica, 162

neoplasia do, 166
procedimento cirúrgico para, 159-162
suprimento de sangue ao, 2142Q, 2156E
ulceração do, 164-166
volvodilatação gástrica, 164
Estruturas infratentoriais, do sistema nervoso central, descrição, 327, 328t
Etomidato, indicações, indução e precauções, 33t, 34
Eventração, na cicatrização de ferimentos, 59
Evisceração, na cicatrização de ferimentos, 59
Exame de sangue
na anastomose portossistêmica, 192
na colelitíase, 188
na neoplasia hepática e biliar, 189
na obstrução biliar extra-hepática, 187
na pancreatite, 234
na piômetra, 214
no hiperadrenocorticismo, 223
no insulinoma, 231
Exame físico
para artrite associada com neoplasia, 292
para avaliação pré-cirúrgica, 21-3
para avaliação respiratória pré-cirúrgica, 89
para doença articular degenerativa, 288
para doença prostática, 218
para efusão pericárdica, 123
para estenose pulmonar, 115
para fístula arteriovenosa periférica, 130
para neoplasmas cardíacos, 126
para o mecanismo de incontinência urinária, 210
para pacientes com ducto arterioso, 114
para traumatismos do crânio, 314
para tumores da tiróide, 229
Excisão da cabeça e pescoço do fêmur para fraturas acetabulares, 285
Exercício
para doença articular degenerativa, 288-290
na terapia física, 82
Exigências de dieta, 65-67, 65t
água, 66
carboidratos, 67
energia, 65-66, 65t, *74*
fibras, 67
lipídios, 66-67
proteínas, 66, 74
Extubação, pós-anestesia, 42

F

Facetectomia, unilateral, para síndrome de cauda eqüina, 356
Falanges
fraturas de, 265
lesões a, 308
Faringe
acalasia cricofaríngea da, 155
anatomia da, 87
condições relacionadas com, 155
Fase latente, na cicatrização de ferimentos, 56
Fêmur
distal, fraturas do, Salter-Harris I e II, 310, *311*
excisão de cabeça e colo do, para fraturas acetabulares, 285
fraturas do, 265-266, *266*, 308, *308*
cominuta, tratamento, 5326Q, 2150E

distal, 266
proximal, 265
transversa fechada, categorias de risco, 5321Q, 2144E
necrose do, asséptica, descrição, 533Q, 2147E
Fenestração
de medula e vértebras, 352
e herniação de disco, 533Q, 2146E
Fenol, indicação, indução e precauções, 33t, 34
Fentanila
indicações, indução, e precauções, 33t, 35
na analgesia pós-operatória, 42t
Feocromocitoma, 226
Ferimento(s)
classificação dos, 43, 43t
contaminação bacteriana de, níveis críticos, 5328Q, 542E
cura dos, 54-60
anormal, 59-60
bandagens e, 77
contração nos, 54-55, 55
descrição, 54
e má nutrição, 60
epitelização, 54, 55
fatores que afetam, 57-59
fases da, 56-57
granulação, 54, 55
medicação no, agentes quimioterapêuticos, 57
tópica, 57
por segunda intenção, características, 5321Q, 2144E
tipos de
primária, 54
primeira intenção, 54
segunda intenção, 54-55, 55
terceira intenção, 55-56
definição, 54
fechamento dos
no estômago
no intestino, 167
no orofaringe, 148
no reto e ânus, 175
secundário, descrição, 5327Q, 540E
infecção(ões)
bacteriana e cicatrização, 57
detecção de, 49
fatores na, 43-44, 43t
tratamento de, 49-50, 50t
antimicrobiano, 49, 50t
curativos, 50
desbridamentos, 49
drenos cirúrgicos, 49-50
Fibras, exigências da dieta, 67
Fibrossarcoma, 274-276
Fíbula
fraturas da, 266-267
distal, 267
proximal, 266
transposição da cabeça da, para lesões do ligamento cruzado cranial, 310
Fígado
abcessos do, 186
anatomia do, 181, 182
anastomose portossistêmica do 191-194, 191
biópsia do, anestesia para, 5325Q, 2149E
capacidade regenerativa do, 182-184

condições relacionadas ao, 186-194
doenças do, risco cirúrgico associado a, 3
fístula arteriovenosa do, 194
função de, 181
neoplasia do, 189-191
procedimentos cirúrgicos para, 184-185
traumatismos ao, 186
Filtração, e baço, 243
Fisioterapia, v.tb. terapia física
Fístula arteriovenosa periférica, 129-130
congênita, 129
tratamento, 130
Fístula(s)
arteriovenosa do fígado, 194
esofageana, 158
oronasal, 96-100, 99
considerações pré-operatórias, 100
tratamento da, 96-99, 99
perianal, 177-178
tratamento da, 2143Q, 2156E
salivar, 155
Fistulografia na osteomielite, 271
Fita adesiva
elástica, para ataduras, 79
porosa, 79
Fixação
esqueletal externa
para cicatrização óssea, 258, 263
para fraturas umerais, 260-261
de tensão, bandagem
para fraturas isquiais, 285, 285
para fraturas escapulares, 2140Q, 542E
Fixação externa
para lesões tipo tesoura no carpo, 307
esqueletais
para cicatrização óssea, 258, 263
para fraturas umerais, 260-261
Fixação interarcada, para fraturas do corpo mandibular, 316, 319
Fixadores externos
para fraturas femurais, 265-266, 266
para fraturas radiais e ulnares, 262, 263
Fluoroscopia, para arco aórtico persistente, 120
Flutuação fecal, nos exames pré-cirúrgicos, 25
Fluxo de sangue, manutenção do, durante cirurgia hepatobiliar, 184
Foraminotomia, para lesão nervosa periférica, 361
Fratura
articular, 310
cominuta, do acetábulo, tratamento para, 321, 2143Q, 2156E-2157E
completa, 260
estável do rádio e ulna, 262
de côndilo umeral lateral, 305
do maléolo, 267, 311
espiral, 260
fiseal do fêmur, 265,266
intercondilar, do úmero, 261
oblíqua, 260
do íleo, tratamento da, 2143Q, 2156E-2157E
pré-maxilar, 320
supracondilar
do fêmur, 266
do úmero, 261
única, 260
unicondilar do úmero, 261

Fraturas instáveis da tíbia e ulna, 267
Fraturas
  abertas, 259
    contaminadas de rádio e ulna, 262
  de articulações, considerações gerais, 304
  de compressão, 260
  de depressão na caixa craniana, 321
  de Montegia, 262, 305
  de olécrano, 262
  de ossos longos, 259-267
    causas de, 259
    características de, 259-260
  do côndilo, 321
  do palato duro, 320, *321*
  do rádio e ulna fechadas, contaminadas, 262
  em Y, 305
    do úmero, 261
  fechadas, 259
    instável de rádio e ulna, 262
    oblíqua de tíbia e fíbula, 266
  incompletas, 260
  metacarpais, 265
  múltiplas, 260
  processos de cicatrização de, 142
  Salter-Harris
    Tipo I, do fêmur distal, 310, *311*
    Tipo II, do fêmur distal, 310, *311*
    Tipo IV, 305
  simples, 260
  tipo vara verde, 260
  do rádio e ulna, 262
  transversas, 260
  da tíbia e fíbula, 267
Frio, terapêutico para doença articular degenerativa, 290
Fulguração, V. tipóia
Fundas para membros
Fungos e osteomielite, 271
Furosemida, para o aumento de pressão intracranial, 335
Fusão L26-S19, para síndrome de cauda eqüina, 356

G

Gaiolas de repouso, para fratura acetabular, 284
Gases sangüíneos arteriais, análise do,
  na avaliação respiração pré-operatória, 89
Gastrectomia
  parcial, 161
    para volvodilatação gástrica, 164
  total, para síndrome Zollinger-Ellison, 234
Gastrinoma, 232-234
  tratamento do, 234
Gastroduodenostomia, 159-161
Gastrojejunostomia, 161
Gastropexia, 161-162
  permanente, para volvodilatação gástrica, 164
Gastrostomia
  cirúrgica, 70
  percutânea, cega, 70
  percutânea endoscópica, 70
Gastrostomia para endoscopia percutânea, 70
Gastrotomia, 159
Gentamicina, para infecções em ferimentos, 50t

Glândula ceruminosa, adenoma de, tratamento, 2140Q, 542E-5421E
Glândula salivar
  condições relacionadas a, 154-155
  fístula da, 155
  mucoceles da, 154-155
  neoplasia da, 155
  sialolitos, 155
Glândula tiróide, 226-229
  anatomia da, 226, *227*
  cirurgia da, hipocalcemia e, 5326Q, 2150E
  tumores da
    em cães, 226-228, *227*
    em gatos, 228-229, *228*
Glândulas. v. tb. glândula específica, p.ex. adrenal
Glândulas paratiróides, 226, *231*
  anatomia das, 226, *227*
  distúrbios da, 231
  hiperparatiroidismo primário da, 231
  lesão ao tecido paratiróideo durante cirurgia tiróidea, 5326Q, 2150E
Glicopirrolato, como agente pré-anestésico, 29, 30t
Glicosaminoglicano polissulfatado, para doença articular degenerativa, 290
Granulação, na cura de ferimentos, 54, *55*
Granulomas eosinofílicos
  dos lábios, 150-152
  da língua, 149-150

H

Halotano, 39
  descrição, 5325Q, 2149E-2149E
  propriedades e parâmetros do, 39t
Hemangiossarcoma, 276
  do baço, tratamento, 2140Q, 542E
Hemartrose, 291
Hematológico
  distúrbios imunomediados, baço e, 248
  estudos, para neoplasias cardíacas, 126
Hematoma aural, drenagem cirúrgica do, 237, 5326Q, 2150E
Hematopoiese, baço e, 245
Hemilaminectomia, 349, *349*
  versus laminectomia dorsal, 2142Q, 2156E
  para lesão nervosa periférica, 361
  para neoplasia do sistema nervoso periférico, 362
Hemimandibulectomia, para neoplasia, 154
Hemorragia
  durante cirurgia hepatobiliar, 184
  intracranial, 335
  e esplenectomia total, 5327Q, 540E-5419E
Hemostasia durante tiroidectomia, 228
Hemotórax, tratamento do, 139
Hepatobiliar, sistema, 181-184
  acesso cirúrgico geral, 184
  procedimentos cirúrgicos para, 182-186
Herniação visceral abdominal caudal e fraturas púbicas, 5327Q, 540E
Hérnias
  do diafragma, 143-147, *145*, *147*
    traumáticas, 5327Q-5328Q, 5419E
  hiatal, do estômago, 162
  perineal, 178-180

Hérnias diafragmáticas, 143-147, *145*, *147*
   congênitas, 145-147, *147*
      tratamento de, 147
   hiatal, 147
   traumática, 143-144, 5327Q-5328Q, 5419E
      tratamento de, 144, *145*
Herniorrafia para hérnias diafragmáticas
   congênitas, 147
   traumáticas, 144, *145*
Hexaclorofeno, anti-sepsia e, 46t, 47
Hialuronato sódico, para doença articular degenerativa, 290
Hidrocéfalo, 342
   tratamento do, 5326Q, 2149E
Hidronefrose, e obstrução uretral, 202
Hímen persistente, 212
Hiperadrenocorticismo, 223-226
   dependente da hipófise, tratamento, 5326Q, 2150E
Hipercalcemia persistente e hiperparatiroidismo primário, 231
Hiperglicemia
   nutrição parenteral total e, 75
   pós-operatória transitória, insulinoma e, 232
Hiperparatiroidismo
   primário, 231
   secundário
      nutricional e ossos longos, 277
      renal e ossos longos, 277
Hiperplasia
   pilórica, 162-163
   prostática benigna, 218
      tratamento, 5327Q, 2150E
Hipertensão portal, após ligação de anastomose, 193-194
Hipertermia, no tratamento físico, 81
Hiperventilação para aumento da pressão intracranial, 335-337
Hipervitaminose A, e ossos longos, 278
Hipoadrenocorticismo, risco cirúrgico associado com, 3
Hipocalcemia, após tiroidectomia, 229, 5326Q, 2150E
Hipocalemia, veja hipopotassemia
Hipoglicemia persistente, insulinoma e, 232
Hipofisectomia
   para hiperadrenocorticismo, 225
   transesfenoidal, para hiperadrenocorticismo dependente de hipófise, 5326Q, 2150E
Hipopotassemia, nutrição parenteral total e, 75
Hipoproteinemia, cicatrização e, 57
Hipotensão, intra-operatória, tratamento da, 40, 2140Q, 542E
Hipotermia
   complicações pós-anestésicas associadas com 42
   no tratamento físico, 81

I

Íleo, fraturas do, 282-284, *282*
   oblíquo, tratamento do, 2143Q, 2156E-2157E
Imbricação
   para lesões ao ligamento cruzado cranial, 310
Imidazóis, indicações, indução e precaução, 33t, 34
Imobilização dos membros, ataduras e, 77
Implantes para cicatrização óssea, 255-258
Imunidade e má nutrição, 60-63

Imunossupressão, para transplantes renais, 201
Inalação, anestesia, 35-40, 38t, 39t
   agentes para, 39-40
   intubação endotraqueal, 35-36
   máquinas anestésicas e circuítos para, 36-38, 38t
   máscara de indução, 35
   propriedades e parâmetros de 39t
Incontinência
   fecal, 180
   mecanismo esfíncter uretral, 210-211, *211*
   urinária e neoplasias da bexiga urinária, 206
Indução
   de anestesia com opióides, 533Q, 2147E
   máscara para indução de anestesia, 35
Infecção hospitalar, 51-53
   comum, 51
   controle da, 51-53
      lavagem de mãos, 51
      isolamento, 51
      técnicas cirúrgicas apropriadas, 53
      rotinas de vigilância, 51-53
   epidemiologia, 51
   fatores na, 51
   patógenos da, 51
   transmissão da, 51
Infecções
   contaminação bacteriana e nível crítico de, 5328Q, 542E
   controle de, 43-53
      assepsia cirúrgica, 44-49, 46t
      na doença intracraniana, 337
      profilaxia antimicrobiana, 49-49, 49t
   do abdôme e *Escherichia coli*, 2140Q, 5421E
   nosocomial, 51-53
   rinite crônica devida às, 92-93
Inflamação
   da medula espinhal, 356
   do sistema nervoso periférico, 363
   dos músculos, 365
   e cérebro, 343-345
   na cura de ferimentos, 56
Insulina, teste imunorreativo em insulinoma, 231
Insulinoma, 231-232, *232*
Intestino delgado, padrões de sutura para, 5328Q, 5419E-542E
Intestinos, 166-175
   anatomia dos, 166
   cicatrização do, 167
   condições relacionadas ao, 169-175
   considerações pré-operatórias, 166
   contaminação durante cirurgia do, 166-167
   corpo estranho linear no, 171
   intussuscepção do, 170-171
   fechamento do ferimento, 167
   megacólon idiopático, 173-174
   neoplasias do, 173
   obstrução do, 169-170, 169t, *170*
   peritonite e, 174
   procedimentos cirúrgicos para, 166-169
   ressecção e anastomose do, 167-168, *168*
   síndrome do intestino curto, 174-175
   volvo colicocecal do, 173
   volvo mesentérico do 171-173
Intubação endotraqueal para anestesia de inalação, 35-36
Intussuscepção

gastroesofágica, 162
intestinal, 170-171
Iodeto radioativo, para tumores tiróideos, 229
Iodopovidona
    anti-sepsia e, 46, 46t
    para anti-sepsia de pele, 533Q, 2147E
Isoflurano, 39-40
    e biópsia hepática, 5325Q, 2149E
    propriedades e parâmetros do, 39t
Isolamento, infecção hospitalar e, 51
Ísquio, fraturas do, 285, *285*
    avulsão tratamento, 2143Q, 2156E-2157E

K

Kinscher, fios ou arames de, 255, 256, 300

L

Lábios
    condições relacionadas aos, 150-152
    granulomas eosinofílicos, 150-152
    neoplasias dos, 152
    traumatismos aos, 150
Laceração do pulmão, 110-111
Laminectomia, dorsal, 349-351, *351*
    para espondilomielopatia cervical caudal, 355
    versus hemilaminectomia, 2142Q, 2156E
Laparotomia exploratória, testes para, 533Q, 2144E-2146E
Laringe
    anatomia da, 87-88
    colapso, 102
    músculos, reinervação após paralisia de, 102
    neoplasia, 102-103
    paralisia de, 100, *101*, 102
Laringofissura castelada, modificada para paralisia de laringe, 102, *103*
Lavagem, para infecção de ferimentos, 49
Lesões
    benignas, do baço, 246
    do cerebelo, 5325Q-5326Q, 2149E
    do proencéfalo, 5328Q, 5419E
    intramedular, mielografia em, 5327Q, 2150E-540E
    neurônio motor inferior
        sinais clínicos produzidos por, 329
        localização da, 329, *329*
    neurônio motor superior
        sinais clínicos produzidos por, 329
        localização da, 329, *329*
    sistema nervoso periférico, sinais clínicos produzidos por, 329
Leucoencefalomielopatia, 346
Ligamento colateral, medial e lateral, lesões ao, 310
Ligamento cruzado
    caudal, lesões ao, 310
    cranial, lesões ao, 309-310
Ligamento(s)
    colateral, medial e lateral, lesões aos, 310
    cotovelo, lesão colateral isolada do, 307
    cruzado
        caudal, lesões ao, 310
        cranial, lesões ao, 309-310
    descrição, 287
    prótese, para lesões ao carpo, 307

Linfossarcoma, em gatos, 533Q, 2147E
Língua
    condições relacionadas a, 149-150
    granulomas eosinofílicos do, 149-150
    neoplasia da, 150
    traumatismos a, 149
Lipemia, nutrição parenteral total e, 75
Lipídios, exigências nutricionais, 66-67
Líquido articular, modificador, para doença articular degenerativa, 290
Líquido cerebroespinhal, análise do,
    em anormalidades da medula espinhal, 334
    na doença intracranial, 333
Líquido sinovial
    cultura do
        achados indicativos de doença, 288t
        para artrite imunomediada, 292
        para artrite infecciosa, 293
    descrição, 287
Líquido torácico, drenagem do, no piotórax, 5328Q, 5419E
Líquidos
    acúmulo de, cicatrização de ferimentos e, 57
    tratamento de reposição pré-operatória, 26-27
    perda de, estimativa do, 5327Q, 540E
Lissencefalia, 342
Lobectomia
    do fígado, 185
    na doença pulmonar, 107
    parcial, na doença pulmonar, 107
Local cirúrgico, preparação do
    anti-sépticos de pele, 44-47, 46t
    assepsia e, 44-49, 46t
    escovação, 47
    tricotomia, 44
Lombossacral, doença, 356
Lumpectomia, para tumor de glândula mamária, 212
Luxação da articulação interfalangeana, 308
Luxação. V. tb. condições específicas, p.ex., luxação da patela
    congênita, 301-304
    da articulação sacroilíaca, 281-282, *282*
    de articulações, considerações gerais, 304

M

Malformação cervical vertebral (má-articulação), 355-356, *355*
Malformações congênitas da parede torácica, 138
Mandíbula
    aberta, boca aberta intermitente, tratamento da, 5321Q, 2144E
    cirurgia para a, materiais de sutura, 5321Q, 5421E
    condições relacionadas com, 152-154
    fraturas da, reparação de, princípios básicos de, 316
    fratura sinfiseal, separação da, tratamento da, 316, *316*, 2142Q, 5421E
    inferior
        fraturas da, 316-318, *316*
        aberta, boca aberta intermitente, 323
    neoplasias da, 152-154, 152t, *152*
        mandibulectomia para, 152-154
        parcial, para fraturas, 318
    ressecção da, complicações da, 5326Q, 2150E

superior, fraturas da, 318-320
Manitol, para o aumento da pressão intracranial, 335
Mãos, lavagem e infecção hospitalar, 51
Marcapassos, para bradicardias, 127-128
Marsupialização
    da glândula prostática, 220
    para mucoceles salivares, 155
Máscaras, para indução de anestesia de inalação, 35
Massagens, no tratamento físico, 82
Mastectomia
    bilateral, 212
    regional, 212
    simples, 212
    unilateral, 212
Maturação, fase de, na cura de ferimentos, 56-57
Maxila
    cirurgia da, materiais de sutura, 5321Q, 2144E
    condições relacionadas com, 152-154
    fraturas da, 320
    neoplasias da, 152-154, 152t, *152*
        maxilectomia para, 152, *152*
    ressecção da, complicações, 5326Q, 2150E
Mediastino, tumorações, 142
    no gato, 533Q, 2147E
Medula espinhal, 349-358
    anormalidades da, testes para, 334-334
    condições relacionadas a, 352-358. V. tb condição específica, p.ex., doença de disco intervertebral
    descrição, 327-329
    procedimentos cirúrgicos, 349-352. V. tb procedimento específico, p.ex., hemilaminectomia
    processos inflamatórios da, 356
Megacólon, idiopático, 173-174
Megaesôfago, 156-157
Meio ambiente, características do, na avaliação pré-operatória, 21
Membro anterior
    amputação do, devido neoplasia, 273
    lesão ao, ataduras para, 2143Q, 2156E-2157E
Membros, imobilização dos, ataduras e, 77
Meniscectomia, para lesões ao ligamento cruzado cranial, 310
Meperidina
    como agente pré-anestésico, 29, 30t
    na analgesia pós-operatória, 42t
Mesotelioma, 143
Metabolismo
    distúrbios do
        e ossos longos, 277-278
        sistêmico e o cérebro, 343
        nutrição parenteral total e, 75
    e miopatia, 365
    e neuropatia, 363
    efeitos do câncer no, 63
    efeitos do jejum no, 63
Metoexital, indicações, indução e precauções, 33-34, 33t
Metoxiflurano, 39
    propriedades e parâmetros do, 39t
Midazolam
    como agente pré-anestésico, 29, 30t, 1921
    indicações, indução e precauções, 33t
Mielografia
    meios de contraste na, efeitos da lesão intramedular na, 5327Q, 2150E-540E
    na neoplasia do sistema nervoso periférico, 362

nas anormalidades da medula espinhal, *333*, 334
Mieloma múltiplo, 276
Mielopatia degenerativa, 353-355
    apresentação clínica, 2143Q, 2157E
Minerais, desequilíbrios e a cicatrização de feridas, 57-59
Miopatia
    congênita ou hereditária, 365
    fibrótica, 365
    metabólica, 365
Miosite
    mastigatória (eosinofílica), 365
    não-infecciosa, 365
    ossificante, 365
Miotomia
    circular de espessura parcial (circunferencial), 156
    cricofaringeana, para acalasia cricofaríngea, 155
Mitotano (*o.p'*-DDD)
    para hiperadrenocorticismo, 225
    para destruição seletiva da zona fasciculada e reticular, 533Q, 2147E
Monitorização intra-operatória, 40
Monro-Kellie, doutrina de, 335
Morfina
    como agente pré-anestésico, 29, 30t
    na analgesia pós-operatória, 42t
    na dor pós-operatória, 135
Mucopolissacaridose e ossos longos, 278
Músculo(s), 363-365
    biópsia de, 363-365
    distúrbios dos, 365-365 V. tb. distúrbios específicos, p.ex., miopatia
    força do e desnutrição, 60
    fraqueza dos, no hiperadrenocorticismo, 223
    pectíneo, ressecção de, para displasia sacral, 297
    processos inflamatórios dos, 365
    reinervação dos, laríngeos na paralisia, 102
    respiratórios, 133
    rotator externo, transecção do, para fraturas acetabulares, 284
    ruptura dos, tratamento de, 139

N

Narcolepsia, 345
Narina, anatomia da, 87
Nasal, cavidade, 313
    anatomia da, 87
Nasoesofágico, tubo alimentar, 68-69
Necessidades energéticas 65-66, 65t, 74
    durante o tratamento de câncer, 5326Q, 2149E
    doenças, 65, 65t, 74
    dose de alimento, 65-66
    manutenção, 65
    repouso, 65, *74*
Nefrectomia
    para ectopia renal, 196
    para neoplasia renal, 200
    para traumatismo renal, 199
    para obstrução ureteral, 203-204
    parcial, para traumatismo renal, 199, *199*
Nefrolitíase, 196-198, *198*
Nefrolitotomia, para nefrolitíase, 198, *198*
Nefropexia, para obstrução ureteral, 203
Nefrotomia, para nefrolitíase, 198, *198*
Neoplasia(s). V. tb lesões, neoplasma(s); tumor(es)

da glândula prostática, 218
da laringe, 102-103
da língua, 150
da medula espinhal e vértebras, 356
da maxila e mandíbula, 152-154, 152t, *152*
da parede torácica, 139-140
    tumores benignos, 139
    tumores malignos, 139-140
das glândulas salivares, 155
do baço, 246
do cérebro, 343
do crânio, 321-323
do esôfago, 158
do estômago, 166
do fígado, 189-191
    tratamento do, 189
do pâncreas exócrino, 235
do pulmão, 109-110, 2142Q, 2156E
do reto e ânus, 178
do sistema nervoso periférico, 362
do sistema reprodutor feminino, 212-214
do trato biliar, 189-191
    tratamento do, 189
do trato respiratório superior, 92
dos intestinos, 173
dos lábios, 152
dos nervos craniais, 346
dos ossos longos, 272-276. V.tb. tipos específicos, p.ex., osteossarcoma
dos rins, 199-200
    em gatos, 5328Q-2140Q, 542E
e artrites, 292-293
rinite crônica devida a, 93-94
Neoplasma(s), V. tb. carcinoma, lesões, neoplasia(s), tumor(es)
    cardíaco, 125-126
        tratamento do, 126
        tipos de, 125
    da bexiga urinária, 206-208
        tratamento do, 208
Neosporose, 363
Neoureterostomia, para ureter ectópico, 201-202, *203*
Nervo facial
    descrição, 533Q, 2146E
    e ablação total do canal auditivo, 533Q, 2146E
Nervo(s)
    cardíaco, descrição, 112
    condução, velocidade, teste nas anormalidades do sistema nervoso periférico, 334
    cranial, 328t
    da bexiga urinária, 204
    da vesícula biliar, 182
    do fígado, 181
    do orofaringe, 148t-149t
    intercostal, descrição, 133
    periféricos, 359-363
Nervos craniais, 328t
    doenças do, 346
    facial
        descrição, 533Q, 2146E
        e ablação total do canal auditivo, 533Q, 2146E
Nervos periféricos, 359-363
    anastomose dos, 359
    avaliação diagnóstica para, 359
    biópsia de, 359-361, *361*
        seleção do local, 2142Q, 2155E

classificação da lesão, 359
descompressão de, 361-362
lesão aos, 5327Q, 540E
procedimentos cirúrgicos para, 359-362
sutura de, 359
Neurite
    crônica, 363
    plexo braquial, 363
    trigêmeo, 346
Neurite trigeminal, 346
Neurocirurgia, introdução à, 327-334
Neurólise, 361-362
Neurológico, diagnóstico de condições, 331-334
    testes auxiliares para, 331-334
Neuropatia
    congênita ou hereditária, 363
    metabólica, 363
    paraneoplásica, 363
    relacionada à toxina, 363
Neuropraxia, definição, 359
Neurotmese
    definição, 359
    descrição, 5327Q, 540E
Nutrição parenteral total, 72-75, *74-75*
    colocação do cateter, 73
    complicações da, 75
    desvantagens da, 73
    indicações para, 72, 5328Q, 5419E
    mistura de, 73
    necessidades de energia e proteínas, cálculos, 73, 74-75
    solução básica
        composição, 73
        suplementos, 73
    vantagens da, 72, 2140Q, 542E
Nutrição, distúrbios da, e ossos longos, 277-278
Nutricional, estado
    apoio ao, 60-75
        alimentação parenteral, 67-72
        animal lesado, doente ou em jejum, 533Q, 2143E
    avaliação do paciente, 60, 62t
    desnutrição, 60-63
    jejum, 63
    má nutrição, 60-63
    necessidades dietárias, 65-67, 65t

O

Obesidade, risco cirúrgico associado com, 25
Obstrução
    corpo estranho no esôfago, 157-158
    do ureter, 202-204
    intestinal, 169-170, 169t, *170*
    ureteral, 208-209
        e neoplasias da bexiga, 206
        tratamento da, 209
Obstrução biliar, extra-hepática, 186-188
    tratamento da 187-188
Obstrução intestinal, 169-170, 169t, *170*
    sinais clínicos de, 169t
    testes pré-cirúrgicos para, 533Q, 2144E-2146E
Obstrução urinária, drogas para, 5327Q, 2150E
Occipital, osso fratura do, 320-321

Ombro
    fraturas do, 305
    lesões, 305
    luxação do, 304, 305
    osteocondrose do, 295, *295*
Omento, para tumores malignos da parede torácica, 140
Opióides
    como agente pré-anestésico, 29, 30t
    indicações, indução e precauções, 33t, 35
    indução da anestesia, 533Q, 2147E
    na analgesia pós-operatória, 42-42, 42t
    na dor pós-operatória, 135
Orelha, v. tb. Ouvido
Orofaringe, 148-155
    amígdalas, 154
    anatomia do, 148, 148t-149t
    cicatrização, 148
    considerações pós-operatórias, 148
    dentes, 150
    faringe, 155
    fechamento da incisão, 148
    glândulas salivares, 154-155
    lábios, 150-152
    língua, 149-150
    maxila e mandíbula, 152-154
    palato, 155
    tumores do, 152t
    vascularização e inervação da, 148t-149t
Orquiectomia
    indicações para, 221
    técnica cirúrgica para, 221-222
Ortolani, sinal de, na displasia sacral, 296, *297*
Ossificação
    endocondral, dos ossos longos, 251-252
Ossos
    cicatrização, *veja* cicatrização óssea
    cistos de, 276
    cultura de , para transplantes, 259
    do crânio, 313, *314*
    frescos, autógenos, para transplante, 258-259
    infarto, 277
    longos, 251-278
    placas para cicatrização óssea, 256
        para fraturas femurais, 266
    pélvicos, 280-285
    transplantes, para cicatrização, 258-259
Ossos carpais
    fraturas dos, 307
    lesões aos, 307
Ossos longos, 251-278
    ajudas à recuperação, 255-259
    anatomia dos, 251, *252*
    carcinoma de célula escamosa dos, 276
    células dos, 251
    cistos ósseos dos, 276
    condições relacionadas aos, 259-277
    condrossarcoma de, 274
    desenvolvimento dos, 251-252
    distúrbios nutricionais e metabólicos dos, 277-278
    doença de Legg-Calvé-Perthes dos, 270-271
    fibrossarcoma dos, 274-276
    fraturas dos, 259-267
    hemangiossarcoma dos, 276
    hiperparatiroidismo
        nutricional secundário e, 277

        renal secundário e, 277
    hipervitaminose A e, 278
    infartação óssea dos, 277
    mieloma múltiplo dos, 276
    mucopolissacaridiose e, 278
    neoplasia dos, 272-276. V. tb. tipos específicos, p.ex., osteossarcoma
        considerações gerais, 272-273
        estudos laboratoriais, 273
        procedimentos cirúrgicos para, 273
    ossificação endocondral dos, 251-252
    ossificação intramembranosa dos, 252
    osteocondromatose dos, 267-268
    osteocondrose dos, 268
    osteodistrofia hipertrófica dos, 267
    panosteíte, 268-270, *270*
    processos de cicatrização, 254
    raquitismo, 277-278
Ostectomia
    da cabeça e colo do fêmur para a displasia sacral, 298
    radial, 270
    ulnar, 270
Osteoartrite degenerativa e fratura acetabular, 2140Q, 542E
Osteocondrite dissecante, 268, 295-296, *295*
    cirurgia para, 5328Q, 5419E
    claudicação articular da paleta, devida a, 5325Q, 2149E
Osteocondromatose, 267-268
Osteocondrose, 268, 295-296, *295*
    do tarso, prognóstico, 5328Q, 542E
Osteodistrofia hipertrófica, 267
Osteomalácia, 277-278
Osteomielite, 271-272, *272*
    antibióticos para, 271-272
    causas bacterianas para, 533Q, 2146E
    tratamento cirúrgico para, 272
Osteopatia
    craniomandibular, 323
    hipertrófica, 276-277
Osteossarcoma, 273-274, *274*
    e a função articular, 293
    opções de tratamento para, 273
    periosteal (justacortical), 276
Osteotomia
    bula lateral, 241-242m *241*
    bula, para otite externa bacteriana crônica, 5325Q, 2149E
    bula ventral, 242, *242*
    para pólipos nasofaríngeos, 2142Q, 5421E
    corretiva, para luxação patelar, 304
    pélvica tripla, para displasia sacral, 297-298, 5327Q, 540E
    trocantérica, para fraturas acetabulares, 284
Otite externa, bacteriana crônica, tratamento, 5325Q, 2149E
Otite média interna, 346
Ouvido, 236-242
    anatomia da, 236, *237*
    externa, descrição, 236
    funções da, 236
    interno, descrição, 236
    médio, descrição, 236
    procedimentos cirúrgicos para o, 237-242
Ovarioisterectomia, 216-217

complicações da, 217
e tumores mamários, 5325Q, 2149E
indicações para, 216
para edema ou prolapso vaginal, 215
para piômetra, 214-215
para tumores vulvares e vaginais, 214
técnica cirúrgica para, 216-217
Ovários
    acessórios, 212
    descrição, 211
    supranumerários, 212
Oviduto, descrição, 211
Oxacilina, para infecção de ferimentos, 50t
Oxibarbitúricos, indicações, indução e precauções, 33-34, 33t
Óxido de etileno, transplantes ósseos e, 259
Óxido nitroso, 40
    propriedades e parâmetros do, 39t
Oximorfona
    indicações, indução e precauções, 33t, 35
    como agente pré-anestésico, 29, 30t
    na analgesia pós-operatória, 42t
    na dor pós-operatória, 135

P

Paciente, avaliação
    nutricional, 60, 62t
    pré-operatória, 21-3
    estabilização para fraturas pélvicas, 280
Palato
    condições relacionadas ao, 152
    fraturas do, duro, 320, *321*
Palato aberto, 96-100
    considerações pós-operatórias, 100
    primário, 2142Q, 5421E-2155E
    tratamento do, 96-98
Pâncreas, 231-235
    abcesso, tratamento do, 234-235
    anatomia do, 231-231
    cirurgia do, princípios do, 231
    endócrino
        distúrbios do, 231-234
        insulinoma do, 231-232, *232*
        Síndrome de Zollinger-Ellison, 232-234
    exócrino
        distúrbios do, 234-235
        neoplasias do, 235
        pancreatite, 234-235
    necrose, tratamento da, 234
    pseudocistos, tratamento de, 234
    tumor célula beta pancreática, 231-232, *232*
Pancreatectomia
    para obstrução biliar extra-hepática, 187
    parcial
        para insulinoma, 231, *232*
        para Síndrome de Zollinger-Ellison, 234
Pancreatite, 234-235
    iatrogênica, insulinoma e, 232
    nutrição parenteral total para, 5328Q, 5419E
Panosteíte, 268-270, *270*
Parafusos
    para cicatrização óssea, 256
    para fraturas femurais, 5326Q, 2150E
    para fraturas acetabulares, 284-285, *284*
    para fraturas ilíacas, 282-284, *282*
    para fraturas do corpo mandibular, *319*, 318
    para fraturas umerais, 260
    para luxação articular sacroilíaca, 282, *282*
    para luxação patelar, 301
Paralisia, 328
Paratiroidectomia, para hiperparatiroidismo primário, 231
Parede torácica, 133-147
    anatomia da, 133
    condições relacionadas a, 138-140
        malformações congênitas, 138
    considerações pré- e pós-operatórias, 133-135
    neoplasias da, 139-140
    traumatismo ao, 138-139
Parenteral, alimentação, formulário, *74-75*
    nutrição, 72-75, *74-75*,
        parcial, 72
        total, 72-75, *74-75*,
Paresia, definição, 327-328
Patela
    fraturas da, 311
    luxação da, 301-304
        apresentação clínica, 301
        classificação das, 301, 533Q-533Q, 2147E
        fisiopatologia da, 301, *301*
        lateral, tratamento da, 5326Q, 2149E
        prognóstico para, 304
        traumática, 310
        tratamento da, 301-304, *303*
Patógenos, nas infecções hospitalares, 51
Pavilhão auricular
    descrição, 236
    ressecção e sutura epitelial da, 237-239
    procedimentos cirúrgicos para, 237-239
Pectus escavatum, 138
Pele
    alterações no hiperadrenocorticismo, 223
    enxertos de, para tumores malignos na parede torácica, 140
    preparação para cirurgia, 5328Q, 5419E
    transplantes de, na cicatrização de ferimentos, 59-60
Pêlos e cabelos, remoção no local cirúrgico, 44
Pelve, 280-285
    anatomia da, 280, *281*
    fraturas da, 280-285, 5326Q, 2149E
        acetabular, 284-285, *284*
        considerações cirúrgicas gerais para, 281
        estabilização do paciente na, 280
        ilíaca, 282-284, *282*
        indicações para cirurgia, 533Q, 2146E
        isquial, 285, *285*
        púbica, 285
        luxação articulação sacroilíaca, 281-282, *282*
        tratamento da, 280-281, 2143Q, 2156E-2157E
        testes diagnósticos para, 280
Penicilinas, para infecções de ferimentos, 50t
Pênis
    descrição, 217
    lesões ao, 221
Percutâneo, aparelhos de fixação, para fratura de mandíbula, *319*, 318
Perfuração
    esofágica, 157-158
    retal, 177

Perfusão de tecidos e traumatismos ao crânio, 314-316
Pericardiectomia
    para efusão pericárdica, 123-125
    para efusão pericárdica recorrente, 5326Q, 2150E
    para pericardite constritiva, 125
Pericárdio, descrição, 112
Pericardiocentese
    para efusões pericárdicas, 123
    para neoplasias cardíacas, 126
Pericardite constritiva, 125
Peritonite, 174
    descrição, 2142Q, 2155E
pH da urina e formação de cálculos, 204
Pielolitotomia, para nefrolitíase, 198, *198*
Pilorectomia, 159-161
Piloro
    estenose, 162, *163*
    hiperplasia, 162-163
Piloromiotomia de Fredet-Ramstedt, para estenose do piloro, 162, *163*
Piloroplastia de Heineke-Mikulicz, para estenose pilórica, 162, *163*
Pino(s) intramedulares
    para fraturas do úmero,260
    para fraturas do corpo mandibular, 318
    para luxação da articulação sacroilíaca, 282, *282*
    para recuperação óssea, 255-256, *255*
Rush, para cura óssea, 255
Pinos de Steinmann, para ossos, 255
Piômetra, 214-215
Piotórax, 141-142
    tratamento do, 5328Q, 5419E
Placa(s)
    acetabular, para fraturas acetabulares, 284-285, *284*
    osso
        para fraturas femurais, 5326Q, 2150E
        para fraturas ilíacas, 282-284, *282*
        para fraturas mandibulares, *319*, 318
        para fraturas umerais, 260
Pleurite constritiva e quilotórax, 141
Plexo braquial
    avulsão de 362, 5328Q, 5419E
    neurite de, 363
Pneumomediastino, 142-143
Pneumonectomia, para doença pulmonar, 107-109
Pneumopericardiografia, para efusão pericárdica, 123
Pneumotórax espontâneo, 111
Polidioxanona para cirurgia mandibular ou maxilar, 5321Q, 2144E
Polidipsia, 223
Polimiosite, 365
Pólipo(s)
    inflamatório, laríngeo, 102
    nasofaríngeo, tratamento, 2142Q, 5421E
Polipropileno
    para cirurgia maxilar ou mandibular, 5321Q, 2144E
    para cirurgia vascular, 5327Q, 540E
Poliúria, , 223
Pós-operatório
    considerações
        analgesia , 42-42, 42t
        anestesia, 42-42, 42t
        do estômago, 159
        do orofaringe, 148

extubação e manejo de vias aéreas, 42
    para anastomoses portossistêmicas, 193-194
    recuperação, 42
    torácicas, 133-135
cuidados
    após cirurgia intracranial, 341-342
    para reparação de fraturas do crânio e mandíbula, 316
    para ressecção craniofacial, 323
Potássio, na estabilização pré-operatória do paciente, 27
Potenciais evocados,
    em anormalidades da medula e espinhal, 334
    troncocerebral auditivo na doença intracranial, 333
Potenciais tardios, nas anormalidades do sistema nervoso periférico, 334
Pré-anestesia, considerações
    agentes pré-anestésicos, 29-1921, 30t
    analgesia preemptiva, 1921
    avaliação do paciente, 29
    barbitúricos de ação ultracurta, 1921-34, 33t
    restrições, 29
Pré-anestésicos, agentes, 29-1921, 30t
    anticolinérgicos, 29, 30t
Pré-operatório, avaliação, 21-28
    anamnese, 21
    auxílio diagnóstico, 3
    comunicação com o cliente, 26
    de distúrbios nervosos periféricos, 359
    do risco cirúrgico, 3-26
    dos intestinos, 166
    estabilização do paciente, 26-28
        reequilíbrio ácido-básico, 27
        tratamento eletrolítico, 27
        tratamento com sangue total, 28
    exame físico, 21-3
        medicação na, 21
        para doenças intracraniais, 335-337
        para traumatismos craniais, 314-316
        respiratório, 89-91
        testes laboratoriais, 25-26, 25t
        tratamento de reposição líquida, 26-27
        torácica, 133-135
Pregueamento, para luxação patelar, 301
Pressão arterial,
    monitorização da, durante a cirurgia, 40
    durante a cirurgia hepatobiliar, 184
Pressão intracranial
    aumentada
        descrita, 335
        tratamento, 2142Q, 2155E
    monitorização da, 341
    redução da, 335-337
Pressão intratorácica positiva, durante toracotomia, 133
Pressão sangüínea, veja Pressão arterial
Princípio de Halsted, cura da cicatriz e, 57
Procedimento de Brock, para estenose pulmonar, 117
Processo coronóide fragmental medial, 300-301, *300*
Proencéfalo, lesões do, 5328Q, 5419E
Propofol, indicações, indução e precauções, 33t, 34
Próstata
    cistos da, 218
    descrição, 217
    doenças da, 218-220, *220*
        estudos laboratoriais na, 218

tratamento de, 220, *220*
marsupialização da, 220
neoplasia da, 218
Prostatectomia
completa, na doença prostática, 220
intracapsular para doença prostática, 220, *220*
subtotal (intracapsular), 220, *220*
Prostatite supurativa, 218
Proteínas
exigências dietárias, 66, 74
suplementação com aminoácidos, 66
suplementação de, 66
Prótese
anel plástico, para colapso traqueal, 104, *104*
ligamento, para lesões ao carpo, 307
materiais para
conduto, para estenose da aorta, 119
materiais para tumores malignos da parede do tórax, 140
Prótese circular plástica, para colapso traqueal, 104, *104*
Pseudo-artrose para luxação articulação temporomandibular, 323
Pseudocisto pancreático, tratamento do, 234
Púbis, fratura do, 285
deslocamento cranioventral do, 5327Q, 540E

Pulmões
anatomia dos, 89
doenças do, 107-111, 2142Q, 2156E. V. tb. doenças específicas
lacerações dos, 110-111
ruídos/sons, monitorização intra-operatória dos, 40
torção de lobo pulmonar, 110

Q

Quadríceps, contratura do, 365-365, *365*, 5325Q, 2149E
Quadril
fraturas do, 308
lesões ao, 308-309
luxação do, 308-309
fundas para, 2143Q, 2156E-2157E
Quilotórax, 140-141, 141t
pleurisia constritiva e, 141
tratamento do, 141
Quimioterapia
cicatrização de ferimentos e, 57
para tumores tiróideos, 228

R

Radiações ionizantes, exposição a e cicatrização, 57
Rádio
cabeça, fratura da, 305
fraturas do, 261-265
distal, 262-265
proximal, 262-265
Radiografia
cervical, para anomalias vertebrais, 356
e cálculos císticos, 205
para anastomose portossistêmica, 192
para anormalidades da medula espinhal, 334
para artrite associada com neoplasia, 292
para artrite infecciosa, 293
para colelitíase, 189
para corpo estranho esofágico e perfuração, 157
para discoespondilite, 356
para displasia sacral, 297, *298*
para doença articular degenerativa, 288, 5328Q, 5419E
para doença prostática, 218
para efusão pericárdica, 123
para fístula arteriovenosa periférica, 130
para hemangiossarcoma, 276
para hiperadrenocorticismo, 223
para incontinência devido ao esfíncter uretral, 210
e neoplasias da bexiga, 208
para ruptura da bexiga, 206
para tumorações mediastinais, 142
para nefrolitíase, 196
para neoplasias cardíacas, 126
para neoplasia de osso longo, 272
para neoplasia renal, 200
para obstrução biliar extra-hepática, 187
para obstrução uretral, 202
para osteocondromatose, 268
para osteocondrose, 268, 295-296
para osteomielite, 271, 272
para osteossarcoma, 273, *274*
para pancreatite, 234
para piômetra, 214
para piotórax, 141-142
para pneumomediastino, 143
para processos coronóide medial fragmental, 300, *300*
para síndrome caval, 128
para traumatismo renal, 199
para traumatismo vertebral e da medula, 358
para tumor maligno da parede torácica, 139
torácicas
na avaliação pré-operatória, 3, 25
para arco aórtico persistente, 120
para ducto arterioso patente, 114
para estenose pulmonar, 115
Radiografias
na avaliação respiratória pré-cirúrgica, 89
para hérnias diafragmáticas, 143, 145, *147*
Radioimunoensaio, para hiperparatiroidismo primário, 231
Radioisótopo, para mapeamento de tumor tiróide, 229
Radionuclídeo, para angiografia, 129
Raquitismo, 277-278
Recuperação, pós-anestésica, 42
Redução aberta
para luxação da articulação temporomandibular, 323
para luxação de sacro, 309
Redução fechada
para luxação de bacia, 308-309
para luxação da articulação temporomandibular, 323
Redução, manual do prolapso vaginal, 215
Renal. V. tb rim
insuficiência, risco cirúrgico associado com, 3
sistema, e má nutrição, 60
Respiratório
músculos, 133
sintomas, em tumores tiróides, 228
Resposta imunológica e baço, 245

Ressecção
  condilar, para luxação da articulação temporo
    mandibular, 323
  craniofacial para neoplasia do crânio, 321-323
  em bloco e mastectomia, 212
Ressonância magnética, imagens (IRM)
  nas anormalidades da medula espinhal, 334
  nas doenças intracraniais, 331, *331*
  nas neoplasias do sistema nervoso periférico, 362
Reto, 175-177
  anatomia do, 175
  anomalias congênitas, 176
  amputação, 176
  condições ralacionadas com 176-180
  fístula perianal, 177-178
  hérnia perineal, 178-180
  incontinência fecal, 180
  neoplasia do, 178
  perfuração, 177
  procedimentos cirúrgicos, 175-176
  prolapso, 176-177
Rim, 196-201
  agenesia do, 196
  anatomia do, 196
  autotransplante do, para obstrução uretral, 203
  cistos do, 196
  disgenesia do, 196
  distúrbios adquiridos, 196-200
  distúrbios congênitos, 196
  ectópico, 196
  hipoplasia do, 196
  nefrolitíase do, 196-198, *198*
  neoplasia do, 199-200
    em gatos, 5328Q-2140Q, 542E
  transplantes de, 200-201
    imunossupressão, 201
    prognóstico, 201
    seleção de pacientes, 200-201
    seleção do doador, 201
    técnica cirúrgica para, 201
  traumatismo ao, 198-199, *199*
Ringer lactato, solução de, 27
Ringer lactato, solução na estabilização pré-operatória
  do paciente, 27
Rinite
  crônica, 92-95, *94*
    etiologia, 92-94
    rinotomia, 94-95, *94*
    tratamento, 94-95, *94*
  crônica bacteriana, procedimentos cirúrgicos,
    533Q, 2147E
Rinite crônica devida à doença periodontal, 92
Rinotomia
  dorsal, para rinites crônicas, 94-95, *94*
  lateral, para rinite crônica, *94*, 95
  para rinite crônica, 94-95, *94*
  para rinite crônica bacteriana irresponsiva, 533Q,
    2147E
Risco cirúrgico, avaliação do, 3-26, 3t-25t
  risco anestésico, 3-3, 3t
  envolvimento do sistemas orgânico, 3-25
  obesidade no, 25
  seleção pré-cirúrgica, 25-26, 25t
Robinson, tipóia, 80
Rótula *veja* Patela

S

Saculectomia anal, 176
  para saculite anal recorrente crônica, 533Q, 2149E
Saculite anal, 177
  para saculite anal recorrente crônica, 533Q, 2149E
Sala de exames, minimização e prevenção de contaminação da, estratégias, 43
Salina
  hipertônica, na estabilização pré-cirúrgica do paci-
    ente, 27
  isotônica, na estabilização pré-operatória de paci-
    entes, 27
Salter-Harris, esquema classificatório, 251-252, *252*
Sangue
  tipificação do, 28
  total
    na estabilização pró-cirúrgica do paciente, 28
    volume necessário, cálculo do, 28
Sangue, suprimento ao fígado, 181
  exame de, *v. tb.* exame de sangue
Sedativo(s) no tratamento físico, 82
Seios
  obliteração dos para sinusite crônica, 96
  paranasal, 313
    anatomia do, 87, *88*
  Seios paranasais, 313
    anatomia dos, 87, *88*
Sépsis, nutrição parenteral total e, 75
Septo atrial, defeito de, 113t, 123
  raças de cães predispostas, 113t
Septo ventricular, defeito
  raças de cães predispostas, 113t
Sialoadenectomia, para mucoceles salivares, 154
Sialolitos, de glândulas salivares, 155
Sinal de Bardens, na displasia de bacia, 296
Sinartrose, descrição, 287
Síndrome
  caval, 128
  de cauda eqüina, 356
    apresentação clínica, 2143Q, 2157E
  de Cushing, 223-226
  de Horner, características da, 2142Q, 2156E
  de medula central, 327-328
  de seio cavernoso, 346
  de Wobbler, 355-356, *355*
    apresentação clínica, 2143Q, 2157E
  do intestino curto, 174-175
  Zollinger-Ellison, 232-234
    tratamento de, 234
Sinusite crônica, 95-96
Sistema alimentar, 148-180. *v. tb.* órgãos específicos,
  p.ex., orofarínge esôfago, 155-158
  estômago, 159-166
  intestinos, 166-175
  orofaringe, 148-155
  reto e ânus, 175-180
Sistema cardíaco e má nutrição, 60
Sistema cardiopulmonar
  anormalidades do, risco cirúrgico associado ao, 3
Sistema cardiovascular, 112-132. *v. tb.*
  Coração
  distúrbios adquiridos, 123-128
    bradicardia, 126-128
    neoplasias cardíacas, 125-126
    síndrome caval, 128

pericardite constritiva, 125
anatomia do, 112
distúrbios congênitos, 112-123
   estenose aórtica, 113t, 118-119
   defeito de septo atrial, 113t, 123
   comum, 113-121
   raças de cães predispostas a, 113t
   epidemiologia, 112, 113t
   ducto arterioso patente, 113-114, *115*, 113t, 5325Q, 2149E
   arco aórtico direito persistente, 113t, 119-121, *120*
   estenose pulmonar, 113t, 115-118, *118*
   raro, 121-123
   tetralogia de Fallot, 113t, 121-123, *121*
   defeito de septo ventricular, 113t, 123
distúrbios vasculares do, 128-132
Sistema endócrino, distúrbios do, risco cirúrgico associado com, 3-25
Sistema gastrintestinal, *v. tb.* Sistema alimentar e má nutrição, 60
Sistema nervoso
   intracranial, descrição, 327
   periférico, descrição, 329
   vista geral, 327-329
Sistema nervoso periférico
   anormalidades do, testes para, 334
   descrição, 329
   distúrbios do, 362-363
   histologia do, 329
   processos inflamatórios do, 363
Sistema neurônio motor superior, descrição, 327-328, *329*
Sistema reprodutor
   feminino, 211-217
      anatomia do, 211-212
      aplasia de vagina, 212
      distocia, 215-216
      distúrbios adquiridos, 212-216
      distúrbios congênitos, 212
      edema (hiperplasia) de vagina, 215
      hímen persistente, 212
      hipertrofia clitoriana, 215
      hipoplasia de vaginal
      neoplasias, 212-214
      ovário acessório, 212
      ovário supranumerário, 212
      ovarioisterectomia, 216-217
      piômetra, 214-215
      prolapso de vagina, 215
      útero unicórnio, 212
   masculino, 217-222
      anatomia do, 217
      criptorquidismo, 217-218
      distúrbios adquiridos, 218-221
      distúrbios congênitos, 217-218
      doença prostática, 218-220, *220*
      lesões do pênis, 221
      orquiectomia, 221-222
      tumor testicular, 220-221
Sistema respiratório, 87-111
   anatomia do, 87-89
   considerações pré-operatórias, 89-91
Sódio, na estabilização pré-cirúrgica do paciente, 27
Sonda(s) uretral, para obstrução uretral, 203

Staphylococcus sp, osteomielite bacteriana e, 533Q, 2146E
Sulcoplastia troclear, 303, *303*
Sulcoplastia troclear, para luxação patelar, 303, *303*
Suplementação
   aminoácidos, 66
   proteína, 66
Supratentorial, estrutura do sistema nervoso intracranial, descrição, 327, *328*
Sutura fabelar, para luxação de patela, 301, *303*
Suturas
   colocação de, no esôfago, 533Q, 2146E
   fabelar, para luxação patelar, 301, *303*
   materiais para, 5321Q, 5327Q, 2144E, 540E
   padrões de
      para anastomose término-terminal do esôfago, 5325Q, 2149E
      para cirurgias do intestino delgado, 5328Q, 5419E-542E
   para lesão nervosa periférica, 359
   para lesões do ligamento cruzado cranial, 309
   para prolapso vaginal, 215

T

Tala de Schroeder-Thomas, 80
Talas Schoroeder-Thomas, 80
Tarso
   fraturas, 311, 2143Q, 2156E-2157E
   lesões, 311
   luxação, 311, 2143Q, 2156E-2157E
   osteocondrose do, 296
   prognóstico de, 5328Q, 542E
Tecido de granulação laringeano, 102
Técnica de Brinker, para lesões ao ligamento cruzado cranial, 309
Técnica de Paatsama, para lesões ao ligamento cruzado cranial, 309
Telazol, indicações, indução e precauções, 33t, 34-35
Tendão (ões)
   flexor, lesão ao, bandagens para, 2143Q, 2156E-2157E
   ressecção de, para displasia de bacia, 297
Terapia física, 81-82
   adjuvantes a, 82
   agentes físicos para, 81
      diatermia de ondas curtas, 81
      hipertermia, 81
      hipotermia, 81
      ultra-sonografia, 81
   agentes mecânicos para, 82
      exercício, 82
      massagem, 82
   analgesia durante, 82
   aplicações da, 81
   documentação da, 82
   indicações para, 81
   programas de terapia combinada, 82
   regimes para, 81-82
   sedativos durante, 82
Termografia para tromboembolismo aórtico, 129
Teste de Knott, na avaliação pré-cirúrgica, 25
Teste do potencial evocado auditivo do tronco cerebral, na doença intracraniana, 333
Testes sorológicos, para artrite imunomediada, 292

Testículo(s)
　descrição, 217
　remoção cirúrgica do, 221-222
　　para criptorquidismo, 218
　tumores do, 220-221
Tetralogia de Fallot, 113t, 121-123, *121*
　raças de cães predispostos a, 113t
　tratamento da
　　cirúrgico, 123
　　médico, 121
Tiamilal, indicações, indução e precauções, 1921, 33t
Tíbia, fraturas da, 266-267
　distal, 267
　proximal, 266
Ticarcilina, para infecções de ferimentos, 50t
Tiflectomia, 168
Tiobarbituratos
　duração de, ação dos, 2142Q, 5421E
　indicações, indução e precauções, 1921-33, 33t
Tiopental, indicações, indução e precauções, 1921, 33t
Tipificação do sangue de paciente e doador, 28
Tipóia, colo de bexiga para controle incontinência
　urinária 210,-211, *211*
　para fratura de acetábulo, 284
　para membros pélvicos, 80
　Robinson, 80
Tiroidectomia
　para tumores tiróideos em cães, 228
　para tumores tiróideos em gatos, 229
Tomografia computadorizada (TC)
　na avaliação respiratória pré-cirúrgica, 89
　na doença intracranial, 331, *331*
　na neoplasia do sistema nervoso periférico, 362
　nas anormalidades da medula, 334
Toracostomia
　para doença pulmonar, 109, *109*
　tubo, para piotórax, 142
Toracotomia
　e ventilação assistida, 133
　exploratória, para piotórax, 142
　lateral (intercostal), 135-136, 135t, *136*
　para doença pulmonar, 107
　pressão intratorácica positiva durante, 133
　transternal, 138
Toracotomia intercostal, 135-136, 135t, *136*
　indicações para, 135t
Toracotomia lateral, 135-136, 135t, *136*
　indicações para, 135t
Toracotomia transesternal, 260
Tórax
　móvel, 139
　solto, 139
　radiografia do, na avaliação pré-cirúrgica, 3
Torção esplênica, 246
　aguda, descrição, 533Q, 2146E
Torções
　classificação das, 304
　de articulações, considerações gerais, 304-305
Toxinas
　e cérebro, 345
　e neuropatia, 363
Toxoplasmose, 363
Tração, L26-S19, para síndrome de cauda eqüina, 356
Tranqüilizantes
　como agentes pré-anestésicos, 29, 30t
　comumente usados, 533Q, 2146E

Transfusão, indicações para, na estabilização pré-cirúrgica do paciente, 28
Transplante renal, 200-201
Transplantes
　de osso, na cicatrização óssea, 258-259
　de pele, na cicatrização de ferimentos, 59-60
　retalhos, para estenose pulmonar, 117-118, *118*
Traquéia
　anatomia da, 88
　colapso da, 103-105
　　prognóstico de, 2142Q, 2155E
　　tratamento do, 104-105, *104*
　reconstrução da, 105-106, 5321Q, 2144E
Traqueostomia, para obstrução das vias aéreas superiores, 105, *106*
Trato biliar
　colecistite do, 189
　colelitíase do, 188-189
　condições relacionadas ao 186-194
　neoplasia do, 189-191
　obstrução do, extra-hepática, 186-188
　　tratamento do 187-188
　procedimentos cirúrgicos para 185-186
　ruptura do, 188
Trato respiratório
　inferior
　　anatomia do, 88-89
　　condições relacionadas ao, 103-111
　　　colapso traqueal, 103-105, *104*
　　　doença pulmonar, 107-111
　　　obstrução via aérea, 105, *106*
　superior
　　anatomia do, 87-88
　　condições relacionadas ao, 91-103
　　　colapso laríngeo, 102
　　　fístula oronasal, 96/100, *99*
　　　neoplasia, 92
　　　neoplasia laríngea, 102-103
　　　palato aberto, 96-100
　　　paralisia laríngea, 100-102, *101*, *103*
　　　rinite crônica, 92-95, *94*
　　　síndrome braquicefálica, 91
　　　sinusite crônica, 95-96
　　　traumatismo, 92
Traumatismo
　à língua, 149
　à medula espinhal e vértebras, 356-358
　à espinha, 533Q, 2147E
　à parede torácica, 138-139
　　tratamento do, 139
　à uretra, 209-210
　ao baço, 246-248
　ao cérebro, 345
　ao crânio, 314-321
　　anestesia e, 316
　　considerações pré-operatórias, 314-316
　　estabilização do paciente no, 314-316
　　exame físico para, 314
　　perfusão tecidual e, 314
　　ventilação e, 314
　ao ducto biliar, 533Q, 2146E
　ao fígado, 186
　ao rim, 198-199, *199*
　ao sistema nervoso periférico, 362
　ao trato respiratório superior, 92
　aos lábios, 150

aos músculos, 365-365
Tríade de Whipple, no insulinoma, 231
Triglicerídeos de cadeia média e apoio nutricional, 533Q, 2146E
Trimetoprima-sulfametoxazol, para infecção de ferimentos, 50t
Trocleoplastia, 303, *303*
Tromboembolismo aórtico, 128-129
    em cães, 128
    em gatos, 128-129
    tratamento de, 129
Tronco cerebral, 327, 328t
Tubo de toracostomia, para hérnia diafragmática traumática, 144
Tubos de alimentação
    enterostomia, 70
    esofagostomia, 69
    faringostomia, 69
    gastrostomia, 69-70
    nasoesofageno, 68-69
Tumor(es) V. tb. sob carcinoma, lesões, neoplasia, neoplasma(s)
    adrenocortical, hiperadrenocorticismo, 223
    benigno de parede torácica, 139
    célula de ilha, 231-232, *232*
    célula beta pancreática, 231-232, *232*
    cérebro, comum, 5325Q, 2149E
    glândula mamária, 212-214
        e ovarioisterectomia, 5325Q, 2149E
    maligno, de parede torácica, 139-140
        tratamento do, 139-140
    mandibular rostral, tratamento, 5325Q, 2149E
    orofaringe, 152t
    testículo, 220-221
    tiróide
        em cães, 226-228, *227*
        em gatos, 228-229, *228*
    vaginal e vulvar, 214
Tumores
    cicatrização de feridas e, 59
    de glândula mamária, 212-214
    laringeanos, 102-103
Turbinectomia, para rinite bacteriana crônica, 533Q, 2147E

U

Ulcerações, do estômago, 164-166
Ulna (cúbito)
    fise distal da, fechamento prematuro da, 2142Q, 5421E
    fraturas da, 261-265
        chanfradura troclear da, 305
        distal, 262-265
        proximal, 261-262
    retenção do núcleo cartilaginoso, 270
Ultra-sonografia
    cardíaca, para tumores de tiróide, 229
    e neoplasmas da bexiga, 208
    no tratamento físico, 81
    para doença prostática, 218
    para massas mediastinais, 142
    para neoplasia renal, 200
    para obstrução biliar extra-hepática, 187
    para piômetra, 214
    para traumatismo ureteral, 202
Úmero
    fraturas do, 260-261, *261*
        distal, 261, *261*
        proximal, 260, *261*
    osteocondrite dissecante do, cirurgia para, 5328Q, 5419E
    proximal, fraturas do, 305
União retardada, na cicatrização de ossos, 254
Uracus
    cisto do, 204
    descrição, 204
    persistência, 204
Uremia e cicatrizaçãode feridas, 57
Ureter, 201-204
    anatomia do, 201
    distúrbios adquiridos, 202-204
    distúrbios congênitos, 201-202, *202*, *203*
    ectópico, 201-202, *202,203*
        tratamento do, 201-202, *203*
    obstrução do, 202-204
        hidronefrose e, 202
        tratamento do, 203-204
    ressecção e anastomose do, para obstrução ureteral, 203
    sonda para obstrução do, 203
Ureteroneocistostomia, para ureter ectópico, 201, *203*
Uretra, 208-211
    anatomia da, 208
    distúrbios da, 208-211
    funcional, encompridamento da, para incontinência do mecanismo de esfíncter, 211
    obstrução da 208-209
        e neoplasia da bexiga, 206
        risco cirúrgico associado com, 3
        tratamento do, 209
    perfil de pressão da, para incontinência do mecanismo de esfíncter, 210
    traumatismo a, 209-210
Uretrograma de contraste positivo, para traumatismos uretrais, 209
Uretrostomia
    perineal
        para obstrução da uretra, 209
        para tumores vaginais e vulvares, 214
    escrotal, para obstrução uretral, 209
Uretrotomia pré-escrotal (pré-púbica), para obstrução uretral, 209
Urina
    desvio da, por ruptura da bexiga, 206
    pH da, e formação de cálculos, 204
Urina, análise
    para anastomose portossistêmica, 192
    para obstrução uretral, 202
    para incontinência do mecanismo de esfíncter, 210
Urogenital, sistema, 196-222. V. tb sistema reprodutor, órgãos específicos, p.ex., rins
    bexiga urinária, 204-208
    rim, 196-201
    sistema reprodutor feminino, 211-217
    sistema reprodutor masculino, 217-222
    ureter, 201-204
    uretra, 208-211
Urografia excretora
    para neoplasia renal, 200
    para obstrução uretral, 202

para traumatismo renal, 199
para ureter ectópico, 201, *202*
Uroidropulsão, para obstrução uretral, 209
Urólitos. *Veja* Cálculos císticos
Útero, 211
  unicorno, 212

V

Vagina
  aplasia de, 212
  descrição, 212
  edema de, 215
  hiperplasia de, 215
  hipoplasia de, 212
  prolapso de, 215
  tumores de, 214
Vaginal, canal, reconstrução para edema ou prolapso, 215
Vagotomia, unilalteral intratorácico, 276
Valvulectomia, para estenose pulmonar, 117
Valvuloplastia
  cega
    para estenose aórtica, 119
    para estenose pulmonar, 117
  com balão para estenose pulmonar, 117
Vascular
  anastomoses, 132
  cirurgia, materiais de sutura para, 5327Q, 540E
  distúrbios, 128-132
    tromboembolismo aórtico, 128-129
    arteriotomia, 130
    fístula arteriovenosa periférica, 129-130
    reparação de vasos traumatizados, 132
    venotomia, 130
Vasodilatadores, para tromboembolismo aórtico, 129
Vasos
  da tiróide e paratiróides, 226, 227
  da vesícula biliar, 182
  do baço, 243
  do cérebro, 313
  do estômago, 2142Q, 2156E
  do fígado, 181
  do orofaringe, 148t-149t
  do rim, 196
  intercostais, descrição, 133
Vasos sangüíneos cardíacos, 112
Veias
  do cérebro, 313
  intercostais, descrição, 133
Velpeau, tipóia, 80
Venografia, na doença intracranial, 333

Venotomia
  distúrbios vasculares e, 130
  jugular, para síndrome caval, 128
Venotomia jugular, para síndrome caval, 128
Ventilação
  assistida, seguindo toracotomia, 133
  e traumatismo no crânio, 314
Ventrículo peritoneal anastomose, 340-341, *341*
  para hidrocéfalo, 5326Q, 2149E
Vértebra(s) 349-358
  condições relacionadas a, 352-358. V. tb condições específicas, p.ex., doença de disco intervertebral
  procedimentos cirúrgicos para, 349-352
  processos inflamatórios do, 356
Vesicouracal, divertículo, 204, *205*
Vesícula biliar
  anatomia da, 182
  funções da, 182
Vesticular, doença, 346
  geriátrica canina, 346
  idiopática felina, 346
Vias aéreas superiores, obstrução da, 105, *106*
  categorias de riscos em, 533Q, 2149E
  traqueostomia para, 105, *106*
Vias aéreas, manejo pós-anestésico, 42
Vigilância de rotina, infecção hospitalar e, 51-53
Vitamina B, para estimulação do apetite, 68
Vitamina D, deficiência, e ossos longos, 277-278
Vitamina(s), desequilíbrio de, e cicatrização, 57-59
Volvo
  do estômago, 164
  cólico-cecal, dos intestinos, 173
  mesentérico, dos intestinos, 171-173
Volvo cólico-cecal, do intestino, 173
Volvo mesentérico, dos intestinos, 171-173
Vulva
  descrição, 212
  tumores de, 214
Vulvovaginectomia, para tumores vaginais e vulvares, 214

X

Xilazina, como agente pré-anestésico, 29, 30t

Z

Zepp, procedimento de, para canal auditivo externo, 239-240, *138*
Zona fasciculata, destruição seletiva da, agentes para, 533Q, 2147E

EDELBRA
Impressão e acabamento
E-mail:edelbra@st.com.br
Fone/Fax:(054)321-1744